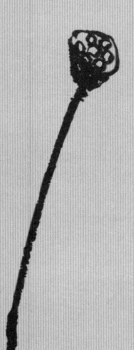

中医三摩地

—— 百解比丘 60 年临床理法奥义

百解比丘 ◎ 著

湖南科学技术出版社

权当序言

本书出版时，作者——百解法师正在去往西天极乐世界的路上，艰难跋涉。阿弥陀佛。憾！憾！憾！

大凡要清楚书的价值，最直接、有效的方法是了解作者的生平。百解法师19岁弃军政从中医，拜醴陵、浏阳、衡阳三地五名医门下学习中医及武术。1953年考入湖南省中医进修学校（湖南中医药大学前身），师承李聪甫。大师并非草药郎中，而是正经科班出身。"文革"中受排挤、打击、批斗、下放。29岁受居士戒，49岁受比丘戒。了却红尘，皈依佛门。因放不下中医，未久住寺院，仍回到醴陵北乡家中侍诊。法师有言：佛学为其再生父母，中医是其永恒妻子，文学称其红颜知己。法师世寿八十有九，僧衲六十载。

六十余年，直至大师入灭日、入灭时，临证未曾间断，未曾一日无患者，常现"门庭若市"。有人家上下五代都经大师妙手治疗，人称五代医生。二十世纪六七十年代，麻疹爆发流行，最多一天早上门前摆十九担谷箩（其时农村用谷箩挑小孩）。如来诊及时，绝不使之并发麻疹肺炎。其时、肝炎、肾炎病人多，经大师治疗，无一发展成慢性肝炎、慢性肾炎的。儿童感冒发热，甚为常见，经大师治疗，热退不复烧。大师治病，讲究方法路径。如治疗紫癜病，将热毒从血分托出到气分治疗，不至并发紫癜肾炎。大师治病，从不冒进补剂，进补不留余邪。大师治病，从不轻易处方，搪塞患者；必处方誉抄、正楷书写。

大师熟读中医经典著作，对中医经典著作理解透彻、应用得心。他喜好经方，药少价廉。

大师学识渊博，涉猎儒、释、道及文王八卦、麻衣相法、武术气功，等等。这些知识和方法用于临床，特别是治疗精神心理疾病很有作用。这些并非迷信，莫一概否认。佛学就是无神论的，这点与马克思主义相同。

大师诊治，定取诊费。自早期5分钱到5角钱，在大师圆寂时涨到30元。大师持活人活己，度人度己之大剩教义。但自受戒后，对小儿病人不取分文诊费，是为存功德、登极乐。

大师平等待病人，提出"医患情缘"一说。从佛教理论中找到医患关系之本质。

大师自身生活极其简朴，粗衣粝食。有病人来谢，是金钱，供佛龛上，以资香火。要是辣椒、黄豆、红薯等菜蔬之类，窃喜之，反复言谢。

本书名"中医三摩地"。三摩或者三摩地是佛学词语，其意是"离诸邪念，把心往于一处而不散乱"。

大师一生潜心参究中医、佛学。大师研读、存留中医典籍与其等身。晚年批阅的中医典籍就有五套。这些书籍存留下来，我们视之为传家宝，将世代传承下去。

大师的中医思想，不是什么祖传，硬要说成祖传，那是千百年前祖宗传下的。每一个中医人都有的共同的祖先。所不同的是是否收心于一处、而不散乱。

上面是我对父亲的了解、认识。在本书出版前尚缺序言，就以此权当序言了。平时少写文章，必定笔劣文淡，都是为子不孝之过。

不孝子：刘参禅

2019 年 4 月

前言

三摩地
蕴奥义
中医理法求真谛
正心行处地
医患情缘
尽在此中系

中医的生命力在于临床。

中医的理法奥义见于临床。

在全国享有盛名的西医类"湘雅医院"人称有"三宝"，医案其一也。中医古今典籍浩繁，其中医案亦足称"宝"也。凡学习中医在通熟一般理论后，步入临床，很有必要阅读一些古今医案实录以启迪思维，为理论运用到临床实践搭桥者医案也。本人系一名中国僧人，也是一名中医职业医生，滥次医伦，荏苒春秋，临床执业迄今 60 年足，关于医案书写所赅括的内容，特别是现时代出版发行的医案，我有以下的一些看法。

西医类医案大多是记录着各种仪器检查、化验等，医生遵照仪器得出来的结论处置，诙谐有人言，西医是机器看病，机器说了算，机器指挥医生，这也无奈，因为西医侧重局部，重解剖，重微观，系统医学理念比较淡薄，更未能把医学融入自然科学和社会科学的大学科中去认识，关于这方面本人不好怎么多说。而中医的辨证与治疗，历来是从整体出发的，人体是一个有机整体，人与大自然与社会息息相关。一个脏腑的病，往往是因为与其他脏腑共济失调而产生的，身病与心病更是相互影响着。例如，胃病绝不是单一的饮食失调所造成的，心情失和，心思郁结致使胃肠功能紊乱，久久形成胃实体损害如胃溃疡者有之；又如妇人月经病，超前落后，量多或涩少、停闭，或结块与痛经，多因情志失调所致，《黄帝内经》云"二阳之病发心脾，有不得隐曲，女子不月"明确指出，月经涩少，渐致停闭，病在阳明，发自心脾，心思郁结，或工作、生活上的压力过大所造成。不从阳明治，不在情感上得到释放，单一的治子宫是治不好的；又如妇人脏躁证，"悲伤欲哭，状如神灵所作……"（《金匮要略》），俨然出现的是脑神经系统的病证，不承认病在子宫是治不好的。再者气候影响，地域的关系，对病发也有着差别。可是中医医案，特别是现时代出版发行的医案，所涵括的内容，几乎千篇一律，主诉、检查（西医的一些检查），辨证、治则、方药，一笔流水账，只能说你是这样处置的，究竟你是怎样思维的，如此辨认的理由是什么，在哪里，根本没有说出来，"辨证"一项也只是干巴巴几个字的断语，有关中医理法方药奥义未能展现。出版发行最大的意义无非是给读者以启迪思维。戏剧、歌唱，唱出的句句是心声，医案写作，医生应该道出心声。

拙著《中医三摩地》，取材于临床案例，通过四诊（望、闻、问、切）全面收集病症资料，着重解析，展现中医理法奥义。

百解比丘，资质愚钝，惭愧人生，无论在佛学、医学等诸多方面成就甚少，曾写过几本小册子问世，有承社会人士爱戴。今撰写《中医三摩地》一书，属尝试之举，或博达人一笑，但愿医界同仁不吝赐教。

百解比丘

|凡 例|

一、我历来是这样看的，能治愈一些疑难大病，固属医中上手，若果能依理有法治愈众多的普通常见病亦足称良医，因此本书也记录有很多普通常见病。

二、行医几十年，谁都难说会没有误诊的情况和治疗上某些方面的差错，成功的经验和失败的教训都能给医者启迪。常存惭愧之心能鞭策自己不辍于学习，因此也记录有经治未愈的病。

三、本人系中医专业人员，所治悉从中医学术论证。中西医协作对病者带来了好处，中西医结合，特别是从理论上汇通比较困难。如西医认定的是气管炎、肺炎，中医治疗还得重新定性；发热一症，体温表测试 38 ℃ 或 39 ℃，中医治疗，有的宜用寒凉药，也有可以用温热药的，因此关于西医的某些仪器检查得出来的结论用于中医治疗，意义不大，也就省略了。

四、同一个病，各个医生处方用药不尽相同，均能获得疗效，归元无二路，方便有多门。原因是对医经典籍的习读体会有差异，再加上师承流派不同。本人对经方运用在例案中体现得比较多一些。对中医理法的运用也有衷法内超法外的少数例案。

五、诸多病症，以解剖学观念按系统归类，对中医辨证论治理念会带来观念上的模糊与桎梏，因此本册子在编排上诸多杂病类是以疾病的主症为纲，病证为目的，例如，咳嗽为纲，分风寒闭肺、风热郁肺、痰湿阻肺……再者是病证分类，非严格的，例如，小儿咳嗽，部分归入感冒病类中。

百解比丘

目录

中医三摩地——百解比丘60年临床理法奥义

1　伤寒病类

病案 1　风寒表虚证，兼有郁热

张××，女，30 岁，醴陵市人。

头痛、寒热、汗出、呕逆、口微渴。

诊脉浮弱显数，舌体舌苔无甚变化。大便不结硬，小便间或显热黄。此合太阳病表虚证，兼内有郁热，桂枝二越婢一汤适合。以桂枝汤二分解肌祛风，调和营卫；越婢汤一分宣清郁热，毋需加加减减。3 剂。

桂枝 10 克，麻黄 3 克，芍药 10 克，生石膏 15 克，炙甘草 3 克，生姜 3 片，大枣 5 枚。

二诊：外证寒热却，头痛住。唯肢体疲软乏力，心中嘈杂似饥而不欲食。此表已解，胸膈小有余热而脾气虚寒。温脾清胸膈余热，处方以栀子干姜汤合甘草干姜汤三五剂。并嘱告曰：药不可以价格高低论优劣，医药处方无分药味多少，愿遵服无疑。少妇颔首认允，执方唯唯而退。

栀子 7 克，干姜 5 克，炙甘草 5 克。

三诊：患者欣喜言，先生药简价廉，服之口味渐开，乐喜进食也，求一纸善后之方。窃思：呆补犹不可以，扶脾益肺，千金生姜甘草汤加味如下。

白参 5 克，大枣 5 枚，炙甘草 3 克，生姜 3 片（约 30 克），洁白官燕窝 15 克。

3 剂服后，情况良好。

病案 2　少阳兼阳明里实证

龙××，女，30 岁，竹花山人。

寒热间作，胸腹胁肋胀满疼痛，口苦干，小便热黄，大便显结硬。

诊脉弦数实，苔白黄腻。此伤寒病少阳兼阳明里实证的候。和解少阳，通泻阳明，舍大柴胡汤无他求。

柴胡 10 克，半夏 10 克，黄芩 10 克，枳实 10 克，赤芍 10 克，大黄 10 克，甘草 3 克，生姜 2 片，大枣 3 枚。

二诊： 3 剂服后，大便通，寒热却，胸腹胁肋痛满除。考虑，虽不同于温病火焰虽熄，犹恐灰中有火之证类，但胸腹寒热余邪未净，以栀子厚朴汤合栀子生姜豉汤小剂量轻清宣泄治之，3 剂。嘱：饮食守清淡，忌食呆补及油炸炙烤之物。

栀子 7 克，枳实 10 克，厚朴 10 克，淡豆豉 15 克，生姜 15 克。

三诊： 听诉：口中干渴，气馁乏力。考虑：口中干渴为治疗重点，气馁乏力毋须急切补气益血，参芪归地俱不可以，补清结合，数竹叶石膏汤稳妥，加减变通如下，3 剂。

淡竹叶 7 克，玉竹参 50 克，生石膏 30 克，麦冬 15 克，炙甘草 3 克，生姜 3 片，大枣 5 枚。

尔后获悉，饮食情况好，气力很快得到恢复。

病案 3　太阳病，见右颧赤色

袁××，男，19 岁，黄毛村人。

恶寒发热，头身疼痛，烦躁，起坐不安。

诊脉浮紧而数，舌色嫩红，右颧赤色。思之：寒热，头身疼痛为外感风寒，躁烦舌红，内有郁热，大青龙汤适应证也。然而令我踌躇者是，右颧赤，舌嫩红。《内经》有云："太阳之脉，色营颧骨，热病也，营未交，今且得汗，待时而已，与厥阴之脉争见者，死期不过三日。"从经文"太阳之脉……营未交，今且得汗，待时而已"，此病法宜汗解，合外感风寒，内有郁热之大青龙汤证；从"与厥阴之脉争见者，死期不过三日"，此病当急治之。盖伤寒六经病证以厥阴最重，厥阴处于阴阳两极阶段，阴阳盛衰变化，救阴救阳，往往猝不及措。故今病在太阳当急治之，早夺其邪，不使内陷入厥阴。然欲书予大青龙汤，唯右颧赤色，舌色嫩红，阴气虚也，非大青龙汤证有；又经有明训，大、小青龙二方，见少阴证者不可予服之，难、难……恰时有同业人在坐进言："发散太阳之邪，清其内热，兼救肺胃阴，大青龙汤合沙参麦冬汤可乎!? 余急答：可! 妙、妙! 经方、时方合用，经方为树干，时方为枝叶，树干与枝叶齐全，乃书方如下。

麻黄 3 克，玉竹参 30 克，桂枝 7 克，沙参 30 克，杏仁 10 克，麦冬 10 克，生石膏 30 克，桑叶 10 克，天花粉 15 克，白扁豆 10 克，炙甘草 3 克，生姜 3 片，大枣 5 枚。

二诊：3剂服后，寒热却，头身痛住，右颧赤色亦淡减。转方以沙参麦冬汤合栀子生姜豉汤方，续滋肺胃兼除胸膈寒热余邪。3剂。

玉竹参30克，桑叶10克，南沙参30克，栀子5克，麦冬10克，淡豆豉10克，生姜15克，甘草3克。

经治一周，见患者康复也，余心如饮醍醐玉液。有感人生事业成就，同业人是伙伴，伙伴是山。

病案4　太阳之气，内陷入脾

张××，女，40岁，横田村人。

发热重，恶寒轻，无汗，头身疼痛。

诊脉微弱，舌淡，苔薄黄。此脉证不合，方书有舍脉从证与舍证从脉法，然而舍证舍脉当有理由解说为是。《伤寒论》第27条云："太阳病，发热恶寒，热多寒少，脉微弱者，此无阳也，不可发汗，宜桂枝二越婢一汤。"据修园老人解：此太阳之气，内陷入脾，脾气不能外达，不发其表汗，宜越其脾气。忆幼年读此，而今二十载已往矣，关于太阳之气，内陷入脾一语，一直未能领悟。今用此方，姑且顺文解释如下：太阳表实证，但以脉微弱，故不可以麻黄汤发之，应作表虚证看，取桂枝汤二分以解肌，热多寒少合越婢汤一分，发散兼清热，如此处理，脉未舍而证亦未舍。3剂。

桂枝10克，麻黄3克，赤芍10克，石膏30克，炙甘草3克，生姜3片，大枣5枚。

二诊：获得非常疗效，外证寒热却，头身疼痛除。书予保和丸助脾进食。饭为百补之长，固不需要参、芪补气，归、地益血。

神曲10克，茯苓15克，山楂10克，半夏10克，莱菔子10克，连翘10克，陈皮7克，甘草3克。

二三剂之后，患者乐喜进食，一切复旧也。

复忆及：此案例发热重，恶寒轻，酷似风热、风温感冒，唯无汗，头身疼痛，为风寒也。盖寒为阴邪，最能使营卫经络痹阻而疼痛；风热为阳邪，仅表现为肢体酸楚不适，时有汗而汗出不畅等现象。

病案5　伤寒战汗

李××，男，40岁，何家冲人。

诉：头身疼痛，恶寒冷特甚，不发热，已六七日。

诊脉弦紧而虚大，舌淡苔白，神色黯淡。"有者求之，无者求之。"（《内经》），进一步查询，无渴饮，小便清长，大便不结硬。从《伤寒论》"病有发热恶寒者发于阳也，无热恶寒者，发于阴也"，认定，此阳虚之体，伤于寒冷，合麻黄附子细辛汤、麻黄附子甘草汤之证类也，然觉药力单，恐其效力单薄，改用陶节庵再造散。3剂。

党参15克，干姜5克，黄芪15克，羌活7克，附子10克，防风10克，桂枝7克，川芎10克，赤芍10克，细辛3克，炙甘草3克，生姜3片，大枣7枚。

二诊：3剂服后，不感觉有效，病证同前，步行来诊。

卒尔仆地，半昏厥，急移上床，全身战栗，咬牙龂齿，咯咯作响。病家大恸，医者虽说保持镇定，自是心中忐忑，将急救针药齐备。病家见势，敦促打针用药，余婉言解答，未至其时，不当急用，备而不用为佳。半个小时后，战栗少定，俄而大汗淋漓。余守护观察，脉弱小，病者神情无躁乱，知此为伤寒战汗，战汗后无衰脱情况，余心放下，家人亦欢悦。书予桂枝加芍姜参新加汤，以调营卫气血兼祛余邪。

桂枝7克，白芍15克，人参3克，炙甘草3克，生姜3片，大枣7枚。

3剂服后，一切完好，康复如旧。有感也，当战汗之时，针药乱投，或许偾事。

链接：战汗是正邪抗争剧烈的场景，伤寒病常有之。有胜败两种转归，一是正胜邪退，战后脉弱，神情安静，只是倦怠乏力；一是正气暴脱，邪气鸱张，神情躁乱。再有一战邪正平平未有胜负，第二日再战而解者。

战汗发时，应当急备中药独参汤或参附汤，及西药肾上腺素注射针药……

病案6 少阳阳明证，寒热头痛，脘腹胀满。

陈××，男，75岁，吴家塕人。

始起寒热头痛，并脘腹胀满。医以香苏散理气解表诚佳也。讵料富有之家，尊荣之人，嫌药简价廉，仅服一剂尤不全，固不能效，转治于余。

诊脉弦数实，舌苔黄腻。病已传变，症见寒热往来，胸胁苦满，腹中实痛，大便滞泻，大便显结硬。忖：富有尊荣之人，性情或许刚，爱柔言以告，曰："药非通常物品，不可以价格高低论优劣，对症者良，前医方药妙当，奈何仅服一剂。"患者省悟，意欲持原方再服。因告之，病已传变，再服非宜。书予大柴胡汤加味3剂，从少阳阳明认治。

柴胡10克，黄芩10克，赤芍10克，枳实10克，大黄10克，半夏10

克，甘草3克，生姜3片，大枣5枚。

二诊： 外证寒热却，胸肋痛满除，肚腹胀满尚有，知胃肠秽浊未净。思之：枳实导滞丸、枳实消痞丸二方。进一步考虑，有滞非积，恐药过病所。乃从吴鞠通五加减藿香正气散合厚朴大黄汤，组合如下。

藿香10克，橘皮10克，厚朴10克，半夏10克，大黄10克，枳壳10克，黄芩10克，大腹皮10克，甘草3克，白芷10克，生姜3片，大枣5枚。

3剂服后：腹胀满除，渐渐进食也。

病案7　劳倦伤寒，正虚邪实

陈××，男，45岁，农民，湖谭村人。

建造房屋，日攻夜战，一朝病头身疼痛，恶寒不发热，倦怠乏力。言：已服药无效。

诊脉浮紧而虚大，观神色淡滞。患者问："体虚否？"答："气血两虚。"复问："已服党参、大枣补药甚多，不效何也？"答："有邪干也。"此病合劳倦伤寒，舍补、正气无力抗邪；单一以补，邪气滞留不出。补气益血，散寒解表合方，景岳大温中饮加附子、羌活、防风。3剂服后，头身痛住，口味开，大碗进食，体力很快得到恢复。

麻黄10克，桂枝10克，柴胡10克，当归7克，党参15克，熟地黄15克，羌活7克，白术10克，防风10克，干姜7克，炙甘草3克，附子10克。

病案8　少阳病兼太阳证，治在少阳

陈××，女，23岁，黄毛村人。

头项强痛，时寒时热，兼见口苦咽干，小便热黄。

诊脉紧弦数，舌苔白显黄。思之：头项强痛，太阳病也；寒热交替出现，口苦咽干为少阳证，仲圣有柴胡桂枝汤、柴半桂半合方治太阳病兼少阳证者，然所治系太阳表虚证，此则为太阳表实，不尽合拍。复思及少阳既为枢，治其枢机，单以小柴胡汤治，或可两解，当不致治半遗半，遂书予小柴胡汤原方无加减。

柴胡10克，半夏10克，黄芩10克，人参3克，炙甘草3克，生姜3片，大枣5枚。

二诊： 3剂服后，寒热却，头项强痛除，口苦咽干，小便热黄仍有。证见少阳湿热，湿轻热重，俞根初蒿芩清蒿汤加减如下。

青蒿10克，半夏10克，黄芩10克，枳壳10克，赤茯苓15克，滑石15克，橘皮7克，甘草3克，生姜1片。

3剂服后，口苦，小便热黄一并除。

遐想：此病设口苦咽干见渴饮者，可称三阳合病，陶节庵柴葛解肌汤适合。

少阳病兼太阳表虚证，仲圣有柴半桂半合方，设少阳病兼太阳表实证，可否用柴半麻半合方，未识医界同仁可认允否。

病案9 少阳阳明腑实证，胁肋痛满，大便秘结

陈××，男，70岁，木华村人。

胁肋痛满，大便结硬。外无寒热，内无呕吐渴饮。

诊脉浮沉难别，非数非迟，劲强有力。饮食起居如常。思之：胁肋为肝胆经脉之所循行部位，此少阳经气不利的候；大便秘结，为阳明腑实。虽然外无寒热，内无渴饮呕吐，姑且归属少阳阳明腑实证治之，书予大柴胡汤，想不当有误。

柴胡10克，半夏10克，黄芩10克，赤芍10克，枳实10克，大黄15克，生姜3片，大枣5枚。

5剂服后，大便通利，胁肋痛满除。盖仲景《伤寒论》之书，"伤寒"二字名目，非专指伤于寒冷之病，原为《难经》伤寒有五，有中风、有伤寒（狭义伤寒）、有湿温、有热病、有温病之广义伤寒；《伤寒论》中方药，用治内外诸多杂病，审其病机合，莫不效如桴鼓。

病案10 太阳阳明合病，发热咳嗽与腹泻并见

李××，男孩，3岁，木华村人。

发热无汗，咳嗽并见腹泻。肺病、肠病并见，肺与大肠脏腑相合，先治脏病后治腑病为常法，治肺病发热咳嗽即是治肠病腹泻也。然亦不可拘，设腹泻严重，当先治肠病，腹泻住，肺气不陷，咳易治，或可自愈。孩儿由老奶奶携来诊，关于腹泻一日次数，每次量多少，情况不明。开通电话联系儿母得知：腹泻日一二次，每次量不甚多，非暴注下迫情况。乃决定先治肺入手，再查再思考，孩儿无啼哭烦渴，口唇舌色亦非焮红，非肠热泻利之类，乃书予葛根汤，3剂。

葛根15克，赤芍3克，麻黄1.5克，桂枝3克，炙甘草3克，生姜1

片，大枣 1 枚。

不复来诊。后旬日，路遇其母，告曰：仅服药 2 剂，发热退，咳平泻住。儿母欢悦，医者欣喜，"医患情缘，尽在此中系"（《中医三摩地》歌词中语）。

病案 11　夹食伤寒

李××，男，40 岁，高家店人。

端午节日，饱食糯米粽子，复因衣着不慎，伤于寒冷，遂发热恶寒，头身疼痛，脘腹胀满痛，嗳气酸腐，欲吐不能。

诊脉紧而滑，苔白腻。此名夹食伤寒。发热恶寒，头身疼痛，寒邪在表，脘腹胀满痛，嗳气酸腐，里食积滞也；欲呕吐，气机向上，正气欲抗邪使出。思之：瓜蒂散乃仲景治伤寒汗吐下三大法之一大法也，后世惧其峻厉，用之者少。"吐中有发散之义"，此方不但能吐胃中宿食，且能宣散在表之寒邪。新暴之病，体气壮实，又因病者有欲吐之况，气机向上，遂书予瓜蒂散，谅不为逆。令急取药，余亲自守候服之，以观药后情况。

甜瓜蒂 3 克，赤小豆 10 克，共研末，淡豆豉煎汤送服。

药后约一刻钟久，倾囊大吐，吐出酸腐食物并涎沫甚多，遍身大汗。旋即心脘腹宽舒，外证寒热却，头痛住。嘱：饮稀粥一杯，以安和胃气。次日，复书予保和丸加白术名大安丸者消补两用。如下。

神曲 7 克，莱菔子 15 克，山楂 7 克，陈皮 7 克，茯苓 15 克，连翘 10 克，仙半夏 7 克，白术 10 克。

病案 12　风寒束表，湿热内蕴

陈××，女，50 岁，上坪村人。

发热恶寒无汗，头身困重疼痛；口干渴，小便热黄痛涩。

诊脉浮紧而数，舌偏红，苔白黄腻。此先病湿热在里，复伤于风冷束表。与湿温初起，表里证兼有别，藿朴夏苓汤不能发散太阳风冷表邪；羌活胜湿汤外不能除太阳在表之风寒冷气，内不能清其湿热伏匿之邪。海藏神术散合栀子生姜豉汤药简而显优良。组合如下。

苍术 10 克，栀子 7 克，防风 15 克，生姜 30 克，羌活 15 克，淡豆豉 15 克，甘草 3 克。

二诊：3 剂服后，寒热却，头身困重疼痛住，小便热黄亦轻减也。转方考虑：无论是风邪、热邪或寒邪与湿邪合则不易速除，里之湿热尚有。万物土中生，万物土中灭，仿吴鞠通五加减藿香正气散意组方如下，5 剂。

藿香 10 克，黄芩 10 克，厚朴 10 克，苍术 10 克，茯苓 15 克，佩兰叶 10 克，陈皮 7 克，枳壳 10 克，大腹皮 10 克，滑石 10 克，甘草 3 克，生姜 3 片。

两次处方，服药旬日，病痊愈也。

病案 13 三阳合病，寒热头痛鼻衄

邹××，男，21 岁，渔樵桥人。

恶寒高热，头痛鼻衄，心烦，病起三四日。

诊脉浮微洪，舌苔薄黄。此不属"太阳病脉浮紧，发热身无汗自衄者愈"（《伤寒论》第 55 条）；亦非"伤寒论不发汗因致衄者，麻黄汤主之"之类（《伤寒论》第 47 条）。断认：此为太阳未解，邪入阳明，并及少阳之三阳合病，辛凉解表，兼清郁热，陶节庵柴葛解肌汤乃正治之方。

柴胡 10 克，黄芩 10 克，葛根 15 克，石膏 30 克，羌活 10 克，桔梗 10 克，白芷 10 克，赤芍 10 克，生姜 3 片，大枣 5 枚。

二诊：3 剂服后，寒热却，鼻衄未再出现，头胀痛晕懵仍有之。察舌体显干红，口中干渴，饮水不多，三阳经余邪未净兼见阴津虚乏，程钟龄柴葛解肌汤清里益阴，仍不乏祛风散即治之。

柴胡 10 克，知母 10 克，葛根 15 克，贝母 10 克，生地黄 15 克，赤芍 10 克，牡丹皮 10 克，黄芩 10 克，甘草 3 克，生姜 1 片，大枣 3 枚。

3 剂服后，诸症豁然。

遐想：本病始起发热重恶寒轻，不从伤寒六经认治，从温病邪在卫分兼入气分，处方以银翘散合金鉴五虎汤亦当有效，归元无二路，方便有多门。

病案 14 邪在肌腠，兼入经输

陈××，女，32 岁，小学教师，醴陵市中和街人。

产后乏人护理，浣衣感寒，遂发热恶寒，头痛，项背强几几（shū）。服羌活、防风等发散药二三剂，已汗出而病仍未解。

诊脉浮弱，苔薄白。学人问："病太阳表证，予发散药取汗散邪，不为无理，既得汗而病仍不解何也？"因答："太阳病有虚实二证，解表散邪为总法，有发汗与解肌之分。该病始起脉证未能全知，殆因证候介于虚实之间，估量：桂麻各半汤或桂二麻一汤适合。医者只见到太阳表实一面，而忽略虚的一面，徒以发表出汗散邪，未从调和营卫、解肌祛风着手，固不能愈。目今既已服药夺汗汗出，可以认定为桂枝汤证具，仍予桂枝汤；项背强为邪兼入经输，

加葛根可也，且葛根能协桂枝汤解肌。见产后汗出，若贸然以玉屏风散、牡蛎散等止汗，很不适合。"辨理既明，认识统一，拟方如下。

桂枝 10 克，葛根 30 克，芍药 10 克，炙甘草 3 克，生姜 3 片，大枣 7 枚。

二诊：2 剂服后，诸证减轻，大便见结硬，此属产后津液亏虚之常有情况（特别是新产妇人）。转方：驱邪务令使尽，仍以桂枝加葛根汤小制其剂合吴鞠通新加黄龙汤去大黄、当归。3 剂服后，大便畅也。

桂枝 7 克，葛根 15 克，白芍 7 克，生地黄 15 克，玄参 10 克，海参 15 克，麦冬 10 克，炙甘草 3 克，生姜 1 片，大枣 5 枚。

遐想：分析桂枝汤以答疑。

产后百脉空虚，该病例已经羌活、防风发散夺汗汗出，怎么不以补治之呢？产后虚是谁也不可否认的事实。但本方已经是补意十足了。桂枝温阳化气，芍药敛阴和血，炙甘草补中缓急，姜枣调和营卫。世人只认为黄芪、党参、当归、川芎、熟地黄、山药是补品，医者实不敢认同。

病案 15　太阳病不可发汗

吴××，男，60 岁，八步桥人。

发热多，恶寒少，头痛。

诊脉微弱，舌苔白黄。思之：太阳病，脉当浮紧或浮缓；少阴证，当不发热，或热轻寒重，此病脉证不合。室中信步，猝忆及《伤寒论》第 27 条云："太阳病，发热恶寒，热多寒少，脉微弱者，此无阳也，不可发汗，宜桂枝二越婢一汤。"欲书是方，有问之曰："仲景原文，不可发汗，方中有麻桂；此无阳也，怎堪以石膏？"窃思：业内人执经问难，能有一个圆满对答，自忖惭愧。急取修园老人《伤寒论浅注》以为应对："本为太阳病的候，唯脉非浮紧而微弱，故曰无阳也，盖指证为阳而脉见微弱，可称无阳，故直言不可发汗，是言不可用麻黄汤发汗，只宜用桂枝汤解肌，合越婢汤以发越邪热，方中用石膏自是因热多寒少，二方组合非重发汗之剂……"同业友人颔首认允，乃书予该方。

欣喜也，3 剂服后，寒热却，头身痛住。

桂枝 10 克，芍药 10 克，麻黄 3 克，生石膏 30 克，炙甘草 3 克，生姜 3 片，大枣 5 枚。

感想：（1）对任何一件事的认识，首先是一个概念或者说粗浅的印象，通过讲述，特别是与人讨论，能达到条理化。诊疗辨证，有如法律判案，要拿得出证据。

（2）医生这门职业，医学院读书，仅仅是立定理论基础。步入临床，多与同业人讨论切磋，大有裨益。

病案 16 太阳中风，兼太阳经气不舒

何××，女，60岁，高唐冲人。

头痛连后项强痉不舒，汗出恶风。

诊脉浮缓，舌苔薄白，此太阳中风证的候也。"膀胱足太阳之脉起于目内眦，上额交颠……其直者，以颠入络脑，还出，别下项，循肩膊内，挟替抵腰中……"（《灵枢·经脉篇》）后项强痉，为太阳经气不舒。患者焦虑，诉：人言颈椎骨病难愈，奈何病此！因答：非颈椎骨病，更非中医所指督脉脊强而厥之病，此乃颈椎两侧肌病也，其病不在后项正中，在两侧大筋（颈肌）。属太阳膀胱经脉所行部位，颈椎骨病与督脉（脊髓）病在正中，颈肌病久，固然亦可以致颈椎骨移变。一席话，患者对自己病认识有底，焦虑得释。处方：以桂枝汤治太阳中风，加葛根以舒太阳经脉。

桂枝10克，葛根30克，赤芍10克，炙甘草3克，生姜15克，大枣5枚。

二诊：3剂服后，头痛住，后项舒伸也。转方：温养营卫气血，兼散太阳经脉余邪，桂枝加芍药生姜各一两人参三两新加汤主之。

桂枝10克，人参3克，白芍10克，炙甘草3克，生姜3片，大枣7枚。

两单6剂，颈项舒，恢复家务劳动也。

病案 17 太阳之脉，色荣颧骨……与厥阴之脉争见……（《内经》）

钟××，女，30岁，黄毛村人。

今岁六月病暑，经余两次治愈。病后阴血亏虚，值"文化大革命"时期，艰难岁月，饥馑时日，药品食品普遍缺乏，体气一直未能少少恢复。

此次病伤寒，已三日，10月30日延余出诊，见患者异常喘息，右颧赤色，余于未持脉之先因询："咳否！"尔语声低怯，若断若续，答：有时咳，无痰吐。病始起恶寒殊其，今恶寒转轻，心烦懊憹莫可名状……诊得两手脉细弱而弦劲，舌红无苔，脉证合参，知为伤寒病热。太阳与少阴同病，方书有谓两感伤寒相类也。肺肾阴虚而邪干。右颧赤色，尚不好作何解释。两感伤寒，张元素有大羌活汤；分析其药味组合，实为发散兼除里湿热者；九味羌活汤虽有滋阴之生地黄，究实亦属发散而除湿热者，俱不相宜；孙真人千

金葳蕤汤为治阴虚感冒正治之方，而于此情此况，方中麻、独、芎……过于苦辛散，故亦不敢冒昧。最后思定，处方以吴鞠通银翘汤滋阴宣散解表，再从桑菊饮中选味加入，如下，2剂。

金银花 10 克，杏仁 10 克，连翘 10 克，鲜生地黄 15 克，桑叶 10 克，淡竹叶 7 克，麦冬 10 克，苇茎 10 克，薄荷 7 克，甘草 3 克。

次日翌晨，患者遣弟嫂来云："2剂服后，未曾有效，昨日右颧赤色，今则左颧亦赤，请往再诊。"下午往视，喘息同前，口不甚渴，喉中干梗，饮水则呛，神情憔惨。伊母则言，药后似乎较前平稳。余则曰：病未有好转。窃思：最使余不得其解者是右颧赤色，而今左颧亦赤。惶惑中猝忆及旧日读经文句"太阳之脉，色荣颧骨，热病也"，即今病始起右颧赤色。太阳病底面即是少阴，乃大少同病；"与厥阴之脉争见者，死期不过三日"。是左颧转赤色，乃邪入厥阴，是少厥两经同病，阴阳两造其极，救阴救阳两难。噫唏呀！生命至贵，医者任重，因告之："请转市人民医院，祈盼西医或有所长……"

一周过后，有近邻来诊者云："钟姓女物化矣！"

病案 18　风寒束表，热郁胸膈

杨××，女，50 岁，八步桥人。

寒热头痛，心烦懊恼，时有呕哕。问：是伤寒耶，或感冒也!?

诊脉浮弱数，苔白黄腻。因答："《难经》伤寒有五：有中风、有伤寒、有湿温、热病、温病。"俗说：百病从寒起，又《素问·至真要大论》"夫百病之生也，皆生于风寒暑湿燥火以之化之变也"。伤寒六经转变，内连脏腑，诸般感冒，莫不与脏腑相关。伤寒耶，感冒也，以辨证表里寒热虚实为重要。此则为伤于风冷束表，故外证寒热头痛；表闭而热内郁，故心烦懊恼；呕哕为寒热搏结不散而胃气上逆。处方：宣清两相结合，栀子生姜豉汤合栀子厚朴汤，理法方药无有高出于仲圣此方之上者，但愿勿以药简价廉而忽之。患者疑虑得释，方如下。

栀子 10 克，厚朴 10 克，生姜 30 克，枳实 10 克，淡豆豉 15 克。

二诊： 3剂服后，寒热却，头痛住，呕吐定，心神舒畅也。唯觉倦怠乏力，四肢疲软，头不痛而眩晕，此邪去正虚。思之：《颅囟经》中平和饮子，补而不滞，最为稳妥，加味如下。

生晒参 10 克，升麻 3 克，茯苓 15 克，炙甘草 3 克，天麻 10 克，生姜 3 片，大枣 5 枚。

3剂服后，好转，患者自持方直服至 5 剂，康复如旧。

病案 19 厥阴证，吐蛔与吐涎沫

宋××，女童，12 岁，八步桥人。

腹痛，吐蛔，四肢凉冷，渴喜热饮。

杨××，女，30 岁，板杉铺人。

心中痛热，不欲食，四肢凉冷，口吐涎沫。

《伤寒论·厥阴病篇》"厥阴之为病，气上撞心，心中痛热，饥而不欲食，食则吐蛔……"。厥阴之为病，吐蛔与吐涎沫机制殆同，均属肝胆气机逆乱，影响脾胃升降失常，悉以乌梅丸治愈（年龄不同，处方各药分量有别）。温病"口吐白沫，黏滞不快"又当别论。

乌梅 10 克，黄连 3 克，肉桂 3 克，干姜 7 克，附子 10 克，花椒 7 克，细辛 3 克，当归 7 克，黄柏 5 克，人参 3 克。

中医三摩地——百解比丘 60 年临床理法奥义

2　温热病类

病案 1　风温，邪在卫表

匡××，女孩，5岁，木华村人。

头痛，发热、汗出不扬，口微渴。

诊脉浮数，观唇口舌色红，苔薄白。此风温邪在卫表，银翘散为正治之方，不需要加加减减，弄巧反拙。

金银花7克，牛蒡子7克，连翘7克，淡竹叶3克，桔梗7克，薄荷叶3克，荆芥7克，苇茎7克，甘草1.5克，淡豆豉3克。

2剂服后，热退，头痛住，嬉耍自若。

病案 2　外感温燥，咳嗽气喘

刘××，男，70岁，木华村人。

秋八月，猝病咳嗽气喘。生命至贵，高处求医，诊断为气管炎、肺炎、肺气肿，住院治疗，打针抗菌、消炎、补液，经治一周，不见有效，且有恶化趋向，带输氧机归得家来。自认为死期到也，惶惶不可终日。经邻里人进言，转中医药治疗试试看。

诊脉浮数，右寸关盛大，舌体暗红，苔白黄燥，口津干，饮水多，喜凉冷，咳嗽，痰稠黏，咯吐不爽，胸满气喘，饥饿思食，咽喉干哽难下，大便稀溏坠胀，解出灼热。思之：患者平素食量较一般人大，曾嬉耍赌输赢一次吃七八斤生萝卜，能吃猪肥肉、加米饭二三碗是常情，真乃阳明气盛人也，无咳喘宿疾。"夫百病之生也，皆生于风寒暑湿燥火以之化之变也"（《素问·至真要大论》），值秋八月，大气干燥，日间热，夜凉冷，病之始起，外证高热而啬缩畏风冷，伴咳嗽气喘而发，爰认定此系外感温燥，卫表之邪未除，而病及肺系与肺叶。目今治疗，犹必须以宣、清、降为治则。处方：银翘散、桑菊饮齐下，加大剂量石膏以清阳明独盛之火热。石膏辛甘大寒，"辛者能散、能润、能横行"(《神龙本草经》)，无碍宣表散邪，组合如下。

金银花 10 克，桑叶 10 克，连翘 10 克，菊花 10 克，荆芥 10 克，桔梗 10 克，牛蒡子 10 克，杏仁 10 克，淡竹叶 7 克，苇茎 10 克，薄荷 7 克，生石膏 50 克，甘草 5 克。

二诊：上方服 5 剂，欣喜咳喘轻减过半。处方：仍取辛凉宣散与清润结合，桑菊饮合沙参麦冬汤以益肺胃之阴，再加石膏续清阳明火热，如下。

桑叶 10 克，玉竹参 30 克，菊花 10 克，北沙参 30 克，桔梗 10 克，麦冬 10 克，杏仁 10 克，天花粉 15 克，连翘 10 克，白扁豆 15 克，苇茎 15 克，薄荷 10 克，甘草 3 克。

三诊：服 7 剂，咳住喘平。患者要求再方服药，方以沙参麦冬汤合百合知母汤 7~10 剂，并嘱告曰："鱼者使人热中，盐者胜血"(《内经》)，饮食以清淡为宜。

玉竹参 30 克，北沙参 30 克，麦冬 10 克，桑叶 10 克，天花粉 15 克，白扁豆 10 克，川百合 30 克，知母 10 克，甘草 3 克。

获悉：此后，情况良好，不咳嗽，气息平，食量恢复。

病案 3 风温邪在卫表，兼入肺经气分

刘××，男孩，10 岁，横田村人。

咳嗽、气喘，发热时轻时重，汗出时隐时现，口干渴，饮水甚少。

诊脉浮数，苔薄黄。此风温，邪在卫表兼入肺经气分。西医称肺炎，青霉素为首选。儿母诉："已青霉素针治二三日未效，奈何天也？"答："表邪未解。"儿母复言："用退热药，曾大汗出热退，表仍未解乎！复热又如何？"答：'体若燔炭，汗出而散'(《内经》)，'微微似有汗者亦佳，不可令如水淋漓，病必不除'(《伤寒论》)，此其一也；二者原因，表邪未解，里热复炽，内外合邪，互为羁绊。表里双解，内外合治方可……"几经对答，非多余话语，病者家属虽不懂医，对儿病情况有一个大体了解，不致惶乱；医者通过解答，对儿病证机制由概念到条理化认识，立方遣药，更臻稳妥。处方以银翘散辛凉解表宣肺，加杏仁利气平喘，石膏直清肺热，3 剂。

金银花 5 克，牛蒡子 5 克，连翘 5 克，杏仁 5 克，荆芥 5 克，苇茎 7 克，薄荷 3 克，生石膏 20 克，淡竹叶 3 克，甘草 1.5 克。

二诊：烧热不复作，咳喘大减。知表证解除，肺本脏与肺系病证仍有，处方以桑菊饮加石膏，3 剂。

桑叶 10 克，杏仁 5 克，菊花 7 克，桔梗 5 克，连翘 7 克，苇茎 10 克，

薄荷7克，生石膏15克，甘草1.5克。

三诊：烧热未起，咳喘住。"火焰虽熄，犹恐灰中有火"（叶天士），余邪未了了，仍以桑菊饮加减合沙参麦冬汤兼养肺胃阴善后。3剂服后，儿嬉耍跳跃复旧。

桑叶7克，苇茎10克，菊花7克，连翘7克，桔梗5克，薄荷7克，杏仁5克，南沙参15克，天花粉7克，玉竹参15克，甘草1.5克。

感悟：诊疗之事，很多时候，得与病人或病人家属多说几句，为治疗开路，解除病人心结在先。

病案4 风温，邪在肺卫兼入气分，津气大伤

今岁入春以来，天旱少雨，气候干燥。《内经》论天运气之盛衰，主客加凌，"所胜则微，所不胜则甚"。干燥少雨，为春行秋令，是所不胜也，故患风温者咸重。能识岁运，临床治疗，大有裨益。

何家冲汤××姊妹二人，病风温，头痛高热，汗出，口渴，微恶风寒，知邪在卫表，兼入气分，由于天时气候干燥，津气大伤。处方以银翘散辛凉宣散卫表之邪，加石膏清气分热，麦冬、天花粉润燥生津，再加玄参安未受邪之肾。二三剂愈。

又本地匡××、周××患病，殆同一性质，悉以银翘散加石膏、玄参、麦冬、天花粉治愈。

总下，近一周来，诊治是病近三十例，本乎此理，随各人体质差异，略行加减，均获良好效果，无一偾事。

金银花7克，淡竹叶5克，连翘7克，薄荷叶5克，桔梗7克，苇茎10克，荆芥7克，生石膏15克，麦冬10克，天花粉10克，玄参7克，甘草3克。

链接：

病者家人美言："先生神也乎！"有感：以自己的知识，为患者诊治成功，能在医疗上方便一方，乐在其中！

病案5 热入阳明，狂语神糊

万××，女，18岁，孙家冲人。

头痛，高热口渴，狂语神糊，汗出时隐时现，大便不结硬，亦非泄泻。

诊脉数大，舌红苔黄。富有之家，千金小姐，要求急用价昂高贵药品，并自带安宫牛黄丸，示意医生同意，急切服用。此时此刻，医者心思镇定，

不为扰乱最关重要。考虑：起病为伤寒或温病不属重要。狂语神糊如果系热入心营，邪陷心包，通常热势必转低。阳明热高，亦可乱其神明发为狂语，阳明狂语不一定腑实便硬；头痛，汗出时隐时现，为表邪犹有未尽。决定：安宫牛黄丸暂且勿服，引邪入里，反生不美。太阳表邪仍有，急宜宣散，阳明里热炽盛，理当急清。止其狂语，靠的是急散急清。外散内清：宣散取辛凉银翘散，清热以白虎汤，方中重用石膏之辛甘大寒，"辛者，能散、能润、能横行"，宣散清热两不障碍。芩、连、大黄有碍宣散，故不能用，千金小姐，不啻千斤重担，医者不容不挑担也。

金银花10克，淡竹叶10克，连翘10克，薄荷10克，荆芥10克，苇茎10克，桔梗10克，生石膏50克，牛蒡子10克，知母10克，甘草3克。

二诊：第一日急进2剂，热势煞，狂语止；第二日、第三日，缓进2剂，热退神清。转方：从两方面考虑：一是阴津虚乏，二是犹恐热邪毒气窜入经隧，残留脏腑，遗殃日后。处方以神犀丹加味，气血两清治之。3剂。

犀角3克，金银花10克，玄参10克，连翘10克，天花粉15克，板蓝根10克，石菖蒲3克，生地黄15克，人中黄3克（代金汁），麦冬10克，紫草10克。

三诊：烧热退，神智清明也。唯觉口咽干哽，饮水不多。润养肺胃，沙参麦冬汤合百合知母汤，5~7剂。并告知：以前购置安宫牛黄丸现在可服，用金银花、薄荷汤下。

北沙参30克，霜桑叶10克，玉竹参50克，天花粉10克，麦冬10克，白扁豆10克，百合15克，知母10克，甘草3克。

通过月余时间治疗，一切恢复正常。有感也，该病来势险恶，医者实实用心良苦也。

病案6　风温，邪入肺经气分

刘××，男孩，7岁，木华村人。

咳嗽气喘，烧热汗出，口渴。

诊脉浮数，舌红苔黄。考虑：烧热与发热异，汗出与汗出不扬有别。此风温邪离卫表，已入肺经气分，通称肺炎，目今社会风尚，群众观念，病肺炎。舍西医药针治似乎不可以者也。中医人历来持低调，目睹情况，不便介入，也不愿意介入。此例特殊，患儿力拒打针，家人亦不乐于西药针治，中医人理当挑担也。处方：辛凉宣肺清热，桑菊饮加石膏，3剂。取麻杏甘石汤之变通法如下。

霜桑叶 10 克，桔梗 7 克，菊花 7 克，杏仁 7 克，苇茎 10 克，薄荷 5 克，连翘 7 克，生石膏 15 克，甘草 3 克。

二诊：一剂病势煞，二三剂咳喘减。祛邪务令使尽，前方略作变通如下，二三剂。

桑白皮 10 克，连翘 7 克，杭菊花 7 克，苇茎 10 克，杏仁 5 克，薄荷 5 克，南沙参 10 克，生石膏 10 克，甘草 3 克。

二三剂服后，孩儿自背书包上学去也。

通常：西医称肺炎，中医称热壅在肺，细加分析尤有多样。中、西医各有短长，很多时候，很多情况，中西医协作，对疾病痊愈会带来方方面面的好处。

病案 7　中暑夹湿，呕泻烦渴

张××，女，32 岁，大土村人。

卒病呕泻烦渴，身肤烘热。

诊脉虚弱浮数，舌红，气息粗促。询悉患者生活情况，自恃体力强健，数数冒暑劳作，今卒病也。意见：中暑夹湿，表里病兼。黄连香薷饮，新加香薷饮，藿香正气散单用均感效力单薄，爱以三方合裁，3 剂。并嘱：设服药呕吐，任其吐，吐后为进药之最好时机，复服之。

香薷 7 克，藿香 10 克，川黄连 5 克，金银花 10 克，厚朴 10 克，连翘 10 克，白扁豆 10 克，茯苓 15 克，半夏 10 克，化橘红 10 克，甘草 3 克，生姜 3 片。

二诊：3 剂服后，身肤烘热退，呕泻定，唯小便显热黄。八正散可称正治之方，再从三石汤中选味加入如下。

萹蓄 10 克，寒水石 15 克，瞿麦 10 克，生石膏 15 克，栀子 7 克，滑石 15 克，厚朴 10 克，金银花 10 克，白扁豆 10 克，杏仁 10 克，甘草 3 克。

体气壮实人，两次处方，服药 6 剂，一切恢复正常。

病案 8　外感温燥，妊娠咳嗽

杨××，女，27 岁，醴陵市人。

妊娠 5 个月，病咳嗽。

诊脉浮数，舌红苔薄白，口津干燥微渴，咳声干哽无痰，外证寒热。思之：①此不属风寒痰湿咳嗽；②外感风温，春二三月多有之，银翘散、桑菊饮为正治之方。今值秋八月，大气干燥，此情此况，外感温燥名正言顺，轻宣凉润，桑杏汤适合。进一步思之：入秋以来，日中燥热，早晚凉冷，"风为百病之长"，外感风冷，燥热之气内闭恒有之，"善治者治皮毛"，该病外证寒热，不忘宣表，桑杏汤合银翘散更为稳妥，组合如下。

金银花10克，连翘10克，桔梗10克，薄荷7克，荆芥10克，霜桑叶10克，牛蒡子10克，杏仁10克，栀子10克，贝母7克，南沙参15克，苇茎10克，甘草3克，甜梨1个（切片）。

处方事毕，病人家属提问，妊娠咳嗽，原有子嗽之名，此是耶非也！妊娠期间，一人服药，二人得受，方中是否有碍胎之药，或加入护胎之品可乎？因答：子嗽之名诚有之，原为阴虚之体，精血下趋以养胎，失于上承，肺虚而咳也，此则非是。妊娠服药与胎孕之事，总体来讲，方药与病证符合，即可护胎，方药与病证不符便伤胎。又朱丹溪有言：白术、黄芩为安胎之圣药，因胎气系于脾，脾虚兼湿热者宜，此非湿热，更不属脾虚，故不可取。目今情况，银翘散合桑杏汤，宣、清、润为治则，既治病，又可谓安胎也，至于参、芪、归、地切不可加入，不但不能安胎，还会阻气伤胎……孕妇及其家人服膺其说，执方唯唯退下。

后旬日，路遇家人，欣喜告知，服药5剂，咳住，胎孕无不良反应。

病案9　气阴两虚，感受暑热

晏××，男孩，5岁半，仙霞乡人。

口干渴，饮水多，小便亦多。

诊脉虚弱显数。察：时有低热，常有汗出，饮食量少，大便溏软，神气略显疲乏，尚能嬉耍自若。因告之曰：此疰夏病也，入夏幼儿常有患此病者，原由气阴虚体感受暑热而病。处方：竹叶石膏汤合吴氏清络饮如下。

淡竹叶7克，西洋参1.5克，生石膏15克，麦冬10克，金银花5克，白扁豆10克，丝瓜络15克，青荷秆30克，甘草3克，西瓜翠衣50克，稻米一撮。

二诊：三个月过后，患儿爷爷携来再诊，言：儿病几经周折未愈。得知：上次药方仅服一剂，听医药闲杂人言，未闻有疰夏之病名，饮水多，小便多，能食，类乎消渴病，遂转诊二三家西医院。所服丸药，即服即效，饮水减少，小便亦减少，停药复如故……因告之曰："疰夏"为中医学病名，人与自然环境息息相关，因体虚，对自然环境，季节更替应对无及而发生。疰夏病有明显的季节性，幼儿恒多。致于消渴糖尿病类，多为生活恣意所造成，幼儿罕见。中、西医学各有短长，局部器质性病，西医确有所长；脏腑功能性失调，以及人体对自然环境应对无及所发生的病，中医显优长。目今所服西药，通过长时间服用，吃即效，停药病复旧的情况，宇宙间自然界一条直线本不存在有生命，医疗上很多情况亦如是。儿爷爷急言：现所服药，我本有摒弃之意，数月前先生处方是否能再服用？答："不可，一切事物处在运动变化中，疾病亦如是也……"处方：王孟英清暑益气汤如下。

西洋参 1.5 克，知母 5 克，麦冬 10 克，川黄连 2 克，石斛 10 克，淡竹叶 7 克，青荷秆 30 克，甘草 3 克，西瓜翠衣 50 克，粳米一撮。

三诊：上方服药 5 剂，口干渴，饮水多，小便多轻减过半。润养肺胃阴，沙参麦冬汤 5～7 剂，药后，一切归正也。

沙参 15 克，麦冬 10 克，玉竹参 15 克，天花粉 10 克，白扁豆 10 克，桑叶 10 克，甘草 3 克。

病案 10 燥伤肺胃，卫表失宣，咳嗽寒热

李××，古稀老妪，木华村人。

诉：心脘胀满痛，咳嗽痰稠。

诊脉浮数，舌苔薄白，口津干，寒热阵阵而作，头痛，咳嗽，痰稠黏，咯吐不爽，口干而饮水不多，小便热，大便显结硬。思之：此非急病大证，分清病位，病性，拟定主治方药亦非易事。心脘胀满痛，可以因胃病旧疾由新病感冒诱发；咳嗽痰黏稠，燥邪伤肺，尤以寒热头痛，卫表失宣，为最不可忽略者也。此表里证兼，肺胃同病，轻宣凉润，吴鞠通银翘散合桑杏汤，略为加减如下。

金银花 10 克，连翘 10 克，桔梗 10 克，桑叶 10 克，荆芥 10 克，杏仁 10 克，牛蒡子 10 克，南沙参 30 克，薄荷 7 克，贝母 10 克，厚朴 10 克，栀子 5 克，苇茎 10 克，瓜蒌皮 10 克，甘草 3 克，甜梨 1 个（切片）。

二诊：3 剂服后，外证寒热却，头痛住，咳嗽减，心脘疼痛除。桑杏汤合沙参麦冬汤加减，3 剂。

桑叶 10 克，北沙参 30 克，杏仁 10 克，玉竹参 30 克，浙贝母 10 克，麦冬 10 克，栀子 5 克，白扁豆 10 克，薄荷 7 克，苇茎 10 克，甘草 3 克。

3 剂服之安和，患者自持方直服至 5 剂愈。

病案 11 湿热毒气羁留，手足口腔疱疮

易××，男孩，5 岁，黄獭咀人。

手足红疹，口内疱疮。西医学称手足口病，归属病毒类传染病。经住院

治疗（利巴韦林为主治药），手足红疹及口腔疱疹消退。归得家来，仍有低热隐现，饭食未能恢复，夜睡惊梦；更有一特殊情况是指甲皖白，手背却又晦暗，俨然非洲黑人肤色。思之：脾主四肢，开窍于口，盖西医学所指"手足口病"，俨然中医湿温表里病类，病机为内外合邪，外感时令氤氲之湿邪毒气，内在原因则为脾失运化，心胃火热，湿热合邪本不易速除。患儿经西医药治疗，病邪鸱张大势已煞住，体内湿热毒气余邪留滞未除，故低热时隐时现，脾恶湿，运化失职，故不欲食；热扰心神，故睡梦中惊扰。运脾化湿，兼清胸膈邪热，学人提议，王孟英连朴饮可乎！因答：亦佳方药也。然湿热之病，首当分湿重热轻，热重湿轻或湿热平等三者，连朴饮热重湿轻者适合，再者是方中黄连苦寒味厚，恐有伤久病患儿胃中生阳之气，脾为至阴之脏宜温，是方温脾力逊。提议：栀子干姜汤、栀子厚朴汤，甘草干姜汤三方参合，以干姜温脾阳，栀子清胸膈热，厚朴除满泄湿，炙甘草补中。学人赞美其说，书方如下。

栀子7克，厚朴5克，干姜3克，枳实3克，炙甘草3克。

后一个月，其母患病来诊，言：孩儿病已恢复，上方首服三五剂，既能食，手背晦暗黑色褪除，复缓缓服三五剂指甲亦渐渐红润也。

3 四时感冒病类

病案 1 阴虚感冒

欧阳××，女，26岁，株洲市人。

诉：咳嗽、鼻塞、流涕、喷嚏。多处求医，感冒为通称，自忖亦感冒也。打针、吃药七八日亦难以痊愈。每月病感冒，长日困扰在感冒病中，转中医药治疗试试看。

诊脉浮弱小数，面白，口唇舌色红，苔薄白。咳声紧迫，痰稀白少，咽喉干哽，微渴，饮水不多，大便可。常年月经量少，色殷红。综观之：此阴虚之体，病风寒感冒也，千金葳蕤汤合香苏散加减适合。

玉竹参 50 克，生石膏 15 克，麻黄 3 克，软白薇 10 克，杏仁 10 克，独活 7 克，紫菀 10 克，前胡 10 克，化橘红 7 克，紫苏 30 克，甘草 3 克，香附 10 克，生姜 3 片，大枣 5 枚。

二诊：患者欣喜诉，往常感冒七八日不能愈，此次服药三日即愈也。求一纸调理药方，可否使感冒不发或少发。缜思之："肺之合皮也，其营毛也"（《内经》），风寒易袭，原为腠理疏松，肺气有失卫护，又肺属金，喜润恶燥；胃为阳土，亦喜润恶燥。此病肺胃阴虚，固本之方，诸如补肺阿胶汤、金水六君煎恐呆补敛邪，特别是危亦林玉屏风散，被认为固表防感冒之通常用方，素体阴虚者亦非所宜。处方：沙参麦冬汤补肺胃阴。嘱：15～20 剂不为多。

玉竹参 30 克，麦冬 10 克，北沙参 30 克，天花粉 10 克，霜桑叶 10 克，白扁豆 10 克，炙甘草 3 克。

尔后获悉，半年来感冒少发也。

病案 2 肺痨宿疾，新病感冒，咳嗽痰血

刘××，四旬妇女，木华村人。

肺痨宿疾，一朝病剧，咳嗽，痰中带血。就诊于儿子工作的矿山职工医

院，抗结核治疗未效。病妇惶恐，怕生命终结在他乡异地，舍弃矿山医院治疗，归得家来，延余出诊。

诊脉浮弦数，舌红苔白，身肤虽热，犹裹被褥严实，蜷缩卧床，呻吟不已，言：头身疼痛，怕风冷吹。认定：新感风寒，引发肺痨宿疾，咳嗽加重，伤及肺中血络，故咳嗽痰血。思之：目今两大主症，一是咳嗽痰中带血，一是寒热头身疼痛。肺痨宿疾患者，卒病咳嗽痰血，确实令人触目惊心，然而在此触目惊心的这一主症下，寒热头身疼痛往往为医患双方忽略。再者是对生命谁也珍惜，怯弱妇女，对疾病惶恐，身病心病同时存在，医生之医人，此情此况，应当抚慰在先，很有必要根据病起原因，病发机制解答在先。因告之曰："女士所患非疑难大症，原起于风寒感冒，表闭而热内郁，因热而咳嗽增加，因咳而动其肺中血络，故咳嗽痰中带血，宣散风寒表邪，肺气不郁，咳减，血可止。"患者欣喜也，舒眉昂首曰："请先生书以方药……"动笔比口说难，进一步考虑：目今病势，先表后里，亦不适合，表里兼治，方为得宜。汪昂双解散、陈自明四生丸合参加味如下。

麻黄3克，薄荷7克，荆芥10克，石膏15克，防风10克，黑栀子5克，连翘10克，桔梗7克，鲜生地黄15克，白茅根15克，侧柏叶15克，仙鹤草15克，青荷叶15克，艾叶1克。

二诊：患者乘轿来也，欣喜诉：上方服药3剂，寒热却，头身痛住，咳亦轻减，痰中已不见有血。考虑：张子和祛邪务令使净，恐有余邪未净；唐容川《血证论》治血证3个步骤：一者止血，二者消瘀，三者益血、补血。尤恐已离经之血停聚肺内。处方：银翘汤加薄荷、滇三七，组合如下。

金银花10克，鲜生地黄15克，连翘10克，麦冬10克，淡竹叶5克，滇三七5克，薄荷叶5克，甘草1.5克。

三诊：服药5剂，已不咳嗽，心胸舒泰。百合知母汤、百合地黄汤合方再加味7～10剂，如下。

百合30克，知母10克，生地黄15克，金钱橘5个，洁白官燕窝15克，冰糖15克。

病案3　阴液虚乏，汗源不足，表证不解

左××，男，78岁，竹花山人。

身肤烘热，干燥无汗，头痛，心烦，微恶风寒。自取紫苏大把加入姜葱煮服之，病症有增无减。

诊脉浮数虚弱，观唇口舌色绛红津干。老者问："是何病也？"因答："感冒。"老者惊愕疑虑言："感冒乃通常之疾，何其心中躁烦，喉间干涩，服紫苏、姜葱解表药何其不愈耶，死期将至也欤?"余曰："何出此言，阴液虚乏，汗源不足，辛温解表药，令津液更伤，辛凉宣散亦无济于事，唯养汗以开玄府一法，以滋养生津方药，津液复，汗源充，玄府开，表邪散解可望。"老者服膺其说，转忧为喜。高龄之人，心中忧惧解除，为愈病先着。处方：从吴鞠通"下后无汗脉浮"句中思维运作，书予银翘汤加味，连服七、八、十剂之多，津液复，肌肤润而热退，诸症平息也。

金银花 10 克，麦冬 15 克，连翘 10 克，鲜生地黄 30 克，荆芥 10 克，淡竹叶 7 克，薄荷 7 克，甘草 3 克。

病案 4　外风寒、内燥热、咳嗽

黄××，男，30 岁，土珠岭人。

烧瓦为业，(旧时用柴火)，备受火热，长日口咽干燥；复感于寒，发热恶寒，头痛鼻塞，咳嗽。此外风寒，内燥热证也，与外风寒内火热有别。汪昂双解散治外风寒，内火热证者，方中石膏、芩、连清火热诚佳，然此为内燥热，石膏尚属可以，芩、连苦寒清热燥湿，此则无湿可燥，故不合宜。立方原则：外宣内清，兼润养。桑杏汤合麻杏甘石汤再加味如下。

麻黄 3 克，桑叶 10 克，杏仁 10 克，南沙参 30 克，生石膏 15 克，浙贝母 10 克，栀子 7 克，瓜蒌子 10 克，甘草 3 克，甜梨 1 个（切片）。

二诊：3 剂服后，外证寒热却，鼻塞通，头痛住，咳嗽亦轻减。口舌咽喉干燥情况仍有。思之：口舌咽喉干燥情况乃此次病前长日有之，原因是长日近火热造成，不属脏腑阴阳偏盛偏衰所出现，治疗毋需壮水制火或滋水清肝等。书予吴鞠通五汁饮。并嘱：长日近火劳作，保养之方亦此也；如若此方办备难全，则日以甜梨一个切片，新汲凉水浸食之。

藕粉 15 克，麦冬 15 克，荸荠粉 15 克，苇茎 15 克，甜梨 1 个（切片）。

病案 5　阴虚之体，反复感冒

李××，女，19 岁，学生，黄獭咀人。

反复感冒，咳嗽鼻塞。每每自购西药"APC"服用，药后汗出，口干渴尤甚。

诊脉弱小数，舌红苔白。询悉心中嘈杂，食少，大便干结。此阴虚之体，常以西药"APC"强夺其汗，气津耗伤。思之：危亦林玉屏风散益气固表，为预防感冒不发或少发之常用方。此阴虚之体，亦非所宜，特别是感冒期中更不能用，当下俞根初加减葳蕤汤适合，如下。

玉竹参 30 克，白薇 10 克，北沙参 30 克，薄荷 10 克，淡豆豉 10 克，炙甘草 3 克，青葱 3 支，大枣 5 枚，桔梗 10 克。

二诊：上方 2 剂服后，效果平平，3 剂咳减鼻塞通。"虚则补之"，毋容置疑，补不滞邪，方称高手。饭为百补之王，调理脾胃，增进饮食，为百补第一法，叶氏养胃汤加减 10～15 剂，嘱：饮食守清淡，远油腻辛辣。

玉竹参 30 克，麦冬 10 克，北沙参 30 克，霜桑叶 10 克，砂仁 3 克，炙甘草 3 克。

月后，路遇其母，欣然相告：前方服之甚佳，直服至 30 剂。一个学期以来，未曾感冒，饮食恒定，精神颇好，学业成绩上进。

病案 6　风寒湿邪蕴热，头身困重疼痛

张××，男，54 岁，建筑副工，醴陵市人。

诉：头身困重疼痛，通体烘热，却又恶寒嗇缩。为己身及家人生计，在他乡充当建筑副工，因病无奈，告假归来，求治也。

诊脉浮紧而数，舌体红，苔白黄腻。口苦干，饮水却不甚多，大便不结硬，坠胀难下，小便显热黄。进一步查询，病症发生因由，仲夏天时，热邪湿气氤氲，工作繁忙，受雨水淋湿，伤于寒冷，外风寒湿邪，内蕴其热，从汪昂双解散与张元素九味羌活汤二方考虑，九味羌活汤除内外湿邪之功力尤显优良，书方如下。

羌活 10 克，川芎 10 克，防风 10 克，杜衡 10 克，白芷 10 克，生地黄 15 克，苍术 10 克，黄芩 10 克，甘草 3 克，葱白 5 个，生姜 3 片。

二诊：上方服 5 剂，涔涔汗出，衣被湿而秽臭，头身困重疼痛轻减，肢体疲软乏力，口津干渴尤甚，小便短涩。考虑：除湿当以微微汗出为佳，此汗出过多，津液有伤，湿邪氤氲，更非一汗能除。再方以防己黄芪汤益气固表，祛风除湿，合吴鞠通黄芩滑石汤续除湿清热，组合如下。

防己 10 克，黄芪 15 克，白术 10 克，黄芩 10 克，茯苓皮 15 克，滑石 10 克，猪苓 10 克，通草 10 克，大腹皮 10 克，甘草 3 克，生姜 3 片，大枣 5 枚。

得知，上方服 5 剂，病愈，重返工作岗位。

病案 7　阴虚有热之体，外感风寒。

李××，女，50 岁，醴陵市人。

恶寒发热，头身疼痛，口渴饮冷。自取紫苏兜炆鸡蛋强食之，脘腹满胀并呕哕。

诊脉浮紧数，舌红苔薄白。分析：阴虚有热为本体，风寒感冒在表为新起。益阴、清热、解表、宣壅，千金葳蕤汤加减合橘皮汤，如下。

麻黄 5 克，玉竹参 30 克，杏仁 10 克，独活 7 克，生石膏 30 克，羌活 10 克，软白薇 10 克，防风 10 克，厚朴 10 克，橘皮 10 克，甘草 3 克，生姜 3 片。

二诊：上方服 3 剂，外证寒热却，头身痛住。脘腹满闷开，呕哕未起。患者要求再方服药。窃思：外风寒内火热余邪或许未了了，不可骤补，不可重发散，"六气皆从火化"（刘完素），处方：银翘汤加味如下。

金银花 10 克，生地黄 15 克，连翘 10 克，玉竹参 30 克，淡竹叶 7 克，麦冬 10 克，薄荷叶 7 克，藿香叶 10 克，甘草 3 克。

3 剂服后，一切良好。

病案 8　外感风寒兼气滞

李××，女，39 岁，醴陵市人。

诉：卒病寒热，头身困痛，自知伤于风冷，取紫苏一大把，加生姜、大枣，水煎顿服之，未几一吐而尽，估量是方药未中……

诊脉浮紧。查询：脘腹胀闷为先有情况。因而认定，此属风寒感冒兼气滞证也，自拟方药，既中而未能全中，百病治疗，调气为先。理气解表法，局方香苏散大通至正，加味如下。

紫苏 100 克，橘皮 10 克，香附 10 克，厚朴 10 克，甘草 3 克，生姜 3 片，大枣 5 枚。

二诊：3 剂服后盈盈汗出，寒热却，头身痛住，旧病脘腹胀满亦宽舒也。患者要求再方服药。窃思：感冒病已愈，有必要进一步探查寒热虚实是否有转化情况。得知：口无干渴，大便畅，小便无热黄。处方以千金生姜甘草汤合橘皮汤如下。

生姜 15 克，党参 30 克，炙甘草 5 克，大枣 7 枚，橘皮 10 克。

尔后获悉，情况良好。

有感也：通常感冒病，依理有法，恰到好处处理，亦非易事。听她赞说：药简价廉效验好。我心如饮醍醐，有感也：医生这条道路，这条道路，真可谓是有苦也有甜，有酸也有辣。

病案 9　风寒湿邪感冒，月经适潮

陈××，女，48 岁，大石桥人。

诉：发热恶寒，头身困痛。

诊脉浮紧而滑，舌苔显白腻。思之：浮脉为阳，病在表，紧脉属寒，主乎痛，脉与症合，兼见滑脉，当作何想？妊娠耶？近五旬妇人，恐不为也；宿食耶？无脘腹痛满；或为痰饮，无咳唾呕哕。起立，室中踱步（拖延时间——思考）。因询："月经适潮乎？"答："经正潮，先生脉理通神，洞察入微，请出方，服之必效。"处方以活人败毒散。虽是月经正潮，无需兼顾用药，唯急急治风寒湿邪感冒，排除经潮干扰即可。

独活10克，羌活7克，柴胡10克，枳壳10克，前胡10克，桔梗10克，川芎10克，茯苓15克，薄荷7克，甘草3克，生姜3片。

二诊：3剂服后，寒热却，头身痛住，月经顺畅，目今经潮已足日足量而收敛。患者要求再方服药，善后调理。考虑：月经虽属正常代谢产物，经后阴血短时间不足亦属通常情况；风寒湿邪感冒，风寒易散，湿邪不易短时间除，患者要求再方调理，不可以呆补。滋阴除湿兼清蕴伏之热，处方以张元素九味羌活汤减味合佛手散，3～5剂，组合如下：

羌活7克，当归7克，防风7克，川芎7克，白芷7克，苍术7克，生地黄15克，黄芩7克，炙甘草3克，生姜3片，大枣7枚。

5剂服后，情况良好。

病案10 风寒湿邪在表，身腰困痛

黄××，男，45岁，株洲市人。

诉：尔来，头脑昏晕，身腰困痛，腿膝痿软乏力，也曾听医者言："腰者，肾之府"，知腰痛病在肾。自忖，不惑之年过，肾气虚衰，需要医药调理，自购六味地黄丸服之，却不见有效……

诊脉浮紧，舌苔白腻，察外无寒热，饮食乏味，食后心脘胀满不适，小便无热黄。窃思：患者欲补之心切，有必要纠正患者之错误观念，为医药开路护航，因告之曰："人年过四十，阴气自半"（《内经》），肾气虚诚然。据目今病症分析，全由感冒风寒湿邪在肌表，其不表现有寒热外证，原为机体尚未奋起与病邪抗争。邪在肌表，气机升降失常，故感觉头脑昏晕；"腰者，肾之府"，病在肾之外府腰，实不在肾本脏；膀胱经脉之所循行，通达身躯上下，是病在膀胱经脉即病在表也。六味地黄丸非但无益，实能使在表之风寒湿邪阻结不散。一席话患者认允也。处方：活人败毒散合神术散，如下。

独活10克，枳壳10克，川羌活10克，桔梗10克，苍术10克，前胡10克，川芎10克，柴胡10克，茯苓15克，细辛3克，白芷10克，藁本10

克，甘草 3 克，防风 10 克，生姜 3 片，葱白 5 个。

二诊：上方服 5 剂，患者欣喜以告：眩晕正，腰痛除，身体轻舒也。唯心脘尚有胀满不适。知肌表之邪除，中焦脾胃气机未畅，太无神术散 3～5 剂。

苍术 10 克，橘皮 10 克，厚朴 10 克，藿香 10 克，菖蒲 7 克，甘草 3 克，生姜 3 片，大枣 5 枚。

两次诊疗，服药七八剂，全病瘳。有感也：多少病，很有必要先行解说，为方药开路护航。

病案 11　营卫两虚，常病感冒

文××，女，57 岁，新阳乡人。

诉：经常感冒，年来几乎常在感冒病中度日，发热或不发热，有汗或无汗，恶风冷，鼻塞流涕喷嚏，腰背痛旧病加重。

诊脉弱，观神情气色淡，饮食量少，无渴饮，大便好。与学人讨论，此营卫气血虚人也，玉屏风散治表虚易感冒为通常用方，不在感冒病时宜，正感冒病时则不宜。汗出恶风脉弱，桂枝汤正合，营卫两虚加芍姜参，名新加汤，再加防风以祛风散邪，腰背痛加乌梢蛇以祛风解痉，加延胡索以活血利气，组合如下。

桂枝 7 克，人参 3 克，赤芍 10 克，乌梢蛇 30 克，防风 10 克，延胡索 15 克，炙甘草 3 克，生姜 3 片，大枣 5 枚。

二诊：半个月过后，患者复来也。诉：上方直服至 10 剂，感觉良好，寒热、头痛、鼻塞流涕愈，背腰痛亦除。考虑：目今已不在感冒病中，桂枝加芍姜参新加汤合玉屏风散 3～7 剂。

桂枝 7 克，人参 3 克，白芍 10 克，黄芪 15 克，防风 10 克，白术 10 克，炙甘草 3 克，生姜 3 片，大枣 5 枚。

尔后获悉，半年来感冒少发也。

玉屏风散：黄芪得防风，固表而不留邪；防风得黄芪，祛邪而不伤正；黄芪畏防风，用之相反相成。

病案 12　营卫失和，月经期感冒

孙××，女，23 岁，黄毛村人。

诉：月经至，必病感冒。鼻塞、流涕、喷嚏。月月如是，二三日不治自愈。怪哉！本不予治疗，终非究竟。

诊脉浮弱显数，舌体淡，苔薄黄。有感也，病有万象，医者一心，以一心而应万变，小病恰当处理，亦非易事。该病堪称小病，应当明析之点却有如下诸多方面：①月经期色、质、量；②感冒病发时症状；③有无旧病宿疾；④日常生活习惯，喜乐好恶，以明体质阴阳，血气寒热。因询得知，月经先期四五日，量偏少；感冒病发，微热恶风冷，汗出，喉间微觉干哽；平时生活习惯，恶寒冷，喜温热，饮食量偏少。综观之，此营卫血气虚弱人也。月经固属应月盈亏之正常生理状况，但随着月经来而营阴一时性亏虚，营弱卫强而失和。处方：以桂枝汤调营卫，加黄芩清邪热，加防风以疏风。

桂枝 10 克，黄芩 7 克，白芍 10 克，防风 10 克，炙甘草 3 克，生姜 3 片，大枣 5 枚。

二诊：一个月后患者复来也。言：此次月经来感冒仅小现，无其他不良反应。处方如下：

（1）原方在月经期感冒病发时服用二三剂。

（2）桂枝加芍姜参新加汤 3~5 剂，月经未至期平时服用。

桂枝 7 克，芍药 10 克，西洋参 3 克，炙甘草 3 克，生姜 3 片，大枣 5 枚。

病经两个月调治，自后月经期感冒未起。

病案 13 外风寒、内火热，头痛，心烦

陈××，女，40 岁，木华村人。

诉：啬缩畏风冷吹，头脑痛掣，口鼻气热，口干渴不欲饮水，心烦懊侬，寒耶，热也，请先生诊察。

诊脉数，浮沉难别，舌红，苔薄白黄。进一步查询：大便不结硬，口干渴，饮水不多。思之：此既不属伤寒大证，亦非温邪疫病之类，原因机体火热在先，沾风寒在后，仲圣栀子生姜豉汤方宣清两用适合，然药简价廉，或者不为患者乐喜接受，某些情况，应当身病心病两相结合治疗，或者说治心病为治身病护航开路。栀子生姜豉汤合俞根初加减葳蕤汤再加减，组合如下。

玉竹参 30 克，软白薇 10 克，桔梗 10 克，薄荷 10 克，栀子 7 克，天麻 10 克，甘草 3 克，生姜 3 片，大枣 5 枚。

二诊：上方服 5 剂，头脑痛掣轻减也，心烦懊侬除。养阴益气竹叶石膏汤适合，犹恐寒热表邪除而未尽，合姜茶饮，如下。

西洋参 3 克，麦冬 10 克，生石膏 30 克，半夏 7 克，甘草 3 克，淡竹叶 7 克，生姜 3 片，茶叶 3 克。

三诊：寒热却，头脑清明也。咳嗽复起，患者惊讶。余曰：咳嗽既属病症，亦为机体生理性之抗病排邪反应。目前，无寒热头痛，睡眠可，纳食便解诸多方面正常，只需微药调之，桑菊饮3剂。

尔后获悉，两日咳住，一切安和。

病案 14　风寒，暑热两感

李××，男，50岁，醴陵市人。

天时酷暑，田间劳作，敞受暑热；夜间卧地贪凉，复伤于寒冷，头身困痛，身热恶寒，心烦躁扰，小便热黄涩痛。感受暑热入里在先，复伤于寒冷束表，表病里病，寒邪热邪，又暑必夹湿。处方以活人败毒散、黄连香薷饮、六一散三方合治之。思之：复合之方，当有合群之妙用，如下。

独活10克，柴胡10克，羌活10克，前胡10克，防风10克，川芎10克，枳壳10克，茯苓15克，桔梗10克，川黄连5克，厚朴10克，白扁豆10克，滑石15克，薄荷7克，甘草3克，香薷10克，生姜3片。

二诊：上方服3剂，外证寒热却，头身困痛除，小便热痛减，心烦躁扰定。暑必夹湿，湿气氤氲不易速除，内舍于脾胃，纳呆胸闷尚有之，处方以藿香正气散，仿效吴鞠通五加减法如下。

藿香10克，厚朴10克，茯苓15克，橘皮10克，半夏10克，砂仁3克，黄芩10克，甘草3克，生姜3片，大枣5枚。

三诊：一周后，患者复来也。言：一切恢复如旧日情况，胸满闷开，能食，小便已非热痛，只是旧日淋漓不尽之感尚有，是否能再药治之……忆昔朱丹溪有言："人身阳常有余，阴常不足。"此人系肝肾阴虚者也；"阴者，藏精而起亟也"（《内经》），又阴虚而带来气亦虚，故排尿力不足；复考虑者是湿热犹有未净，从三方面想：处方以朱丹溪大补阴丸、二妙丸、张景岳补阴益气煎合方如下。

熟地黄30克，升麻3克，龟甲30克，柴胡10克，太子参30克，苍术10克，山药30克，黄柏10克，当归7克，橘皮10克，知母10克，甘草3克，生姜3片。

自持方断断续续直服至10剂之多，小便淋漓不尽之情况好转。

病案 15　气虚血弱，常病感冒

吴××，女，27岁，中学教师，醴陵市人。

诉：经常感冒，鼻塞流涕喷嚏。发热或不发热，必恶风冷，容易出汗。

人称：汗出感冒必解，余则汗出而鼻塞流涕喷嚏一个样。求一纸现时感冒病中方药，以及不病时调理方药……

诊脉弦迟大，观神色淡。询：平时饭食量少，嗳气常作，长日不喜饮水，睡眠可，大便好，小便无热黄，月经前后亦不过二三日，量偏少，无黄白带下。思之：此堪称脏腑清宁人也，病证表现为营卫气血虚弱。表虚汗多易感冒，危亦林玉屏风散为时俗通用方，此营卫气血俱虚人，补虚力不足，更非营卫气血平补之剂。感冒病时，益气和营卫解肌祛风，当首选桂枝加芍姜参新加汤，又百病治疗以调气为先，合入香苏散，感冒发时服用。感冒未发时，人参养营汤可，两方如下。

第一方，二三剂

桂枝7克，紫苏50克，芍药10克，陈皮7克，人参3克，香附10克，炙甘草3克，生姜3片，大枣7枚。

第二方，5~7剂

黄芪15克，熟地黄15克，党参15克，当归7克，茯苓15克，白芍7克，远志3克，陈皮7克，酸枣仁10克，肉桂7克，五味子3克，白术10克，炙甘草3克，生姜3片，大枣5枚。

尔后获悉，感冒病年来少发。

病案16　暑月，伤风冷头痛

王××，女，22岁，木华村人。

头痛眩晕，外无寒热，内无渴烦呕泻。

诊脉浮弦，观神色淡滞。因询得知，炎暑六月，白天在旷野割草劳作，夜睡电风扇吹达通宵，伤于风冷，晨起头痛眩晕。人身卫气日行于阳，卫外而为固也（司腠理开阖），夜行于阴，入睡后卫外失其固护，风冷乘袭，营卫之气失和而头痛作，清阳不升而眩晕起，不发热者，正气虚未起与病邪抗争；无呕吐泄泻或便结，病未入里。李东垣姜茶饮，宣散寒热，调和阴阳神仙药，加藿香外散风寒，内化湿浊，以正脾胃气；加天麻、僵蚕以定风解痉，想不会是画蛇添足；再加甘草，为协和诸药。

茶叶5克，藿香10克，生姜15克，天麻10克，清炙甘草3克。

3剂服后，头痛住，眩晕正，此夏月伤于风冷，小小病，不作过度医疗，"烹小鲜"恰到好处，亦非易事。因随笔记录，以为诊疗工作之留念云耳。

病案 17　阴虚感冒

李××，女，19 岁，学生，醴陵市人。

反复感冒，自知是感冒，自购西药"APC"服用，药后汗出，恶寒尤甚，咳嗽鼻塞依然。

诊脉浮弱而数，舌红苔白，咽喉干哽。此阴虚之体，感受风邪，虽经西药"APC"出汗，徒虚其表，病犹未解，邪恋肺卫。滋阴解表，论其理法，千金葳蕤汤适合，然是方药味组合，令人犹豫，下笔踌躇者是：既经西药"APC"出汗，方中麻黄实不可再汗；石膏太寒，有恐伤及胃中生阳之气，致令不食。能食不能食，胃气或强或弱，是自体抗病关键。爰书予俞根初加减葳蕤汤 3 剂。

玉竹参 30 克，桔梗 10 克，软白薇 10 克，薄荷 7 克，淡豆豉 10 克，葱白 3 个，甘草 3 克，大枣 5 枚。

1 剂平平，2 剂恶风寒减，3 剂咳住，鼻塞通。有感小病治疗，非难亦非易。

病案 18　风邪暑热

王××，女，年 30 许，窑下湾人。

盛夏，从娘家远道归来，自觉身肤烘热，上半身尤甚，头脑胀闷，喉间干哽，微咳，小便热黄，涩痛不畅，大便坠胀。

诊脉浮数，观眼睑浮肿。出示已服方药，殆为局方八正散也，知其意单从小便热黄治，失却全局考虑。"面肿曰风""风者上先受之"，故眼睑浮肿，头脑胀闷；肺受风邪暑热，故喉间干哽而咳；小便热黄痛涩，大便坠胀，暑热之气内闭。此伤于暑热，复感风邪。治疗理念：①"风为百病之长"（《素问·风论》）、"风为百病之始"（《素问·骨空论》），治热遗风，非其治也。②表证、里证，"善治者治皮毛"，不能忘却表证，或先表后里，或表里兼治。③小便热黄痛涩不畅，开通小便，"开鬼门，洁净府，去菀陈莝"（《素问·汤液醪醴》），不先开鬼门，打开肌腠汗孔，"欲洁净府，去菀陈莝"，单利其小便罔效。又方书关于通利小便有"如壶揭盖"一法，盖"肺为水之上源"，"肺为华盖"，必须揭其"华盖"，肺气得降，小便才能通畅。王女士，舟车劳顿，受其暑热，复感风邪寒气，病本非大证，治疗理念不明，则小病亦难愈。处方以吴鞠通新加香薷饮合鸡苏散，再加藿香、栀子，方中重用薄荷以散风邪。

香薷 3 克，金银花 10 克，厚朴 10 克，连翘 10 克，白扁豆 10 克，藿香

10克，栀子7克，薄荷15克，滑石10克，甘草3克。

二诊： 3剂服后，眼睑浮肿退。头脑胀闷见轻松，小便畅也，余邪未了了，清络饮合鸡苏散（六一散加薄荷），仍以清与宣结合治之。

青荷叶30克，淡竹叶7克，丝瓜络30克，薄荷叶10克，金银花10克，滑石15克，白扁豆10克，甘草3克，西瓜翠衣50克。

5剂服后，暑热、风邪，表证、里证一并除。

病案19 风寒夹热，寒热，头痛，咳嗽

林××，女，51岁，马恋村人。

恶寒发热，头痛，咳嗽，咽喉干哽，口苦，泛恶欲呕。

诊脉浮紧而数，舌苔薄白。此风寒夹热，病在卫表内及肺系。恶寒与发热同时出现，与寒热往来有别，故口苦、泛恶欲吐不从少阳证认治。李东垣姜茶饮合吴鞠通银翘散，温凉共用仲圣书中多多也。

金银花10克，淡竹叶3克，连翘10克，薄荷5克，桔梗10克，苇茎15克，荆芥10克，生姜10克，牛蒡子10克，茶叶3克，甘草3克。

二诊： 3剂服后，寒热却，头痛住，咳亦轻减，咽喉仍觉干哽。病已离卫表，余邪在肺系，处方以桑菊饮、桑杏汤合裁，组合如下。

桑叶10克，桔梗10克，菊花10克，连翘10克，杏仁10克，南沙参15克，苇茎10克，栀子5克，薄荷7克，甘草3克，甜梨1个（切片）。

5剂服后，咳住，咽喉干哽除。

病案20 外感风寒，内蕴湿热

匡××，男，57岁，花桥村人。

发热恶寒，头身困重疼痛。患者反复言说："眩晕之甚，短气，气难接续。"

诊脉紧而数，苔白黄腻。进一步查询：口苦干，胸满闷，不欲食，大便坠胀，小便热黄。此先受湿而蕴伏化热在里，复感风寒在表也。患者言眩晕之甚，实为头身困重而气馁；所言短气，呼吸气难接续，非中气之虚，乃中焦邪阻而气机失畅。表证、里证，外风寒内湿热蕴伏一并治之，张元素九味羌活汤、吴鞠通黄芩滑石汤合裁如下。

羌活7克，白芷10克，防风10克，苍术10克，川芎10克，黄芩10克，白豆蔻仁3克，厚朴10克，茯苓15克，大腹皮10克，滑石15克，甘草3克，生姜3片，葱白3个。

二诊：寒热外证却，头身困重疼痛减，大便坠胀、小便热黄未除。风寒易散，湿热难除，转方以吴鞠通杏仁滑石汤、五加减正气散合裁如下，5剂。

藿香10克，杏仁10克，厚朴10克，滑石15克，茯苓15克，黄芩10克，大腹皮10克，黄连3克，橘红7克，半夏10克，甘草3克，桔梗10克，生姜3片，大枣5枚。

三诊：脘腹满闷开，饮食增进，大便畅，小便清，内外证除，眩晕乌之有也。患者要求进补，婉言以告曰："病初愈，犹火焰虽熄，灰中有火，急速进补，犹恐死灰复燃。既能食，百补不如油盐蔬菜饭补……"患者颔首认可。处方以王孟英五叶芦根汤醒脾畅胃。

藿香叶10克，枇杷叶10克，青荷叶10克，薄荷叶10克，佩兰叶10克，芦根15克，冬瓜子15克。

5剂服后，一切良好。

病案21　风寒湿邪感冒

邱××，男，54岁，小学教师，湖谭村人。

头身疼痛，乍寒乍热，欲汗不汗，口中干苦，小便热黄。某从伤寒少阳证拟治，以小柴胡汤加石膏2剂，效果不显。患者疑自体虚，自购当归、熟地黄、玄参、麦冬服之，头脑昏惛、周身困重尤甚，心中痞塞，泛恶欲呕。

诊脉浮紧而数，察舌体红，苔白黄腻。余曰：阴虚热体诚然，风寒湿邪尤甚，遽用滋补药，鲧湮洪水，害莫大焉，客邪不除，正气岂可复，置头身疼痛，乍寒乍热不问，单从咽干口渴认治，抓小漏大。此阴虚有热之体，感冒风寒湿邪在表，前医小柴胡汤加石膏虽不甚适合，亦不致大害，自购归、地、玄、麦服之大为不妥。一席话患者服膺其说。处方：九味羌活汤加减3剂。

羌活7克，杜衡7克，防风10克，川芎10克，白芷10克，黄芩10克，苍术10克，生地黄15克，厚朴10克，神曲10克，甘草3克，生姜3片，葱白5个。

二诊：3剂服后，寒热却，头身痛减，心脘较前宽舒。感悟张子和"祛邪务令使尽"。嘱：前方缓进3剂。

三诊：旬日过后，患者复来也。欣喜言：头身痛住，心脘宽舒，能食，气力有加，唯夜间寐觉口咽干，前方是否可再服。答：不可！书予滋无腻，补不滞之沙参麦冬汤3～5剂。

玉竹参30克，北沙参30克，麦冬15克，天花粉15克，白扁豆15克，炙甘草 3 克。

获悉，患者持上方直服至 10 剂，情况良好。

病案 22　风寒火热，头痛眩晕

杨××，女，60 岁，花桥村人。

诉：头胀懵痛，时有眩晕。多处就诊，有称脑动脉硬化者，有称脑-基底动脉供血不足……

诊脉紧而弱小，浮沉难别。会意：患者讲述病情，语言声宏，举止捷健。询：头痛无固定点，有时感觉恶风冷，却又阵阵烘热，欲汗不汗。不咳喘，能食，大便略显结硬。思之：脑动脉硬化之说，言之过也；脑-基底动脉供血不足，非头痛眩晕原因。两种说法均不可拿来作今之头痛眩晕认证。此非内证，实乃风寒火热兼见之六淫外感病也。处方以吴鞠通银翘散合《医宗金鉴》五虎汤治之。数十年临床所见，无论内证外证，纯寒纯热证少，寒热兼杂者多。

金银花 10 克，麻黄 5 克，连翘 10 克，杏仁 10 克，桔梗 10 克，石膏 15 克，荆芥 10 克，苇茎 10 克，牛蒡子 10 克，薄荷 7 克，淡竹叶 7 克，甘草 3 克，生姜 15 克，细茶叶 5 克。

二诊：3 剂服后，得微汗出，头痛住，烘热来起。风寒火热一并除。患者要求再方调理。考虑：不可骤补，俞根初加减葳蕤汤，轻清剂，以散风寒火热余邪，二三剂。

葳蕤 15 克，桔梗 10 克，白薇 10 克，淡豆豉 10 克，薄荷 7 克，甘草 3 克，葱白 3 个，大枣 5 枚。

病案 23　营卫失和，内兼邪热，感冒频发

陈××，男，34 岁，醴陵市人，在广州工作。

诉：难间二三日不病感冒，鼻塞流涕、喷嚏，发热，或不发热，无汗或有汗，恶风冷特甚。西医称交感神经与副交感神经失调；鼻塞流涕喷嚏称过敏性鼻炎，西医药数数服之无效，推请中医药治疗。

诊脉浮弱，饭食量少，有时却又嘈杂似饥，大便稀溏，有时又见结硬，小便显热黄。阅前所服药，不出玉屏风散、牡蛎散、辛夷散、苍耳子散，以及银翘散等。窃思：所服诸多方药，非全然无理也，然未能有效者，失却病证全局考虑。

此风寒感冒表虚证，营卫失调，桂枝汤大通至正，再再思之：兼内有邪热者，加黄芩，称阴旦汤，然黄芩苦寒清热燥湿，无湿可燥；加附子名阳旦汤，于内热不宜。乃拟加石膏，石膏辛甘大寒，寒可泄热，"辛者能散能润能横行，甘者能补能和缓"；於此病寒热虚实兼见者无碍，更加防风以外散风邪。组合如下，7～10剂。

桂枝10克，生石膏15克，白芍10克，防风10克，炙甘草3克，生姜3片，大枣5枚。

一个月后，远道来电告之，感冒少发也，无其他不良反应。要求再转方服药，电话告之如下：桂枝加芍姜参新加汤加石膏，10～15剂。嘱：断断续续服用也可。

桂枝10克，人参3克，芍药15克，炙甘草3克，石膏15克，生姜3片，大枣7枚。

尔后获悉，春温夏热秋凉冬寒，四时气候变化，很少感冒，所称过敏性鼻炎病亦愈。

病案24　感冒寒邪暑热，头痛眩晕

刘××，女，50岁，将军村人。

自觉头脑昏晕胀懵，似痛非痛。通过某医院测量血压，并脑电图透析，BP 80～90/130～160毫米汞柱，脑双侧额叶多发脑梗死。患者精神颓丧，肢体疲软，有时却又躁动狂越。

诊脉浮弦数，苔白厚腻，舌尖嫩红。询：饮食量少，有时泛恶欲呕，心烦，小便热黄，外证寒热。思量：此感冒寒邪暑热。关于西医学仪检结论，本人不好怎么多说。中医治疗，以八纲辨证为施治准则，六淫、七情，或饮食失调等为致病因由。思量此感冒寒邪暑热，表证兼胃肠病也。宣散寒邪，清解暑热，和胃化湿，黄连香薷饮、藿香正气散合裁如下。

香薷5克，黄连3克，藿香10克，茯苓10克，厚朴10克，半夏10克，白扁豆10克，白芷10克，橘皮10克，桔梗10克，大腹皮10克，甘草3克，紫苏梗30克，生姜3片，大枣5枚。

二诊：诉"3剂好转，5剂服后，寒热却，头痛住，眩晕正"。尤可喜者，血压归正。"脑梗死"问题，复检人称，肯断无据。寒邪暑热，恐其余邪未了了，仍取清宣结合，温凉合方，清络饮合姜茶饮加藿香，组合如下，3剂。

青荷秆30克，丝瓜络30克，金银花7克，藿香10克，白扁豆10克，淡竹叶5克，西瓜翠衣50克，甘草3克，生姜1片，茶叶3克。

此后，患者能吃能睡，一切复旧，精神焕发。有感也：中、西医各有优长，亦无可否认，各有不足之处。群众是感受中医，认识中医，相信中医的。目前西医依仗仪器检查，占尽风头，一部分中、下层西医人员，却不能认识中医，不相信中医。中、西医结合，从理论上汇通，尚不可能。中、西医协作给患者带来了好处。

病案 25　风寒在表，兼见阳明里实气滞

谢××，女，40岁，醴陵市人。

诉：每每感冒，二三日不药自愈。今又感冒，寒热头痛，鼻塞，流涕，喷嚏，与往常一个样，却久久不愈。

诊脉弦数，舌苔白黄。询悉大便三日未解，肚腹胀满微痛。思之：往常感冒不药自愈者，盖里无病，正气能奋起抗感冒祛邪。今感冒不能自愈者，盖胃肠气滞气结，里有病则正气无力趋于表抗病祛邪。治疗：方书通里解表法，有桂枝加大黄汤、硝黄败毒散、双解通圣散诸方，而此病里实证尤以气滞为重，处方以厚朴三物汤合姜茶饮再加味组合如下。

厚朴 30 克，生姜 15 克，枳实 7 克，茶叶 7 克，大黄 10 克，神曲 10 克。

二诊：3 剂服后，表里证解，寒热头痛住，鼻塞通，流涕喷嚏未起，大便畅，解出粪便酸腐秽臭，觉倦怠乏力之甚。考虑：用药如用兵，得步步为营，骤补必带来气滞，诸如四君子、六君子、补中益气汤俱不适合。处方以《颅囟经》中平和饮子加味如下：

党参 30 克，升麻 3 克，茯苓 15 克，神曲 10 克，炙甘草 3 克，生姜 3 片，大枣 5 枚。

3 剂服后，表里证除，能食，气力有加。

病案 26　营卫失和，常病感冒

杨××，女，25岁，八步桥人。

诉：经常感冒，今又感冒，鼻塞、流涕、喷嚏，发热或不发热，汗出，时又无汗，一日数变，恶风冷吹……

诊脉浮弱，舌体淡，咽喉微肿，略显暗红，神色淡滞，食少，大便非结硬，小便不热黄，四肢常凉冷。诊妇人病，犹必须问月经，经潮前后亦不过二三日，色、质无异常，量偏少。思之：咽喉微肿一症为久远情况，或许先前病感冒，小有邪热兼杂，过服寒凉食品或药物，致使病邪与血气聚结所致，目前服药很难消除。当下为感冒风寒表虚证，华山一条路，舍桂枝汤无他求，兼咽喉微肿暗红，加黄芩名阴旦汤，如下。

桂枝 10 克，黄芩 10 克，赤芍 10 克，炙甘草 3 克，生姜 3 片，大枣 3 枚。

3 剂服后，风寒感冒新病愈，咽喉微肿旧有情况未有进退。

病案 27　伤于风冷，头痛眩晕，呕哕恶食

李××，男，66 岁，仙霞乡人。

诉：头痛眩晕，呕哕恶食。听人言：高血压病多头痛眩晕，就近处测量血压，果然高至 170/100 毫米汞柱。

诊脉弦数，右寸关显盛大，舌苔白，恶闻油盐食味，以白开水下饭，图生命不乏支撑。思之：原无高血压病，血压一时性偏高，为症状性高血压，原由伤于风冷并呕哕，中焦气机出入升降失衡，毋需单一直降血压，温散风寒，调畅气机，止其呕哕，血压或可自行归降。处方以香苏散合二陈汤。有同业友人提议：合天麻钩藤饮尤为稳妥。乃选味加入如下。

香附 10 克，橘皮 10 克，半夏 10 克，天麻 10 克，茯苓 15 克，钩藤 10 克，首乌藤 30 克，黑栀子 5 克，甘草 3 克，生姜 3 片，紫苏 50 克。

二诊：上方服 3 剂，呕吐定，乐喜进食，头痛住，眩晕正也。测量血压 140/100 毫米汞柱，仍处偏高。再再思之"百病之生于气也"。本病血压高，原于气滞而伤风冷，气机升降失衡。"百病治疗，调气为先"，而今病愈十之八，论其调理善后之方，仍当以理气治之，丹溪越鞠丸加减为稳妥。

香附 10 克，佛手柑片 30 克，川芎 10 克，神曲 10 克，栀子 7 克，厚朴 10 克，生姜 3 片，大枣 5 枚。

上方断断续续服 7 剂之多，测量血压，恒定在 130～135/95～100 毫米汞柱，无头痛眩晕等情况。

病案 28　风寒、火热、气滞、咳嗽短气

江××，女，50 岁，黄毛村人。

头脑昏懵胀痛，胸中气塞短气并咳嗽。前些日子，恶寒高热，头身疼痛，西医药打针消炎抗菌一周，高热退下，头脑昏懵胀痛、胸中气塞短气未除，咳嗽有加。自认为急症期过，转来中医药治疗。

诊脉紧而数，浮沉难别。进一步查询得知，牙齿痛、口腔溃疡、口气秽臭常有，大便结硬如丸球。窃思：原属外感风寒，内证火热，西医学本无风寒与火热之观念，更不从气滞、气结考虑，经治高热退下，内证火热未除，目今头脑昏懵胀痛尚有，外风寒尚未完全散也。咳嗽为肺气郁闭，胸闷短气、属气机不畅。外风寒、内证火热，肺气郁闭，《医宗金鉴》五虎汤宣散清泄两全适合，加厚朴以除中焦胃肠气滞，组合如下，并嘱告之：药不以价格高低论优劣，处方不在于药味简繁，望遵服无疑。

蜜麻黄 7 克，厚朴 10 克，杏仁 10 克，生姜 15 克，石膏 30 克，茶叶 5 克，甘草 3 克。

二诊：3 剂服后，头脑昏愦胀痛轻减过半，然而咳嗽有加，唾痰稠粘色黄。患者疑病情加重。余曰：咳嗽有加为得也。咳嗽，既属病症，论其病机，实为生理性排病反应，此非病情加重。唾痰稠黏色黄，为寒邪火热蕴结。转方续以宣清两相结合，汪昂双解散合仲圣小陷胸汤清热化痰 3～5 剂。

麻黄 3 克，荆芥 10 克，连翘 10 克，防风 10 克，桔梗 10 克，半夏 10 克，生石膏 15 克，瓜蒌霜 10 克，栀子 7 克，川黄连 3 克，黄芩 7 克，甘草 3 克，生姜 3 片。

三诊：上方服 4 剂，头脑清明也，已不胀痛昏愦，胸膈宽舒，咳嗽轻减过半。考虑：祛邪务令使尽，风邪火热余邪未了了，桑菊饮合栀子生姜豉汤加半贝丸。

霜桑叶 10 克，半夏 10 克，甘菊花 10 克，贝母 10 克，桔梗 10 克，连翘 10 克，杏仁 10 克，苇茎 10 克，薄荷 7 克，栀子 7 克，甘草 3 克，生姜 1 片。

四诊：服 3 剂，咳住，气力恢复。患者言：久病也，病已愈，求一纸善后之方。思之：根据平素大便结硬，牙齿痛，口疮常有之，情况属阴津虚乏之火热体质，参术补气，归地益血，俱不可以，教以洁白官燕窝加冰糖雪梨炖食之，3～7 次。

尔后获悉，情况良好。

病案 29　脾虚气寒，感冒发热

丁××，男孩，7 岁半，木华村人。

诉：后半夜身肤烘热，晨曦热退，一周来，夜夜如是。

诊脉弱小数，观唇口舌色淡。询悉：时来久矣，饭食量少，不渴饮，大便稀溏，日二三次。此胃肠病在先，复病感冒发热也（通称肠胃型感冒）。"病之阴阳因人而异，邪气因人而化"（章虚谷），一样感冒，同一致病因子，及其病也，病证迥异，治疗各别。此胃肠病在先，感冒在后，得先认定胃肠病性质，是胃肠病阳明火热证，或属胃肠病太阴虚寒类，综上所述，此脾虚气寒，复病感冒。后半夜发热者，日为阳，夜为阴，前半夜阴中之阴，后半夜为阴中之阳，"人与天地相应，与日月相参"（《内经》），后半夜天时阳气萌生，机体得天时阳气旺之助起而抗邪，故身肤发热也。忖：越婢汤加附子适合。其理：越者，超越、扬起、激活之意；婢者，女之卑下也，又"婢"与"脾"字谐音而义同，为古文字之多用法。此方能扬起、激活脾脏功能处于卑下者，方中石膏，辛甘大寒，"辛者，能散、能润、能横行"（《神农本草经》），故能宣散郁热，甘者能补能和能缓（《神农本草经》）。又石膏与方中甘草、姜枣协同，不致伤胃中生阳之气。加附子，系仲圣原方加法，非余杜撰，直补脾阳，该方温凉相佐用，有机结合，相得益彰。思路既明，书方如下。

蜜麻黄 3 克，生姜 10 克，生石膏 15 克，大枣 3 枚，炙甘草 3 克，附子 5 枚。

二诊： 3 剂服后，饮食增进，大便归正，后半夜身肤发热得融融微汗而消除。旧病脾虚气寒，新病感冒发热一并愈。

嘱：慎风寒，戒生冷壅气之食品，可以不再服药。

病案 30　肺脾气虚，经常感冒咳嗽

孙××，女，47 岁，黄泥坳人。

诉：经常感冒咳嗽。现在不在感冒病中，求一纸调理之药方。

诊脉虚弦，观神情气色淡滞。询：食少，不喜饮水，大小便无异常，睡眠可。月经迟后三五日，量偏少。思之：不属阴虚火热体质，更无阴冷痰湿聚结，常病感冒咳嗽，肺脾气虚人也。现时不在感冒病中，益脾肺生津液，宣行滞气，千金生姜甘草汤，补而不滞，温而不燥适合，加味组合如下，10~15 剂。

党参 30 克，化橘红 10 克，大枣 5 枚，炙甘草 3 克，生姜 3 片（约 30克），洁白官燕窝 15 克，冰糖 15 克。

获悉，上方断断续续直服至 20 剂之多，半年来，感冒少发也，发亦轻微，二三日不药而愈。

病案 31　风寒感冒，鼻塞流涕

李××，男孩，3 岁，醴陵市人。

儿母诉：孩儿鼻塞，流清稀涕。早治防变，是我历来观点……

例行一指诊脉浮数，察四肢显凉。逗几嬉笑，乘机察口腔舌色非焮红津干之类，观神情嬉耍自若。思之：脉浮数，数乃小儿生理性之本脉，通常不作温病、热病论证，应当从病症分析。此风寒感冒小病也，固不可以小题大做，不当过度用药，病过病所会带来损害。然小儿病易寒易热，易虚易实，却不可以掉以轻心，正如儿母言：有病早治防变，儿科治疗，防变第一重要。因告曰：明必转流稠釅涕，是病从温化；今晚或有发热，是生理性正气起之抗病反应，热不高，不当以退热药急急退热，"人与天地相应，与日月相参"（《内经》），日为阳，夜为阴，前半夜属阴中之阴，后半夜属阴中之阳，，人得天时阳气之助，后半夜3~5点见微汗出热自退也。明天或有咳嗽，亦属机体抗病排邪反应，不当单以镇咳、止咳药逆其生理之机，热不甚高，气息平，小儿安详嬉耍，不属邪热壅肺所谓肺炎之类证。李东垣姜茶饮合仲圣橘皮汤加味，组合如下，1剂。

生姜10克，藿香7克，细茶叶3克，化橘红5克，炙甘草3克。

二诊：越日，复来也。诉：果如先生言：傍晚时孩儿见发热，后半夜微汗出而热退，今天见咳嗽，食少。听：咳声略显干哽，知病邪已离卫表，余邪进入肺系，有热化趋向。处方以吴鞠通桑菊饮合仲圣栀子生姜豉汤方，组合如下。

霜桑叶7克，苇茎10克，菊花7克，连翘7克，桔梗7克，薄荷7克，杏仁7克，栀子5克，甘草3克，生姜1片。

2剂服后，咳住，一切恢复正常。

病案32　咳嗽感冒，邪陷入脾

张××，女孩，5岁，醴陵市人。

儿母诉：夜间咳嗽，久矣！心想：无非是风寒感冒之类，自购感冒药数数服之不效，打针消炎亦不见效。

诊脉虚弱中显数，神色淡，气息平。外无寒热，内无渴饮，纳食少，口气略显秽臭，大便溏软腥膻，日二三次。思之：咳嗽，肺病也；食少便溏久矣，为脾失运化，此肺脾两病。仲圣越婢汤命名之意，越者，超越也、扬起也；婢者，女之卑下也，脾为至阴之脏，故婢、脾古时通用。越婢汤原为激活扬起脾脏功能处于低下状况而设。此肺脾两病，脾病而中气虚，土不能生金，故肺病咳嗽不愈。肺病脾病一并治之，书予越婢汤加味。可喜小儿真可谓是脏腑清灵，生机蓬勃，3剂服后，口气秽臭除，饮食有加，咳嗽徐徐愈。

蜜麻黄3克，紫菀7克，生石膏15克，款冬花7克，炙甘草3克，生姜10克，大枣1枚。

病案33　风寒气滞，咳嗽胸闷

宋××，女，60岁，板杉铺黄山冲人。

诉：咳嗽胸闷，唾痰稠黏，此新近情况。旧病尤多，据西医学检查：高血压、高血脂、高血糖、脑动脉硬化、心脏病等，年来每日服药，等同吃饭……

诊脉弦弱小数，右寸关浮盛，舌体不焮红，苔白腻。外证寒热头痛，内无渴饮，纳食少，常嗳气，大便不结硬，却显坠胀。思之：新病、旧病，"先治新病，后乃痼疾"（《内经》），谨守中医表里寒热虚实阴阳为第一重要，把握当下病机，无碍于旧病。此风寒感冒气滞，局方香苏散为正治之方，合二陈汤再加厚朴，组合如下。

紫苏50克，香附10克，橘皮10克，半夏10克，茯苓15克，厚朴10克，甘草3克，生姜3片。

二诊： 3剂服后，外证寒热却，头痛住，咳亦大减。二陈汤加味如下。

半夏10克，紫菀10克，陈皮10克，款冬花10克，茯苓15克，厚朴10克，甘草3克，生姜3片，乌梅3枚。

3剂，咳住也。旧病原定服药，不干预。

病案34　感冒风邪表虚证，热寒汗出

匡××之子，3岁，湖谭村人。

麻疹收靥仅三日，病发热，汗出。从儿睡卧形态蜷缩知畏风冷。一指诊脉浮弱，询：不欲食，不甚渴饮，大便不结硬，小便非热黄。意见：此伤于风冷表虚证也，桂枝汤为千古良方。然前病麻疹，属温病类，病后阴虚津乏者恒多，但情况口唇舌色淡，更无渴饮烦心啼哭，非阴虚津乏情况。有是证用是药，处方以桂枝汤。犹恐其麻疹毒邪未净，加金银花一味，此种加法，古无先例，或博达人一笑。

桂枝5克，金银花7克，赤芍5克，甘草3克，生姜1片，大枣1枚。

欣喜，2剂服后，寒热却，食可，更不见烦心啼哭。

4 发热病类

病案 1 太阳风邪兼少阳邪热，发热汗出

黄××，女，40 岁，衡山市人。

诉：无端发热、汗出、恶风，移时热退。日二三次作，半个月来日日如是。

诊脉浮弱显数，舌体舌苔无变化。观神色淡，纳食少，便解可，口苦干，却不甚饮水。思之：《伤寒论》第 54 条云"病人脏无他病，时发热自汗出而不愈者，此卫气不和，卫气不共营气和谐故也，先期时发汗则愈，宜桂枝汤"。第 264 条云"少阳之为病，口苦咽干而目眩也"。又第 103 条云"伤寒、中风，有柴胡证，但见一症便是，不必悉具"。据此无时热寒汗出，移时复自止，系太阳风邪，营卫不和；口苦干为少阳邪热，桂枝汤合小柴胡汤并治之适合。复考虑：①两经之病，应该有主次之别；②太阳风邪解，少阳经气或可舒伸，邪热必自泄除，毋需两方同用。处方以桂枝汤解肌祛风和营卫为主，仅加黄芩一药以泻邪热名阴旦汤者。嘱告：不可以药简价廉而忽之。

桂枝 10 克，黄芩 10 克，芍药 10 克，炙甘草 3 克，生姜 3 片，大枣 5 枚。

一周过后，复相见也，言：上方仅服药 3 剂，寒热汗出未起，口苦干除。

病案 2 太阳风邪表虚证，兼阳明火热

黄××，女，47 岁，石塘庵人。

无端发热，汗出，恶风冷吹拂。移时热退汗止，日二三次发。一周来，每日如是。

诊脉弱而数，神色淡，非时饥饿而食少，热寒汗出发作前每每心烦躁扰。思之：此太阳风邪表虚证兼阳明火热。处方：以桂枝汤调营卫治太阳表虚证，加防风以散风，加石膏清胃中火热。时有同业友人在坐言：桂枝汤之加法固

多，此可谓超法外也欤!? 答：盖亦衷法内也。

桂枝 10 克，生石膏 30 克，白芍 10 克，炙甘草 3 克，防风 10 克，生姜 3 片，大枣 5 枚。

二诊：后三日，患者复来也，欣喜以告：此方药简价廉，仅服药 3 剂，寒热、汗出未起，非时饥饿感亦不感觉也。转方：润养肺胃，沙参麦冬汤三五剂。

玉竹参 30 克，麦冬 10 克，北沙参 15 克，天花粉 15 克，霜桑叶 10 克，甘草 3 克。

此后，无端寒热汗出未起，非时饥饿感亦消除。

病案 3 营卫不和，热寒汗出

肖××，女，22 岁，湖谭村人。

无时发热、汗出，复又恶风冷。郁郁微烦，纳食不馨。

诊脉浮弱，舌淡苔白。《伤寒论》"病人脏无他病，时发热，自汗出而不愈者，此卫气不和也，先其时发汗则愈，宜桂枝汤"，此营卫不和。复忆及《五脏别论》有言："凡治病必察其下。"乃进一步查询：小便无热黄，大便非结硬，知内无邪热兼杂，"脏无他病"遂书予桂枝汤。

桂枝 10 克，生姜 3 片，白芍 10 克，大枣 5 枚，炙甘草 3 克。

后三日复来也，诉：外证寒热汗出未起，纳食不馨，郁郁微烦。从旁人话语中获悉：患者婚姻事未决，思虑过度，此本非药物可为，勉拟柴胡舒肝散小剂量加绿萼梅，半为治疗，半是塞责。如下。

柴胡 5 克，枳壳 5 克，赤芍 5 克，佛手柑片 10 克，川芎 5 克，绿萼梅 10 克，香附 7 克。

病案 4 虚弱浮热

李××，女，20 岁，大土村人。

发热，面颊泛红；半日，不药退去。半个月一发，或二三次见。窃思：《伤寒论》"病人脏无他病，时发热，自汗出而不愈者，此卫气不和也，先其时发汗则愈，宜桂枝汤"（《伤寒论》第 54 条）。再思之：以此认识，未必贴切，未可造次。因嘱告：病非急非重，暂不服药，再作观察，病发时即来。

后以月经淋漓，历时半个月不净求治。阅前医处方殆以丹栀逍遥散加仙鹤草、黑荆芥、侧柏叶等止血药重剂亦未能止，查询无口苦干、心烦等，思量不属肝火血热之类。舌淡脉迟，因认定此月经淋漓不尽系脾气虚寒失统摄之证类，书予归脾汤加附子而得血止，联想前所述无端发热，面色泛红，亦脾虚而虚热浮泛也。补阳益阴，兼以收摄，书予小品二加龙牡汤。嘱：发热时勿服，二三剂足可。

仅服药3剂，发热并面颊泛红未起，月经亦归正。

白芍10克，青龙齿15克，附子10克，牡蛎15克，软白薇15克，炙甘草3克，生姜3片，大枣5枚。

病案5 湿热郁表，数数发热

陈××，男，59岁，板杉乡人。

发热，热高，微恶风寒，移时汗出透衣衫而热退。旬日来，一日一度发。

诊脉盛大，神情气色无虚，不咳喘，不甚渴饮，饮食便解尚且如常。思之：类乎风寒、风热感冒，非风寒风热感冒；更非阴虚阳损内伤发热。病有百千般，医者一心也，相对斯须，以一心而应对百千情况，诚难，难！得进一步查询患者日常工作与生活情况，以探求病起端由。猝听其妻讲述，年来搞厨房工作，做近百人饭菜，入夏以来，天气炎热，厨房矮小，通风设备差，厨房火热湿气熏蒸。长言：头身困重……。噫唏呀！病发因由殆即此也。湿气热邪氤氲，人受之故肢体困重。发热原为机体正气起而排除湿热病邪之举动，然而湿热蕴结之邪不似单纯寒邪火热一经宣散或清泄可除；再者是"微微似有汗者益佳，不可令如水流漓，病必不除"（《伤寒论》桂枝汤服用法）。今患者每高热而大汗淋漓，津液泄而气阴伤，因实致虚，因虚致实，形成一种恶性循环，故患者数数发热而病不能愈。处方：宣散清泄为治则，从汪昂双解散，仲圣越婢汤两方考虑：脾恶湿，湿病与脾脏关系密切，越婢汤能激活扬起，脾脏功能尤显优良，加味如下。

麻黄5克，羌活10克，生石膏30克，防风10克，甘草3克，生姜3片，大枣7枚。

二诊：3剂服后，高热不再有也。脘腹胀满、大便溏软坠胀、夜间脚转筋情况却有之，此湿热余邪内舍于中焦脾胃，王孟英蚕矢汤加减三五剂。

晚蚕沙15克，半夏10克，黄芩10克，藿香10克，黄连3克，吴茱萸3克，栀子7克，薏苡仁30克，木瓜10克，通草7克，厚朴10克，甘草3克。

5剂服后，身肤热未起，肚腹胀满除，脚转筋亦未出现。

病案6 脾虚、火热

李××，男，53岁，荷塘村人。

诉：身体出现两个矛盾，请解惑并予治疗。一是手足掌心烧热，甚者热如火燎，却不甚渴饮；二是常日感觉饥饿，而又食不欲下咽，食后胀满不适，大便非结硬，坠胀难下……

诊脉虚弦，右寸关显盛大。解答：此非实证火热，脾虚而阴火乘之，火热浮泛于四肢，显见于手足掌心，与阴虚劳热有别；常日似饥饿，胃中热扰也；食少并腹胀，为胃虚失纳，脾虚失运；大便溏而坠胀，饮食失于消化，并气虚气陷气滞。患者虽不懂医学，钦服其说。遂书予东垣补脾胃泻阴火升阳汤加减如下，5～7剂。

生黄芪15克，升麻3克，西洋参7克，柴胡10克，白术10克，石膏15克，黄芩10克，黄连3克，厚朴10克，炙甘草3克，生姜3片，大枣5枚。

二诊：手足掌心烧热减，心中嘈杂饥饿感除，食量有加，腹胀满与大便坠胀均大有好转。窃思：再次处方，非补不可，呆补非宜，犹恐灰烬中有火。《颅囟经》平和饮子适合，加味如下。

西洋参5克，升麻3克，茯苓15克，金钗石斛10克，佛手柑片15克，炙甘草3克。

尔后获悉，患者持此方断断续续直服至10剂之多，情况良好。

病案7　外感风寒，内有郁热

谭××，男孩，5岁，八步桥人。

发热无汗，烦扰啼哭。父母在长沙工作，对乡村医药缺乏信仰，本人与之处方仅服1剂犹不完全，旋即往长沙市某医院住院治疗。医院施以物理退热法，多次用冰袋敷额头并胸腹部位，并针药退热治疗，发热数数退而复起。住院5日，一朝见热退时间稍长，归得家来。第二日发热复起，惶急来我处治疗。

察脉浮盛大，舌暗红，苔薄白，身肤热高，四肢却见凉冷，睡卧蜷缩，畏风冷吹，时又躁烦，神智非昏糊。家人问："刚出院，发热复起，是何怪病？"因答："伤寒太阳病本发热，何怪之有，设不发热，病尤甚也。无口干、渴饮、汗出之发热原为生理性之抗病举动，以冰袋覆盖额头并胸腹部是抑其生理之机，焉可愈疾耶……"再再考虑，虽然病已一周，尚未转变，书予大青龙汤，加味如下。

麻黄3克，杏仁7克，桂枝5克，金银花7克，石膏30克，连翘7克，甘草3克，生姜1片，大枣1枚。

二诊：药后汗出热退，咳嗽复起。家人问："发热方退，咳嗽复起，是何故也?"答:"得之矣!内伤病以转咳嗽为重,外感病以转咳嗽为轻,诚不必惊恐,此病原本属六淫外感,见咳嗽尤佳,不可以镇咳止咳之剂,宣散清泄为治则。"考虑病从热化,方以桑菊饮合栀子生姜豉汤,如下。

霜桑叶7克,栀子3克,菊花7克,苇茎10克,桔梗7克,连翘7克,杏仁7克,薄荷7克,甘草3克,生姜1片(约10克)

三诊: 3剂服后,咳住,发热未复起。见患儿神形消瘦,原为治疗几经周折,气阴伤也。处方:百合知母汤再从吴氏益胃汤中选味加入如下,并嘱告,慎风寒,戒烧烤油炸食品。

百合15克,玉竹参15克,知母5克,北沙参15克,麦冬10克,炙甘草3克。

上方仅服药二三剂,小孩真可谓生机蓬勃,一切恢复也。

病案8　阳经火郁,肌肤烘热

陈××,女,47岁,小学教师,醴陵市人。

诉:身肤烘热,阵阵而作,或微或甚,日二三次见,半月矣!因其为热,曾服石膏、栀子寒凉药不能退热;偶尔啬啬恶风冷,也曾试服桂、附热药又增躁烦。曾听医者言:"寒者热之,热者寒之,虚则补之,实则泻之。"既是医理,亦近乎生活常理。补与泻药原不敢造次,寒凉药、温热药均已服用过,但不能有效。天地间,自然界一切一切,相信有生必有克,请先生找出原因,施以克的办法……

诊脉虚弦数,右寸关显盛大,舌体暗红,舌根部苔白厚腻。身肤烘热而无汗,亦不甚渴饮,能食,大便显稀溏,头痛胀闷,肢体困重,似痛非痛。思之:此非实热或虚热内证,原为阳经火郁。治疗:"火郁发之",宣清两相结合。处方:李东垣升阳散火汤合仲圣越婢汤三五剂,以观其效。

生甘草3克,升麻3克,炙甘草3克,柴胡10克,葛根15克,麻黄3克,羌活10克,石膏30克,防风10克,赤芍7克,独活10克,西洋参3克,生姜3片,大枣5枚。

二诊: 患者欣喜诉:先生之方药中也,上方始服3剂,肌肤烘热轻减过半,复服3剂,旬日来肌肤烘热来起也,头脑昏闷胀痛除,肢体亦觉较前轻便捷健,请再方服药,以杜日后烘热再起。考虑:病肌肤烘热,外证日久,病邪未内陷入里,足证此人内在脏腑无大偏盛偏衰,寒热外证除,毋需补气益血大剂。处方以陈修园阴旦汤(桂枝汤加黄芩),其中桂枝汤调营卫,祛风解肌,加黄芩以泻邪热。并嘱告:不需要参、芪补气,归、地益血,更不当以药简价廉而贱视之。三五剂。

桂枝 7 克，黄芩 10 克，赤芍 7 克，炙甘草 3 克，生姜 3 片，大枣 5 枚。

尔后获悉，半年来肌肤烘热未起，一切良好。

病案 9　阳经火郁，身肤烘热

张××，男，52 岁，醴陵市人，在长沙经商。

诉：手足掌心烧热，几度求医。有称阴虚劳热者，且曰：手掌心属心包络经劳宫穴，足底掌有足少阴涌泉穴，手足掌心烧热，为心肾阴虚，即或非痨，亦痨之渐也。因而曾数数服用熟地黄、龟甲、地骨皮、银柴胡等品，不但不效，且增加心胸憋闷、嗳气等情况。长沙远道归来就诊，请先生明察……

诊脉浮大弦数，舌体暗红，苔白黄腻。进一步查询，口干渴，饮不甚多，尚且能食，大便滞结，肛门每感觉火热，特别是身肤阵阵烘热，日二三度发，欲汗不汗，偶得微汗，热退而身轻舒，次日又身肤烘热。因告之曰：身肤烘热为主症，手足掌心烧热是热气盈溢表现，此阳经火热兼湿邪。湿为阴邪黏滞，本不能一汗豁然而解；心胸憋闷嗳气，乃气机不畅。患者虽不知医，通过浅语解答，亦能领悟，对己身患病，心存认识。医者通过讲述，对病证机制，由概念到条理化，处方给药效验在握也。李东垣升阳散火汤、羌活胜湿汤、金鉴五虎汤合裁如下。

葛根 15 克，川芎 7 克，柴胡 10 克，麻黄 7 克，羌活 7 克，杏仁 10 克，防风 10 克，生石膏 30 克，蔓荆子 10 克，升麻 3 克，生甘草 3 克，独活 7克，炙甘草 3 克，生姜 3 片，大枣 3 枚，茶叶 3 克。

一周后来电话，服药 3 剂，情况良好，汗出畅，身肤烘热退，心胸微觉憋闷。电话嘱告：前方加厚朴续服 2 剂，以彻余邪，起居慎风寒，饮食守清淡。

尔后获悉，心胸憋闷亦开，肌肤烘热未起。

病案 10　阳经火郁，肌肤烘热

邹××，女，50 岁，花桥村人。

肌肤烘热，日二三次发，自取石膏、栀子服之，丝毫无效，且增躁烦。

诊脉浮洪数，舌红苔白黄，两目白睛红丝毕露。询：口干渴而不欲饮，知饥不欲食，大便略显结硬，小便热黄，肌肤烘热无汗，或微微汗出不撤，头身困重。意见：此热不在脏腑而在肌肤，病名阳经火郁。治疗："火郁发之"李东垣升阳散火汤合金鉴五虎汤，组合如下。

生甘草 3 克，升麻 3 克，炙甘草 3 克，柴胡 10 克，葛根 15 克，羌活 7 克，独活 7 克，杏仁 7 克，防风 10 克，蜜麻黄 3 克，赤芍 7 克，石膏 30 克，太子参 15 克，甘草 3 克，生姜 15 克，大枣 5 枚，细茶叶 3 克。

二诊：3 剂服后，好转，发热日一二次小见，时间亦短暂，口干渴却有加，知前方中肯也，转方仍以宣清为立方原则，侧重在清，王昂双解散合姜茶饮，3 剂。

荆芥 10 克，薄荷 7 克，防风 10 克，麻黄 7 克，连翘 10 克，生石膏 30 克，桔梗 10 克，栀子 7 克，黄芩 10 克，甘草 3 克，生姜 3 片，茶叶 3 克。

三诊：3 剂服后，肌肤烘热未起也，口津干渴却仍有之。

知肺胃气阴两虚兼有余热也，竹叶石膏汤加味如下。

淡竹叶 10 克，西洋参 7 克，生石膏 15 克，洁白官燕窝 30 克，麦冬 15 克，炙甘草 3 克，生姜 1 片，大枣 5 枚，冰糖 30 克。

5 剂服后，一切归正。

中医三摩地——百解比丘 60 年临床理法奥义

5　咳嗽与哮喘病类

病案1　风寒气滞，咳嗽

张××，女，37岁，醴陵市人。

咳嗽、鼻塞流涕。气管炎为通称，打针消炎一周，咳嗽未曾少减，鼻塞依然，兼胸闷气憋。

诊脉浮紧，察舌苔白，此无疑是风寒感冒小病也。窃思：西医学人无风寒、风热之观念，一味消炎、消炎；炎，为两个火字重叠，可以是火，可以不是火。或为细菌、病毒所致，西医学人直接杀菌为常法，亦可称良法，但在人身正气虚，或脏腑失调情况下，亦非绝对良法。人是一个统一整体，扶正祛邪，调和脏腑，调动机体正气自体灭菌方称良法。该病从表里寒热虚实认定为风寒感冒表实证，兼胸膈气滞，肺失宣肃，咳嗽所由生也。宣肺解表利气为治则，香苏散合三拗汤加味组合如下。

香附10克，麻黄3克，橘皮10克，杏仁10克，紫菀10克，甘草3克，紫苏100克，生姜15克。

二诊：3剂服后，鼻塞通，胸满开，咳嗽却仍有之。嘱：原方续服2剂。患者进言：是否可另处他方镇咳、止咳治之！因答：咳亦为生理性抗病排邪举动，仍有咳嗽，余邪未净也，镇咳止咳是逆其生理之机，咳必紧迫而加重，唯有助其排病，邪去而咳必自止。患者服膺其说。

隔数日相见，言：果如先生之言，2剂服后而咳住。

病案2　寒邪、火热、痰饮互结，咳嗽哮喘

王××，男，80岁高龄，板杉铺人。

哮喘，兼见咳嗽，唾痰稀薄；外证寒热、头痛。

诊脉浮紧而数，舌苔白腻水滑，舌体红。叶天士"先受温邪，继为寒凉外束，咳嗽痰喘最多"，此其类也。表寒宜发散，内火热宜清，痰饮宜化。虽

属高龄，客邪务令使出，小青龙加石膏汤 2 剂。

蜜麻黄 3 克，赤芍 10 克，桂枝 5 克，半夏 10 克，干姜 3 克，南五味子 3 克（杵破内核），细辛 3 克，生石膏 30 克，甘草 3 克。

二诊：哮喘稍平，脉三五歇指一促，夜寐不安，此高龄人气血两虚，痰火扰其神明。少阴证见，是耶非也，前方不可再服。转方以安养正气，续清其火热，解其痰结，清气化痰丸合小陷胸汤加远志、酸枣仁、建菖蒲、西洋参 3 剂。

胆南星 5 克，远志 3 克，仙半夏 10 克，酸枣仁 10 克，瓜蒌子 10 克，建菖蒲 3 克，茯神 15 克，黄芩 10 克，枳实 10 克，黄连 3 克，西洋参 3 克，杏仁 10 克，甘草 3 克，生姜 1 片。

三诊：歇指脉不见，神情转安静，纳食好转，尚微咳，肺内痰热余邪未了，小陷胸汤合橘皮汤 3 剂。

瓜蒌霜 10 克，川黄连 3 克，半夏 10 克，橘皮 7 克，甘草 3 克，生姜 10 克。

病案 3 燥气风邪咳嗽

张××，女，63 岁，醴陵市人。

口中干燥，常欲饮水却又不欲咽下，久久矣！近日又增咳嗽，胸中梗塞，烦扰不可终日。打针抗菌、消炎三日，丝毫无效。

诊脉数，浮沉难别；舌淡红，津干苔白。呛咳无痰，知饥饿，饭菜却又难下，稀薄米粥时时呷饮一二。以维持生命不乏支撑。考虑：此肺胃津液虚乏在先，复感风邪也。打针消炎，若为三素一汤（抗生素、维生素、激素，生理盐水），终非究竟。治疗：既要润养生津，又要辛凉宣散祛风。处方：沙参麦冬汤润养肺胃，合桑菊饮辛凉宣肺，复合之病，施以复合之方，如下。

玉竹参 30 克，桑叶 10 克，北沙参 15 克，菊花 10 克，桔梗 10 克，杏仁 10 克，苇茎 15 克，连翘 10 克，麦冬 10 克，天花粉 10 克，薄荷 7 克，白扁豆 10 克，甘草 3 克。

二诊：患者复来也，欣喜告曰："三日服药 5 剂，无分昼夜服药，胸中梗塞开，咳亦随减，口津转润，渐能进食也，唯大便解而难下，似乎有结硬粪便在肠腑。"处方以增液承气汤加味如下。

生地黄 15 克，玄参 15 克，麦冬 15 克，大黄 10 克，芒硝 15 克，薄荷 10 克，枳壳 10 克。

2 剂服下，大便畅，解下恶臭大便。教以自购玉竹参 1 千克，每次 30～50 克，煎水日食之。

病案 4 肺感风寒咳嗽

沈××，男孩，3 岁，黄毛村人。

咳嗽两日，无寒热外证，嬉耍自若。小小病咳嗽，能依理有法治疗，恰到好处，却非易事，更不是小事。

卒病咳嗽，固非虚也。外无寒热，仍属表证，虽不是伤寒太阳表证类，肺病咳嗽，肺合皮毛，仍当从表证认治。寒邪可以化热，阴证可以转阳，与内脏脏气阴阳偏盛偏衰、体质偏寒偏热关系密切。查询：大便不结硬，口无渴饮，因拟作肺感风寒治，欲书予三拗汤加荆、风、枳、桔，复考虑，咳声紧而亢亮，唇口嫩红，转热倾向显大，爰合入桑菊饮治之。

辨证无讹，获速效，3 剂愈。

麻黄 1.5 克，枳壳 5 克，杏仁 5 克，桔梗 5 克，荆芥 5 克，桑叶 7 克，防风 5 克，菊花 7 克，连翘 7 克，苇茎 7 克，薄荷 5 克，甘草 3 克，生姜 1 片（约 10 克）。

病案 5 寒邪火热干肺，咳嗽频仍

邓××，男，60 岁，横田村人。

咳嗽频仍，几无宁息，唾痰稀薄色白。大便常泻，为旧有情况，今则四日未解，自觉腹中火热气上胸膺。

诊脉数，右寸关盛大，苔白黄腻。此肺感风寒，肺失宣肃；往常腹泻，胃肠火热气降，今反不泻，火热气上，热上干肺，寒邪、火热、痰饮阻结在肺，故咳嗽频仍，几无宁息。寒邪痰饮宜温化，火热宜清降，处方：苓甘味姜辛夏杏加大黄汤，再从凉膈散中选味加入，组合如下。

茯苓 15 克，杜衡 5 克，半夏 10 克，南五味子 3 克，干姜 3 克，杏仁 10 克，大黄 15 克，栀子 7 克，连翘 10 克，薄荷 7 克，甘草 3 克。

二诊：3 剂服后，大便得下，咳亦大减。清气化痰，开胸散结，小陷胸汤为首选，合橘皮汤再加味如下。

瓜蒌皮 30 克，半夏 10 克，川黄连 5 克，橘皮 10 克，甘草 3 克，生姜 3 片。

服 5 剂，咳住，旧病腹泻未见。以后泻否，不敢肯断言说。

病案 6 痰热内结，咳嗽胸闷

郭××，男，65 岁，黄泥坳人。

咳嗽痰稠，胸中窒闷。复诉："自知年迈体弱，昨日在亲戚家吃党参炖鸡

蛋，觉病尤甚何也。"

诊脉紧而滑数，舌体偏红，苔黄腻。因告之曰："病本痰热因气阻而胶结，纯实不虚，壅补食物非所宜。"问："实邪从何而生？"答：据汝之生活情况，夏月冒酷暑田间劳作，备受其热，秋来天气转凉冷，复感于寒，致使寒覆其热，加之平日饮食未能守清淡，多食壅补油腻，病由生也。讵料患者对秋来感冒寒冷，寒覆其热似乎不认同，言："暑月田间劳作，感受暑热诚然，秋来感冒从未发生。"心想：患者如果不认同医生所说，服药少效，或不服其药，因而再释之：四时气候，春温夏热秋凉冬寒，此乃自然界大气之规律，"人与天地相应，与日月相参"（《内经》），夏月腠理开疏，入秋腠理收束，故秋来未病感冒，亦可因腠理收束而闭其痰热。患者认可也。处方：顺气清热化痰为治则，吴昆清气化痰丸四五剂，如下。

胆南星7克，枳实10克，仙半夏10克，杏仁10克，瓜蒌霜10克，黄芩10克，茯苓15克，橘皮10克，甘草3克，生姜3片。

二诊：患者欣喜以告：诸症好转，前方减除胆南星，合半贝丸四五剂。

川贝母10克，枳实10克，仙半夏10克，杏仁10克，瓜蒌霜10克，黄芩10克，橘皮7克，茯苓15克，甘草3克，生姜3片。

三诊：痰热清，咳嗽住。患者家庭经济颇宽裕，欲补之心切，处方如下。

洁白官燕窝30克，雪梨1枚，冰糖15克。

患者复问：雪梨、冰糖为普通食品，燕窝功效主治为何？答：燕窝大补肺阴，又补又清。患者执方欣喜退下。

病案7　痉咳日久

邹××，男，7岁，泉塘村人。

咳嗽，阵阵而作，回气作声（如雄鸡啼唱尾声），眼睑青肿，白珠血染，此名痉咳（百日咳），归类于肝病。白珠属肺，肝火犯肺，动其血络，故白睛血染；眼睑属脾，肝木气盛乘脾，故眼睑青肿（动其血络）。论治在肝，疏风散邪，清热泻火，钱乙泻青丸最是理想之方，加减如下。

冰片0.5克，黑栀子5克，羌活3克，僵蚕5克，防风5克，玄参5克，薄荷3克，红花3克，淡竹叶3克，仙鹤草5克，大黄5克，甘草3克。

二诊：上方服3剂，咳大减。又断断续续直服至7剂，通过旬余日服药，咳住也，眼白睛色红收退，眼睑青肿亦消。再方收功，查询食可，大便好，从润养心肺肝治之，百合知母汤、百合地黄汤、百合滑石代赭石汤、百合鸡子黄汤四方合，再加神曲消食、薄荷散风，组合如下，3剂。

百合 10 克，生地黄 10 克，知母 7 克，神曲 7 克，滑石 10 克，薄荷 7 克，赭石 10 克。

鸡子黄（冲兑）。

获悉，药后，一切归正也。

病案 8　四时感冒咳嗽

匡××，女，39 岁，黄毛村人。

咳嗽，从去年九月起，经冬复春，岁岁如是。终非究竟，治之试试看。

诊脉弦迟大，舌色无变化。外无寒热，内无渴饮，能食，大便非结硬，小便无热黄，咽喉亦不感觉干哽，倦怠乏力却有之。思之：咳不离肺，又五脏六腑皆令人咳，非独肺也。细审：心脾肝肾四脏以及相关六腑无明显病证，此肺病咳嗽也。肺气通于天，外合皮毛，春温夏热秋凉冬寒四时气候变化，首先感应者是肺。再从病证表现分析，既不为燥咳，亦非湿痰火热聚结之甚。处方：已撰四气调神散加味 7～10 剂。

茶叶 3 克，橘皮 10 克，生姜 15 克，栀子 7 克，紫菀 10 克，款冬花 10 克，甘草 3 克。

二诊：上方服 10 剂之多，咳嗽轻减也，无其他不良反应。此肺脾气虚是本体。转方补益肺脾治之，千金生姜甘草汤较四君、六君子汤稳妥，加味如下。

生姜 3 片，党参 15 克，大枣 7 枚，炙甘草 3 克，冬虫夏草 3 克，金钱橘饼 5 个。

获悉，患者持此方断断续续直服至 30 剂之多，四时咳嗽少发也，神情气力有加。

病案 9　肝火犯肺，后半夜咳嗽

文××，男，40 岁，清泥湾人。

咳嗽，夜间三点过后准时发，无痰吐。

诊脉弦数，舌偏红无苔。据十二经脉气血循行配十二地支时辰 1～3 点丑时属肝，3～5 点寅时属肺；丑时足厥阴肝经终，寅时注手太阴肺……周而复始。患者夜间 3 点过后准时发之咳嗽，姑从肝火浮肺治之，龙胆泻肝汤加减 3 剂。

龙胆 7 克，生地黄 15 克，柴胡 10 克，泽泻 10 克，黄芩 10 克，车前草 5 株，栀子 7 克，薄荷 5 克，甘草 3 克。

二诊： 患者诉："服一剂即不咳矣，何其神也。现已3剂服完，寐觉喉间小觉干燥，但不甚饮水。"余曰："十二经气血循行配十二地支时辰是中医一种古老学说，据此认定实有其至理。"思之：转方以六味地黄汤滋养肝肾理则理也，然恐肝之邪热犹有未尽，处方以滋水清肝汤更臻完善，加薄荷，3剂。

地黄30克，茯苓15克，山药30克，泽泻10克，山茱萸10克，牡丹皮10克，栀子7克，柴胡10克，当归7克，白芍7克，薄荷7克。

5剂服后，咳未起，咽喉亦无干燥也。

附录：

（1）五脏六腑配十二地支歌——

肺寅大卯胃辰宫，脾巳心午小未中；

申胱酉肾心包戌，亥焦子胆丑肝通。

（肺属寅时，大肠属卯时，胃属辰时，脾属巳时，心属午时，小肠属未时，膀胱属申时，肾属酉时，心包属戌时，三焦属亥，胆属子时，肝属丑时）

（2）一日夜二十四小时配十二地支歌——

子午十一一，丑未一三递；

寅申三到五，卯酉五至七；

辰戌七九间，巳亥九十一。

（子时：夜半11~1时；午时：白天11~1时；

丑时：后半夜1~3时；未时：下午1~3时；

寅时：后半夜3~5时；申时：下午3~5时；

卯时：早晨5~7时；酉时：下午5~7时；

辰时：上午7~9时；戌时：上半夜7~9时；

巳时：上午9~11时；亥时：上半夜9~11时）

病案10 外感寒暑，邪陷入阴，夜间咳嗽

李××，男，14岁，木华村人。

白天好，夜间咳嗽

诊脉数，舌色焮红，口津干而不欲多饮，干咳无痰，外无寒热。思之：昼为阳，夜为阴，白天不咳，夜间干咳无痰者，邪陷入阴。治疗："邪初入营分，尤可透热转气"（叶天士），青蒿鳖甲汤为正治之方。复考虑：外无寒热，病邪已离卫表。肺系之邪不可言无，上方合桑菊饮更为稳妥，组合如下。

青蒿10克，知母10克，鳖甲30克，桑叶10克，鲜生地黄15克，菊花

10 克，牡丹皮 10 克，桔梗 10 克，杏仁 10 克，连翘 10 克，苇茎 10 克，薄荷 10 克，甘草 3 克。

3 剂好转，教以原方续服 3 剂，咳住也。

病案 11　寒邪、火热、津伤咳嗽

李××，女，60 岁，木华村人。

咳嗽。鼻塞声重，为外感寒邪；喉痛，舌红，苔白黄，内有火热；口燥津干，津液伤也。此证秋末冬初多有之，今值三九寒天，盖早几天天气异常温燥，体虚人"受如持虚"，近日骤然寒冷，复感于寒，又因素体乃阴津虚乏者，故有寒邪、火热、津伤之证。宣散之、清之、润之，汪昂双解散减味加天花粉、麦冬 3 剂，获得良好效果。本属通常小病，无需笔录存案，但用以课徒，最为中好材料。

荆芥 10 克，薄荷 10 克，防风 10 克，麻黄 3 克，连翘 10 克，生石膏 30 克，桔梗 10 克，栀子 5 克，麦冬 10 克，天花粉 15 克。

病案 12　寒痨病发肿

石羊村文××之老母，年逾花甲，咳嗽哮喘，本属寒痨病之寻常情况。俗间有言："病不死的寒痨，的确如是，半生咳唾者有之。"复思念及《内经》有言："肺之肾，谓之重阴；肾之脾，谓之辟阴，死不治"。盖咳嗽哮喘肺病也，肢体浮肿肾病也，全无食欲，脾亦病也。人身五脏，肺、肾、脾三脏悉病，知今病非一般，为医者不得不告知其儿子，言此次病应该作两种打算，能愈或不能愈，免大事到而慌忙失措。处方以泽漆汤 3 剂。

紫菀 10 克（据陈修园以代泽漆），半夏 10 克，黄芩 10 克，桂枝 7 克，白前 10 克，人参 3 克，甘草 3 克，生姜 10 克。

越七日，出诊该处，闻屋内嚎啕之声，从邻里人得知，老妪物化矣。

病案 13　风水夹热，咳嗽浮肿

李××，女，70 岁，新阳乡人。

咳嗽哮喘，面目浮肿。言："兼心怔悸，肺心病发也。"

诊脉浮数，舌体显红，苔白黄腻，唾痰稀薄。"面肿曰风（足胫肿曰水）"，此风水夹热证也，越婢加半夏汤适合。"肺为相傅之官"，辅心君以布阵，肺病痰气水饮阻结，心怔悸偶尔出现，或许有之，非心本脏病也……

蜜麻黄 7 克，半夏 10 克，生石膏 30 克，厚朴 10 克，炙甘草 3 克，生姜

3 片，大枣 5 枚。

二诊： 3 剂服后，咳喘见轻松，面目浮肿消退。思之：肺中寒饮夹热之邪犹有未净，不可急转弯施以补益之剂，苓甘味姜辛夏杏汤加厚朴石膏治之。与厚朴麻黄汤相类，只是表证轻微。

3 剂服后，咳喘宁，面目浮肿完全消退。

茯苓 15 克，细辛 3 克，甘草 3 克，半夏 10 克，南五味子 3 克（杵破内核），石膏 30 克，杏仁 10 克，干姜 3 克。

病案 14　外感风邪，温燥咳嗽

匡××，女，22 岁，新阳乡人。

咳嗽二日。

诊脉浮数，听咳声高亢干哽。外无寒热，食可，大便好，口干，不欲多饮。凉秋八月，天时气温陡降，先受温邪燥气，复感风冷，肺受之，故咳嗽，其声高亢干哽无痰。外无寒热，病已经不在卫表，而在肺系。桑杏汤属正治之方，然考虑该方清润有余，宣肺力逊，桑菊饮更臻完善，如下。

霜桑叶 10 克，桔梗 10 克，菊花 10 克，杏仁 10 克，连翘 10 克，苇茎 15 克，薄荷 7 克，甘草 3 克。

隔日复诊，前方服 3 剂，咳嗽减，口津回，喉间干哽见轻松，转方桑杏汤加减 3 剂愈。

桑叶 10 克，南沙参 15 克，杏仁 10 克，紫菀 10 克，栀子 5 克，款冬花 10 克，甘草 3 克，薄荷 7 克。

凉秋八月，小小感冒病咳嗽，宣散清润为治疗大法，几分宣散，几分清润是关键。

病案 15　风邪火热咳嗽

刘××，男，30 岁，广东人客居本地。

诉：咳嗽久久矣，打针消炎罔效。

诊脉浮数。询：咽痒则咳起，无多痰吐。外无寒热，内无渴饮，纳食一般，大便好，唯小便显热黄。以筷探喉视之，略显焮红，知此为风邪火热咳嗽也，止嗽散加栀子、僵蚕、薄荷、杏仁。服 1 剂咳减，3 剂服后，咽喉痒止而咳亦除。

荆芥 10 克，百部 10 克，桔梗 10 克，白前 10 克，紫菀 10 克，栀子 7 克，橘红 10 克，僵蚕 10 克，薄荷 7 克，杏仁 10 克，甘草 3 克。

有感：此通常风邪火热咳嗽小病，能依理有法，不偏不倚恰当处理亦非易事，故录之或可为初学人学习参考之用。

病案 16　风冷燥咳

黄××，男，60 岁，醴陵市人。

诉：咳嗽，胸中紧迫，头脑晕懵，似痛非痛，似热非热，特别是双脚凉冷之甚也。

诊脉紧而数，舌体老红，苔薄白。听咳声紧迫干哽无痰。能食，大便次数多，轻泻，坠胀。此寒包火热证也。言足下凉冷之甚，非阳气之虚极，亦非四逆散阳气内郁之热厥证，原为上焦气机滞阻，营卫气血不能畅达之故。外风寒内燥热，学人提议可否用汪昂双解散外宣内清。曰：咳声干哽无痰，不甚适合，处方以桑菊饮合姜茶饮较为稳妥。

霜桑叶 10 克，桔梗 10 克，菊花 10 克，杏仁 10 克，苇茎 10 克，连翘 10 克，薄荷 10 克，甘草 3 克，生姜 1 片，茶叶 3 克。

二诊：心胸宽舒，咳亦轻减，特别是上焦得通，肺气降，营卫气血畅，足下凉冷转温。桑杏汤轻宣凉润治之。

桑叶 10 克，沙参 30 克，杏仁 10 克，贝母 10 克，栀子 7 克，甘草 3 克，甜梨 1 个（切片）。

3 剂服后，一切恢复正常。

病案 17　风寒燥咳

王××，女，50 岁，八步桥人。

诉：咳嗽、寒热、头痛。

诊脉紧数，察舌津干，听咳声紧迫无痰，咽喉干哽，不欲饮水，食少，此风寒燥咳也，宣散清润为立方原则。窃思：香苏散治外感凉燥，桑杏汤治外感温燥，两方均无济于事。千金葳蕤汤加减，从五汁饮中选味加入，组合如下，5 剂。

蜜麻黄 7 克，玉竹参 30 克，杏仁 10 克，石膏 15 克，麦冬 10 克，紫菀 10 克，化橘红 10 克，荆芥 10 克，雪梨 1 个，枳壳 10 克，青荷叶 10 克，甘草 3 克，生姜 3 片。

二诊：寒热却，头痛住，胸宽舒，咳声畅。风寒已散，燥气余邪犹有，桑菊饮、桑杏汤二方合参如下。

霜桑叶 10 克，沙参 30 克，菊花 10 克，浙贝母 7 克，桔梗 10 克，栀子 3

克，杏仁 10 克，甜梨 1 个，苇茎 10 克，薄荷 7 克，甘草 3 克。

5 剂服后，咳亦住也。

病案 18　肝火犯肺，后半夜咳嗽

张××，男，65 岁，仙霞乡人。

年来病咳嗽。白天不咳，后半夜 3～5 点准时发生。

诊脉弦细数，察言谈举止气力无虚。询悉：无痰吐，能食，大便好，小便间或显热黄，口苦干，渴喜凉冷。思之：咳不离肺，病发因由不尽在肺，五脏六腑皆令人咳。年来久咳，后半夜 3～5 点准时发生，不属风寒风热感冒咳嗽之类；能食，大便好，无痰吐，不属肺虚气寒或湿聚生痰之咳嗽；从人体十二经脉所属脏腑气血流注时间分析，后半夜 1～3 点丑时属肝，接下来 3～5 点寅时属肺，并结合小便热黄、口苦干、饮冷等情况认定，此肝木气盛，肝火犯肺，肺失清肃而咳生也。泻肝清肺治之，处方以黛蛤散合泻白散再加左金丸强肺平肝，并遵朱丹溪左金丸组方原意黄连多而吴茱萸极少，组合如下。

海蛤壳 15 克，桑白皮 10 克，青黛 3 克，地骨皮 10 克，黄连 5 克，吴茱萸 1.5 克，炙甘草 3 克，粳米一撮。

二诊：效如桴鼓，1 剂服后，当晚咳大减。二三剂服完，效不如初，咳未全止。进一步思之：肺为燥金喜润，苦寒过之则燥生；肝为刚脏喜柔，压抑有失条达伸舒，可致气机不利。转方以百合地黄汤加味如下，5 剂。

百合 30 克，紫菀 10 克，生地黄 15 克，青黛 3 克，薄荷 7 克，洁白官燕窝 15 克，冰糖 15 克。

尔后，电话得知，上方服之甚佳，夜间咳嗽未起也。嘱：续服 5～7 剂，善后，亦即此方。

病案 19　虚寒喘嗽

陈××，男，70 岁，夏平桥人。

久病咳嗽气喘，老年慢性支气管炎并肺气肿为通称。打针消炎，效果不显，转中医药治疗。

诊脉弦迟大，舌淡苔白，口味无，饮食量少，大便稀溏，日三四次。思之：炎，诚炎也，不等于火；久病咳，胸膜实体有失致密，胸膜腔内气体固或有之（胸膜腔本属有名无实之腔，仅有极小量黏液而无气体）。中医治此，单从形质上看无从下手，从病机病性寒热虚实认定为重要，更要从各脏腑相

互联系治疗。思之：患者唾痰稀薄色白，无渴饮烦心，大便非结硬，小便非热黄，此属寒邪痰饮性质；又肺属金，脾属土，土生金，脾胃为后天之本，有饮食营养的摄入，是补虚之先着，脾失运化则生痰。处方撒开网考虑：局方参苏饮治气虚感冒，合小半夏加茯苓汤化痰蠲饮非不可以者也，仲圣苓甘味姜辛夏杏汤蠲饮力尤强，合六君子汤补脾益气培土生金尤显优良，二方参合加味如下。

茯苓 15 克，半夏 10 克，干姜 5 克，杏仁 10 克，杜衡 5 克，党参 15 克，南五味子 5 克，白术 10 克，陈皮 7 克，甘草 3 克，生姜 3 片，大枣 5 枚。

二诊：上方服 3 剂，口味渐开，乐喜进食，咳喘减。肺主出气，肾主纳气，久病咳喘，与肾之摄纳有关，金匮肾气丸，都气丸有碍肺中痰饮阻结，尚不敢冒昧，苏子降气汤加味如下，3～5 剂。

紫苏子 15 克，半夏 10 克，前胡 10 克，陈皮 10 克，厚朴 10 克，肉桂 7 克，当归 7 克，杏仁 10 克，甘草 3 克，生姜 3 片，大枣 5 枚。

尔后获悉，诸症好转，咳喘仍有之，唯症状轻微，自购金匮肾气丸服之，亦无不良反应。重言嘱告：咳喘病剧时，当有诱发之因，肾气丸不当服用。

病案 20　膈间痰饮，咳喘胸满

黎××，女，25 岁，板杉乡人。

咳喘痰潮，胸满唇绀，汗出肢凉。医施以参苏饮固是不效。

诊脉沉紧而滑数，时一歇指，舌苔白黄腻。思之：痰涎壅盛，势必咳喘；饮邪阻遏，气机不利，血行不畅，故胸满唇绀；喘咳无奈，劳累之极故汗出；肢凉乃胸中阳气为饮邪阻遏，不能布达所致。此痰饮与热邪、寒气互结互蕴于胸膈间，清热涤痰、通阳行水，仲圣木防己汤适合，此情此况加小半夏汤、橘皮汤更臻完善。

木防己 10 克，生石膏 30 克，桂枝 10 克，半夏 10 克，橘皮 10 克，西洋参 3 克，生姜 30 克。

二诊：胸膈间较前宽舒也，咳喘亦减，汗出肢凉自是随之好转。转方仍以痰饮、热邪、寒气互结为病因病机。但病势已非危重，爰舍却前方，清气化痰丸加减如下。

天南星 10 克，枳实 10 克，半夏 10 克，杏仁 10 克，瓜蒌皮 30 克，黄芩 10 克，茯苓 15 克，橘皮 10 克，甘草 3 克，生姜 3 片。

5 剂服后，病徐徐愈。

病案 21　肺虚，寒邪燥气咳嗽

修××，女，26 岁，醴陵市人。

经常咳嗽，气管炎为通称，打针消炎罔效。

诊脉迟、弱小难及，观口唇舌色淡，听咳声干哽无痰。不渴饮，能食，大便可。月经超前一周，量偏少。生活习惯畏寒冷特甚，长年手足清凉。思之：脉弱小难及，非阳气虚冷致极，属个体特异生理性之常态脉；咳声干哽，非阴虚火旺所致，为肺中虚冷，津液生化不足。因断认为肺虚，寒邪燥气咳嗽。温润止咳，甘草干姜汤大通至正，遵仲景分量配伍比例，甘草为干姜之二倍，再加味如下。

炙甘草 10 克，紫菀 10 克，炮姜 5 克，甜杏仁 10 克，青果 7 枚，雪梨 1 个（切片）。

二诊： 上方断断续续服至 10 剂，咽喉干哽得润，咳轻减过半，效不更方，上方加味再进。

炙甘草 7 克，太子参 30 克，炮姜 5 克，紫菀 10 克，甜杏仁 10 克，款冬花 10 克，青果 7 枚，洁白官燕窝 10 克，冰糖 30 克。

两单 20 剂，咽喉润，咳亦住，神情气色转佳。

病案 22　寒热郁肺，咳嗽有痰

李××，女，36 岁，醴陵市人。

咳嗽有痰，喉间梗塞，咯吐不爽。

诊脉紧而滑疾，舌苔白黄，食少，口津显干，却不喜饮水。听患者复诉：月经正潮，欲来不来……思之：此寒热郁肺，聚湿生痰。肺主呼吸之气，亦主全身之气，肺气不畅，冲任气逆。故月事迟迟不下。甭管月经，不需要调经通利，但治其咳嗽，咳嗽减，气机畅，月经或可下，如其不下，再从调经治之。四气调神散加味如下。

茶叶 5 克，栀子 7 克，生姜 30 克，橘皮 7 克，紫菀 15 克，桔梗 10 克，杏仁 10 克，甘草 3 克。

5 剂服后，咳嗽住，月经畅。

病案 23　寒客肺胃，咳嗽呕哕

刘××，男，45 岁，醴陵市南乡人。

咳嗽有痰，咯吐不爽，或为呕哕，则感觉轻松，日暮阵阵恶寒，不发热。打针抗菌消炎，不见效。

诊脉浮紧，舌苔白，食少，大便可，此寒客肺胃，不排除细菌或病毒感染，毋需直接杀菌灭毒，调整脏腑功能，自体灭菌为良法；致于发炎，炎乃两个火字重叠，不等于火。此病原由寒客肺胃，未从热化，寒凉药治疗，会令炎更炎。肺以宣肃、胃以通降为顺，橘皮汤合止嗽散加厚朴、杏仁治之，想当有效。

橘皮10克，荆芥10克，紫菀10克，百部10克，厚朴10克，桔梗10克，杏仁10克，甘草3克，生姜3片。

二诊： 上方服5剂，咳大减，呕哕住，食量有加，病去十之六七，不急以呆补，千金生姜甘草汤仍合橘皮汤如下。

生姜3片，党参15克，大枣5枚，甘草3克，橘皮10克。

3剂服后，一切复旧。

病案24　寒邪燥气，干咳少痰

刘××，女，19岁，某大学学生，醴陵市人。

诉："乍暖还寒时节，最难将息"（李清照），实实如是。一周来病咳嗽，自知衣着失宜，伤于风冷，为病起因由。

诊脉浮数，舌体红，舌津干，苔薄白。听咳声干哽，声嘶。食尚可，渴不多饮，大便略显结硬。因告之曰：此寒邪燥气咳嗽。患者惊讶言："值此春二月，阴雨连绵，空气潮湿，何燥咳之有！"答：诚然，燥咳多见于秋季，初秋多温燥，桑杏汤为主治之方，秋末多凉燥，杏苏散宜。但医之治病，既要结合天时气候认证施治，更当察其体质之阴阳寒热，六淫感受，邪气因人而化，同一致病因子自是有转寒转热之不同。学子服膺其说，疑虑得释。处方：桑菊饮、桑杏汤合参，组合如下。

霜桑叶10克，桔梗10克，甘菊花10克，杏仁10克，薄荷7克，连翘10克，苇茎10克，南沙参30克，栀子3克，甜梨1个（切片）。

二诊： 上方服5剂，喉中干哽减。咳声扬。某复言：咳仍未止，请出以止咳之方。答：咳嗽本属生理性之排病反应，不可镇咳止咳，帮助机体抗病排邪，邪去咳自止。窃思：已第二次说服她之半知见解。处方仍以宣、清、润立方，上方略行加减如下。

桑叶10克，杏仁10克，沙参15克，紫菀10克，玉竹参15克，桔梗10克，化橘红10克，枳壳10克，薄荷7克，前胡10克，甘草3克，青果7枚。

又5剂服后，咳住，咽喉更不觉干哽，大便畅。嘱告：阴虚燥体，少吃或不吃烧烤油炸食品。患者感激之至。

病案 25　风邪燥气咳嗽

邹××，女，17 岁，板杉乡人。

咳嗽、烧热、无汗。

诊脉数，唇口舌色红，口干渴，饮水不甚多，食少，大便两日未解，以往非结硬。此不属风寒感冒咳嗽，为风邪燥气咳嗽。邪在肺系，卫表之邪尚有。处方：银翘散宣散卫表之邪，合桑菊饮治在肺系，再从桑杏汤方选味加入以清润生津，更加石膏清其火热，石膏辛甘大寒"辛者能散能润能横行""甘者能补能和能缓"（《神农本草经》），不会令表邪内陷，更不会化燥伤阴。复合之病，施以复合之方，"韩信用兵，多多益善"。如下。

金银花 10 克，连翘 10 克，桔梗 10 克，苇茎 10 克，荆芥 10 克，桑叶 10 克，牛蒡子 10 克，菊花 10 克，淡竹叶 5 克，杏仁 10 克，薄荷 7 克，南沙参 15 克，栀子 5 克，生石膏 15 克，甘草 3 克，甜梨 1 个（切片）。

病案 26　痉咳，眼目血瘀

李××，女，学生，15 岁，仙霞乡人。

咳嗽久矣！家人认为是风寒小恙，未予治疗，迄至咳而眼目白睛血瘀，始以眼目病求治。

诊脉弦数，外无寒热，不甚渴饮，食尚可，大便好。咳嗽阵阵而作，连声数十，涕泪俱下，每作雄鸡啼唱尾声而收停。思之：此名痉咳，起始亦为肺感风寒、风热或疫疠之气，因失治而传变。咳不离肺，眼白睛属肺，咳剧动其肝风火热上乘于肺，致使白睛脉络充血而出血。治疗：病虽已传变，然而咳不离肺，治肺为主，兼以清肝化瘀止血，仍以桑菊饮为基础方，从丹溪咳血方中选味加入，以清泄火热，再合仲圣红兰花酒以和血消瘀，组合如下。

霜桑叶 10 克，杏仁 10 克，杭菊花 10 克，薄荷 7 克，桔梗 10 克，瓜蒌皮 10 克，牛蒡子 7 克，青黛 1.5 克，黑栀子 7 克，淡竹叶 3 克，白茅根 15 克，藏红花 1.5 克，甘草 3 克，葡萄酒 1 杯。

二诊：服 3 剂，咳少减，白睛血瘀尚未退；亦未有加，家人虑其眼目血瘀未退，进言要求，独治眼目。因答：眼白睛血瘀因咳起。治咳即治眼目血瘀，治眼目血瘀离不开治咳。咳已轻减，眼目血瘀未加，天下本无一静止之事物，不进则退，疾病亦如是也，此时不需要更换方药，原方续服三五剂。

三诊：上方已服 7 剂之多，咳住也，眼目血瘀已减退十之八九。处方：

百合知母汤、百合地黄汤、红兰花酒三方合如下。

百合10克，知母10克，生地黄15克，藏红花5克，葡萄酒1杯。

5剂服后，咳未起，眼目血瘀退下也。

病案27 肺脾气虚，风寒湿痰咳嗽

刘××，古稀之年，木华村人。

诉：经常感冒。听医者言：咳嗽，既是病症，又是机体生理性之排病举动，能排除空气中吸入之飞尘；又肺主皮毛，小小风寒感冒，通过咳嗽，能使人体肌腠开疏散邪，因此一直未着意治疗。今病咳嗽，却不同往来，咳甚则小便遗泄……

诊脉弱，舌淡，苔薄白腻。恶寒冷特甚，有时也感觉轻度发热，头身困重疼痛，食少，大便溏软。思之：此肺脾气虚，感冒风寒湿邪者也。方书有言："五脏皆令人咳，肾咳则遗尿。"此肺脾气虚，咳甚则中气下陷而小便遗泄，诚不必认定为肾咳而补肾治咳。矧夫肺为肾母，虚则补其母，母气强盛，子必受荫。肺脾气虚，风寒湿邪感冒咳嗽。参苏饮为正治之方，加减用之如下，5剂。

党参30克，茯苓15克，全紫苏1株，枳壳10克，橘皮10克，桔梗10克，半夏10克，前胡10克，紫菀10克，葛根15克，甘草3克，苍术7克，生姜3片，大枣5枚

二诊： 寒热却，头身困痛轻舒，咳亦大减。进一步思之：脾虚失运化，则湿聚成痰，"病痰饮者，当以温药和之"（《金匮要略》），苓桂术甘汤合二陈汤加味如下，5剂。

茯苓15克，白术10克，桂枝7克，半夏10克，橘皮10克，炙甘草3克，乌梅3枚，生姜3片，大枣5枚。

尔后，饮食有加，精神转好，咳嗽亦不常有也。

病案28 寒饮夹热，咳嗽气喘

张××，女，40岁，株洲市人。

咳嗽气喘，西医学X线透析称肺部感染。

诊脉浮紧数，舌体暗红，苔白黄腻，神情憔苦躁烦。思之："夫百病之生也，皆生于风寒暑湿燥火以之化之变也"（《素问·至真要大论》），西医检肺部感染诚然，肺寒饮夹热，莫不以风寒入中为起因。处方：从小青龙加石膏汤、厚朴麻黄汤二方考虑。无寒热外证，病不在太阳之经表，而在肺经气分

之表，厚朴麻黄汤尤为适合，散寒饮、清热、降逆、止咳喘，面面周详，组合如下。

厚朴 10 克，半夏 10 克，麻黄 5 克，五味子 3 克，干姜 7 克，杏仁 10 克，石膏 7 克，杜衡 7 克，小麦 30 克。

二诊：上方服药 5 剂，喘息定，咳亦小见轻松。忆《金匮要略》文中言："咳而脉浮者，厚朴麻黄汤主之，咳而脉沉者，泽漆汤主之。"脉浮脉沉不仅指脉，当概症状表里言之。服前方喘息定，咳少减，当从肺之里证论治。处方：泽漆汤、清气化痰丸合参如下，5 剂。

泽漆 15 克，桂枝 5 克，半夏 10 克，杏仁 10 克，天南星 10 克，化橘红 10 克，瓜蒌皮 10 克，枳实 10 克，黄芩 10 克，白前 10 克，茯苓 15 克，甘草 3 克，生姜 3 片（约 30 克）。

三诊：咳嗽续有减轻，半贝丸加味，以除热、寒、湿互结互蕴之痰。

半夏 10 克，瓜蒌皮 15 克，川贝母 10 克，紫菀 10 克，茯苓 15 克，甘草 3 克，生姜 3 片。

5 剂服后，咳喘愈。

病案 29　寒热郁肺，咳嗽痰稠

文××，男，50 岁，醴陵市人。

咳嗽，唾痰稠酽。复诉：额头凉冷疼痛，心胸亦感觉寒冷之甚，常欲以厚暖衣物盖压。

诊脉弦紧而滑数，舌体暗红，苔白黄腻。思之：中医辨治，首重寒热，咳嗽痰稠酽，肺中火热痰稠酽者有之（炼液成痰），如液体经火煎熬而浓缩；肺中寒冷，致使痰稠酽者亦有之，如三九寒天，水液浓缩成冰。今据舌脉分析，该病咳嗽唾痰，肺中寒邪火热皆有，特别是不可不认定有火热，然而患者诉额头凉冷，心胸亦甚觉凉冷，且常欲以原暖衣物严实盖压，俨然系阳气虚冷证。患者神情可，起坐举止捷便，能食，不可谓是急病大病，此小病处理却非易事，谎称渴饮斟茶，起坐抽空思考。踌躇再三，谛思认定，额头与心胸觉凉冷，为肺病，肺主气失于敷布，营卫之气不畅。治肺中寒热阻结为先，肺气舒，额头及心胸寒冷可除，书予仲圣泽漆汤合橘皮汤 5 剂。

欣喜 5 剂服后，痰消咳住，额头心胸寒冷一并除。

紫菀 15 克，桂枝 7 克（据陈修园以代泽漆），黄芩 10 克，白前 10 克，橘皮 10 克，仙半夏 10 克，生姜 15 克，炙甘草 3 克，太子参 30 克。

病案 30 风邪燥气咳嗽

邹××，女孩，7岁，合家湾人。

咳嗽，发热，无汗，无疑是感冒病类。风寒耶！风热也；或夹燥气，或兼痰湿，为辨认关键。

诊脉浮数，舌偏红，口津干，渴不多饮，食少，大便尚可。此不属风寒感冒病类，更无痰湿结聚。爰断认为风邪燥气咳嗽，邪在卫表，兼入肺系。治疗：辛凉宣散兼清润，银翘散、桑菊饮、桑杏汤合裁如下（头发、胡须一把抓，或博达人一笑）。

金银花7克，桑叶7克，连翘7克，菊花7克，桔梗7克，杏仁7克，荆芥7克，苇茎10克，薄荷5克，南沙参15克，淡竹叶5克，栀子3克，甜梨1个，甘草3克

小小病，方药无误，3剂服后，热退，咳住。

病案 31 寒热郁肺，咳嗽唾痰

屈××，男，50岁，醴陵市人。

咳嗽唾痰，气管炎为通称。诉："打针消炎三日，镇咳止咳治疗，咳嗽未减，增添胸部窒闷，心中懊侬不舒，较咳嗽更难耐受，一病未除，一病又起，何也？"

诊脉弦小数，舌苔白黄显腻。因告之曰："咳嗽与胸闷，先后发生，原一病也。寒邪火热郁肺，咳嗽既属病症，论其机制，实为自体抗病排邪反应，治疗以帮助咳嗽为手段，止咳为目的始合，若以镇咳止咳治之，是逆其生理之机，致使肺中寒邪火热阻遏于胸膺，故胸闷心烦……"患者服膺其说。考虑：以清以宣为治则，厚朴麻黄汤宣肺中寒饮并清热为主，辅以栀子生姜豉汤清宣胸膈热邪，二方合参，用之如下。

栀子7克，蜜麻黄5克，生姜10克，厚朴10克，淡豆豉10克，杏仁10克，半夏7克，生石膏30克，甘草3克，橘红7克。

二诊： 3剂服后，胸中窒闷开，咳嗽依然，但有咳有痰吐，感觉轻快而着力少。前方既已中的，减其制如下。

紫菀10克，黄芩7克，栀子3克，蜜麻黄3克，生姜10克，石膏15克，半夏10克，杏仁10克，甘草3克，厚朴10克，小麦15克。

三诊： 胸宽舒，咳亦大减。四气调神散以彻其余邪，并以防体气尚未完全恢复，时令冷热陡变而咳复起。

六安茶3克，栀子3克，鲜生姜10克，橘皮7克，炙甘草3克。

病案 32 老痰结滞，咳嗽困顿

刘××，女，40岁，八步桥人。

咳嗽困顿，唾痰胶黏。某医处方以清气化痰丸，非不可以者也。唯数数厉言难治，不思及《内经》有明训："人之常情，莫不恶死而乐生，告之以其败（病之危害性），语之以其善（可愈性），导之以其便（如何治疗与调养）……"未能以安抚之言，可愈之语慰藉，患者不悦，未服其药，就诊于余。

诊脉迟缓，三五歇指，止后见促，殆所谓"能自还也"。

此结脉，结主老痰结滞，脉证合。通阳散结，化痰理气，泽漆汤加减合皂荚丸治之。

紫菀（陈修园以代泽漆）10克，桂枝7克，西洋参10克，白前10克，仙半夏10克，黄芩10克，甘草3克，小皂荚（炙）1片，生姜3片，大枣5枚，

二诊： 歇指脉不见，咳大减。转方以半贝丸合橘皮汤。3剂愈，患者乐，医者乐。

仙半夏10克，橘皮10克，川贝母10克，生姜10克。

病案 33 寒邪痰饮夹热，咳嗽哮喘

王××，男，17岁，大屋垅人。

咳嗽哮喘，痰稀薄色白，口微渴饮冷。

诊脉浮弦数，舌偏红，苔白滑，外无寒热头痛。此不属伤寒太阳经表证，小青龙加石膏汤，外散风寒、内清热化饮定喘不甚适合，定喘汤治肺寒膈热，痰胶结稠黏者亦非所宜。此为肺经气分之表，散寒涤饮、清热定喘，厚朴麻黄汤可，如下，3剂。

厚朴10克，石膏30克，麻黄5克，干姜3克，杏仁10克，杜衡5克，半夏10克，南五味子3克，甘草3克，小麦15克。

二诊： 外证寒热头痛却，哮喘定，咳嗽依然。忆《金匮要略》"咳而脉浮者，厚朴麻黄汤主之；咳而脉沉者，泽漆汤主之"。脉浮脉沉，不仅是指脉，概病之表里证而言。此病已不属肺经气分之表证，转方以泽漆汤加减合橘皮汤如下。

泽漆10克，黄芩10克，白前10克，桂枝5克，仙半夏10克，太子参15克，橘皮10克，紫菀10克，生姜3片，甘草3克。

三诊： 3剂服后，咳大减。再方考虑，不可骤补，寒热痰饮余邪未了了，橘皮汤合栀子生姜豉汤去豉加冰糖3～5剂。笃信之家，当不会以药简而生

异想。

橘皮 10 克，生姜 15 克，栀子 7 克，官燕窝 30 克，冰糖 15 克。

5 剂服后，咳亦住，一切良好。

病案 34 寒热郁肺，咳嗽咳痰

朱××，女，45 岁，醴陵市人。

咳嗽有痰，喉间哽咽（yè），咯吐不爽。

诊脉紧而疾，苔白黄腻。此肺感寒邪，寒郁生热；脾失运化，湿聚成痰，寒邪、火热、痰涩，四气调神散系东恒姜茶饮、仲圣橘皮汤、栀子生姜豉汤多方组合，温凉相佐用。宣清两结合，面面周到，最为适合。窃思：患者系知识界人士，又是余医疗笃信之家，药简价廉，不会有所疑忌。

茶叶 5 克，橘皮 10 克，生姜 15 克，栀子 5 克。

1 个月后，来电话云：承赐方药，3 剂服后，喉间哽咽轻舒过半，直服 7 剂，咳住也。

有感：医疗之事，既要辨证的实，选方准确，更当因人而施用。

病案 35 寒邪燥气咳嗽

刘××，男，45 岁，醴陵市人。

咳嗽，胸中紧迫，咽喉干哽，痰少而黏，咯吐不爽。气管炎为通称，打针消炎一周罔效。

诊脉弦紧，舌偏红，苔白腻，口津干，不喜饮水，食少，大便可。窃思：气管炎，诚炎也，炎字乃两个火字重叠。可以是火热，可以不属火热，莫把炎字通作火热认证；胸中紧迫，不是心病血行不畅，此属肺气失宣。燥邪咳嗽，贝母瓜蒌散为正治之方。寒邪燥气两相结合，贝母瓜蒌散合金鉴五虎汤更臻完善。如下。

贝母 10 克，茯苓 10 克，瓜蒌皮 15 克，化橘红 10 克，生石膏 15 克，天花粉 15 克，麻黄 3 克，桔梗 10 克，杏仁 10 克，甘草 3 克，生姜 3 片，大枣 5 枚

二诊：3 剂服后，胸中紧迫舒松，咳嗽亦减。仍守宣散清润，桑杏汤、桑菊饮合裁治之，3～5 剂。

桑叶 10 克，沙参 15 克，菊花 10 克，贝母 10 克，桔梗 10 克，栀子 5 克，杏仁 10 克，苇茎 10 克，连翘 10 克，薄荷 5 克，甘草 3 克。

三诊：咽喉口舌清润也，咳嗽住。患者要求补益之方，如下。

洁白官燕窝 30 克，甜梨 1 个，冰糖 30 克，蒸吃二三次。

病案 36　风邪燥气咳嗽

汪××，女，19 岁，高中学生，醴陵市人。

咳嗽逾月，胸中紧迫，咽喉干哽，打针消炎罔效。

诊脉浮数弱小，舌偏红，苔白糙。听咳声高亢声咽。询：头脑痛胀，饮食减少，口中干渴，却不喜饮水，大便两三日一次，稍显干燥，小便无热黄痛涩。此风邪燥气咳嗽，秋季大气干燥多有之。初秋外感温燥，桑杏汤适合；秋末冬初外感凉燥，香苏散为主治之方。此值严冬时节，天久旱不雨，故燥咳不拘于秋季有之。无论温燥或凉燥，桑杏汤、香苏散只是一个处方立法大体。"风为百病之始，风为百病之长，"风必夹寒气始能伤人致病。三阳经上于头，患者头脑痛胀，知阳经受风邪寒气，有感上二方宣表散邪力不足。处方：桑菊饮合姜茶饮再从桑杏汤方中选味加入如下。

霜桑叶 10 克，苇茎 15 克，甘菊花 10 克，连翘 10 克，桔梗 10 克，薄荷 7 克，杏仁 10 克，栀子 3 克，甘草 3 克，南沙参 15 克，生姜 3 片，茶叶 3 克。

二诊：上方直服至 5 剂，咳减，胸中紧迫舒，头脑痛胀除。外风邪寒气散解，燥气仍有之，桑杏汤加味如下。

霜桑叶 10 克，南沙参 15 克，杏仁 10 克，栀子 3 克，薄荷 7 克，甘草 3 克，洁白官燕窝 15 克，甜梨 1 个。

5 剂服后，咳嗽未起也。嘱：饮食戒烧烤油炸物品。

病案 37　风邪燥气咳嗽

卢××，女，27 岁，黄獭咀人。

咳嗽声咽（yè），咽喉干哽，久久矣！

诊脉浮数，观眼睑浮肿，舌体偏红，苔干白，不欲多饮，小便频数短少，食尚可，大便好，无寒热外证。此燥咳，桑杏汤为正治之方。眼睑浮肿，原燥气挟风邪，因考虑，桑杏汤辛凉宣散之功力不足，合桑菊饮组合如下。

霜桑叶 10 克，苇茎 10 克，甘菊花 10 克，连翘 10 克，桔梗 10 克，薄荷 10 克，杏仁 10 克，南沙参 30 克，栀子 5 克，甘草 3 克，甜梨 1 个（切片）。

二诊：上方服 3 剂，眼睑浮肿消退，咳亦少减。桑杏汤加减 5 剂。

桑叶 10 克，沙参 30 克，杏仁 10 克，瓜蒌皮 15 克，栀子 5 克，薄荷 10 克，甘草 3 克，甜梨 1 个（切片）

三诊：5剂服后，咳嗽续有轻减，口津干渴依然。养肺胃阴，生津止咳，沙参麦冬汤5剂。

北沙参30克，麦冬10克，玉竹参30克，天花粉15克，霜桑叶10克，白扁豆10克，甘草3克。

直服至10剂，咳住也，口津回，舌咽干哽除。

病案38　肺脾气虚邪陷，咳嗽腹泻

黄××，女，58岁，土珠岭人。

咳嗽唾痰，腹泻稀溏，不食，水米不欲进，身肢疲软乏力，久矣！中西药迭进不效，自分必死，已停止服药，哀哉！一日，其子来请出诊，意在决死期。

诊脉弱小，舌淡，苔白黄兼，精神疲惫，表情淡漠，知身病加心病也。咳为肺病，泻为肠病，水米不欲进，脾胃气衰也。是脾病殃及肺，或肺病殃及脾与肠耶？！治脾、治肺、治肠，诚然难决。俗说"百病从寒起"，认定：肺脾气虚之人，对自然环境寒温变化，应对无及为起因，致脏腑气机失调为究竟，此情此况，并非生命之灯油殆尽而不可逆转者也，处方用药犹是关键，舍肺病咳嗽，单治脾胃肠病腹泻于理不合，舍脾胃肠病腹泻与不食，单治肺病咳嗽，咳不可能愈。辗转思之，复合之病为拟复合之方，书予泽漆汤加减合诃黎勒散，如下，3剂。

泽漆10克，白参7克，黄芩10克，仙半夏10克，桂枝7克，白前10克，炙甘草3克，生姜15克。

二诊：3剂服下，获大效，泻住咳减，进食些许，患者感觉生命有望，家人大悦，医者谬膺再生之誉。转方以甘草干姜汤，加石斛以清脾家虚热为反佐。好在笃信之家，不以药简而生异想。

炙甘草10克，炮姜7克，金钗石斛10克。

患者持此方断断续续直服至7剂之多，咳嗽停，腹泻止，渐能食，恢复生命之希望。

病案39　阴虚有热之体，感冒咳嗽哮喘

刘×，女，32岁，醴陵市人。

哮喘，倚息不得卧。汗出，时时呷饮冷水。

诊脉浮数，舌体红，苔薄黄，口津干。此阴虚有热之体，感受时令风温之邪，肺受之，哮喘宿疾发也。滋阴清热、宣肺平喘，千金葳蕤汤加减治之。

玉竹参15克，石膏30克，蜜麻黄3克，白薇10克，杏仁10克，麦冬10克，甘草3克。

二诊： 患者问："哮喘见平，咳嗽有加何如？"答："气管痉挛解除，肺自体抗病排邪之功能伸舒也，非病情有加，不可以镇咳止咳治之。"辛凉宣散，桑菊饮加减3剂。

霜桑叶10克，苇茎10克，菊花10克，连翘10克，桔梗10克，薄荷7克，杏仁10克，人工牛黄1.5克，玉竹参15克，甘草1.5克。

三诊： 咳大减，余邪未了了。已不需要重剂攻治。富有之家，要求调养之方。

洁白官燕窝7克，雪梨1枚，冰糖10克。

患者真精细人也，复问燕窝之功用。因答："大补肺阴，又补又清。"

病案40 外感风邪燥气咳嗽

帅××，女，64岁，夏平桥人。

咳嗽月余。打针消炎罔效。

诊脉浮虚而数，舌体显红，舌苔白黄，咳声干哽。值凉秋九月，大气干燥，此外感风邪燥气咳嗽也。外无寒热头痛，病已离卫表，而在肺系。外感温燥桑杏汤为正治之方，有感此方宣肺力不足，合桑菊饮加减，组合如下。

桑叶10克，南沙参15克，菊花10克，栀子7克，桔梗10克，紫菀10克，杏仁10克，薄荷7克，甘草3克，甜梨1个（切片）。

二诊： 前方服7剂，咳大减，肺属金恶燥，益肺兼养胃阴治之，桑杏汤合沙参麦冬汤组合如下。

玉竹参30克，桑叶10克，北沙参30克，天花粉10克，麦冬10克，白扁豆10克，栀子5克，薄荷7克，甘草3克，甜梨1个（切片）。

服10剂之多，咳住。

病案41 痰饮与寒邪火热互结，咳嗽痰喘

黎××，女，25岁，河泉村人。

咳嗽痰喘，胸满唇绀，汗出肢凉。

诊脉沉紧，苔白黄腻。痰涎壅盛，势必咳喘；饮邪阻遏，故胸满唇绀；汗出，因喘满无奈，劳累之极；肢凉，乃胸中阳气为饮邪阻遏失于布达。此寒邪、火热与痰饮互结互蕴，通阳散结，清热化饮，处方以木防己汤，去人参，合小半夏加茯苓汤、橘皮汤3剂。

木防己 10 克，茯苓 15 克，桂枝 10 克，半夏 10 克，生石膏 30 克，橘皮 10 克，生姜 10 克。

二诊：胸膈间较前宽舒，咳喘减，汗出止，四肢凉冷转温。清气化痰丸加减以彻其余邪。

天南星 10 克，黄芩 10 克，半夏 10 克，杏仁 10 克，茯苓 15 克，橘皮 7 克，生姜 10 克。

三诊：上方服 3 剂，少妇欣喜诉："先生神也乎！药简价廉效力高。"余曰："药不以价格高低论优劣，中病者良。"考虑：毕竟系富贵家之少妇，毋需考虑药品价格昂贵，处方如下。

洁白官燕窝 30 克，金钱橘饼 30 克。蒸吃。

病案 42　下虚上盛，痰嗽气喘

凌××，女，40 岁，蓝织街人。

气喘，兼咳嗽唾痰。

诊脉虚迟大，苔白滑，两颧赤色，口干渴，喜热饮。书予苏子降气汤。有问之曰："两颧赤色，兼口渴，不虑其方中肉桂温燥乎？非肺炎乎？"余曰："两颧赤色，虚阳浮泛，肉桂引浮阳下行，虽口渴，但喜热饮。再从'有者求之，无者求之'（《内经》）查究，大便不结硬，小便非热黄，里无实热证，苏子降气汤当无所顾忌。以西医学识见，肺炎或许有之，然'炎'字，两个火字重叠，医学含义，不等于火。肺炎，有宜凉治者，有宜温者，中医药治疗，'谨守病机，各司其属'（《内经》），以表里寒热虚实，辨证的实，不可以炎字扰惑中医人心思。上盛下虚，疏理肺气，温化寒饮，摄纳虚阳，不致有误。"

肉桂 3 克，当归 7 克，橘红 10 克，前胡 10 克，半夏 10 克，厚朴 10 克，紫苏子 10 克，甘草 3 克，生姜 3 片，大枣 5 枚。

二诊：气息略平，咳嗽亦少减，两颧赤色退。考虑：上盛基于下虚，下虚为本，发时疏理肺气兼治肾，病缓解时治肾更为重要，不发时治肾，黑锡丹温阳兼摄纳肾气可取。

硫黄 3 克，肉豆蔻 10 克，肉桂 3 克，胡芦巴 10 克，附子 10 克，金铃子 10 克，茴香 10 克，补骨脂 10 克，沉香 5 克，木香 3 克。

三诊：咳喘定，桂附八味丸小剂量服之，以安养肾间水火之宅。嘱：慎风寒，戒恼怒，以固肾封藏之职守。

熟地黄 15 克，茯苓 12 克，山药 15 克，泽泻 7 克，山茱萸 10 克，牡丹皮 7 克，附子 10 克，肉桂 3 克。

病案 43 痰热水饮郁肺，咳嗽哮喘

唐××，男，2岁半，唐家冲人。

哮喘并咳嗽，体温低下，测试体温 36.5 ℃。西药青霉素数注不效，改用中药治疗。

察指纹浮紫，舌红苔薄黄腻水滑。从咳喘声中听出喉间有稀薄痰饮。《金匮要略》"肺胀，咳而上气，烦躁而喘，脉浮者，小青龙加石膏汤主之"此证殆合。然令人费解者是，肛门测试体温 36.5 ℃，略低于正常。谛思良久，本病从神情声音与舌体舌苔指纹诸多方面认定系痰热郁肺实证，绝非虚寒冷证。肛门测试体温略有低下，殆热聚在肺，人体气血奔向身体上部以作抗卫，故下部气血一时性相对虚少而见体温略低。是中、西医同堂共事时代，本人治学态度，既不排斥西医学仪检，但不敢专一从仪检认定论证。中医人诊治疾病，必须把握好表里寒热虚实阴阳辨证的实。仍处方以小青龙加石膏汤。为严密观察收作住院治疗。

蜜麻黄 3 克，赤芍 3 克，桂枝 3 克，石膏 15 克，杏仁 3 克，南五味子1.5 克（杵破内核），半夏 3 克，杜衡 3 克，甘草 1.5 克，生姜 1 片。

次日，1 剂服完，喉间痰鸣音减少，喘息稍定，咳嗽依然，肛门测试体温 36.8 ℃。关于石膏性大寒累其降低体温已不存在，前方续进 1 剂。

第三日，喘息定，咳嗽有加，体温仍然维持在 36.8 ℃。关于咳嗽有加之理念，盖前喘息急，欲咳不能，今喘息定，咳嗽有加，实为机体排病的一种生理性反应。转方以清气化痰丸合半贝丸加减。

紫菀 3 克，黄芩 5 克，南星 3 克，橘皮 3 克，半夏 3 克，杏仁 3 克，贝母 3 克，茯苓 10 克，甘草 1.5 克，生姜 1 片。

3 剂服完，咳亦止，呼吸匀，嬉耍自若。体温恒定在 37 ℃上下，建议出院也。

病案 44 风邪痰热阻肺，兼阳明腑实，咳嗽气喘

同业人匡××之小孙，3 岁。

发热、气喘、微咳。匡自拟三拗汤加味，1 剂喘稍定，再服未能续效，商治于余。

一指诊脉迟，喘息、微咳，有汗，大便两日未解。思之：肺病实喘，麻、杏为圣药，再服不效，设为热壅在肺，何脉来迟；肺虚气喘乎？病发卒然，气息粗促，神情不虚，非也。前方未能续效，可能因药力未达，建议仍守原方加味。

蜜麻黄 3 克，荆芥 5 克，杏仁 5 克，僵蚕 3 克，薄荷 3 克，甘草 1.5 克，生姜半片。

次日，病症同前，患儿爷爷与协诊者我，心中忐忑……薄暮，可喜，患儿自解大便甚多，旋即喘息平，咳亦大减。因恍然大悟。

（1）《伤寒论》"阳明病脉迟，虽汗出不恶寒，其身必重，短气腹满而喘，有潮热者，此外欲解可攻里也，大承气汤主之……"儿喘息汗出有热，不大便两日，不乃正其候欤，奈何初时不识，孩儿具体情况，虽非大承气汤适合，若能以宣白承气汤加味，肺肠同治，不亦可乎！！

（2）阳明腑实证脉亦迟，是实邪阻滞，气机不畅也。

（3）仲景之书需要反复体味，不容不再习读。大学五年毕业只是一个理论基础，一边临床，一边将旧日课堂所读，重新温习，当有更大的收获。

病案 45 肝火浮肺，夜半过后，寅时咳嗽

文××，男，40 岁，瞽者，清泥湾人。

咳嗽，后半夜 3 点发，一周来夜夜如是。

诊脉弦数，舌红苔薄黄。据十二经脉气血循行配十二地支时辰 1~3 点丑时属肝，3~5 点寅时属肺。丑时肝足厥阴经终。寅时注肺手太阴经，周而复始。患者夜间 3 点准时发之咳嗽，拟作肝火浮肺治，龙胆泻肝汤加减 3 剂。

龙胆 10 克，瓜蒌皮 10 克，柴胡 10 克，泽泻 10 克，黄芩 7 克，生地黄 15 克，栀子 7 克，薄荷 5 克，甘草 3 克。

二诊：患者诉"服 1 剂即不咳矣，先生神也乎！"余曰"人与天地相应，与日月相参"（《内经》）。十二经脉气血循行配十二地支时辰是中医天人相应学说，实有其至理，奈何今人不讲究。转方以六味地黄丸滋养肝肾之阴以息其阳火。加薄荷以散风、加神曲益脾胃，更臻稳妥。肝无火邪，肺金清肃，咳必不复作。

生地黄 15 克，泽泻 10 克，山药 30 克，茯苓 12 克，山茱萸 10 克，牡丹皮 10 克。

病案 46 寒饮夹热，咳嗽哮喘

汤××，女，40 岁，醴陵市人。

咳嗽气喘，旧病常发，今又发也。

诊脉浮弦，舌苔白黄水滑，唾痰稀薄，胸满心烦，有时头汗淋漓。此肺病寒饮夹热，从小青龙加石膏汤与厚朴麻黄汤二方考虑："肺胀，咳而上气，

烦躁而喘，脉者，小青龙加石膏汤主之，咳而脉浮者，厚朴麻黄汤主之……"《金匮要略》。二方皆脉浮，皆兼表证。慎思之：小青龙加石膏汤为病在肺兼太阳经之表；厚朴麻黄汤乃病在肺经气分之表。今此情况头汗淋漓，病不关太阳经之表，小青龙加石膏汤不适合，乃书予厚朴麻黄汤如下。

厚朴10克，南五味子5克，麻黄5克，杜衡5克，杏仁10克，干姜3克，半夏10克，生石膏30克，小麦30克。

二诊： 3剂服后，哮喘定，咳亦减。诊脉沉，知病仍在肺，已不可以肺经气分表证论证也。"咳而脉沉者，泽漆汤主之"，遂书予该方加减，3剂。

泽漆10克（如缺，据陈修园以紫菀代），半夏10克，白前10克，黄芩10克，瓜蒌皮15克，桂枝7克，僵蚕10克，生晒参3克，甘草3克，生姜3片。

三诊： 喘平，咳亦大减。患者要求善后之方。思之：再方不比前两次处方容易。哮喘病宿疾者，保其不复发诚难！再施以医药，或者仅可使其旧病稀发或发而症状轻微。健脾、益肺、滋肾，金水六君煎七八剂。并嘱：百病从寒起，服药期间慎风寒感冒，设有寒热头痛鼻塞等情况，立即停药勿服。

橘皮10克，当归7克，半夏10克，熟地黄30克，茯苓15克，生姜15克。

病案47 寒痨肺病宿疾，身肢头面悉肿

郑××，70岁老妪，板杉乡人。

诉： 寒痨肺病，咳嗽哮喘，半生以来之宿疾也。听时俗有言："病不死的寒痨"，也因屡治无功，爱放弃医药。近来身肢浮肿，食欲全无，在家人督促下来诊也。

诊脉 因浮肿，触之无及，无从分辨。窃思：俗间言"病不死的寒痨"（指咳嗽哮喘宿疾），因病在肺与气管痉挛，他脏无病或未损及他脏。《内经》有云："肺之肾谓之重阴，肾之脾谓之辟阴，死不治。"而今情况，咳嗽哮喘，肺病也；身肢头面悉肿，肾病也；全无食欲，水米不进，脾亦病也。三脏俱病，故经文直言死不治。医者有责任告知，乃携患者家人于侧室告之以危。处方以泽漆汤加减，3剂。

泽漆15克，白前10克，半夏10克，拳参10克，黄芩10克，茯苓皮30克，桂枝7克，杏仁10克，甘草3克，生姜3片，大枣5枚。

据悉： 上方服3剂，似效非效，遂转请他医，亦曲尽救治之责，最终仍是水米不入，食味全无，旬日而殒命。

病案 48　肾虚气喘

孙××，男，60 岁，孙家湾人。

气喘息，间常发，不咳或微咳。同业人周某，系余至交好友，平日医疗上常相互切磋者，周以苏子降气汤不效，乃相邀共诊。

诊脉大而搏指，舌淡胖无苔，微咳无痰唾，无寒热外证。因提出商议如下：凡喘证，有虚实两大类，实喘多在肺，由肺感风寒、风热，或痰浊之类，虚喘源于肾，多由肾不纳气。此病气喘，不咳唾，无寒热外证，找不出风寒、风热或痰浊实邪原因，非实即虚，当认定为肾不纳气，肾虚气喘也。已服苏子降气汤，虽未能有效，实乃后军开路先遣之旅，桂附八味丸可作为继进之师。友人复提议，脉大而搏指当作何解释？因答："男子平人，脉大为劳；脉极虚亦为劳。"（《金匮要略》）所谓平人，盖指无六淫寒热内外诸般病证而言；劳者，宿疾久病之谓也，此病脉大而搏指，既非火热，亦非阳明实邪阻结。获同业友人赞许也，乃书予桂附八味丸，再加味如下。

熟地黄 30 克，茯苓 15 克，山茱萸 10 克，泽泻 10 克，牡丹皮 10 克，山药 30 克，附子 15 克，肉桂 5 克，五味子 3 克。

获悉，服一剂即大效，三剂服后气平息匀也。教以蛤蚧 1 对打成粉，每次服 3～5 克，每日 1～2 次。

病案 49　肺寒膈热，咳嗽哮喘

魏××，女，40 岁，白关铺人。

诉：咳嗽哮喘宿疾，四时发生，冬春季尤多。每在百般无奈的情况下，去西医院打针，氨茶碱，泼尼松……即用即效，不能根治。尔来发作，更趋频密，转中医药治疗试试看。

诊脉滑数，舌红苔白黄腻，口唇面色暗红。询悉：胸中憋闷，唾痰黄稠。断认：此胸膈痰热互结，复感风邪寒冷，肺气郁闭而发也。宣肺清热化痰，定喘汤加减如下。

白果 10 克，紫菀 10 克，蜜麻黄 10 克，杏仁 10 克，桑白皮 10 克，半夏 10 克，款冬花 10 克，黄芩 10 克，浙贝母 10 克，瓜蒌皮 30 克，甘草 3 克，紫苏子 15 克，生姜 3 片。

二诊：上方服 3 剂，咳喘减，胸膈满闷较前宽舒。有效容易根治难，胸膈间痰热未除，偶占风冷，哮喘必然再起。清气化痰丸加减，5 剂。

天南星 10 克，枳实 10 克，仙半夏 10 克，杏仁 10 克，瓜蒌皮 15 克，黄芩 10 克，茯苓 15 克，橘皮 10 克，甘草 3 克，僵蚕 10 克，生姜 3 片。

三诊：5 剂服后，胸宽舒，咳嗽哮喘月来未起。思忖：以后哮喘是否能减少发或发而症状轻微，一是胸中痰热不生；二是肺气旺，营卫气和，风冷寒邪不入。通常益气固表玉屏风散不可取，恐生燥热。处方：百合知母汤加燕窝、冰糖适合，配伍如下。嘱：吃吃停停，7～10 剂不为多。

百合 30 克，知母 10 克，洁白官燕窝 30 克，冰糖 30 克。

尔后获悉，患者持上方直服至 20 剂之多。半年来哮喘仅小发 1 次。冷暖调摄，不药自愈。

病案 50　肺肾虚寒哮喘

余××，女，50 岁，黄塔咀人。

哮喘病久矣，长时期服用哮喘丸（氨茶碱、泼尼松药商合成）。每日吃可保气息畅，精神可，不吃则不奈何！

诊脉虚弦，舌体不焮红，亦非暗淡，食少，大便可，头脑昏晕，畏寒肢冷，常自汗出，左胸时有气窜痛。窃思：此非伤寒太阳中风，病证却与太阳中风诱发哮喘同（《伤寒论》第 18 条、第 43 条）。卫表阳虚气弱，肾中虚阳挟肝风鼓荡而哮喘作。以桂枝加厚朴杏仁汤合小定风珠 5～7 剂。并嘱：前所服哮喘丸逐渐减量而停止服用。

桂枝 10 克，厚朴 10 克，白芍 10 克，杏仁 10 克，生龟甲 30 克，阿胶 10克，淡菜 15 克，鸡蛋黄 1 枚（冲兑）。

二诊：哮喘未作，饮食增进，药后未见烦热，大小便好。考虑：病属肺肾虚寒哮喘，直接温阳补肾，金匮肾气丸男性多用之，女以阴为体用，适合者少。肺肾为子母之脏，虚则补其母，母气旺，子必受荫，以温肺为主，兼以血肉有情之品温摄肺肾。方以甘草干姜汤，遵仲景立方原意，甘草用量为干姜之两倍，加蛤蚧补肺补肾，纳气平喘如下。

炙甘草 10 克，干姜 5 克（炮），蛤蚧 50 克。

半年随访。患者持上方断断续续直服至 30 剂，前所服哮喘丸戒除也，哮喘未起。

体会：蛤蚧对肺肾虚阳哮喘者，诚佳品也。

病案 51　木旺生风，午夜哮鸣

余××，女，29 岁，醴陵市人。

诉：午夜寐觉，喉间小有哮鸣音，有些许痰，不甚咳，更无喘促。白天呼吸平，气力好，一如常人。虽属些小情况，必然有碍肺脏吐纳功能。生命至贵，健康如金，请先生调治也。

有感大病难医，烹小鲜亦非易事。诊脉平，纳食便解好，睡眠可，唯梦多离奇。窃思：从言谈举止，该女子属积极向上心态之人，肝木气旺者也。根据中医学理，十二经脉循行配十二地支时辰，夜半11~1点子时属胆，1~3点丑时属肝，肝胆旺在此时，结合她思维气质，因断认为肝木偏旺。木旺生火动风，风扰则气道痉挛而哮鸣起；梦多离奇，热扰神魂。调理之法，肝木气旺，泻之非宜，疏为良法；情志之火，不可以苦寒，清凉为上。处方以柴胡疏肝散加新生儿解胎热、胎毒之钩藤药茶方如下：

柴胡7克，钩藤10克，赤芍7克，土茯苓10克，川芎7克，金银花7克，枳壳7克，连翘7克，橘皮5克，蝉蜕5克，香附10克，僵蚕5克，防风7克，荆芥7克，薄荷5克，淡竹叶3克，甘草3克。

3剂服后，夜间寐觉哮鸣声若失，梦幻离奇事亦少减。

病案52　素体阴虚、肺受风邪，咳嗽哮喘

刘××，女，32岁，木华村人。

哮喘，倚息不得卧，汗出，时时呷饮冷水。

诊脉浮数，舌体红，苔薄黄，口津略干。此素体阴虚，感受风邪，肺失宣肃，哮喘旧病发。滋阴清热，宣肺平喘，千金葳蕤汤加减。

玉竹参30克，白薇草10克，麻黄5克，麦冬10克，杏仁10克，生石膏15克，甘草3克。

二诊：诉"哮喘减，咳嗽有加，是何原因？"余曰：此为得也，前喘息势急，欲咳不能，咳嗽一症，既是病症，又属生理性排病举动，若能有咳有唾尤佳。患者颔首知其理也，贝母瓜蒌散加减，3剂。

川贝母10克，毛化橘10克，瓜蒌霜10克，天花粉10克，杏仁10克，紫菀10克，麦冬10克，桔梗10克，薄荷5克。

三诊：息平咳住，沙参麦冬汤养肺胃阴善后。

北沙参15克，天花粉10克，玉竹参15克，麦冬10克，霜桑叶10克，白扁豆10克，甘草3克。

病案53　风邪燥气咳嗽

李××，女，30岁，醴陵市人。

诉：咳嗽，去年曾发生，打针消炎罔效，后经中医治愈。越年，今又发生亲身体验，中医比西医优长……因答：中西医各有短长。

诊脉弱小数，观神色淡，听咳声高亢而显嘶哑，无痰吐，食少，口干渴而不欲饮水，大便滞结。综观之：此感风邪燥气咳嗽为的证，脉浮数始合，然脉弱小，症与脉不相应。《素问·平人气象论》"风热而脉静者……为难治"。脉静原由正气虚不能起而抗邪，益气必将助火。处方：润养与辛凉宣散相合，沙参麦冬汤合桑菊饮齐下，并嘱告：体虚之故，病愈时日，或许比通常稍长。

玉竹参 30 克，桑叶 10 克，南沙参 30 克，菊花 10 克，天花粉 10 克，桔梗 10 克，白扁豆 10 克，杏仁 10 克，苇茎 15 克，连翘 10 克，薄荷 7 克，甘草 3 克。

月后：复相见也。诉：上方曾服 10 剂之多，咳乃住。富有之家，求善后补益方药。拟用：

洁白官燕窝 15～30 克，冰糖适量。

蒸食，三、五、七剂不为多。

附记：

"风热而静，泄而脱血脉实，病在中脉虚、病在外，脉坚涩者，皆难治。"（《素问·平人气象论》）

病案 54　肺感风邪，咳嗽频数

文××，男，34 岁，清泥湾人。

咳嗽，阵阵而作，几无宁息。

诊脉浮数，听咳声高亢声咽（yè），无痰唾，口唇舌色非焮红，外无寒热，内无渴饮。思之：此肺感风寒咳嗽，以风气为甚，无痰湿阻结，亦无多火热，宣散祛风，局方金沸草散加减如下。

金沸草 10 克，杏仁 10 克，前胡 10 克，薄荷 7 克，赤芍 10 克，僵蚕 10 克，荆芥 10 克，全蝎 3 克，甘草 3 克，青黛 3 克，生姜 1 片。

一剂服下咳减半，三剂全愈。患者赞言：先生神也乎！有感医生职业，有苦也有甜，甜在患者药后速愈。

病案 55　肺、心病、咳嗽哮喘

肖××，男，30 岁，茶子山人。

哮喘，并咳嗽，唾痰稀薄；心动悸，夜睡不安。氨茶碱、泼尼松、止咳糖浆，效果立竿见影，停药三五日又发。

诊脉沉弦，舌体淡，苔黄白腻。思之：咳为肺病，心动悸为心病，气喘一症，肺主呼吸之气，是肺病有之；"宗气积于胸中，出于喉咙，以贯心脉而行呼吸焉"（《灵枢·邪客篇》），是心病亦有之。今肺病、心病何分先后治耶？"心者君主之官，肺者相辅之官"（《素问·灵兰秘典》），心病动悸，或者由来在肺，可责其肺相辅失职，西医学所谓"肺原性心脏病"之说，与中医脏腑邪实反侮心主之机制契合。决定以治肺为主，兼治心病。认定为寒热郁肺，水饮壅肺之虚实共见证，温阳化饮，兼清邪热，泽漆汤主之。方中桂枝、甘草二药，亦仲圣桂枝甘草汤也，以温心阳补心气。泽漆汤原肺病心病两治方。

泽漆 10 克，桂枝 7 克，半夏 10 克，白前 10 克，黄芩 10 克，西洋参 7 克，炙甘草 3 克，生姜 10 克。

二诊：3 剂服后，咳唾减，心动悸稍定。泽漆汤加减再进。

紫菀 10 克，茯苓 15 克，白前 10 克，橘皮 7 克，半夏 10 克，桂枝 7 克，黄芩 10 克，西洋参 7 克，炙甘草 3 克，生姜 3 片。

三诊：肺病咳嗽，心病动悸明显好转。病机同前，治疗原则不可以改弦易辙，泽漆汤加减再进。

紫菀 10 克，远志 3 克，白前 10 克，茯苓 15 克，半夏 10 克，橘皮 5 克，黄芩 10 克，西洋参 7 克，炙甘草 3 克，生姜 3 片，大枣 5 枚。

四诊：咳喘住，心动悸平，夜睡酣。补脾胃兼消痰气，外台茯苓饮 3 剂。嘱：慎风寒，调食饮，戒恼怒，康复之事，在乎药疗，尤重在食疗与自我心疗。

茯苓 15 克，陈皮 5 克，党参 30 克，枳实 7 克，白术 10 克，半夏 10 克，炙甘草 3 克，生姜 10 克，大枣 5 枚。

病案 56 外感风寒，内有水饮挟热，咳嗽哮喘

王××，男，80 高龄，板杉乡人。

咳嗽，哮喘，唾痰稀薄；发热恶寒，头身疼痛。

诊脉浮紧而数，舌苔白腻，舌体焮红。叶天士有云："先受温邪，继为寒凉外束，咳嗽痰喘最多。"此其类也。表寒宜发散，里寒宜温化，挟热宜清。虽属高龄，证实脉实，客邪务令使出，小青龙加石膏汤治之。

蜜麻黄 3 克，半夏 10 克，桂枝 7 克，细辛 3 克，赤芍 7 克，石膏 30 克，干姜 3 克，甘草 3 克，南五味子 3 克。

二诊：3 剂服后，寒热外证却，咳嗽哮喘稍平，脉转三五歇指时一促，夜寐不安。此高年气血两虚，痰火扰乱其神明也。治以安养正气，清其火热，破其痰结，吴昆清气化痰丸合程钟龄安神定志丸加减。

胆南星 5 克，黄芩 10 克，半夏 10 克，杏仁 10 克，瓜蒌子 10 克，远志 3 克，枳实 7 克，酸枣仁 10 克，茯神 15 克，建菖蒲 3 克，西洋参 3 克，甘草 3 克，生姜 10 克。

三诊： 3 剂服后，歇指脉不见，神情安静，纳食有增，尚微咳嗽，方以百合知母汤养肺阴而除虚热，补益而不滞腻；合半贝丸除痰而不寒不热想当适合。嘱：服 4～5 剂，患者自作主张，服至 7 剂，一切安和。

百合 30 克，知母 10 克，半夏 7 克，川贝母 10 克，生姜 7 克。

病案 57　肺病痰饮热邪互结，咳嗽哮喘

龙××，女，30 岁，板杉乡人。

咳喘无奈，唾痰稀薄。

诊脉来沉紧，观口唇舌色紫暗，心胸胀闷。《金匮要略·痰饮咳嗽病篇》"膈间支饮，其人喘满，心下痞坚，面色黧黑，其脉沉紧……"，因书予木防己汤，考虑无虚，除去人参，加杏仁利气，合半贝丸除痰，葶苈大枣泻肺汤泻肺中水饮。

木防己 10 克，半夏 10 克，生石膏 30 克，贝母 10 克，桂枝 7 克，葶苈 10 克，杏仁 10 克，大枣 3 枚，甘草 3 克，生姜 2 片。

二诊： 3 剂服后，获得非常效果，喘息大定，唯咳仍有之。考虑：痰热郁肺尤为当下总的病机，张景岳桑白皮汤清火热有余，化痰之力相对不足，特别是缺少利气之品。清金化痰汤与吴昆清气化痰丸均治痰热郁肺者，二方参合如下。

半夏 10 克，橘皮 10 克，贝母 10 克，杏仁 10 克，瓜蒌皮 30 克，黄芩 10 克，茯苓 15 克，栀子 7 克，枳实 10 克，桑白皮 10 克，甘草 3 克，生姜 3 片。

3 剂服后，咳亦大减，气息平，患者持此方直服至 5 剂。窃思："大毒治病，十去其六，小毒治病，十去其七，无毒治病，十去其九"（《内经》）。因嘱告曰：当下可停止服药也，以膳食调养之，戒辛辣油炸烧烤之食品。若经济情况良好，洁白官燕窝、金钱橘饼、冰糖蒸食之，其他参、芪、归、地俱不可加入。

病案 58　阴虚感冒，哮喘并腹泻

陈××，女，10 岁，竹花山人。

哮喘病两日，又增腹泻。某处诊断为支气管哮喘并发肺炎兼肠炎。观其用药，殆以青霉素治肺炎，黄连素治肠炎，打针吃药治疗三日，病情处于稳定状况，但患者家属认为效果不显，遂转来中医药治疗。

诊脉数，口唇舌色嫩红，且略显干燥，大便深黄，日一二次，量中等，发热 38 ℃上下。意见：阴津亏乏，肺感风邪。腹泻为肺病及肠，脏病传腑。肺为脏，肠为腑，脏腑同病，在腑病非特急的情况下，当先治脏，治脏即治腑也。此病得治肺为主，滋阴清热解表，千金葳蕤汤加减如下。

玉竹参 15 克，石膏 15 克，蜜麻黄 3 克，软白薇 7 克，杏仁 7 克，荆芥 7 克，薄荷 3 克，甘草 1.5 克，生姜 1 片，大枣 1 枚。

可喜！3 剂服后，肺病肠病一并愈。

病案 59　肺受风冷，哮喘旧病发

陈××，女孩，3 岁，木华村人。

哮喘旧病发，发热、汗出、微咳。

一指诊脉浮缓，唇口舌色非嫩红，苔白。儿母复诉：孩儿既发热又怕风冷。因问："孩儿很难自述，何以知之？"答："儿睡蜷缩，两手前抱，插入两腿间。"唯，然！知子者莫于其母，因告之曰："此太阳中风证，引发哮喘旧病。"儿母惊愕，问：中风乃大症，非也欤？！余知不当以医学术语解答，急改告知：孩儿体气虚弱，肺受风冷，引起哮喘旧病发。儿母认同其说，处方以桂枝加厚朴杏仁汤加紫菀。

桂枝 5 克，紫菀 5 克，赤芍 5 克，炙甘草 3 克，厚朴 5 克，生姜 1 片，杏仁 5 克，大枣 3 枚。

二诊：喘息定，外证寒热却。考虑以玉屏风散，犹恐黄芪动其内风，引发气喘痉挛，改用桂枝加芍姜参新加汤以补益营卫气血，散解余邪。

桂枝 5 克，西洋参 3 克，芍药 7 克，炙甘草 3 克，生姜 7 克，大枣 1 枚。

一日，路遇儿母，言：近两个月来哮喘未发。因告之：第二次处方，半年内在病未发的情况下，可以月服二三剂。随着年龄增长，或许哮喘可以完全不发。并嘱：慎风寒，调食饮，戒动风、发物，如芹菜、大蒜、芋类，特别呆补滞气之物。很多人不讲究食品戒忌之事，其实食物各有其特性。

病案 60　阳明火热干肺，咳嗽气喘

刘××，男，71 岁，木华村人。

咳嗽气喘，西医学 X 光透析称"肺气肿"。西医学原本就是照仪器检查行事，患者其他感受漠然视之，治经旬日，未有小效。转请某中医治疗，不

动脑筋不操心，跟着仪器走，止咳化痰定喘，一味治肺，经治一周，亦未能有效转来余处诊。

诊脉弱小数，察舌体嫩红，苔白黄腻。询悉，咳不甚剧，动则气喘，疲软乏力，口中干苦，全不思食，大便坠胀，溏泻中夹结硬大便，觉火热秽臭之甚。考虑：不排除肺气肿，轻重或有之，胃肠实火实热为当下主要情况，火热上肺则咳，肺气不利则喘。患者素惯善食，每日少于 1.5 千克米填他肚子不饱，而今全然不欲食，自然会体力疲软，动则气喘也。脾胃为后天之根本，诸多病症以能食为康复第一条件。此情此况，清除胃肠火热为第一着，兼以治肺除痰，处方以黄芩汤合宣白承气汤 3 剂先遣。

黄芩 10 克，瓜蒌皮 30 克，赤芍 10 克，杏仁 10 克，大黄 15 克，石膏 30 克，甘草 3 克，大枣 5 枚。

二诊： 3 剂服后，自觉腹内火热气减，几度泻下，心胸觉宽舒，咳亦少减。前方去大黄再进，3 剂。

三诊： 咳止，心胸肚腹宽舒，口未开，稻米粥连进三大碗，气力有加，家务一般性劳作已不见气喘。不治肺气肿，而肺气肿咳喘愈，或者说此即治肺气肿也。再方：叶氏甘露消毒丹加减，清理胃肠湿热毒气。

黄芩 10 克，茵陈 30 克，连翘 10 克，石菖蒲 3 克，射干 7 克，藿香 10 克，贝母 10 克，滑石 10 克，甘草 3 克，杏仁 10 克。

四诊： 稀粥已非他所能饱腹，恢复大碗吃饭，咳喘不复作，处方以沙参麦冬汤加味滋养肺胃之阴，10~15 剂，康复如常。

北沙参 30 克，霜桑叶 10 克，玉竹参 30 克，天花粉 10 克，甜杏仁 10 克，白扁豆 10 克，橘络 10 克，甘草 3 克。

体会：

中医与西医有着各自不同的理论体系。

中西医结合，特别是在理论上汇通，诚难；中西医协作，相互取长补短，对患者带来了好处。

病案 61 燥咳

陈××，女，4 岁半，醴陵市人。

母诉：经常咳嗽，似乎不属感冒引起，求一纸调理药方。

从脉象无从分辨，舌苔亦查不出异常情况。询悉：外无寒热，亦不甚渴饮，饮食量少，唯大便始解硬后溏软为常情。考虑：大便始解结硬，知魄门失润，肺藏魄，魄门属肺，肺燥故魄门燥。意欲听她咳声情况，特以鹅羽探喉惹起她咳，得知咳声干呛无痰。综合以上情况，因而断认此咳非风寒、风热、湿痰之类，为肺燥咳也，遂书予沙参麦冬汤 10～15 剂，以清养肺胃，生津润燥治之，加紫菀温润止咳，再加薄荷散风，如下。

北沙参 15 克，桑叶 10 克，玉竹参 15 克，天花粉 10 克，麦冬 10 克，紫菀 7 克，炙甘草 3 克，薄荷 7 克。

尔后获悉，咳愈，大便亦不见结硬。

病案 62　痰饮夹热，咳嗽哮喘

张××，男孩，5 岁，板杉乡人。

咳嗽，哮喘，汗出，痰涎壅盛，烦心啼扰。

诊脉浮数，舌苔白腻水滑。《金匮要略·肺痿肺痈咳嗽上气病篇》云："肺胀，咳而上气，烦躁而喘，脉浮者，小青龙加石膏汤主之。"此证殆合，此方允当。时有提出异议者曰："儿有汗出之症，麻黄宜减除。"余曰：此汗出为咳喘困顿劳累之汗，究之麻黄本证之汗未曾出，肺主宣发之正常生理功能未得伸张。且汗出用麻黄古有先例，麻杏甘石汤、越婢汤均有汗出之症，方中均重用麻黄，是麻黄能发汗，汗出亦非用麻黄之禁律。在坐有赞襄余之说法者，乃书予该方 2 剂。

麻黄 1.5 克，杏仁 5 克，桂枝 3 克，赤芍 3 克，半夏 3 克，干姜 1.5 克，生石膏 15 克，细辛 1 克，五味子 1 克，甘草 1.5 克。

二诊：咳嗽减，汗出亦随之少住，前方稍作分量调整并加紫菀，续服 2 剂。

蜜麻黄 3 克，赤芍 3 克，桂枝 3 克，干姜 1.5 克，杏仁 5 克，细辛 1 克，生石膏 15 克，五味子 1 克，紫菀 5 克，炙甘草 3 克。

三诊：咳喘平，汗出止，神情转安定。考虑：肺脏寒邪，火热、痰饮悉除。肺恶燥，目今情况，辛温苦寒均不可以者也。润养而不滞腻为处方原则，百合知母汤适合，加味如下。

百合 15 克，知母 5 克，橘络 7 克，柿霜 10 克，炙甘草 3 克。

病案 63　外感风寒，内有水饮夹热，咳嗽哮喘

刘××，女，3 岁，木华村人。

喉间哮鸣，咳嗽痰稀，烦躁啼哭。

观指纹浮滑，唇口舌色略显暗红，苔薄黄水滑，认证为外感风寒。内有水饮夹热。《金匮要略·肺痿肺痈咳嗽上气病篇》"肺胀，咳而上气，烦躁而喘，脉浮者，小青龙加石膏汤主之"，甚合。遂书予该方加减2剂。

麻黄3克，半夏3克，桂枝3克，僵蚕3克，杏仁5克，南五味子1.5克（杵破内核），石膏15克，甘草1.5克，生姜1片。

二诊： 儿母问："哮喘明显减，咳嗽反增加何也？"答："是哮喘病治疗的通常情况，必然过程。咳嗽既是一个病症，又是一种生理性的自体排病反应。哮喘急时，欲咳不能，哮喘缓解，自体即起排邪，故生咳嗽。治疗咳嗽通常是以帮助机体咳嗽排邪为手段，达到咳止为目的。"儿母服膺其说，转方以止嗽散加减3剂。咳徐徐止，进食嬉耍。

荆芥5克，桔梗5克，僵蚕3克，紫菀5克，百部3克，橘红3克，白前3克，栀子1.5克，甘草1.5克。

病案64 寒邪痰饮夹热，咳嗽哮喘

李××，女，30岁，新阳乡人。

哮喘旧病，今又发也。迎合患者要求，以听诊器听诊得知，气管哮鸣音、两肺湿性啰音明显，从西医学理认定，为支气管哮喘合并肺炎。窃思：西医学自清代咸丰、同治年间进入我国，是以抗生素打开天下的，"万病一针，盘尼西林"（青霉素油剂）。既然此患者乐西，依样画葫芦也，处以西医药方如下。

Px　P、N、C，40mL×6支，Sig 40mL T、I、d.

二诊： 效果不显。思之：以青霉素、病毒唑联用，设不效，该怎么对答!？无奈！耐心向病家说明，决意从中医本家细审论证治疗，咳嗽、哮喘，痰稀薄，心烦，舌体暗红，苔白黄腻，外证小有寒热，认定：此为肺寒饮夹热，兼有表证，书予小青龙加石膏汤，3剂。

蜜麻黄7克，半夏10克，桂枝7克，南五味子5克，赤芍7克，杜衡3克，石膏30克，甘草3克，生姜3片。

三诊： 患者言：哮喘轻减，十之八九，奈何咳嗽有加？因答：内伤病以转咳嗽为病加重，外感病以转咳嗽为轻。外感咳嗽，既属病症，实为生理性之排邪反应。治疗：切不可以镇咳止咳（特别是咳嗽有痰者）。宣、清、降化痰治之。清气化痰丸加减如下。

天南星10克，枳实10克，仙半夏10克，杏仁10克，瓜蒌皮15克，茯苓15克，黄芩10克，橘皮10克，甘草3克，僵蚕10克，生姜3片。

四诊： 咳嗽减，食少倦怠。益脾胃、行滞，续清胸膈余邪，千金生姜甘草汤、栀子生姜豉汤、橘皮汤三方合用之如下。

生姜 3 片，栀子 7 克，大枣 5 枚，橘皮 10 克，太子参 15 克，薄荷 7 克（代淡豆豉），甘草 3 克。

3 剂服后，咳亦住，食量有加。

病案 65　阴虚火热体，肺感风寒咳嗽

刘××，女童，12 岁，醴陵市人。

咳嗽，咳声紧迫，无痰唾，外证小有寒热；大便三日未解，往常小有结硬情况。

诊脉浮数，观唇口舌色嫩红，此阴虚火热体，肺感风寒咳嗽也。肺之宣肃为正常生理状态，大肠为肺相合之腑，以通降为顺。肺失宣肃可致大肠失降；大肠失通降，可影响肺气失宣。脏腑同病，治脏为先，兼以治腑。处方：三拗汤宣肺解表，加厚朴以通腑，患者属阴虚火热体，加葳蕤以润养肺胃，加石膏清其火热，加薄荷祛风宣散。时有同业友人在座，曰：俨然千金葳蕤汤意！余则曰："似是而非全是，对葳蕤汤中独活、川芎，余一直理解不深，故素惯去之，俞根初加减葳蕤汤为余所习用，加减 3 剂。

麻黄 3 克（不去节），玉竹参 15 克，杏仁 10 克（留皮尖），软白薇 10 克，生甘草 3 克，桔梗 10 克，厚朴 10 克，薄荷 7 克，生石膏 30 克。

复诊：咳减，咳声松舒，大便通，转方以桑菊饮三剂。同业友人复言：该病既属阴虚火热体，此方是否可加玉竹参？因答：玉竹参为滋补柔品，前方加玉竹参以缓麻黄辛温峻烈，既不用麻黄，方中亦无其他辛燥之品，故而弗加。友人复言：既为阴虚之体，加之当无碍肺之宣肃。处方以桑菊饮加玉竹参如下：

霜桑叶 10 克，玉竹参 15 克，菊花 7 克，苇茎 10 克，桔梗 7 克，连翘 10 克，杏仁 7 克，薄荷 7 克，甘草 3 克。

3 剂服后，咳住也，一切归正。

有感：（1）此病咳嗽，肺感风寒为起因，处方以风热治愈，真可谓是"邪气因人而化"（章虚谷）。

（2）医疗之事，最难得者是，有同业人相互切磋，人生事业成就，的确伙伴是山。

病案 66　吃桐油炒饭呕泻，咳嗽哮喘病愈

匡××，男，35 岁，木华村人。

咳嗽哮喘宿疾，唾痰稠黏，深以为苦。听人言吃桐油炒饭能根治。无奈也！用桐油炒饭吃一碗，香甜可口。未几，呕吐大作，吐出痰涎甚多；继而腹泻，泻出物膻腐。可喜，胸中憋闷开，哮喘平，咳亦大减。此寒邪痰饮聚结在胸中，得吐而气机通利，寒热邪散，痰涎得以排出。吐泻后身肢疲软，要求再处方服药。思之：①大吐泻后，身肢疲软是所必然，无须急急补气益血；②痰饮吐泻后，内无热渴饮冷，苓桂术甘汤为正治之方；吐泻后，安和胃肠气，同样重要，保和丸中选味加入如下。

茯苓 15 克，半夏 10 克，桂枝 7 克，连翘 10 克，白术 10 克，神曲 10 克，甘草 3 克，莱菔子 10 克，生姜 3 片，大枣 5 枚。

服药 3 剂，咳嗽哮喘未起，欢快进食。有感也，吃桐油炒饭使吐泻治咳嗽哮喘，固然未可效法，汗吐下三法为中医自古传承，吐法古有多方，用之得当，效如桴鼓，本人亦曾用瓜蒂散治愈呃逆重证（病案记录见嗳气呃逆篇）。有关吐法与方药，愿中医界同仁，恢复学用。

6 嗳气与呃逆病类

病案 1 胃肠气逆，嗳气频作

刘××，女，60 岁，大障村人。

嗳气，作则连声数十，其声长远。日二三次发，发后胸脘腹部显舒通，精神则疲软不支。

诊脉弦数，苔白黄腻。胸膈烦热，大便不见结硬，却坠胀难下，思之：《伤寒论》旋覆代赭石汤为治嗳气之千古名方，属胃虚痰阻气逆者，今则兼见胸膈烦热，大便坠胀，是胃病兼肠病也，且寒热兼杂，虚实共见。处方：旋覆代赭石汤合厚朴三物汤，组合如下：

旋覆花 10 克，西洋参 3 克，赭石 15 克，厚朴 15 克，半夏 10 克，大黄 10 克，甘草 3 克，枳实 10 克，生姜 3 片，大枣 5 枚。

二诊：上方服 5 剂，嗳气稀减过半，发亦轻松，大便畅，胸膈腹满减。考虑：胃肠热寒不阻结，嗳气必不起，枳实消痞丸加减，以彻其积滞之余邪，3 剂。

枳实 10 克，半夏 10 克，厚朴 10 克，麦芽 10 克，川黄连 3 克，茯苓 15 克，生姜 15 克，西洋参 3 克，甘草 3 克。

三诊：胃肠痞满除，嗳气未起也。窃思，转方：不可以呆补，亦不当通泻。寒热虚实平调，干姜连芩人参汤最为稳妥。嘱：此方断断续续服用，旬日内二三剂即可，三个月未期。饮食忌油腻烧烤并凉冷，好自为之。

干姜 5 克，川黄连 3 克，西洋参 5 克，黄芩 10 克。

病案 2 脾失健运，胃气上逆，嗳气频仍

邓××，女，30 岁，醴陵市人。

嗳气频仍，口气秽臭，睡眠大为影响。

诊脉濡数。阅前所服药，大抵为旋覆代赭石汤也。窃思：该方治胃虚痰

阻，心下痞结，噫气不除诚佳。此其不效者，口气秽臭，脾弱胃强也。"脾气不濡，胃气乃厚"（《内经》），脾气虚，失于运化，胃中乃邪气阻结，温脾阳，清胃中火热，胃气得降，嗳气可止。处方以栀子干姜汤合栀子厚朴汤加石膏，其中干姜温脾阳，石膏清胃中火热，各司其事，温凉并用，且互为监佐，非希饶怪事。仲景越婢汤加减法中，石膏与附子同用，即其例证也。

炙甘草 5 克，栀子 5 克，干姜 7 克，厚朴 15 克，生石膏 30 克，枳实 10 克。

服 5 剂，口秽臭除，嗳气止。

病案 3　胃虚痰阻，嗳气频作

文××，女，43 岁，蔑织街人。

嗳气频起，心脘痞结。

诊脉弦而虚，右寸关虚弦中显滑数，舌苔白滑，心中嘈杂似饥，食后却又饱胀不适，大便非结硬，坠胀难下，得矢气则舒。此胃虚气逆痰气阻结。治疗：降逆化痰，益气除满通腑治之，旋覆花代赭石汤、橘皮汤、厚朴大黄汤合用之如下。

旋覆花 10 克，厚朴 10 克，赭石 30 克，大黄 10 克，半夏 10 克，枳实 10 克，西洋参 3 克，橘皮 10 克，甘草 3 克，生姜 3 片。

二诊：5 剂服后，嗳气轻减过半。患者自持方直服至 7 剂，嗳气除。患者求一纸善后之方。窃思："六腑以通为补"，毋需参、芪大剂补脾益气，气机不畅，嗳气必复起，保和丸、枳术丸、橘皮汤合用之。嘱：饮食守清淡为宜，食不可足饱过量，所谓善后之方即此也。

山楂 10 克，橘皮 7 克，神曲 10 克，连翘 10 克，白术 10 克，茯苓 15 克，枳实 10 克，莱菔子 10 克，半夏 10 克，生姜 10 克。

病案 4　脾寒膈热，胃失和降，嗳气呃逆

郑××，女，25 岁，醴陵市人。

脘腹胀满，嗳气呃逆。也曾于国内外就医，效果不显。

诊脉弦弱数，舌淡苔白显黄。查找兼症求证：心中烦热，却不喜饮水，非阳明火热实邪；知饥饿而不欲食，胸膈热扰，胃中嘈杂似饥，非真饥饿思食；大便稀溏，有时却有大便显结硬如羊屎粒，肠间热邪寒气聚结，脾失健运。爰断认：此脾寒膈热，胃失和降，嗳气呃逆由起也。从治嗳气与呃逆诸方考虑：旋覆代赭石汤治胃虚痰阻气逆，此非痰气阻结；橘皮竹茹汤益气降

逆，清热力不足；丁香柿蒂纯属治中焦虚寒呃逆者，亦非所宜。处方：另辟蹊径，取栀子干姜汤、栀子厚朴汤、甘草干姜汤三方合，以干姜温脾阳，栀子清隔间热，厚朴除满降逆，甘草合干姜为甘草干姜汤，补不碍邪，再加佛手柑片解郁疏肝。用治嗳气呃逆固是超法外，亦可谓衷法内。

栀子 10 克，厚朴 10 克，干姜 7 克，枳实 10 克，佛手柑片 30 克，炙甘草 3 克。

旬日过后，患者复来也，欣喜诉：上方服 5 剂，脘腹胀满宽舒，嗳气与呃逆未起。为除病使尽，自持方复服 5 剂，目前一切情况良好……。因嘱告，上方不可再服，饮食忌生冷以及油炸烧烤之物。佛手柑片，温和清香，解郁疏肝，每日 15～30 克，开水泡浸，喝其水，日一次或间日一次，一个月为期，此即善后调理之方。

病案 5　寒热互结，呃逆频作

杨××，男，60 岁，板杉乡人。

呃逆频作，诸医丁香柿蒂汤、橘皮竹茹汤、旋覆代赭石汤，迭进不效，病经旬日，困惫不支，延余出诊。

诊脉迟而滑，舌淡，苔白黄腻。意见：寒热互结于心下，上下阻隔，气不通利所致。书予附子泻心汤加味，1 剂减，2 剂愈。

附子 15 克，川黄连 3 克，大黄 10 克，黄芩 10 克，生姜 3 片。

失于调摄，膏粱厚味，形寒饮冷，三个月后，呃逆复作，依原法投以附子泻心汤不效。谛思之：盖结较前尤甚也，乃书予瓜蒂散一方，得吐泻后，呃逆住而愈。

甜瓜蒂 3 克，赤小豆 10 克。

上二味共研末，淡豆豉一撮煎汤送下。

患者要求再药调理，处方以橘皮汤、栀子干姜汤、栀子厚朴汤，三方合参加味如下。并嘱：药宜缓进，饮食守清淡，5～7 剂。

橘皮 10 克，干姜 5 克，栀子 7 克，厚朴 10 克，枳实 7 克，生姜 15 克。

尔后，呃逆未起，起居轻利。

病案 6　风痰阻结，呃逆重证

陈××，男，60 岁，黄毛村人。

病呃逆，延余出诊。自认为对呃逆病操多个方药，有多方面治疗办法，遂欣然应往。

诊脉弦，舌苔白滑。呃逆频作，口吐涎沫，大小便好，无渴饮烧热，因拟作风邪痰气治之，方以涤痰汤3剂。1剂呃逆少住，二三剂不效。思之：风邪痰气，涤痰汤用之屡效，此不效者，或因中焦虚寒，遂以原方合丁香柿蒂汤，讵料亦无效。两次医药无效，病者转儿子工作地——长沙岭医院住院治疗，打针吃药一周，同样无效。患者精神颓丧，自命必死，医者亦无可奈何也。遂出院归得家来，放弃医药，嘱办后事。持续10多日之呃逆，饮食难下，已是神情困惫不堪。

　　一日，患者强坐家门口，一农人过其门，见其呃逆窘状，问："你难受吗？"患者答："说什么难受，反正会死。"农人曰："医治否？"答："住过院，吃过药，打过针，毫无效应。"农人曰："我为你治疗可乎！"患者曰："你能治，我给你钱！"农人曰："不需要很多钱，自办一二个芋头切片生吃，试试看。"芋头煮半熟亦麻口舌令喉肿，患者以一死之心照吃。怪哉！并不感觉麻口，少时呃逆减，再吃一个，呃逆不作，竟获全愈。

　　噫呀呀，俗云："单方一味，胜过名医"真有其事。更联想起古有局方三生饮，青州白丸子，川乌、附子、天南星、半夏俱生用（原方加生姜），其毒烈之性，自是不亚于芋头，唯识见不及，故不敢少试也。

7 呕吐与腹泻并痢疾病类

病案 1 胃中虚热，气火上逆，热烦呕吐

陈××，女，60 岁，醴陵市人。

时欲呕吐，心中热烦，久久矣。人教以吃香砂养胃丸（中成药），不见有效，且心中嘈杂似饥益甚。

诊脉虚数，舌嫩红。询：口中燥渴，但不欲多饮；心中嘈杂似饥，饭食量少；大便稀溏，有时夹有结硬粪便。香砂养胃丸胃虚寒者宜，此胃阴虚，气火上逆而呕吐生也。治疗：仲圣麦门冬汤原治肺痿咳唾涎沫者。窃思：肺阴虚亦原胃阴虚，此方殆合，加味用之如下。

麦冬 30 克，西洋参 5 克，半夏 7 克，石斛 10 克，炙甘草 3 克，生姜 1 片。

二诊： 7 剂服后，呕吐稀减，口中干渴与热烦亦有好转。处方以吴氏益胃汤 10～15 剂。嘱：目今适逢秋燥时期，大气肃杀，人亦感之，饮食戒辛辣油炸动风动火之物。

玉竹参 30 克，麦冬 15 克，北沙参 30 克，生地黄 15 克，冰糖 30 克。

三诊： 诉：情况良好，请予善后之方，进一步思之，生地黄久久服之，恐生滞腻；冰糖味甜，令土气敦阜……转方以叶氏养胃汤 10～15 剂，嘱：此方吃吃停停可也。

玉竹参 15 克，麦冬 10 克，北沙参 15 克，桑叶 10 克，白扁豆 10 克，甘草 3 克。

某日，路遇妇人，言：病已痊愈，道谢不已。

病案 2 少阳湿热痰浊，呕吐口苦

杨××，女，38 岁，大土村人。

长日口苦，间或呕吐涎沫，胸脘痞满不适。

诊脉弦滑，舌苔黄腻。食不甘味，大便干结，小便热黄。患者问，此为何病？答：肝胆湿热痰浊也。《内经》言："胆热则口苦。"原由胆汁不能从胆管顺达胃肠以消化脂肪，而反流入血故口苦；胃中湿浊结而不化，故呕吐涎沫，胸脘痞满不适由是而生，皆因肝失疏泄。患者虽不懂医，似乎能领悟其说。处方以俞根初蒿芩清胆汤，3剂。

青蒿10克，姜竹茹10克，黄芩10克，枳壳10克，赤茯苓15克，滑石10克，陈皮7克，厚朴10克，半夏10克，青黛1.5克。

二诊：3剂服后，口苦淡减，胸脘痞塞见松，呕吐住。患者持原方直服至7剂，口苦除，胸脘舒。窃思：肝胆气实，脾胃失其正常运化，木克土也；脾胃气机壅阻可影响肝失疏泄，称土壅木郁。处方以越鞠丸合平胃散。

香附10克，神曲7克，川芎10克，苍术7克，栀子7克，厚朴7克，橘皮7克，甘草3克，生姜3片，大枣5枚。

三诊：口苦除，胸脘舒，呕吐住，精神复旧，处方以柴胡疏肝散加味小剂量三五剂不拘，嘱告："六腑以通为补"，肝以疏为补，饮食守清淡为宜。

柴胡7克，枳壳7克，赤芍7克，橘皮7克，川芎7克，香附10克，甘草3克，佛手柑片30克。

病案3 胃强脾弱，善食而呕吐

汪××，男，31岁，醴陵市人。

诉：善食，常觉饥饿；呕吐，并口气秽臭，久久矣！

诊脉沉迟，观脸色暗红。询：食后腹稍觉胀满，大便溏秘无常。考虑：胃主受纳，脾主运化，此受纳功能强盛，而运化功能不及，所谓胃强脾弱者也。口气秽臭，为胃中火热气盛；常觉饥饿，为胃中热扰；脉不数而反迟，气机阻滞脉行不畅。此系胃上口贲门关闭失灵，胃下口幽门失于通畅之说，不排除，不认可，或许非器官实体有所改变，脾升胃降之功能失衡为重要。实践以理论为依怙，理论取证于实践。处方：泻黄散清胃中火热泻其实，合甘草干姜汤温脾阳以强运化。

藿香10克，防风10克，栀子7克，干姜7克，生石膏30克，炙甘草3克。

二诊：上方服5剂，口气秽臭除，呕吐次数并强度均轻减过半。方药既中，击鼓再进5~7剂。

三诊：口气秽臭消失，旬日来呕吐未出现，心脘宽舒，思之：诸症之发生，胃中火热气盛为主要原因，目今火热除，复胃阴为重要。叶氏养胃汤加减 7~10 剂。

玉竹参 30 克，白扁豆 10 克，北沙参 30 克，厚朴 10 克，甘草 3 克，佛手柑片 30 克。

尔后获悉，月来情况良好。

病案 4　食甘即呕

周××，女孩，5 岁，板杉车站职工家属。

本年六月起，食蔗糖即呕，近来食水果糖亦呕，渐至凡甘味入口即呕。纳食便解好，其他无不正常。经南昌铁路医院治疗无效。

从师数载，未见有此况，临证数十年，亦未遇有此病。思之良久：纳之不受，实也；泻之，非理也，以五味相胜，酸胜甘试治之。乃借取《伤寒论》中乌梅丸，其乌梅制法，遵仲师苦酒渍一宿。欣喜：2 剂服后，任何甘味均能受纳。

乌梅 15 克（苦酒渍一宿，入药煎），黄柏 3 克，黄连 1 克，桂枝 3 克，干姜 3 克，附子 5 克，花椒 3 克，人参 1 克，当归 3 克，细辛 1 克。

有感也：（1）此病罕见，其能治愈，实从中医五味相胜——酸胜甘的理论指导处方。中医学理五味相胜——酸胜甘，甘胜咸，咸胜苦，苦胜辛，辛胜酸，实有其至理。中国医学是一个宝库，应当努力发掘。

（2）食甘何以即呕，酸何以能胜甘，其间机体的生化过程，详细道理，本人限于水平，未得其解，盼中西医高明示教。

病案 5　脾寒肠热，大便泄泻

张××，男，59 岁，醴陵市街道清洁工人。

诉：感觉饥饿，却不欲进食；口津干燥，不喜饮水，大便日四五次之多，坠胀难下，有时却又不解自遗。矛盾，矛盾，请解答并予治疗。

诊脉弱小数，舌淡苔白黄腻，观神情气色晦暗，面颊肌肉垂落（脸下垂迁——古颅囟经），因答：感觉饥饿，非真饥饿欲食，胃肠邪热内扰也；不欲食，脾阳虚而胃气衰；口津干燥，脾病而津液生化不足；大便泄泻坠胀有时不解自遗，肠间热寒互结互蕴而又中气虚陷，治疗非难非易……处方：温脾清肠，寒热并用，虚实兼顾，仲圣干姜黄芩黄连人参汤可取。东垣补脾胃泻阴火升阳汤拟作转方考虑。

干姜 7 克，黄芩 10 克，西洋参 7 克，川黄连 5 克，炙甘草 3 克。

二诊： 前方服 5 剂，口津转润，口味渐开，进食少许。唯大便夹有黏冻，此肠间热寒湿邪互结，上方服之胃肠功能得到激活，自体起而排病除邪之反应。治疗：因势利导，升麻黄芩汤加味如下，补脾胃泻阴火升阳汤仍作再诊时使用。

升麻 3 克，槟榔 10 克，黄芩 10 克，厚朴 10 克，川木香 7 克，陈皮 7 克，香附 10 克，赤芍 10 克，茯苓 15 克，甘草 3 克。

三诊： 前方服 5 剂，大便黏冻减少。补脾胃泻阴火升阳汤加减 5 剂。

生黄芪 30 克，石膏 15 克，西洋参 7 克，黄芩 7 克，升麻 3 克，川黄连 3 克，柴胡 10 克，羌活 7 克，白术 10 克，厚朴 10 克，炙甘草 3 克，生姜 3 片，大枣 5 枚。

四诊： 上方服之良好，大便归正，口味开，乐喜进食。患者要求一纸善后之方。考虑：久泻痢，阴气伤残乃必然，湿邪毒气黏滞未必清除已净，千金驻车丸合诃黎勒散组合如下，3 剂。嘱告：不可以自取呆补药品、食品服用。

川黄连 3 克，当归 7 克，干姜 5 克，阿胶 15 克，诃子 7 枚。

尔后获悉，情况良好，大便归正也。

《颅囟经》云："孩儿有诸色疾苦，但脸下垂迁，必定死矣。"指孩儿患各类久病，见脸下垂迁，为面颊肌肉失去弹力，是胃气衰败的严重征兆。

病案 6　脾虚，胃肠湿热泄泻

陈××，男，51 岁，永州市人。

诉： 大便稀溏已一年多时间，慢性肠炎为时下通称，西医药数数服之，似效不效，转请某中医治疗，处方 27 味之多，同样无效……

诊脉沉，弱小难及。泻出物稀溏，晨起连续二三次，白昼不泻，腹不痛，食尚可，口干渴饮冷，口气秽臭。中医治疗，首重辨证，内伤杂病，从脏腑定病位，寒热虚实定病性。胃主受纳，脾主运化。能食，知胃气强盛，火热亦多，故口干渴饮冷；病泄泻已一年多时间，脾虚乃必然情况，脾虚生寒，饮食物失于运化，与胃中火热蕴结而化生湿热故泄泻。脉沉，弱小难及，不作病脉虚极论证，个体特异生理性之常脉恒有之。温凉补泻合方，仲圣干姜芩连人参汤加味先遣治之。

干姜 7 克，西洋参 7 克，黄芩 10 克，藿香 10 克，川黄连 3 克，茵陈 30 克，神曲 10 克，甘草 3 克。

二诊： 半个月后患者复来也，欣喜诉：前方服 7 剂，口气秽臭除，晨起腹泻亦轻减。守温凉补泻组方原则，东垣补脾胃泻阴火升阳汤主之。

黄芪 15 克，柴胡 10 克，西洋参 7 克，升麻 3 克，白术 10 克，生石膏 30 克，黄芩 10 克，茯苓 15 克，川黄连 3 克，炙甘草 3 克，生姜 3 片，大枣 7 枚。

他乡患者，路途遥远，不复来诊，半个月后来电云："前方服之佳，大便归正也。请求食疗指导……"答：薏苡仁、莲子、山药、稻米煮粥，间常服之。

病案 7　脾胃气虚，兼湿热泻利

唐××，男，32 岁，醴陵市人。

诉：腹胀满泄泻，有时夹有赤白黏冻。肠炎为通称，打针抗菌消炎似效不效；自取藿香正气丸服之，初服有效，再服之不效。久矣！食量大减，倦怠乏力。

诊脉弦虚大，舌体淡，苔白显黄腻。从虚实寒热考虑，暴病为实，久病为虚，此则实中有虚，虚中夹湿热也，因断认为脾胃气虚，湿热泻利。藿香正气散解表、散寒，化湿和中，故初服有效，症见脾胃气虚，六和汤始合，又兼见湿热泻利，合入香连丸。处方事毕，业内人复提议：黄连清热解毒，黄芩清热燥湿，舍黄连，用黄芩可乎？答：既有赤白黏冻，是否痢菌，未可知也。最后讨论决定六和汤，合香连丸，复加黄芩，如下。

藿香 10 克，白扁豆 15 克，厚朴 10 克，川木香 10 克，杏仁 10 克，党参 15 克，砂仁 3 克，白术 10 克，半夏 10 克，赤茯苓 15 克，川黄连 5 克，川木香 7 克，甘草 3 克，黄芩 10 克，生姜 3 片，大枣 5 枚。

旬日过后，患者因护送他人复来也，言：上方服 7 剂，泻利停，食量有加。嘱告之曰："'饮食自倍，肠胃乃伤'（《内经》），胃肠病后，饥饱自行调摄，毋需再药。"

病案 8　脾胃内伤，火邪乘之，大便泄泻

陈××，24 岁，醴陵市人。

大便泄泻，有时却又坠胀难下；矢气频仍，肚腹依然胀满。坐久腿脚肿胀。

诊脉弦，右关弱而数，舌体淡，苔显黄腻。口气秽臭，长日感觉饥饿欲食，食后却又胀满不适。综观认定，此脾胃气虚，火邪乘之。补益脾胃，清泻火热，兼而治之。东垣补脾胃泻阴火升阳汤适合，加减组合如下。

生黄芪 30 克，石膏 20 克，西洋参 7 克，川黄连 3 克，白术 10 克，黄芩 10 克，升麻 3 克，羌活 10 克，柴胡 10 克，厚朴 10 克，藿香 10 克，神曲 10

克，甘草 3 克，生姜 3 片，大枣 5 枚。

二诊：上方服 7 剂，腹泻住，腹胀满减，口气秽臭除，腿脚亦不肿胀也。考虑：年轻女士，脾胃气虚，原一时性，不可持久以补、恐其壅气；火热既降，再以苦寒必伤胃肠气。处方以保和丸加白术，名大安丸者，合左金丸，左金伐木益脾。消补兼施缓缓调之，胃肠气机畅，功能恢复，补在其中，消除火热亦在其中。

山楂 10 克，茯苓 15 克，神曲 10 克，半夏 10 克，莱菔子 15 克，橘皮 7 克，连翘 10 克，白术 10 克，川黄连 3 克，吴茱萸 1.5 克。

三四剂缓进。

月后见面，言：一切良好。

病案 9 脾寒肠热，食少泄泻

黄××，男，53 岁，醴陵市人。

诉：大便稀溏，日四五次，心中嘈杂似饥，任何上好食品不欲下咽。久久矣，多处求医，肠炎为通称，抗生素、维生素，杀菌、消炎补液，不能说完全无效，可是不能根治，腹泻断断续续有之，饥而不欲食依然，精神疲惫与日俱增。奈何天！转请中医治疗试试看。

诊脉虚弦数，神情气色暗红，舌体显淡，苔白黄腻。热泻或寒泻为辨证关键。进一步查询，口气秽臭，牙齿松软且痛。综观断认，此胃肠火热而脾气虚寒也。肠炎腹泻，不排除肠道细菌，某些情况，直接杀菌诚为下策，抗菌药（现在称抗生素）进入肠道，有益菌与有害菌通杀，且损伤肠黏膜防御屏障。这原本也是西医学人识见，可是西医学人却又明知而违之。中医则以调和脏腑，平衡阴阳，激活机体正气起而灭菌堪称上策。胃肠邪热，脾气虚寒，寒热并用为仲圣常法，干姜黄连黄芩人参汤适合，3 剂。

干姜 7 克，黄芩 10 克，川黄连 5 克，西洋参 7 克，炙甘草 3 克。

二诊：患者欣喜告曰：上方始服 3 剂，腹泻减半，心胸舒，乐喜进食，爱持原方直服至 5 剂，目前大便已归正，饮食恢复正常。窃思：此时此况，辛热与苦寒药俱不可再进，叶氏养胃汤不寒不热 5～7 剂善后。

玉竹参 30 克，北沙参 30 克，麦冬 10 克，白扁豆 10 克，霜桑叶 10 克，甘草 3 克。

附记：

西药抗生素，原名抗菌素，因为它既抗细菌，又抗人之生命（损伤人体功能），为了提醒医生注意，故改称抗生素。

病案 10　脾胃气虚，火邪乘之

刘××，男，79岁，姚家坝人。

大便稀溏，日四五次，腹中痛，时隐时现，腹内常感觉烧热，或轻或重；口干渴，但不欲多饮；饮食知味，唯食后胀满不适，常限量进食，营养缺乏，肢体困倦疲惫势所必然也。

诊脉虚弦，舌体舌苔尚且无异常情况。考虑：食难任饱，食后胀满，脾虚失运也，腹内烧灼，阴火萌生也；大便泄泻日久矣。可称清气下陷。东垣补脾胃泻阴火升阳汤甚合，7～10剂。

生黄芪15克，黄芩7克，西洋参10克，川黄连3克，白术10克，生石膏15克，柴胡10克，羌活5克，升麻3克，炙甘草3克。

二诊：诸症好转。考虑病机仍旧，前方既然中肯，不改弦易辙，嘱原方断断续续服用7～10剂。

三诊：三个月后，出诊该地，患者欣喜合十远迎，言：前方直服至20剂，情况，能食能睡，大便日一二次，非稀溏，非结硬，腹不痛不胀满，可否再药调理。书予薯蓣丸10剂。嘱：共研细末，每次用10～30克。开水泡，饮药水，可以不吃药渣，日1～2次。

山药30克，白术5克，干姜3克，白芍5克，桔梗5克，川芎5克，柴胡5克，防风5克，茯苓10克，麦冬7克，杏仁5克，人参1.5克，白蔹5克，阿胶5克，生地黄5克，当归5克，桂枝3克，大豆黄卷5克，神曲5克，炙甘草3克，大枣1枚。

尔后获悉，饮食大便，生活起居，一切安好。叹，此病曾多治不效，有以肠癌视之者，是耶非也，姑且置而弗论，老者能食能睡，便解好，腹不痛为病愈也。

病案 11　肝木乘脾，腹痛泄泻

黄××，男，50岁，黄獭咀人。

腹痛泄泻年许矣，双脚转筋，亦半载有余。人言：木瓜止泻又舒筋，数数服之，亦不见有效。

诊脉弦数中见虚弱，观面色淡，口唇却显焮红。纳食一般，小便显热黄。思之：刘草窗白术芍药散后世名痛泻要方，泻肝补脾治腹痛泄泻为通常用方，此不可也。其理：唇口焮红，小便热黄，肝木气旺，火气内生。肝木乘脾，肝可伐，脾宜扶，热须清，筋宜舒。方以左金丸佐金抑木扶脾，隔二隔三之治，合芍药甘草汤加木瓜、神曲，想当有效。

吴茱萸 3 克，川黄连 7 克，白芍 10 克，炙甘草 5 克，木瓜 10 克，神曲 10 克。

二诊：5 剂服后，患者见有效，自持方直服至 7 剂，腹痛泄泻住，脚转筋大有稀减。久病久泻，气血阴阳诸不足，善后处方以仲圣薯蓣丸益气养血，祛风散邪。

山药 30 克，熟地黄 15 克，干姜 3 克，当归 7 克，白术 7 克，白芍 7 克，人参 3 克，川芎 7 克，茯苓 12 克，桂枝 5 克，麦冬 10 克，阿胶 10 克，柴胡 7 克，桔梗 7 克，防风 7 克，大豆黄卷 7 克，白蔹 7 克，神曲 7 克，杏仁 7 克，炙甘草 3 克，大枣 5 枚。

10～15 剂，尔后获悉，情况良好。

病案 12　暑痢

郭××，女，20 岁，黄泥坳人。

利下赤白，渴饮烦心，兼见寒热头痛。

诊脉浮虚而数，舌体焮红，苔白显黄腻。寒热头痛，太阳证也；利下赤白，阳明肠病；心烦，热扰心神；渴饮，暑热伤津。炎暑六月，堪称暑痢。黄连香薷饮加藿香，3 剂服后，表里证解。学友赞言：不治痢而痢止。因答：是亦治痢也。

香薷 10 克，黄连 7 克，厚朴 10 克，藿香 10 克，白扁豆 15 克。

病案 13　表闭热郁，湿热泻利

唐××，女，19 岁，醴陵市人。

寒热无汗，泻利黏冻见血。

诊脉数，舌暗红，苔白黄腻。再询得知：泻下坠胀，肛门热灼。窃思：是中、西医同堂共事。是痢非痢。未通过西医学化验，不作认定。以中医识见，此表闭而热内郁，热与肠间湿邪蕴结，伤及肠黏膜血络，而利下黏冻见血。治疗：解表泄热兼清肠间蕴结之湿热为重要。痢症始起兼有表证者，明末俞嘉言有逆流挽舟法，败毒散加陈仓米名仓廪散，宣表泄热与清肠间湿热蕴结之力俱显不足。越婢汤合升麻黄芩汤两相参合如下。

麻黄 3 克，升麻 3 克，生石膏 30 克，黄芩 10 克，赤茯苓 15 克，川木香 5 克，槟榔 10 克，赤芍 10 克，厚朴 10 克，香附 10 克，甘草 3 克，生姜 3 片，大枣 5 枚。

二诊：上方服 3 剂，外证寒热却，利下减。表证已解除，升麻黄芩汤、叶氏甘露消毒丹合参如下。

升麻 3 克，连翘 10 克，黄芩 10 克，藿香 10 克，川木香 5 克，滑石 15 克，赤茯苓 15 克，茵陈 15 克，槟榔 10 克，薄荷 5 克，赤芍 10 克，甘草 3 克。

3 剂服后，利下止，知饥饿欲食。思之：《内经》云"大毒治病，十去其六，小毒治病，十去其八，无毒治病，十去其九……"因嘱：可以暂停服药，调理膳食为重要。目今，胃肠气虚（胃肠黏膜处于薄削状况），饮食宜守清淡，壅气呆补之食物，俱不可以也。

病案 14　胃肠气虚，湿热泄泻

匡××，男，40 岁，湖谭村人。

癖嗜烟酒，特别是酒，几乎是以酒代饭，每日三餐饮酒，附加油肉类菜，饭食量极少，甚至可以不吃，带来腹泻久久矣。每日上午大便三四次，欲解时必须急切登厕，稍慢即遗。

诊脉濡弱小，观面容气色惨淡中显暗红，无尘却似有尘，言谈举止尚且无气馁表现。毋需作其他查究也。据《伤寒论》第 18 条云："若酒客病，不可与桂枝汤，得汤则呕，以酒客不喜甘故也。"陈修园解说："嗜酒之人，必湿热内生。"爰认定此病为胃肠气虚，湿热泄泻。其上午泄泻之理，按人体昼夜 24 小时脏腑经脉气血流注盛衰时间部位分析，卯时 5～7 点属大肠，接下来辰时 7～9 点属胃，泄泻者，既是病症，又是在人体正气作用下驱除湿热病邪之生理性反应。酒癖之病，古有葛花解醒汤为通常用方，此方补脾胃之功效可，除湿热之力不足，参苓白术散同样是清除湿热力弱，姑且以葛根黄芩黄连汤合诃黎勒散再加味如下，转方时再考虑用补脾胃泻阴火升阳汤。

葛根 50 克，山楂炭 10 克，黄芩 10 克，枳椇子 10 克，黄连 5 克，诃子 10 克，甘草 3 克，粳米 30 克。

二诊：上方服 7 剂，泄泻明显轻减，且无其他不良反应。书予补脾胃泻阴火升阳汤合诃黎勒散加减 7 剂。嘱告：烟与酒，一时性提神助气力，久久服之必耗气伤神，诚乃自作伤残之不良生活习惯。烟酒苟能保持少量或戒除，饭食量将会有增加，病方可全治。

生黄芪 15 克，石膏 15 克，党参 15 克，黄芩 10 克，柴胡 10 克，川黄连 5 克，升麻 3 克，白术 10 克，诃子 15 克，山楂炭 10 克，炙甘草 3 克，粳米 30 克，生姜 3 片，大枣 5 枚。

病案 15 阴气伤残，湿热羁留

谢××，男，30岁，板杉铺土珠岭人。

患痢证，年许矣。始起红白杂下，渐而红住，唯便白冻。肌肤瘦削，精神颓丧。曾几番治疗，认为无甚效果，遂而停药，听其自然。

诊脉大而芤，舌瘦瘪淡红，舌根部见黄腻苔。此胃肠湿热酿为痢疾。湿热之邪本不易速除，早段医药非为无效，后段治疗或许未能抓住要点。目今情况，阴气伤残，湿热羁留为总的机制。温养阴气，兼以清化湿热治之，书予千金驻车丸。年许之疾，6剂愈，亦快事也。嘱：可以不再服药，以饮食调养之。

黄连7克，干姜5克，当归10克，阿胶（醋蒸兑）15克。

病案 16 脾胃气虚，外感寒暑呕泻

陈姓老者，吴家塅卫生所邻舍人。

暑月病呕吐泄泻，外无寒热，内不甚渴饮，呕吐物无酸苦，腹泻日六七次，有时未及登厕而遗。

诊脉弱而歇指，舌苔白滑，体倦怠乏力之甚。窃思：脉歇指，止后不见促脉，此代脉出现也。脉诀书言："结生代死自殊途。"噫呀呀！真的大事降临，医者得向家人言说。复思之，代脉有歌云："病者得之犹可疗，平人却与寿相关"、"或为吐泻中宫病，女子怀胎三月兮"。意谓某些疾病中出现代脉，尤其是吐泻脾胃肠病中见代脉，不能作死脉看，其理由是中焦脾胃为气血生化之源，代脉之出现，一是气血生化之源一时性短乏，再者是气机阻滞，脉行不畅者亦有之，正如大承气汤证有脉迟者，同一道理。进一步推寻审证，泻出物无热灼，心无烦渴，舌非燃红，平昔食少便溏，体怠乏力，认定为脾胃气虚，复感于寒邪暑气病呕吐腹泻也。书予吴昆六和汤，益气健脾，和胃化湿并解暑治之。

藿香10克，半夏10克，厚朴10克，白扁豆10克，杏仁10克，木瓜10克，砂仁3克，赤茯苓15克，党参15克，白术10克，甘草3克，香薷3克，生姜3片，大枣5枚。

二诊：3剂服后，吐泻住，进食少许，神情气力好转。再诊脉，代脉不见也，因悟，脉诀书所言，"结生代死"，当结合其他症状论定始合。呕泻定，不可骤补而带来气机壅阻。《颅囟经》平和饮子加味如下。

党参15克，升麻3克，茯苓15克，山药30克，炙甘草3克，生姜3片，大枣5枚。

断断续续，服药 5 剂，一切安和也。

病案 17　湿热痢
陈××，男，19 岁，板杉乡人。

利下赤白黏冻，里急后重。西药"痢特灵"，德国产，悉称治痢特殊灵验药，服之不效，转请中医治疗。

诊脉濡数，苔黄腐腻。殆为湿热痢证也，赤多白少者为热重湿轻，白多赤少者为湿重热轻，该病痢下赤白各半，可称湿热平等者；努责后重，气滞与气陷两种情况兼有，以气滞为重。处方以升麻黄芩汤加大黄，3 剂。

升麻 5 克，槟榔 10 克，黄芩 10 克，茯苓 15 克，川木香 7 克，赤芍 10 克，陈皮 7 克，香附 10 克，厚朴 10 克，大黄 10 克，甘草 3 克。

二诊： 赤白黏冻减半，坠胀松舒。无其他不良反应，不更换方药，再服 3 剂。

三诊： 两次诊察，服药 6 剂，泻痢病愈也。思之：病后调理之方，不比病时处方易。目前是气阴两虚情况，张景岳补阴益气煎于理不悖，加减如下。

西洋参 3 克，柴胡 7 克，当归 7 克，升麻 3 克，山药 30 克，佛手柑片 30 克，石斛 10 克，大豆黄卷 10 克，炙甘草 3 克，生姜 1 片，大枣 3 枚。

3 剂服后，情况良好。

病案 18　表里寒邪湿气，呕吐不食
张××，女，30 岁，醴陵市人。

诉：有胃病呕吐旧疾，发则以香砂六君子汤为灵丹妙药，服之能止痛止呕。此次因淋受凉雨起，胃病呕吐发也，服香砂六君子汤不效，商治于余。

诊脉紧而迟大，舌淡苔白腻，兼见头身困痛，恶寒殊甚。思之：此表里寒邪湿气，不从人身整体认证，单就胃寒呕吐治焉能有效。解表温里，书予姜附五积散。3 剂服后，头身困痛除，胃病呕吐住，复服 1 剂，恢复进食也。患者意欲以参、芪、归、地补益之。余则曰：暂时不可，恐有寒邪湿气未尽，既能食，饭为百补丸。

茯苓 15 克，麻黄 3 克，仙半夏 10 克，桂枝 7 克，广橘皮 7 克，白芷 10 克，厚朴 10 克，枳壳 10 克，焦苍术 10 克，桔梗 10 克，川芎 10 克，赤芍 10 克，当归 10 克，附子 15 克，甘草 3 克，干姜 3 克，生姜 3 片，葱白 3 个。

病案 19　肝实乘脾，腹痛泄泻
张××，男，16 岁，板杉乡人。

诉：腹痛必泻，泻后痛减，反复发作。自取藿香正气散服之，不见有效。去西医院检查，诊断称肠炎，打针消炎，似效非效，终非究竟。

诊脉虚弦，舌淡红，苔薄黄，面黄目青。爰考虑：此病肠炎为时尚通称。肠则肠病也，不仅是肠病；炎则炎也，不等于仅是火热，肝实乘脾为机制，舒肝益脾，佐金平木为治则，书予白术芍药散合左金丸，如下。

白术 10 克，防风 10 克，赤芍 7 克，吴茱萸 3 克，陈皮 7 克，川黄连 5 克，甘草 3 克。

3 剂服后，痛泻住，患者赞言：先生神也乎！答：偶中！一个脏腑的病，往往不是孤立发生……

病案 20　泻而腹满甚者死

郭××，男，农民，30 多岁，黄泥坳人。

腹痛旧病发，兼呕吐泄泻。夜间出诊，煤油灯下观察呕吐物为褐色液体，泻出呈败酱色，腹胀满甚，诊脉小弱以涩。《内经·热论篇》"泻而腹满甚者死"，又古方书云"腹胀浮大是出厄，虚小命殂须努力"。思之：既几经呕泻，胃肠内实体物已除，气亦通畅，当不会有胀满，今胀满尤甚，且触之叫嚷，殆肠外有物也。胃肠内容物可呕泻除，肠外物与外界无直接通道，欲除之难，此可谓是"泻而腹满甚者死"理由之一；至于"腹胀浮大是出厄，虚小命殂须努力"，指的是脉法，余幼时熟读该句，一直未能领悟，来日问难高明。人命关天，本病自揣不才，意想西医或有所长。嘱：急转某医院救治。

旬日后获悉：西医诊断为胃溃疡穿孔出血，水与血流入腹膜腔。隔日而殒命。

病案 21　肝经湿热郁滞，利下赤白

张××，女，60 岁，花桥村人。

腹痛，利下赤白，赤多白少，里急后重，口渴饮冷。

诊脉弦数，舌体焮红，舌苔黄腻。《伤寒论·厥阴病篇》："热利下重者，白头翁汤主之；下利欲饮水者，以有热故也，白头翁汤主之。"张氏老妪，病位在肠，病因病机与肝经湿热郁滞相关，清热燥湿，凉肝解毒，白头翁汤为正治之方。学人提议合四逆散，深表同意，加减如下。

白头翁 15 克，柴胡 10 克，黄连 10 克，赤芍 10 克，黄柏 10 克，枳壳 10 克，秦皮 10 克，厚朴 10 克，甘草 3 克，海蛤含珠 30 克。

二诊：3 剂服后，利下减十之八九。学人有议进白头翁加甘草阿胶汤者，受业孙女天华曰："不可,火焰虽熄,犹恐灰中有火。"同意其说,仍以前方减其制如下。

　　白头翁 10 克,柴胡 7 克,黄连 3 克,赤芍 5 克,黄柏 5 克,枳壳 5 克,秦皮 10 克,厚朴 5 克,海蛤含珠 10 克,甘草 3 克。

　　三诊:3 剂服后,腹痛住,利下止,口味开,乐喜进食。补养十字羔 250 克,日 30 克,嘱:饮食守清淡,"食肉则复,多食则遗"(《内经》)。

病案 22　痢症:湿热去,虚寒起

　　周××,男孩,12 岁,花桥村人。

　　腹痛,利下赤白,里急后重,俨然痢疾,实实痢疾也。查无寒热外证,故不需要解表,以芍药汤加减 3 剂。

　　赤芍 5 克,槟榔 5 克,黄芩 5 克,厚朴 5 克,黄连 3 克,藿香 5 克,川木香 3 克,桂枝 3 克,大黄 5 克,海蛤含珠 15 克,甘草 3 克。

　　二诊:赤白净,腹痛依然,其痛绕脐,喜温喜按,诊脉弦迟大。俨然虚寒、实实虚寒,寒热虚实转之何急也。"谨守病机,毋与众谋"(《内经》),不为众说纷纭所扰乱心思,有是证,用是药,温中祛寒,补益脾胃,书予内补当归建中汤合甘草干姜汤。2 剂服后,腹痛住,能食,大便归正,读书、嬉耍自若。此种寒热虚实急转情况,真可谓是小儿之病易寒易热,易虚易实。

　　桂枝 5 克,当归 3 克,白芍 7 克,炮姜 3 克,炙甘草 5 克,大枣 1 枚,饴糖 30 克(冲兑)。

　　午夜寐觉回味,儿虚寒为本体,胃肠湿热痢为一时性客邪,湿热除而急转虚寒,前方芍药汤中加大黄,有克伐胃肠生阳之气,若加大黄炭或许不致于此。

病案 23　寒热互结,水饮不化,腹痛泄泻

　　昌××,女,29 岁,醴陵市人。

　　诉:腹痛,肠鸣泄泻;心悸惕,四肢疲软……

　　诊脉虚弦数,舌体淡,苔黄滑腻。腹内小觉烧热,口干渴,却不喜饮水。《伤寒论》第 157 条"……腹中雷鸣下利者,生姜泻心汤主之",为肠间寒热互结,热为客邪,寒亦可称客寒,也可因脾阳虚,寒从内生。脾寒客热,故水饮不化;心脾血虚,故心悸。总之肠鸣下利,寒热互结,水饮不化,为生姜泻心汤的候,其中干姜温心脾阳,人参补气益血,于心脾虚心悸亦适合,毋需加远、枣益心气,归、地补血。如下。

　　生姜 30 克,人参 3 克,干姜 7 克,黄芩 10 克,仙半夏 10 克,川黄连 3

克，炙甘草 3 克，大枣 3 枚。

二诊： 上方服药 5 剂，腹痛除，泄泻住，心悸未起。思之：原本有心悸情况，心脾血气虚也，意欲转方以益心脾，书予归脾丸。受业孙女天华提议："心脾气虚诚然，病初愈，速以归脾丸补虚不妥，补虚泻实两不可丢。仲景薯蓣丸治'虚劳诸不足，风气百疾'。所言'风气百疾'泛指各类病邪。此方补虚，泻实两全……"同意其说，乃书该方如下。

山药 15 克，干姜 3 克，桔梗 7 克，柴胡 7 克，茯苓 15 克，白术 10 克，白芍 7 克，防风 10 克，川芎 7 克，麦冬 10 克，杏仁 7 克，人参 3 克，阿胶 10 克，白蔹 7 克，当归 7 克，生地黄 10 克，桂枝 5 克，大豆黄卷 10 克，神曲 7 克，甘草 3 克，大枣 3 枚。

以上 21 味约 150 克，共研末，每次服 50 克，开水泡，只饮药水，可以不吃药渣。二三剂即可。

月后获悉，患者一切情况良好。

病案 24　湿热泻利

陈××，男，17 岁，新阳乡人。

腹泻日久矣！稀溏中夹有黏冻，有时未及登厕而遗泄。久病必虚，某以参苓白术散，增坠胀难下，心烦懊侬，寝卧不安。

诊脉弱小数，舌苔显黄腻。询：泻出物腥腐秽臭。此湿热泻利也，参苓白术散原本是四君子汤加味组成，治脾胃气虚夹湿，虚多湿少者宜，此不适合。目前治疗：①清除肠中湿热蕴结之邪为重要；②破气行滞不可少；③补气益血尚不可以也。升麻黄芩汤加味三剂。

升麻 3 克，黄芩 10 克，川木香 7 克，槟榔 10 克，厚朴 10 克，赤茯苓 15 克，陈皮 7 克，赤芍 10 克，香附 10 克，海蛤含珠 30 克，甘草 3 克。

二诊： 泻利次数减少，特别是解出坠胀见轻松。知方药中的也。估量：湿热之邪犹有未净，前方复服 3 剂。

三诊： 泻利停，坠胀消。参苓白术散加黄芩 3 剂。

党参 10 克，黄芩 10 克，茯苓 15 克，桔梗 10 克，白术 10 克，扁豆 10 克，砂仁 3 克，山药 30 克，薏苡仁 15 克，清炙甘草 3 克，莲子 10 克，大枣 3 枚。

3 剂服后，大便归正也。

8　便秘病类

病案 1　气血虚弱，阳明腑实，腹痛便秘

胡××，女，49 岁，醴陵市人。

大便秘结，脐腹胀满疼痛。

诊脉弱小数，舌淡，苔显黄腻，神色惨淡，疲软乏力，脐腹胀满疼痛，喜按而拒推揉，努力大便时则汗雨淋漓，眩晕不支。断认：此气血虚弱为本体，肠中实体物阻结为标。与太阴阳明桂枝加大黄汤证相类而又有分别，方中桂枝汤不能补其虚，大黄难以泻其实；附子泻心汤治阳虚热痞，其痛在心下，胃肠无实体物阻结；千金温脾汤治脾阳不足，冷积便秘，俱不适合。泻热通便除肠中实体物，补益气血两结合，陶节庵黄龙汤更适合，再从东垣枳实消痞丸中选味加入，组合如下。

大黄 30 克，人参 5 克，芒硝 15 克，当归 7 克，枳实 10 克，桔梗 10 克，厚朴 10 克，神曲 10 克，川黄连 5 克，甘草 3 克。

二诊：仅服 2 剂，大便畅也，脐腹胀满痛除。考虑：胃肠实体物除，胃肠气薄，不可骤补，不可再泻。嘱：饮食守清淡。处方：千金生姜甘草汤合济川煎，如下。

人参 3 克，升麻 3 克，当归 7 克，枳壳 7 克，肉苁蓉 10 克，泽泻 10 克，牛膝 10 克，甘草 3 克，生姜 3 片，大枣 5 枚。

5 剂服后，一切安和也。

病案 2　虚损便秘

李××，女，30 岁，贺家桥人。

大便秘结，靠吃果导片助通，不吃则一周不解。

诊脉迟弱小，观神色淡滞，形容憔悴。询悉：饮食量少，身肢疲软乏力。思之：诊妇人病犹必问经带胎产。年来月经量少，目今三个月未至。此心脾

气血弱，病及肾气虚损。月经量少，渐至停闭，不属瘀阻，亦非妊娠。进一步思之：万一为妊娠乎！不可以有失，需要从多方面求证。权且以听诊器佯称听心肺，实为观察乳房是丰满或空软萎缩情况，设为妊娠乳房必不见空软萎缩，观乳房亦萎缩之甚也。因综观分析确认，月经停闭非瘀阻亦非妊娠，乃血气生化不足；大便不行，亦非阳明热结，肠津液不足，喻江河水浅而舟辑难行。治疗：温肾益精，润肠通便，处方以景岳济川煎加味，5剂。

当归10克，枳壳10克，川牛膝10克，升麻3克，肉苁蓉15克，泽泻10克，火麻仁15克，厚朴10克，生姜3片，大枣5枚。

二诊：5剂服后，大便好转，二三日能自行解下，气力有加。济川煎合仲圣胶姜汤5剂。

当归10克，枳壳10克，川牛膝10克，升麻3克，肉苁蓉30克，厚朴10克，火麻仁15克，阿胶15克，生姜3片，大枣5枚。

三诊：大便隔日解，神色气力好转。年青之人，原本属生命力强盛者，只是一时性因病而虚损。月经尚未至，补通治之，陈自明柏子仁丸合佛手散加味5～7剂。

熟地黄15克，泽兰叶10克，当归10克，卷柏10克，牛膝10克，茺蔚子15克，续断10克，川芎10克，香附10克。

断断续续服药，治疗近两个月，大便归正，月经复来也，色、质、量基本正常。

病案3　虚冷便秘

文××，男，30多岁，县委工作组下乡干部。

年来大便干结难下，深以为苦。

诊脉弦迟大，舌淡无苔垢。询悉起居饮食素喜温热而恶凉冷，知本体阴脏之宜暖也。细审目前更无六淫客邪兼杂。书予理中地黄丸加蜂蜜。首先连续三剂，大便转软畅，无不良反应，再教以断断续续服6～7剂。

熟地黄15克，酸枣仁10克，当归7克，白术10克，山茱萸10克，人参3克，附子10克，黄芪10克，干姜5克，肉桂3克，核桃仁10克，蜂蜜1匙。

因工作相处约半年时间，得知大便软而畅。

有感也：审系为脾肾阳虚者，致大便干结难下或稀溏泄泻，无六淫客邪兼杂者，理中地黄丸可有止泻与通下双效。

病案 4 胃肠热寒互结，大便溏秘无常

杨××，女，45 岁，大彰乡人。

诉：大便结硬，坠胀难下；有时却又稀溏，亦显坠胀。肠炎为通称，西医化验兼有贫血。

诊脉弱小数，食少呕哕，心烦，口中干渴，却又不欲多饮，长日困倦欲眠，夜睡又容易被小声响惊醒，很难再入睡。综观分析：大便秘结有时却又见稀溏，此肠间寒热互结，气机失畅。方以干姜芩连人参汤合厚朴三物汤、甘草干姜汤。脾病、胃病、肠病，寒热虚实一并调治。

干姜 7 克，人参 3 克，黄芩 10 克，川黄连 3 克，厚朴 10 克，枳实 10 克，大黄 7 克，甘草 3 克。

处方事毕，学人提议西医学化验贫血，真实不虚之情况，方中仅有人参一味为补品，是否可加补益气血者？因答："中焦取汁，变化而赤是谓血"（《内经》），胃肠脾病愈，血可复……

二诊：5 剂服后，大便坠胀除，粪便归正，食量转好，气力有加。脾虚湿热泻利，参苓白术散为大通至正之方，加减用之如下。

太子参 30 克，砂仁 3 克，茯苓 15 克，薏苡仁 30 克，白术 10 克，桔梗 7 克，白扁豆 10 克，甘草 3 克，莲子 10 克，山药 30 克，大枣 3 枚。

患者持此方断断续续服至 7 剂，一切恢复正常。

病案 5 肺失肃降，大便不畅

江×，男孩，1 岁余，板杉乡某厂矿家属。

儿母诉：大便非完全结硬，却很难通畅。西药多次治疗，得通而复如故，后改用肥皂切成小条，插入肛门，须臾即解，原本亦属权宜之计……

观面神气色紫滞，舌红苔黄滑腻。因询得知，患儿咳嗽有痰，迁延未愈，时日久矣。乃知肺有痰热郁闭，肺合大肠，魄门（肛门）为肺所主，肺失肃降，致使魄门气滞不行，大便不利。理气清热化痰治肺，书予清气化痰丸加减 2 剂。

天南星 3 克，瓜蒌皮 10 克，半夏 3 克，枳实 5 克，黄芩 7 克，厚朴 7 克，杏仁 5 克，紫菀 5 克，浙贝母 5 克，薄荷 3 克，甘草 3 克，生姜 5 克。

有感小儿生机蓬勃，仅服药 2 剂，咳嗽病愈，大便得畅也。

病案 6 胃强脾弱，大便秘结

陈××，男，33 岁，醴陵市石子岭人。

大便结硬，粒粒如羊屎。常日吃凉茶，以保持勉强通畅。

诊脉浮涩，舌体淡，苔略显黄。常感觉饥饿，却又口味全无，不乐喜进食，饮食量极少，脘腹尤觉胀满。综观分析：有寒热虚实两种相对情况，胃中火热下及大肠，津液灼伤；脾气虚寒，津液有失输布，此堪称胃强脾弱证也，仲圣麻仁丸为正治之方，然清与温、补与通两力俱感不足，爰加石膏以清胃中火热实邪，加干姜以温脾益气，组合如下。

火麻仁 15 克，杏仁 10 克，赤芍 10 克，厚朴 10 克，枳壳 10 克，大黄 10 克，石膏 30 克，干姜 3 克。

二诊： 上方服 3 剂，粪便结硬大有改善，非时饥饿感亦少见，开始乐喜进食。转方吴鞠通增液汤合仲圣甘草干姜汤 5 剂。

玄参 10 克，干姜 7 克，麦冬 10 克，炙甘草 3 克，生地黄 15 克。

获悉：近期来，大便结硬与饭食量均续有好转。夜阑人静思及该病例两次处方加味古无先例，然亦属衷法内，而超法外也。

病案 7 肾虚精衰，大便秘结

彭××，女，40 岁，醴陵市人。

大便不畅，粪便干结。吃香蕉、苹果每有改善，但不能从根本解决。

诊脉沉弱小，舌色淡，面神暗，腰膝酸软乏力。思量：此非阳明火热便秘，亦不属风秘、气秘之类。诊妇人病，尤必问月经。得知：月经迟后，量偏少，无瘀块，经潮无腹痛，平素无黄白带下。"人年过四十，阴气自半"（《内经》），诸症综合分析认定，此肾虚精衰，致大便秘结也。景岳济川煎温肾益精，润肠通便适合，加减如下。

当归 10 克，火麻仁 30 克，牛膝 10 克，升麻 3 克，肉苁蓉 30 克，枳壳 10 克。

二诊： 听诉"2 剂服后，方药未效，已三日未登厕也，腹部胀满"。因悟：济川煎寓通于补，非急通泻下之方药。近日所食，积滞未下，需要急通。嘱告：前方续服 3 剂，首剂加番泻叶 10 克，药水泡顿服。

三诊： 治本与治标两相结合，大便得下也。仍守上方补通两用 3 剂。

四诊： 大便畅，嘱：上方除番泻叶续服之，5～7 剂。

五诊： 大便已非干燥，每日或隔日畅下，腰膝酸软亦大有轻减。嘱：单味肉苁蓉 500 克，日服 20～30 克。

半年来，大便畅，腰膝酸软亦有改善。

病案 8 肠病肺病火热，大便坠胀，眼目焮红痛涩

文××，男，50 岁，蔑织街人。

肛门感觉火热，大便坠胀难下，眼目白珠焮红，痛涩流泪。

诊脉数，浮沉难别。询大便非结硬，观眼睑不浮肿。思之：肛门称魄门属肺，眼白珠称气轮属肺，火热客邪，肺病肠病殆一病也。治上治下，或上下同治，踌躇再之，脏病泻腑，先治肠病火热，大便畅，肺中火热必降，眼目白珠焮红，痛涩流泪或可一并愈。升麻黄芩汤原本治湿热痢气滞之甚者。一个方药可以实破原定的主治范围而开拓运用，该方治此，非风马牛不相及；眼睑无浮肿，本不属风邪，加薄荷辛凉宣散，应不属画蛇添足。组合如下，3 剂。

升麻 3 克，茯苓 15 克，黄芩 10 克，赤芍 10 克，川木香 3 克，厚朴 10 克，槟榔 10 克，橘皮 10 克，香附 10 克，薄荷 10 克，甘草 3 克。

二诊： 上方服 3 剂，大便畅也，眼目焮红涩痛轻减过半。转方：不局板于肠病、肺病相关之理，病因病机已发生变化，眼目病余邪未了了，从局部单一治疗，翘荷汤加味。

连翘 10 克，栀子 7 克，薄荷 10 克，桔梗 10 克，玳瑁 30 克，绿豆 30 克，甘草 3 克。

附记：

七门四海——《灵枢·海论》

七门：又称七冲门，指整个消化系统七个冲要之门，唇为飞门，齿为户门，会厌为吸门，胃上口为贲门，胃下口为幽门，大肠、小肠交界处为阑门，下极为魄门（即肛门）。

四海：脑为髓海，冲脉为血海，膻中为气海，胃为水谷之海。

眼目五轮八廓——

五轮：白睛为气轮属肺；黑眼为风轮属肝；瞳神（仁）为水轮属肾；两眦血络为血轮属心；上下眼睑为肉轮属脾。

八廓：水廓相当于瞳神水轮；

　　　　风廓相当于黑睛风轮；

　　　　天廓相当于白睛气轮；

　　　　地廓相当于上下眼睑肉轮；

　　　　火廓，雷廓、泽廓、山廓均相当于两眦血络血轮。

9 腹痛病类

病案 1 太阴阳明腹痛证

肖××，男，58 岁，茶子山人。

腹痛，不大便。

诊脉弦紧，舌体淡而略显胖大，苔白黄腻。察腹痛在脐，喜按而拒推揉，自觉腹内烧热，口干渴不欲多饮。细细分析：脐腹为脾之分野，脾胃至阴之脏而喜温；腹痛喜按而拒揉压，喜按者为虚，拒按者为实，此既虚又实，虚中有实。腹内自觉烧热，一半是邪热，一半是正气抗邪阳和之气；口干渴，渴不欲多饮者，不仅是火灼津伤，津液失于生化为原因；综观此病，寒热虚实共见，从《伤寒论》六经分，太阴阳明腹痛也。论治法，阳明腑实宜通，太阴虚寒宜温，桂枝加大黄汤力显不足，书予大黄附子汤加味，温脾肾阳，泻肠腑实，想不致偾事。

大黄 10 克，黄芩 10 克，附子 15 克，厚朴 10 克，细辛 3 克，干姜 5 克，甘草 3 克。

二诊： 大便通，腹痛住。俗间有言："十法不可九弄。"丹溪太安丸 3 剂，消补兼施，缓缓调之。嘱：保健之事，尤靠生活上避寒就温也。

山楂子 10 克，茯苓 15 克，神曲 10 克，半夏 10 克，莱菔子 10 克，橘皮 10 克，连翘 10 克，白术 15 克，炙甘草 3 克。

病案 2 血寒气滞，脘腹痛满

王××，女，40 岁，何家冲人。

脘腹痛满，日已久矣。

诊脉沉弦而涩，观口唇舌色暗淡。大便坠胀，但不结硬。思之：弦脉属阴，治其温散，涩为血少，脉书定论。此血寒气滞也，东垣木香顺气汤适合。该方诸药辛温燥烈，守东垣立方本意重用当归以濡其血。

当归 15 克，半夏 5 克，广木香 3 克，陈皮 3 克，茯苓 10 克，厚朴 5 克，吴茱萸 3 克，青皮 5 克，柴胡 7 克，益智子 5 克，泽泻 7 克，干姜 3 克。

二诊：痛减十之七八。转方以千金内补当归建中汤 10 剂。善后之方，吃吃停停可也。

尔后获悉，效果良好。

桂枝 7 克，当归 10 克，芍药 10 克，炙甘草 3 克，饴糖 1 匙，生姜 3 片，大枣 5 枚。

病案 3　虚寒腹痛

何××，女童，13 岁，河泉村人。

脘腹痛，喜温喜按，不呕泻，无渴饮烧热，诊脉弦而涩。

温中补虚，处方以小建中汤。家母曰："西检称慢性浅表性胃炎，是方可否消炎？"答："所谓炎，西医学书中满目皆是，西医无寒热辨证，所谓炎，本意不等于火热。儿病一派虚寒见证，可以放心服药……"

桂枝 7 克，生姜 10 克，白芍 10 克，大枣 5 枚，炙甘草 3 克，饴糖 1 匙。

二诊：3 剂，腹痛住，转方以六君子汤。受业孙女天华曰："女以血为主，归芍六君子汤可乎！"答："此说不可拘泥，亦不可舍。"遂书予归芍六君子汤。

党参 15 克，半夏 5 克，白术 7 克，当归 5 克，茯苓 10 克，白芍 5 克，陈皮 3 克，炙甘草 3 克，生姜 1 片，大枣 3 枚。

五七剂，吃吃停停，获得良好效果。年来未见复发。

附记：

药性有十八反、十九畏歌。"夏蒌贝蔹芨攻乌"，言半夏与乌头相反，不能用在同一剂中，未言半夏与附子（乌头之子根）相反。

师承三代，百数十年姜附六君子汤中半夏与附子同用未见有不良反应。仲圣赤丸方中，半夏与乌头同用，余业医数十年未敢一用。

病案 4　胃寒肠热证

傅××，男孩，3 岁，石羊村人。

腹痛呕泻，自购土霉素、藿香正气丸服之未效。

诊脉弦不数，观舌红苔滑润不黄，身肤热，四肢凉。儿母问："是否肠炎？"答："唯，然！炎则炎也，西医学所指为炎，中医人识见寒也炎，热也炎，寒热兼杂亦炎！若谓此病为炎，为肠中有热邪炎，胃中有寒气炎。"儿母复言："诚然，孩儿多次来便解恶臭，肠中确有火热在先；日前气温陡变，未及时增添衣物，受其寒冷，呕吐物酸腐……"医生与病家认识接近，遂书予黄连汤寒热平调，加藿香外散风寒，内化湿浊。

黄连 3 克，干姜 3 克，桂枝 5 克，半夏 5 克，西洋参 1.5 克，藿香 10 克，炙甘草 3 克。

二诊：听诉"1 剂呕止，腹痛住，泻利减。腹中或有热邪未净，请转方服药……"答：诚然，热邪寒气易清易散，与湿邪结合则黏滞难除，尚需轻药调之。处方以叶氏甘露消毒丹减味小剂量 2 剂。并嘱：饮食仍宜守清淡，忌油腻厚味。

黄芩 5 克，茵陈 10 克，连翘 5 克，藿香 10 克，薄荷 3 克，滑石 10 克，砂仁壳 1.5 克，甘草 1.5 克，通草 1.5 克。

一周后，儿蹦蹦跳跳，嬉耍自若。

病案 5 肾间虚气冲逆，心脘腹痛

李××，男，50 岁，农民，株树村人。

腹痛，在肚脐偏右，发则气从小腹上冲心脘，坚筑短气，大小便欲解不能。年许矣，病发无时。

诊寸脉沉，尺脉微，舌体舌苔无甚变化。考虑：此非一般寒热客邪，处理诚非易事。反复独自言念"气从小腹上冲……"，勾起旧日读经背诵之句，"气从小腹上冲胸咽……小便难……与茯苓桂枝甘草汤治其气冲"（《金匮要略》）。指的是下焦真阳素虚之人，支饮咳喘，误服青龙汤，动其肾间虚气逆上。而此病既非支饮，亦非误服青龙汤，但亦属肾间虚气或夹肝木之气而逆冲也；敛气平冲，仲圣用苓桂五味甘草汤。关于苓桂降冲为要药，尤难体会，又该方性偏温热，今病既查不出火热征象，苓桂予服之想亦不致偾事；又肾间虚气上冲为肯定，苓桂果能降冲乎？！因书此方合黑锡丹成品药，助其摄纳肾气。

茯苓 30 克，五味子 3 克，桂枝 7 克，炙甘草 3 克，黑锡丹 5 克。

二诊：诉"3 剂服完，可喜冲气平，腹痛住"。善后之方乃借取刘河间地黄饮子治暗厥风痱之方。嘱：若服之平平，可服至五六剂。

生地黄 15 克，远志 3 克，山茱萸 10 克，建菖蒲 7 克，肉苁蓉 15 克，肉桂 5 克，巴戟天 10 克，附子 10 克，茯苓 15 克，石斛 10 克，麦冬 10 克，五味子 3 克，薄荷 10 克，生姜 3 片，大枣 7 枚。

尔后获悉，半年来，腹痛未发。诊后回思：为他人康复，诚为医者分内

之事，然亦煞费苦心矣，医者亦乐在其中也。

病案6 脾肾阳虚，湿邪冷气沉积腹痛

袁××，男，67岁，木华村人。

脐腹隐隐作痛，舌质舌苔无甚变化，神情气色亦看不出大的异常，纳食便解一般。逢天晴日痛增，日午时尤觉明显，自觉腹内痛区烧热。西医诊断为慢性肠炎。所谓"炎"为两个火字重叠，医学上含义，非指火热，西医学教科书更是无火热的说法。慢性肠炎，按西医学说法，是则是也，但中医论治，出方遣药，只能执中医理论，明辨病位、病性——寒热虚实，方可下手。本病从病位认识，脐腹为脾的分野，脾为至阴之脏，又"脾恶湿"，逢天晴病增者，体虚之人，天晴日阳气焕散于外，内在阳气因而虚乏，阴冷湿气聚而不通则痛；日午时尤甚者，天时阳气盛时邪正起而抗争也。自觉病区烧热，但舌不红，苔不黄，二便无热感，更无渴饮，故痛时病区觉烧热，意为生阳抗病之热，非邪火之热。脉弦，阳中阴脉。因断为脾肾阳虚，湿邪冷气沉积腹痛。仲圣大乌头煎、乌头桂枝汤、大黄附子汤、赤丸方、大建中汤、局方黑锡丹均属可考虑取用，究之何者贴切？很难定妥，合参拟方如下。

大黄7克，桂枝10克，附子15克，细辛3克，苍术10克，硫黄3克，茯苓15克，生姜3片，甘草3克。

10剂，断断续续服用，经双旬日，腹痛获痊愈。嘱：饮食忌生冷、油腻以及滞气之物。

病案7 心疝（小肠疝气）

王××，女，21岁，吴家塅丁家坝人。

小腹疼痛，有形突起。

诊左寸脉紧急，舌苔白黄。思及《素问·脉要精微论》"诊得心脉而急，此为何病，病形何如？岐伯对曰：病名心疝，少腹当有形也。帝曰：何以言之？岐伯对曰：心为牡脏，小肠为之使，故曰：少腹当有形也"。思其意，心脉紧急，为心受寒邪，然心君不受邪，移之小肠，故小肠疼痛，有形突起，病之表现部位在小肠，其源实由心而来，故名心疝。又心为丁火，小肠为丙火，寒可以化热，舌苔白黄，半化热也。宋骆龙吉出方以栀子干姜汤，恰是防其化热或半化热。照书予该方合五磨饮子。3剂愈。

栀子7克，干姜5克，乌药10克，枳实10克，槟榔10克，沉香5克，川木香10克。

回思：（1）以经脉循行分，少腹属厥阴肝经，小腹属少阴肾经，通常口语无少腹之分，唯有小腹、脐腹、脘腹之别，经文中言少腹，即指小腹也，内当小肠。

（2）宋骆龙吉古之名医也，出方以栀子干姜汤，殆以栀子泻心与小肠火热，干姜温心脾阳，精当无极。今合五磨饮子以通小肠气为辅佐，非为画蛇添足。仲景之方世称经方，后世各名医所撰称时方，时方亦多从经方变化衍生，经方为树干，时方为枝叶，经方、时方两不可丢，或协同为用，为余年四十而后之兴致所及。

病案 8 火郁津伤气虚，胃痛

胡××，女，36 岁，板杉乡人。

患胃痛六年，难间几日不发，肌肤瘦削，疲惫不堪。

诊脉虚弦数，舌绛津干；询悉痛感烧灼，常困倦欲睡。综观分析，此病有火郁、津伤、气虚三证。理气止痛药，多性偏温燥；苦寒泻火，则有损胃气；滋阴药凝滞，补气又升阳火。病证复杂，出方遣药，必须相互监佐。当代上海朱南山医师所撰经验方地丁散想当适合，加姜枣如下。

生地黄 15 克，党参 15 克，母丁香 3 克，麦冬 10 克，黄连 3 克，陈皮 5 克，厚朴 10 克，五味子 3 克，白术 7 克，甘草 3 克，生姜 3 片，大枣 5 枚。

二诊： 痛住，津回口润，精神亦有好转，前方加减再进 7 剂。

生地黄 15 克，麦冬 10 克，党参 15 克，石斛 10 克，山药 15 克，白术 7 克，厚朴 7 克，黄连 3 克，炙甘草 3 克。

三诊： 诸症消失，精神续有好转。吴鞠通益胃汤加温和清香、解郁疏肝之佛手柑片 30 克。嘱：饮食戒偏寒偏热及油腻厚味之物。

玉竹参 30 克，生地黄 15 克，北沙参 30 克，佛手柑片 30 克，麦冬 10 克。

随访半年，未见复发。

病案 9 寒疝夹湿热，小腹疼痛

左××，男，50 岁，木华村人。

小腹疼痛。牵引阴囊坠胀，小便热黄。患者见上年两次病小腹痛余以吴茱萸汤治愈，因而自持该方连服 2 剂，不唯无效，且延及脐腹痛满拒按，腹中雷鸣，大便滞下灼热。

诊脉弦紧而数，舌淡苔白，吴茱萸汤取代治小肠虚寒疝痛，本属衷法内，超法外之方也。今兼见大便坠下灼热，小便色深黄，是寒疝夹湿热之邪，舌淡苔白，热在下寒在上，初显舌苔亦不足以反映全身情况。腹中雷鸣，气滞于中，气不化水。寒气、热邪、水饮互蕴，虚实兼见。受业孙女天华说："辛散苦降，寒热并行，仲圣生姜泻心汤适合，方中干姜温脾阳，且重用生姜散水饮，《伤寒论》113方，二姜同用，唯此一方也。"答："该方有芩、连泻热，人参扶正，欣喜你学业小有进步。"遂书予该方2剂。

生姜10克，川黄连3克，干姜3克，黄芩10克，仙半夏5克，炙甘草3克，西洋参3克，大枣3枚。

二诊： 阴囊坠胀消，腹痛满减，大便滞下灼热，小便热黄依然。清热、利湿、化浊，转方以叶氏甘露消毒丹加减。

黄芩10克，滑石15克，茵陈15克，藿香10克，石菖蒲3克，藿香10克，薄荷7克，白通草7克，连翘10克，栀子3克，甘草节3克。

连服五六剂，诸症消除。

回思： 患者原属阳虚阴冷体质，常以山间采药及狩猎为生活乐趣，冒酷暑，着汗出湿冷衣为经常事，备受暑热湿邪之气，而一时性之湿热留着体内为患，诚不可以执阳虚者必病寒湿为定论也。

病案10　脾寒胃热，心脘腹痛

王××，女，45岁，贺家桥人。

诉："心脘腹痛，有时痛显烧热，但不渴饮；有时似乎饥饿，却百般饮食难下，不感觉有味；大便有时黑滑，解后仍有不尽之意；长日困倦，合目欲睡，却总难入睡，矛盾也，请予解答并治疗。"

诊脉弱小数，右寸关显大，舌淡，苔白黄腻；观神情气色晦暗。窃思：诸症纷纭百相，解说一番，医者对病证病机由概念到条理化，于诊断、治疗确有裨益。因答：依余所见，病位在脾与胃，关系心肝，证乃寒热虚实共见。不欲食，脾寒也；心中嘈杂似饥，胃中火热也；常困倦合目欲睡，中气有伤，复不能入睡，为热扰心神。大便有时黑滑，暂不认定为胃肠溃疡出血，或因胃中脉络瘀阻而血溢脉外者有之，此当严密观察其黑便情况，致于便解后犹有不净之意，为气机阻滞，病症实实矛盾也。人际关系以和为贵，医疗上亦以和为常法。患者虽不懂医学，对己身病情纷纭复杂现象，似乎有所领悟，并服膺其说。处方以厚朴生姜半夏甘草人参汤、栀子干姜汤、丹参饮合裁如下。

厚朴10克，西洋参10克，干姜7克，丹参10克，半夏7克，白檀香7

克，栀子 7 克，砂仁 3 克，炙甘草 3 克。

二诊：5 剂服后，心脘腹痛减轻，口味开，渐渐欲食，睡眠亦随之好转，且未发现黑色大便。窃思：大便色黑情况虽已不见，然而便解黑滑，设非饮食黑色物染，实乃胃肠溃疡出血特征之一。今胃病气血郁阻之情况，又从女子言谈中知为心思郁结者，如若加上饮食失当，很可能产生胃溃疡之类病。爰转方以丹参饮合一贯煎加巴脱唯以护胃实体者如下。

丹参 10 克，生地黄 15 克，白檀香 7 克，麦冬 10 克，砂仁 3 克，当归 7 克，川楝子 10 克，枸杞子 10 克，巴脱唯 10 克。

尔后获悉，情况良好，半年来，心脘腹痛未起。

病案 11　肝肾阴寒，小腹痛冷

丁××，女，39 岁，醴陵市人。

小腹痛冷，无分白天夜晚间常发生；腰腿酸软，起居坐卧常有感觉，久久矣。

诊脉沉细弱，舌淡无苔，语言声怯，口味可，食量少，大便不感觉什么。查检，肚脐以下无压痛点，知非肿瘤之类。别开西医解剖部位观念，以中医学理探究，从经脉循行部位分，脐下有小腹、少腹之别，小腹属肾，少腹属肝，痛冷在小腹耶或少腹也，患者道说不清。肝肾病同一治也，景岳暖肝煎原方无加减。

乌药 10 克，沉香 10 克，肉桂 7 克，小茴香 10 克，当归 7 克，枸杞子 10 克，茯苓 15 克，生姜 10 克。

5 剂服后，小腹痛冷除。告之：暂不转方服药，待以时日观之。三个月后，患者因陪护他人复来也，言：小腹痛冷未出现，是否需要再服安养之剂？因答：可，遂书予景岳右归丸小剂量七八剂，在无其他感冒情况下断断续续服之。

肉桂 3 克，枸杞子 10 克，附子 10 克，山药 15 克，熟地黄 15 克，菟丝子 10 克，山茱萸 5 克，当归 7 克，鹿角胶 10 克。

年来小腹痛冷未出现。

链接：

左归丸从六味地黄丸变化而来；

右归丸从肾气丸变化而来。

病案 12　肝脉郁阻，少腹疼痛

黎××，女，47 岁，黄毛村人。

　　左边少腹间或隐隐作痛，自觉小有烧热，按压之无肿硬物，纳食便解好，从脉象舌苔查不出异常征象。从何分析认定！诊妇人病必问经带胎产，因询得知，三十岁前后生二男，已行结扎手术；数年前患子宫肌瘤，已摘除子宫；曾患肾结石，通过碎石治疗。思之：妇人月经不仅是应月而生的生理现象，也是妇女整个机体排除代谢产物之一种生理举措，子宫已摘除机体代谢产物排泄非良好；肾结石、胆结石皆因肝主疏泄功能不强，而代谢产物瘀结也，多数结石碎后又结石良有以也。少腹属肝之分野，少腹隐隐作痛，虽非结石或肿瘤类，但属肝脉气血郁阻也。以疏肝解郁行气治之，书予仲圣四逆散为主方合王清任少腹逐瘀汤轻剂量如下。

　　柴胡 10 克，枳实 10 克，赤芍 10 克，香附 10 克，川芎 10 克，干姜 3 克，小茴香 10 克，延胡索 10 克，没药 7 克，当归 7 克，五灵脂 5 克，肉桂 3 克，甘草 3 克，生姜 1 片。

　　二诊：上方服 5 剂，即停药。月来小腹未痛，身躯轻利。嘱：原方再服三五剂无妨，或间日服 1 剂，或三五日 1 剂。需要保持心情舒畅，不吃呆补滞腻食品。

　　病案 13　土壅木郁，临厕腹痛

　　瞿××，女，40 岁，醴陵市人。

　　大便将欲解时，必先腹痛，整天口气酸苦。

　　诊脉弦滑。询：大便显坠胀，解不尽意，粪便酸腐烂臭，日三四次，不泄泻，亦非结硬。思之：大便欲解时先腹痛，后泄泻者，古有景岳引刘草窗白术芍药散（又称痛泻要方），肝实乘脾证也。此临厕先腹痛，不泄泻，滞下不爽，粪便酸腐烂臭，白术芍药散不相宜。口味酸，为胃肠饮食物积滞，陈腐之气上泛。临厕腹必痛，土壅木郁也，治宜先决其土壅，木气伸舒，痛可止。处方用药，撒开网考虑：枳实导滞丸、木香槟榔丸、保和丸、厚朴三物汤，前二方药重病轻，药过病所，不可取。厚朴三物汤、保和丸想当适合，合用之如下。

　　厚朴 15 克，神曲 10 克，大黄 10 克，山楂 10 克，枳实 10 克，莱菔子 15 克，半夏 10 克，陈皮 7 克。

　　二诊：3 剂服后。下解大便甚多，腹痛住，口气酸苦轻减。患者要求补脾益气之方药。因告之曰：六腑以通为补，肝以疏为顺，大便畅解，不仅在于胃肠气机升降两用，尤靠肝主疏泄功能。一席话，患者颔首认允，书予仲圣四逆散加味如下。三五剂服后，临厕不复腹痛也。

柴胡 10 克，枳实 10 克，赤芍 10 克，厚朴 10 克，神曲 10 克，炙甘草 3 克，生姜 3 片，大枣 5 枚。

附记：

小承气汤、厚朴三物汤、厚朴大黄汤，三方药味同，只是分量各别。

○小承气汤

○厚朴三物汤，厚朴多 ⎫
⎬ 皆从小承气汤变化而来
○厚朴大黄汤，大黄多 ⎭

病案 14　肝郁气滞，后半夜腹痛

苏××，女，50 岁，何冲村人。

腹痛，在后半夜 1~3 点发生，间常脚转筋，亦多发在夜间。

诊脉沉弦，舌体舌苔无甚变化，食可，大小便好，查不出有其他寒热内外证。思之：间常脚转筋，既非湿热、寒湿、风湿诸般六淫外证，更不是脱水耗津等急证情况，原由肝失舒伸、脾失运化；腹痛发在夜间 1~3 点，据十二经脉配十二地支之理，夜间 1~3 点丑时属肝足厥阴之脉气血流注旺时，腹痛发在夜 3 点与肝不无关系，不通则痛，乃肝经气血郁滞不畅也。与脚转筋乃同一病机。治疗：疏肝解郁、舒筋，柴胡疏肝散、芍药甘草汤适合（柴胡疏肝散含有芍药甘草汤）。复考虑：一个脏腑病通常非单一脏腑机制，此病腹痛与转筋，肝与脾密切相关，治肝又治脾始称得上全面。复忆及《金匮要略》"转筋入腹，鸡屎白散主之"之文，此虽不是转筋入腹如此严重情况，与腹痛不无关系，肝脾两病也。鸡屎白之药性功效，鸡为木畜，其屎利脾除湿诚佳，合入上方，允当无及。无奈！复考虑有二：一是鸡屎白作药用，后世用之少，恐病家难以接受；二是鸡屎白必须通过置瓦上煅过研末，然后入药，未能先有制就。爰仿其利脾除湿治转筋之意，柴胡疏肝散为主方，从王孟英蚕矢汤中选味加入如下。

柴胡 10 克，枳壳 10 克，赤芍 10 克，橘皮 10 克，川芎 10 克，香附 10 克，晚蚕沙 15 克，厚朴 10 克，大豆黄卷 15 克，甘草 3 克，生姜 3 片，大枣 5 枚。

3 剂服后，好转，5 剂服完，腹痛转筋一并愈。

病案 15　脾寒胃热，脘腹疼痛

李××，女，25 岁，清泥湾人。

脘腹疼痛，呕吐酸苦，面红热渴，目珠暗红。前医从肝胆湿热认治，非

全无理也，柴、芩、栀子、石膏、茵陈……服六七剂之多不效，复以硝、黄下之，其痛益甚。

诊脉紧而数，舌体淡，苔黄白腻。进一步查询，口渴欲饮沸汤。思之：渴非热伤津液，脾为至阴之脏，脾病阴寒，不能化生津液故渴而喜饮沸汤；颜面浮红，胃热郁而循阳明经脉逆上也；此见症纷杂，脾寒为本，肝胆胃热为客邪。余深有感，临床所见纯寒纯热证少，寒热兼杂者多。温凉合方，黄连汤加减如下。

黄连 7 克，半夏 10 克，干姜 5 克，厚朴 10 克，桂枝 7 克，藿香 10 克，甘草 3 克。

二诊： 3 剂服后，腹痛减，呕吐住。热渴，面目暗红，诸症平平，黄连汤、厚朴三物汤、茵陈蒿汤合裁加减 3 剂。

桂枝 7 克，厚朴 10 克，干姜 3 克，枳实 7 克，川黄连 5 克，大黄 7 克，茵陈 15 克，甘草 3 克。

三诊： 腹痛住，热渴减。仍守温凉相佐用，栀子干姜汤、栀子厚朴汤加味如下。

栀子 7 克，厚朴 10 克，干姜 5 克，枳实 10 克，甘草 3 克，佛手柑片 30 克。

3 剂服后，一切恢复正常。嘱：短时间内，不可随意进补，饮食守清淡。

病案 16 厥阴肝经阴寒冷气，少腹疼痛

屈××，男，50 岁，板杉乡人。

少腹疼痛，神色暗淡，诊脉弦紧，无其他热渴及二便阻隔等情况。少腹为足厥阴肝经循行部位，非热即寒，姑从厥阴肝经阴寒冷气治。疏肝行气，温经达阳，四逆散，正气天香散合方治之。书方毕，患者问："仅此数品可乎！"答："合二古方为一，仅此数品，似乎不需要加味，大抵可愈。"患方执方唯唯退下。

柴胡 10 克，香附 10 克，赤芍 10 克，乌药 10 克，枳实 10 克，干姜 5 克，橘皮 7 克，甘草 3 克，紫苏 30 克。

越日，患者欣喜言："腹痛愈，先生神也！"余曰："偶中，毋需赞誉！"

病案 17 厥阴肝经，气机不畅，少腹疼痛

丁××，女童，13 岁，醴陵市人。

少腹疼痛，或一月发，或两月发，无有定时，不予治疗，三五日能自愈。

诊脉弦细弱，纳食便解好，腹痛不发时一如常态。认定，此不属六淫寒热外证。方书称，小腹属少阴肾经，两侧称少腹属厥阴肝经，因拟作厥阴肝经经气逆乱治。温脏、清热、补虚，书予仲圣乌梅丸原方无加减。尔后获悉，仅一次处方，服药3剂，腹痛未起，随后，少女月经初潮也。

乌梅10克（苦酒渍一宿，入药煎），当归7克，党参15克，桂枝7克，附子10克，干姜5克，黄连3克，细辛3克，黄柏7克，花椒3克。

静夜思及，此病腹痛，与少女月经将欲潮并肝虚肝实生化与疏泄功能不无关系。

病案 18 寒邪水饮，脘腹痛呕

胡××，男，17岁，黄泥坳人。

脘腹疼痛，渴饮吐水。

诊脉沉弦，舌体淡，苔水滑。此脾虚气寒，不能生化津液故渴，旧水停聚，失于布散，新水不能受纳故吐。商治于受业门生二三人，曰："苓桂术甘汤、泽泻汤、小半夏加茯苓汤、五苓散、真武汤，何者最为恰中……"孙女天华曰："其有疼痛，苓桂术甘汤适合，但因饮入即吐，仿五苓散治水逆服用法，以苓桂术甘汤研作散剂，小剂量频频服之，始服之亦必吐，然固体物入胃吐之不尽，所未尽吐者渐渐发挥作用，痛呕可止。若以汤药，旋服旋吐罔效。"余曰："唯、然！"合泽泻汤加强利旧水聚积之功，合小半夏加茯苓汤宣散水气，半夏降逆止呕，最为良药。意见统一，组合如下。

茯苓15克，泽泻10克，桂枝10克，半夏10克，白术10克，生姜15克，甘草3克。

共研末，频频服之。始服之，呕吐旋起，吐后复服，2剂，呕吐定，腹痛住。

病案 19 脘腹痛，气阴两伤

陈××，男，17岁，学生，八步桥何家冲人。

脘腹痛，年许矣。中、西药迭进，不唯无效，且病势日见加重。无奈，辍学了！经湖南医学院第二附属医院诊断为十二指肠冠部及冠后段慢性溃疡病，有小段憩室形成，建议手术割除溃疡部位。患者惶恐，友人建议，来我处治疗试试看。

诊脉沉弱以涩，舌体淡红，津干无苔。脘腹疼痛，无有定时，痛感烧灼，大便有时色黑，口干渴饮，以瓶盛水，随身携带，以备饮用；半年来，饭食

断除，仅以稀粥维持生命，有时稀粥亦不能完全受纳，十有四五吐出。异常消瘦，家人惶惶，干、群关心。

诊毕。其父问："大、小医院，中、西药物无有寸效。且病势日增，是何原因？尚能有治否，溃疡我知道本属器质性病变，不动刀剖腹治疗可否？！"答："天下万种事物，有生必有克，靠的是找到克的办法。况乎年青学子，生命力旺盛，生机蓬勃，应该说恢复是有希望的。溃疡已形成本属器质性病变，必须开刀切治，或者说亦时代愚者之见也。器质亦有赖功能，目今治疗调动功能自体修复最关重要。"复问："先生，关于本病机制，愿卒闻之？"答："本病机制，金以为贫血，余以为气亦虚甚；金以为口干渴饮，属阴虚火热，余以为阳虚不能化生津液，未尝不有口干渴情况出现。大凡久病阴损及阳，阳损及阴，虚中夹实，实中兼虚者多，人体是一个统一体，某一脏腑的病，不能孤立看待，胃病与肝脾关系密切。胃溃疡之病，起因或许不仅是饮食失调，治疗纯以补阴或补阳，补气或补血，以单一治胃均不适合。"患者及其父，对此一席谈话，似乎有所领悟。处方以温脾阳，清泄火热，益气生津，栀子干姜汤合生脉散加味，5 剂。

栀子 7 克，西洋参 5 克，干姜 3 克，麦冬 10 克，炙甘草 3 克，五味子 1.5 克，海螵蛸 15 克，白及 10 克，牡蛎 15 克，蒲公英 10 克。

二诊：呕吐定，痛稀减，神情气色均有好转，步前方加减再进 5 剂。

朝白参 10 克，黄连 5 克，麦冬 10 克，石斛 10 克，干姜 5 克，佛手柑片 15 克，栀子 7 克，海螵蛸 15 克，白及 10 克，大枣 5 枚，炙甘草 3 克。

三诊：已不呕吐，疼痛续有稀减，饮水量亦减。嘱：改吃烂软饭食，如果平素生活习惯嗜辣味，菜肴配料不忌辣椒。患者曰："嗜辣，不吃辣，饭食乏味。"其父急言："溃疡病辣椒可吃耶？"答：患者生活习惯嗜辣，即生理上需要辣味，不必完全逆其生理上之需求。辣属五味中之辛味，《本草从新》有言"辛者能散、能润、能横行"，又有言"肾苦燥，急食辛以润之"，是辣椒实可润养也，"能散"与"能横行"之义，可理解为泻邪，有助排除机体之代谢产物。一席话，患者欣悦，其父亦颔首认允也。处方不急于改弦易辙，略行加减如下，5 剂。

栀子 7 克，西洋参 10 克，干姜 5 克，麦冬 10 克，石斛 10 克，佛手柑片 15 克，黄连 7 克，牡蛎 15 克，海螵蛸 15 克，白及 10 克，炙甘草 3 克。

四诊：痛住，呕止，改吃饭食，菜肴佐以辣味。无不良反应，神情大有好转，意欲复学。曰：暂不可以，学校系集体生活，恐难随众，在家复习功课可也。前方加丹参 10 剂。

栀子7克，西洋参10克，干姜5克，麦冬10克，丹参10克，佛手柑片15克，海螵蛸15克，牡蛎15克，白及10克，炙甘草3克，石斛10克，黄连5克。

五诊：恢复饮食，食后安舒。睡眠便解好。益气、养血、理气、祛风散邪，仲圣薯蓣丸可作为善后之方。

山药15克，白术7克，干姜3克，芍药5克，桔梗5克，川芎5克，柴胡5克，防风5克，茯苓10克，麦冬10克，杏仁5克，西洋参3克，阿胶10克，白及3克，当归5克，生地黄10克，桂枝3克，大豆黄卷5克，神曲5克，大枣3枚，甘草3克。

10剂共作细末，每服7~15克，开水泡，每日3次。

治疗约三个月，收全治功，免剖腹之苦。医者虽是用心良苦，亦乐在其中也。

病案20　邪热内陷，胃虚不化，水饮停蓄

杨××，女童，12岁，大土村人。

腹痛，雷鸣利下，呕吐酸苦，西医检查称肠积水。

诊脉濡数，舌体淡，苔黄滑。仲圣《伤寒论·太阳篇》第160条云："伤寒汗出解之后，胃中不和，心下痞鞕，干噫食臭，胁下有水气，腹中雷鸣下利者，生姜泻心汤主之。"所言汗出解之后，指的寒热外证已除，病邪内陷入里，胃虚不化，水饮停蓄。因书予生姜泻心汤，1剂减，2剂愈。

生姜7克，人参1.5克，干姜3克，黄连1.5克，半夏5克，黄芩5克，炙甘草3克，大枣1枚。

回思：（1）西医称肠积水，指局部实体物象，失于病机整体言说。

（2）幼小者，生机蓬勃，脏腑清宁，方药无错谬，故病愈之速。

病案21　夹食伤寒，脘腹胀满大痛

李××，男，40岁，黄塔咀人。

端午节日，饱食糯米粽子；自恃体强，衣着不敛，伤于寒冷。遂发热恶寒，脘腹胀满大痛，欲吐不能。

因腹大痛躁扰，诊脉不成，观舌色暗红，苔白腐。患者要求打针止痛。

余曰：此名夹食伤寒，腹内有实体物滞阻也，止痛针药罔效，医药作为助正气抗邪为良法，目前情况，唯有吐泻一法，排除体内滞阻之实体物。在坐有问之曰："吐乎，泻乎！吐泻并用欤?!"答："病在上者因而越之，先用吐法，继用泻否，俟机而行。"窃思：百千法中，无吐泻并用者。病者家属，及客坐人等之质疑，医者一一予以解答毕。即取平日已制就好的瓜蒂散成品药 3 克，开水泡服。俄而倾囊大吐，吐出物酸腐逼人，并汗出淋漓，寒热却，腹痛大减。翌晨，自行腹泻二三次，患者身体安舒，仅倦怠乏力。嘱：不需要再用泻药，二三日内，只能稀薄粥以自养，一切偏寒偏热，是消是补之药均不可以吃。

尔后获悉，一切安和也。思之：设为高血压、心脏病者瓜蒂散吐法不可用，恐生不测。

病案 22　脾肾阳虚，寒湿气滞，脐腹疼痛

李××，男，30 岁，瓷业商，海南人，客居醴陵旅店。

腹痛绕脐，喜温喜按，大便略显坠胀。嫌中药煎煮不便，西药治疗二三日罔效，无可奈何，转中医药治疗也。

诊脉沉紧迟，舌体淡，苔白腻。因释之：此脾肾阳虚，寒湿沉积而气滞腹痛也。患者惊讶而质言："本人非医者，然人身脏腑位置大体知晓，脾在左肋骨弓近处，肾有左右两枚，居腰脊肋角内边也；脐腹内当小肠，今腹痛当脐，将何以言之病在脾肾!?"回答：此不以脏腑实体部位言，殆以功能所辖及病性归类认定，中西医本属两种不同理论体系，各有短长，尚不能一一契合。一席话，患者表示认同也。处方：厚朴温中汤加附子 2 剂。

厚朴 10 克，茯苓 15 克，橘皮 10 克，草豆蔻 10 克，广木香 3 克，干姜 3 克，附子 10 克，炙甘草 3 克。

隔日复诊：言：获大效，痛住十之八九。考虑，在外地经商，客居旅店，中药煎煮，确有困难。脾阳根于肾阳，以黑锡丹成品丸药温暖下元，相当有效。

患者购取黑锡丹，因经商而带药他往矣，逾月，从远地来电感谢言：病已获痊愈。

有感也！凡虚寒性质病，中医药比西医药实实优长。

病案 23　寒郁其热，脾气不舒，胃气逆乱

李××，男，16 岁，木华村人。

脘腹痛，旧病发。始以金铃子散、越鞠丸不效。再诊细察，脉浮数，舌老红，苔薄白。因悟出此寒郁其热，脾气不舒，胃气逆乱。考虑越婢汤发越阳气，清其郁热，腹痛或可愈，因书予该方 2 剂。

麻黄7克，甘草3克，生石膏30克，生姜10克，大枣5枚。

仲圣之方神也，其痛若失。深有感也！凡治病，有定法，却可以无定方，越婢汤用治腹痛，古今医案不曾见，此超出法外，亦衷法内也。故录之，作为诊疗生涯留念，亦愚者经验之一得。

病案 24　胃肠气滞，腹胀满痛

刘××，男，18岁，学生，木华村人。

腹胀满痛，数至圊而不能便。

诊脉迟，能食，无渴饮烧热，大便亦非结硬。此胃肠气滞，非火热大便结硬。脉迟亦非阴冷寒邪，乃气机阻滞，脉行不畅也，与《伤寒论·阳明病篇》208条，阳明腑实大承气汤证脉迟同一道理。治疗，破气除螨，厚朴三物汤合五磨饮子3剂。

厚朴15克，乌药10克，枳实10克，槟榔10克，大黄10克，沉香10克，川木香7克。

二诊： 3剂服后，大便畅，腹胀满痛除，丹溪保和丸小剂量，缓缓调之。

神曲7克，半夏7克，山楂7克，莱菔子15克，茯苓15克，陈皮7克，连翘10克。

病案 25　热痞阳虚，腹胀满痛

彭××，女，47岁，醴陵市人。

诉：脘腹连脐胀满疼痛，夜间尤甚；心中烧热，饮冷则舒，汗出多，恶风冷特甚，胃病欤！肠病也？是病热，或为病寒，矛盾矛盾，请先生诊察。

诊脉沉弦，舌体淡，苔糙黄。细细查究，饮冷则舒，只是小口呷饮一二，究实非口干渴而饮水多；烧热仅言脘腹局部，全身情况，汗出恶风冷特甚，且时当盛夏，患者心情意气，毫不感觉暑热难受。此阳虚体，邪热痞结，夜间痛甚者，人与天时相应，入夜天时阳气衰，阴气盛，故病邪结滞尤甚也。温阳补虚，清热泻邪除胀满、胃病肠病并治，附子泻心汤、厚朴大黄汤，橘皮汤三方合，再加味如下，3剂。并嘱：一日一剂，一剂分多次小口频服，缓进求稳。

附子15克，厚朴10克，大黄7克，枳实10克，川黄连3克，橘皮10克，黄芩7克，藿香10克，甘草3克，生姜3片。

二诊： 患者欣喜诉：1剂即有效，痛满减。2剂服后，痛满减半，目前3剂服完，痛满全除，便解畅而思食。窃思：病初愈，邪热残留仍有，胃肠气薄弱乃必然，不可以骤补留邪，不可以弃补养正，栀子干姜汤合甘草干姜汤加神曲，小剂量，三五剂缓缓调之。

栀子5克，炙甘草10克，干姜7克，神曲10克。

患者知识人也，又是笃信之家，药简价廉，毫不疑弃。遵崇服用，约一周，一切恢复正常也。

病案26　脾寒膈热，心脘腹痛

易××，女，19岁，板杉吴家墩人。

脘腹绵绵作痛，自觉烧热；触之痛甚，却喜重按揉压；饮冷，极热汤亦乐受。如寒如热，若虚若实。

诊脉弦弱数，舌淡苔黄。思之：痛而烧灼，触之痛甚，饮冷，舌苔黄，属热属实；重按揉压感觉舒适，极热汤亦乐受，舌淡脉弱，为寒为虚。余临证以来，所见纯虚纯实，唯寒唯热证少，寒热兼杂，虚实共见者多。寒与热，虚与实，实属矛盾也。矛盾本来就充斥于自然界一切事物中。人际关系以和为贵，人身脏腑失调，医疗上以和为常法。意想仲圣立方用药，寒热补泻共相组合者多，亦和之义也。爱认定：此脾阳不足，胸膈间火热有余，遂书予栀子干姜汤合甘草干姜汤，以干姜温脾阳，栀子清心胃火热，甘草补中，兼协和栀、姜。和字立法，温凉合方，切不债事。再加佛手柑片，温和清香解郁疏肝。

栀子7克，炙甘草3克，干姜5克，佛手柑片30克。

一周后，过其家门，女子欣喜告曰："药简，价廉，效力高，真神方也。"嘱：莲子留心（不去莲子心）煮稻米粥，间常食之，补脾养胃清心，心胃痛，可以少发或不发。

病案27　脾胃气阴两伤，心脘腹痛

文××，女，29岁，木华村人。

心脘腹痛久久矣，西检为十二指肠球部溃疡。大便色黑，是胃出血通常征象。市某医院住院治疗几日，大便色黑情况有改善，唯脘腹尚隐隐作痛。患者言："似乎小有烧热，却喜饮热，饮食习惯嗜辣，俱言戒食辛辣，不吃辣，饮食乏味。大便溏软，排解乏力，长日头脑昏晕，精神疲惫，转中医药治之试试看。"

诊脉虚弦，观神色淡滞，舌体亦显淡。考虑：十二指肠溃疡，器官实体有损，形质损害，固然影响功能，然形质修复，亦必须借助功能发挥作用，治病与修理机器有别；再者是胃与脾脏腑相合，关系密切，胃病一味治胃，不治脾罔效。日常饮食事宜，告以素惯嗜辣，可以恢复吃辣，于溃疡现状有益无害。"辛者能散能润能横行""肾苦燥，急食辛以润之"（《内经》）。经典之论，其中特别一个能润能散能横行之义，是指促进新陈代谢、排除代谢产物。厨房门上横联古今多写上"五味调和"四个字，实为我神州烹饪术之大则也。一席话，患者表示认同。处方以栀子干姜汤合甘草干姜汤加味，5剂。

干姜7克，海螵蛸10克，栀子10克，白及10克，炙甘草7克，巴脱唯7克，蒲公英10克。

二诊：心脘痛减，口味开，饮食增进，睡眠转安好，头脑已不感觉昏晕，前方加佛手柑片30克再进。

干姜7克，佛手柑片30克，栀子7克，海螵蛸15克，炙甘草5克，白及10克，蒲公英10克，巴脱唯10克。

5剂，共研成粉末，每次3~5克，开水泡，连渣服，每日3次。

尔后获悉，患者心脘不感觉痛，能食能睡，精神焕发，恢复工作。

病案28　热痞阳虚，心脘腹痛

杨××，女，27岁，板杉粮站干部。

心脘痛满，自觉烧热，大便或溏或结硬无常，四肢凉冷，畏寒尤甚。

诊脉弦细弱，舌淡苔薄黄。思忖：投以热药，其痛烧热，大便有时结硬；投以寒药，四肢凉冷，畏寒尤甚，均不适宜。三思认定，此邪热有余，正阳不足，热痞阳虚证也，温凉补泻，并投互用，附子泻心汤合厚朴大黄汤加减。

附子15克，黄连3克，大黄10克，干姜3克，黄芩10克，厚朴10克。

二诊：痛满减，唯口津干，但饮水少，仍以温凉合方加生津养正之品，干姜芩连人参汤加麦冬3剂。

干姜7克，西洋参10克，川黄连3克，麦冬10克，黄芩10克，炙甘草3克。

三诊：痛满除，津回口润。脾与肾为人身之根本，既然邪热已除，病气已去，转方以温养脾肾，理中地黄丸加减，小剂量缓缓服之。

地黄15克，白术10克，山茱萸10克，西洋参10克，干姜7克，麦冬10克，当归7克，火麻仁10克，枸杞子10克，酸枣仁10克，生黄芪10克，炙甘草3克。

三五剂服后，腹痛住，无其他不良反应。思之：药，原为补偏极弊而设，补益药亦不可乱用。况乎理中地黄丸犹未能丝丝入扣。因嘱：既然痛住，暂停服药。

病案 29 厥阴寒疝，小腹疼痛

文××，男，67 岁，黄塔咀人。

小腹疼痛，间常发，有形突起，打针吃药不效，自购藿香正气丸服之，屡服屡效，渐至不效。药店人推荐购木香顺气丸，初服有效，数数服之亦不效。就诊于余。

诊脉弦迟大，舌体淡暗。查询：痛在右少腹，按揉松舒。考虑：此不属肠痈类，小肠疝气为通称。病之实体在小肠，实由肠系膜乏力，肠失维系而下坠也。从中医十二经脉认定，肠系膜为手少阳三焦经所属。少阳为甲木，厥阴为乙木，沆瀣一气，因认定为厥阴阴冷疝气。服藿香正气丸、木香顺气丸有效，利肠间气，故能取快一时，直治其标也，治厥阴方称治本。再审小便无热痛，大便非结硬，知无火热客邪兼杂，遂书予吴茱萸汤合蜘蛛散。蜘蛛一味，目前，药店阙如，改用海马、九香虫。3 剂。

吴茱萸 5 克，桂枝 7 克，人参 3 克，九香虫 3 克，青黄对马各一支，生姜 10 克，大枣 3 枚。

二诊： 半个月来未见痛发，上方合暖肝煎 5 剂。

吴茱萸 3 克，桂枝 7 克，人参 3 克，沉香 5 克，青黄对马各一支，小茴香 10 克，枸杞 10 克，当归 7 克，生姜 10 克，大枣 7 枚。

三诊： 两个月来，情况良好，未见复发。处方以金匮肾气丸，并嘱配合藿香正气丸，一以调胃肠气，二免肾气丸之腻滞。近古稀之人，未识能根治否。

尔后获悉，月来未见复发。

熟地黄 15 克，牡丹皮 10 克，山药 15 克，茯苓 15 克，山茱萸 10 克，泽泻 10 克，肉桂 7 克，附子 10 克。

病案 30 肠痈，尚未成脓

张××，男，61 岁，横田村人。

腹痛，始起绕脐，旋即转驻右下腹痛，痞结拒按，右脚喜屈起，伸腿牵引痛剧。

诊脉沉紧而迟，舌苔白腐，汗出恶寒，时时热烦，小便正常，大便坠胀。此肠痈肿也。设或其痛连腰，下引小腹，小便失常，则为肾病，此不为肾病明矣！"有者求之，无者求之"（《内经》），比而观之，定无错谬。脉紧而迟，肠痈尚未成脓。泻热破瘀，散结消肿，以消散为贵，当急急服药，大黄牡丹汤加味，3剂。

大黄10克，冬瓜子30克，牡丹皮10克，芒硝15克，金银花10克，连翘10克，桃仁10克，厚朴10克，红花7克，延胡索10克，甘草3克。

二诊： 腹痛轻减，知方药中也，击鼓再起，3剂。

三诊： 腹痛住，按压之尚有抵触疼痛。考虑：痈亦无非是湿热结聚，气血瘀结而成，续清中焦湿热治之，黄芩滑石汤加减二三剂。

黄芩10克，白通草10克，滑石10克，冬瓜子15克，茯苓15克，大腹皮10克，甘草3克。

三次诊察，行气活血，清除湿热为治疗总则，肠痈消散，免动刀之苦。

链接：

大小肠交接部位，中医称"兰门"，有一小段附生盲管，西医称阑尾或盲肠。早年西医学认为属无用赘生物，因此日本人婴儿生下来即行手术割除，后来才又研究发现有免疫功能，不再割除。是天之生人造化之机，当今科学尚不能解释者多矣。中医学理尚不能用现代科学解释者亦多。

病案31 胃寒肠热，腹痛呕泻

郭××，男，50岁，松子坪人。

腹痛呕泻，自觉泻出物火热，此肠中有热也；呕吐酸腐，渴喜热饮，胃中有寒。脉沉弦，阴中见阳脉；舌红苔白滑，有热有寒。诊断为胃寒肠热证，寒热兼杂，仲圣黄连汤准中。观神情举止跷捷轻健，盖无虚，去人参，加藿香外散风寒，内化湿浊。

黄连10克，桂枝7克，干姜5克，半夏10克，藿香10克，炙甘草3克，大枣5克。

3剂服后，呕泻止，腹痛住。患者曰："先生神也乎！"答："非余之神，寒热平调，仲圣立法之神也。"

感悟： 中医离不开寒热辨证，西医学缺乏一个寒热认证（症），特别是寒的观念不曾有，因此也就缺少温散、温通、温养的治疗手段。寒也是炎，热也是炎，炎、炎、炎！我不反对炎，西医讲炎，固然不是指火热的含义，但愿中医学人，不可以把"发炎"二字当作口头禅喊，我担心会把中医理法搞糊涂。（中医学教科书除外科偶有发炎的提法，其他内科学、儿科学、妇科学、诊断学、方剂学、药物学、基础理论……均找不到"发炎"二字。）

病案 32 寒邪冷气，小腹疼痛

胡××，女，20 岁，醴陵市人。

小腹疼痛，诊脉弦数。观舌体舌苔无别样，饮食便解、生活起居好恶诸多方面查不出寒热虚实征象。今小腹疼痛从何分辨？诊妇人病尤必问月经，因询得知，平素月经色暗质稀，夹有瘀块，届时小腹疼痛，无热渴，大小便亦无别样。分析：今病非月经期与月经期小腹疼痛一样性质，殆寒邪冷气，气滞作痛也。脉数，盖气血郁阻，正气抗病欲畅亦令脉数，数脉非必为热。月经期与非月经期腹痛虽然小有分别，然寒热虚实病机无大差异，刘河间正气天香散绝不偾事，加味如下。

香附 10 克，干姜 5 克，乌药 10 克，橘皮 10 克，厚朴 10 克，延胡索 10 克，肉桂 10 克，赤芍 10 克，甘草 3 克，生姜 3 片，紫苏 50 克。

3 剂服后，腹痛住。尤可喜者，尔后月经来，瘀块减少，腹痛亦轻减过半。

病案 32 脾胃寒湿气滞，脘腹胀满疼痛

匡××，男，40 岁，木华村人。

脘腹胀满疼痛，食少倦怠。

诊脉弦迟大，舌体淡，苔白腻，嗳气频仍，大便坠胀难下。从脉症分析：属脾胃寒湿气滞胃痛病也，治疗类方有多个，何者贴切适宜？仲圣茯苓桂枝白术甘草汤治中焦阳虚，脾失运化，湿聚成痰者优，行气除满力不足；东垣木香顺气丸温中燥湿，行散力或有过之；东垣厚朴温中汤治脾胃寒湿气滞，脘腹胀满疼痛适合，方如下。

厚朴 10 克，茯苓 15 克，橘皮 10 克，草豆蔻 10 克，木香 3 克，干姜 7 克，甘草 3 克。

二诊：3 剂服后，痛减过半，嗳气未除，大便排解仍旧乏力。考虑：嗳气逆上宜降，大便排解不畅，中气虚也，治宜升举，升与降，矛盾也，《颅囟经》中调中丸原治小儿脾疳者，脾肾肝兼治，升降两用，此不属脾疳，借用之如下。

柴胡 10 克，人参 3 克，茯苓 15 克，木香 3 克，桂枝 5 克，大黄 7 克，枳壳 10 克，鳖甲 15 克，甘草 3 克。

一个月过后，路遇匡君，言：5 剂服后，嗳气除，大便畅，腹痛未起。

病案 33 脾寒肠热，腹痛泄泻

邓××，男，12 岁，板杉乡人。

夏日腹痛泄泻，医以藿香正气散治之，亦可谓大通至正也。然而腹痛依然，泻亦未能少减。

诊脉弦紧，舌体舌苔尚无别样，查询：痛在脐腹，按之柔软，当无食积、燥粪、蛔虫类实体物阻结。无热渴饮冷，殆为虚寒腹痛也。将欲处方书写，复听儿母言：大便虽不见结硬，却秽臭异常。因悟寒中有热，虚中夹实，以《伤寒论》六经论证属太阴阳明腹痛，非必大便结硬为阳明证，桂枝加大黄汤为治疗总则，然而腹泻，大黄实实非宜，踌躇再三，方以桂枝加黄芩名阴旦汤者，再加藿香以外散风寒、内化湿浊，如下。

桂枝 7 克，黄芩 10 克，赤芍 7 克，藿香 10 克，炙甘草 3 克，生姜 3 片，大枣 3 枚。

二诊：3 剂服后，痛泻大减。考虑余邪未了。处方：仿吴鞠通五加减正气散法，以藿香正气散加黄芩，3 剂。

藿香 10 克，橘皮 7 克，白术 10 克，半夏 7 克，茯苓 15 克，桔梗 10 克，白芷 10 克，大腹皮 10 克，黄芩 10 克，甘草 3 克，生姜 3 片，大枣 5 枚。

连前三次医药，病痊愈。有感：临床所见，纯寒纯热、纯虚纯实证少，寒热兼杂者多。

10　结胸与痞满病类

病案 1　热痞阳虚

张××，女，40 岁，株洲市人。

脘腹胀满疼痛，心中热烦，眩晕欲睡而不能安枕。

诊脉沉弱显数，舌暗淡苔黄。炎暑六月，汗出肢凉，恶风冷特甚，大便稀溏中显结硬，小便间或热黄。窃思：几十年临床所见，寒热虚实兼杂者多，而此尤著也。肢凉汗出畏风冷，寒也；心中热烦，小便间或热黄属热；脘腹胀满痛，亦虚亦实。温凉补泻相佐用，栀子干姜汤、甘草干姜汤、栀子厚朴汤三方合。殆以干姜温脾阳，栀子清胸膈间邪热，厚朴、枳实泻实除满，炙甘草补虚，亦可谓是面面周到也，组合如下。

干姜 10 克，栀子 10 克，厚朴 10 克，枳实 10 克，炙甘草 5 克。

二诊：笃信之家，隔日复来也。诉：2 剂服后，病虽不见有加，却不见有效。思之：上方寒热虚实相佐用，原则虽无错谬，或许温阳泻热、补虚除满力俱不足。猝然忆及《伤寒论》中有云："心下痞而复恶寒汗出者，附子泻心汤主之。"旋即书予该方加厚朴、枳实、姜枣如下。

附子 15 克，黄连 3 克，大黄 10 克，黄芩 10 克，厚朴 15 克，枳实 10 克，生姜 3 片，大枣 5 枚。

三诊：3 剂服后，心中痞结见轻松，恶寒汗出减。再方考虑：温清补泻原则不变，轻制其剂，半夏泻心汤加减治之。

半夏 10 克，西洋参 3 克，黄芩 7 克，干姜 7 克，川黄连 3 克，炙甘草 3 克，大枣 12 枚。

3 剂服后，诸症安和也。嘱：暂停服药，饮食忌偏寒偏热之物，呆补尤不可以者也。

病案 2　脾肾阳虚，肚腹胀满

吴××，男，54 岁，醴陵市人。

肚腹胀满，饭食量少。复言：食后胀满或感觉舒松，饥饿时胀满尤甚，怪哉也。

诊脉大而虚软，观神情舌色淡，大便溏软，生活习惯喜温热而恶寒凉。思之：食后胀满者病在胃，不食（空腹时）亦胀满者病在脾，脾为至阴之脏，此脾阳虚的证。书予姜附六君子汤 3～5 剂。

附子 15 克，茯苓 15 克，干姜 7 克，陈皮 7 克，党参 30 克，半夏 10 克，白术 10 克，炙甘草 3 克，生姜 3 片，大枣 5 枚。

二诊： 胀满减，食量有加。脾阳根于肾阳，温补脾肾，庄一夔理中地黄丸想当适合，5 剂加减如下。

熟地黄 15 克，酸枣仁 10 克，山茱萸 7 克，白术 10 克，枸杞子 10 克，干姜 7 克，当归 7 克，附子 10 克，党参 15 克，肉桂 3 克，黄芪 15 克，神曲 7 克，炙甘草 3 克，生姜 3 片，大枣 5 枚。

三诊： 病症同前，未有进退，精神气力却有好转。考虑：胃肠功能初复，饭食量增加，恐其饮食滞阻，伤及脾胃，书予消补两用丹溪太安丸。嘱：上次处方可继续吃吃停停二三剂，与此次处方二三剂相间服用，饮食以七分饱为宜。

山楂 7 克，陈皮 7 克，神曲 10 克，连翘 10 克，茯苓 15 克，白术 15 克，半夏 10 克，莱菔子 10 克，炙甘草 3 克，生姜 3 片。

四诊： 患者言"病已愈，腹胀仅偶尔小见，求一纸善后之方"。考虑：诸虚以呆补为大忌，仲圣薯蓣丸，补气益血，理气开郁散邪，面面周到，堪称补益立方之师，略为加减如下。

山药 30 克，干姜 3 克，桔梗 7 克，白术 10 克，柴胡 7 克，川芎 7 克，茯苓 15 克，白芍 7 克，麦冬 10 克，防风 7 克，阿胶 10 克，党参 15 克，当归 7 克，附子 10 克，肉桂 3 克，熟地黄 15 克，神曲 7 克，炙甘草 3 克，大枣 10 枚。

10 剂，共研末，每次服 20～30 克，每日 3 次。

尔后获悉，情况良好。

附记：

姜附六君子汤中，半夏与附子同用说明。

药性十八反歌云："本草明言十八反，夏蒌贝蔹及攻乌。"言：半夏、瓜蒌、贝母、白蔹、白及与乌头相反，不能用于同一个方药之中。附子是乌头所附生之子根，用之无妨。张仲景有竹叶汤加减法中附子与半夏同用例。

本人青年时期，相随第一业师临证，姜附六君子汤为常用之方，尔后，临床数十年，亦屡用之，未见有不良反应。

仲圣有赤丸方，治寒气厥逆者，半夏与乌头同用。本人识见不深，不敢少试。

病案3 肠间水热互结，肚腹胀满疼痛

陈××，男，50岁，黄毛村人。

肠间雷鸣作响，肚腹胀满疼痛，大便坠胀，小便热黄。意见：胃虚水饮不化，与肠间邪热互结，生姜泻心汤适合，加味如下。

生姜15克，黄芩10克，干姜7克，黄连3克，仙半夏10克，炙甘草3克，西洋参3克，厚朴10克，甘草3克。

二诊： 诉"上方服3剂，胀满痛未减"。再诊思之：或许非全然无效，患者求痊愈心切之故也，然方药亦有再考虑之必要。思之：肠间水饮与邪热互结之诊断当无所误，然水饮与邪热各几何，虚实轻重多少未能准确认定。势必影响方药配伍。进一步思之，此水饮与邪热俱重而非虚。前方去干姜、西洋参，合己椒苈黄丸如下。并嘱：一剂分多次服，守丸药缓调之意。

生姜15克，防己10克，半夏10克，椒目10克，仙黄连3克，葶苈子10克，黄芩10克，大黄7克，甘草3克，大枣3枚。

三诊： 3剂服后，腹中雷鸣除，大便坠胀轻松，腹胀满痛大减，余邪未了了。思之：里实重在气滞，处方以厚朴三物汤、保和丸合参，如下。

厚朴15克，神曲10克，枳实7克，茯苓15克，大黄7克，半夏10克，连翘10克，橘皮7克，山楂10克，莱菔子15克。

3剂服后，腹胀满痛除，一切安和也。

病案4 土壅木郁，肚腹痛满

何××，男，47岁，醴陵市车顿桥人。

诉：肚腹胁肋胀满疼痛，口苦干，久矣！据电脑网络百家论坛之言，此肝气郁结，脾土受困，是耶，非也，请先生明察，并出方治疗。

诊脉濡数，舌苔白黄滑腻。思之："肝足厥阴之脉……上贯膈，布胁肋"（《灵枢·经脉篇》），胁肋属肝之分野；"少阳之为病，口苦咽干，目眩"（《伤寒论·少阳病篇》）；又"胆热则口苦"（《内经》），肝郁气滞化火，网上百家

论坛之言，非不近理，爰处方以柴胡疏肝散合蒿芩清胆汤5剂。

柴胡10克，赤芍10克，川芎10克，枳壳10克，橘皮10克，香附10克，赤茯苓15克，半夏10克，黄芩10克，滑石15克，青蒿10克，甘草3克，竹茹10克，青黛1.5克。

二诊： 上方服3剂，无效。心想：此方依理有法，未效者，药力未达也，原方续服3剂。

三诊： 言上方6剂服完，依然无效！怪而诘之，无效乎！答：实无效，肠间鸣响，肚腹胀满，坠下稀溏依然。因悟：肝气郁结，脾土受困；脾病运化壅阻，亦能令肝木气结不能舒伸，此土壅木郁也。宜其胃肠壅阻，肝气可舒。遂处方以生姜泻心汤合平胃散5剂。

生姜10克，干姜5克，半夏10克，苍术10克，黄芩10克，厚朴10克，橘皮7克，西洋参3克，川黄连3克，炙甘草3克，大枣3枚。

四诊： 腹胀满痛除，胁肋痛亦大减。转方以丹溪越鞠丸。3剂服后，胁肋痛满亦除。

香附10克，苍术10克，川芎10克，神曲10克，栀子5克。

病案5 痰热互结，胸中痞塞

李××，古稀老妪，孙家冲人。

胸中痞塞，卧则尤甚。口中干苦，唾痰稠黏，咳吐不爽。

诊脉数而时一止，此促脉也。据脉书言："为阳盛实热，痰气阻结。"卧则气下而痰上，故胸中痞塞尤甚；口中干苦，凡物烧焦则味苦涩，乃物之常情。欲痰不结，口不苦，当熄其火热。气机畅，胸膈痞满可除。处方：栀子厚朴汤合半贝丸，毋需大队药味堆砌。

栀子10克，贝母10克，厚朴15克，半夏10克，枳实10克，生姜15克。

二诊： 5剂服后，痰与火不结聚，气机畅，胸中痞塞开。思之.：再次方药不比上次容易，胸膈痰热初除，补而清，又补又清，疏利气机更不可缺，方如下。

洁白官燕窝30克，金钱橘饼3个，冰糖适量。

共蒸食之，5~7剂不为多，日一次或间日一次。

获悉：月来情况良好。

病案 6 热痞阳虚

陈××，男，60 岁，新阳乡人。

心脘痛满痞结，烦心烧热，大便坠胀，却非结硬，汗出恶寒尤甚。

诊脉弦而迟大，舌体显淡胖，苔黄腻。见证为热痞阳虚。观前医所开药方，殆为枳实消痞丸之类，非不近理，效验却不显，再三推敲，不效其理有二：一是温阳力不足，二是方中参术阻气。处方以附子泻心汤，从枳实消痞丸中选味加入如下。嘱告：方中大黄不入药煎，用热药汁泡渍，意在多取其气，少取其味，不用在泻肠中实体物。

枳实 10 克，附子 15 克，厚朴 10 克，神曲 10 克，川黄连 3 克，麦芽 10 克，黄芩 10 克，生姜 15 克，大黄 10 克，甘草 3 克。

二诊：隔日患者复来也，言：上方仅服 2 剂，痛满大减，汗出少住。是否可以续服 2 剂？急答：不可！此乃将军之药，中病即止。再处方，半夏泻心汤 3 剂。

半夏 10 克，西洋参 3 克，黄芩 10 克，干姜 7 克，川黄连 3 克，炙甘草 3 克，大枣 3 枚。

三诊：3 剂服后，心脘宽舒也，大便亦不感觉坠胀，乐喜进食。转方以栀子干姜汤合甘草干姜汤，再加金钱橘以利气。以栀子泻胸膈邪热，干姜温脾阳，炙甘草补中益气。好在笃信之家，知识界人士，药简价廉不生疑弃。

栀子 5 克，炙甘草 3 克，干姜 7 克，金钱橘 5 个。

获悉，3 剂服后，情况良好，患者持此方断断续续直服至 7 剂。

病案 7 虚冷气闭，肚腹胀满痛

苏××，女，31 岁，玉皇阁人。

肚腹胀满痛，长久服药，未能有效。

诊脉迟弱，神色暗淡，大便滞结。喉间如有物梗阻，吞之不下，吐之不出，耳内蝉噪有声，肢体困重，头脑昏懵，畏寒尤甚。问对察知，患者疑自体虚弱，求吃补药心重。检视前所服药，自主服用，或他人教服，参、芪、归、地、枸杞、天麻一派补品。因认定虽属阳虚之体，杂乱补药，气机阻滞，肚腹胀满痛之所由也，此非臌胀病一类。书予半硫丸合平胃散加味，4 剂。

半夏 10 克，厚朴 10 克，硫黄 10 克，槟榔 10 克，神曲 10 克，干姜 7 克，苍术 10 克，橘皮 10 克，甘草 3 克。

二诊：药后腹中鸣响，矢气频转，腹胀满痛减，喉间梗阻舒，保和丸加味 5～7 剂。并耐心说服，言：药物乃特殊物品，均有其偏性，不可随意自取服用。"五谷为养，五果为助，五菜为充，五畜为益"，饭为百补之王。一席话，患者领悟也。

山楂 10 克，茯苓 15 克，神曲 10 克，半夏 10 克，莱菔子 15 克，陈皮 10 克，连翘 10 克，厚朴 10 克，生姜 10 克。

他日，路遇妇女，听诉："肚腹已不胀满，能食，精神不似以前困重乏力。先生教诲，饭为百补之王，高也哉！"

11　积聚与臌胀病类

病案 1　脾胃虚弱，寒热胶结

李××，农民，40 多岁，仙霞乡人。

年来肚腹胀满大，四肢日见消瘦，大便滞结，食量减少。

诊脉弦，舌淡苔显黄腻，查按"天枢"穴有压痛（脐旁两横指处）。腹大肢瘦方书有"单腹胀"之病名，属难以治愈之脾肾肝病，姑不作此病认定。半消半补，枳实消痞丸 5～7 剂，酒曲煎鸡蛋，日食一个，作半个月调治观察。

党参 15 克，半夏 10 克，白术 10 克，枳实 10 克，茯苓 12 克，麦芽 10 克，川黄连 3 克，神曲 10 克，干姜 5 克，厚朴 10 克，甘草 3 克。

二诊： 腹大胀满消减十之八九，大便畅。肢体恢复尚需时日。仍以消补兼施，方以大安丸合左金丸意在佐金平木扶脾。学人疑议曰："'脾，其主肝也'（《内经》），脾胃运化水谷，肝疏泄之功能不可无，伐肝平木改作疏肝可乎？"余赞其说，遂以大安丸合柴胡疏肝散合香连丸 6～7 剂。酒曲煎鸡蛋续服之。

神曲 10 克，半夏 10 克，山楂 10 克，橘皮 7 克，莱菔子 15 克，连翘 10 克，茯苓 15 克，白术 15 克，川黄连 3 克，川木香 7 克。

经月余调治，腹胀满消除，肢体恢复捷健。

病案 2　胃肠热毒，脾肾阳虚，肚腹胀满

李××，女，67 岁，大土村人。

肚腹胀满，大便不通，呕哕不食。某以肠梗阻认治，药后，大便解下秽臭稀水，肚腹胀满却未能少减，神情憔苦有加，转来我处。

诊脉弱小数，按之难及，舌红胖大，口津干，不欲饮水。查询获悉，患糖尿病多年在先，天天吃药，等同吃饭，年来复病带状疱疹（缠蛇丹），经治

肌肤疱疹阻断未起，热毒内留未净。大便不通，已泻下水液，肚腹胀满未能少减，认定此腹胀满在脾，也关系肝之疏泄；脾为至阴之脏，又脾阳根于肾阳，此肠胃热毒聚结，脾肾阳虚。治疗：清泄胃肠热邪毒气，有碍温肾阳虚；温脾肾阳，则胃肠热邪毒气有加，下手两难。处方以附子泻心汤、厚朴大黄汤，再加清热解毒之品，组合如下。

附子 10 克，厚朴 10 克，川黄连 3 克，枳实 7 克，黄芩 7 克，金银花 10 克，大黄 10 克，连翘 10 克，薄荷 7 克，甘草 3 克。

二诊：肚腹胀满依然，大便已无物可下。呕哕仍有出现，食欲全无。前方温阳扶正、清热解毒两相结合未效。再分析，肚腹胀满，不在胃肠实体物；呕哕，非胃寒胃热之类，长久不食，胃气衰败，救阴救阳，清热排毒已无有希望。观患者神情心态，悲痛之极，因告慰：病虽属严重，天地间、自然界，万种事物，有生必有克，找到克的办法为重要。能多处就诊，对该病识见或许更臻完满。

次日，患者抱着本人嘱告希望，去某医院住院治疗也。

一周，从该地来诊人言：老妪物化矣！

病案 3 水毒结聚，肚腹肿满

陈××，男，67 岁，醴陵市人。

肚腹肿满，大如覆箕；四肢干瘦，恰似芦柴棒。某西医院治疗，每旬日从肚腹部抽出水液几百毫升，顿获轻松，一周肿满复如故。患者自知终非究竟，转中医药治疗试试看。

诊脉沉弱小，神色惨淡，腹皮薄亮，小便短少，大便坠胀。断认：病属臌胀类证中水臌也。思之：补虚、泻实两难。从泻实治之，水臌类方中疏凿饮子以遍身水肿表里证兼为主，舟车丸以大腹肿胀，水热内结适宜，然二方皆峻厉，体虚则不可以；从虚治之，实脾饮治虚寒阴水，半身以下肿者宜；金匮肾气丸温肾化气利水，叹无同业人参商，实不敢冒昧行事……踌躇再三，处方：五皮饮含禹功散先遣治之。李东垣中满分消丸治中满热胀，中满分消汤治中满寒胀，再诊转方时考虑。

茯苓皮 10 克，桑白皮 10 克，橘皮 10 克，生姜皮 10 克，小茴香 10 克，大腹皮 10 克，黑白丑各 7 克。

二诊：3 剂服后，小便一时性较以往多，肚腹胀满少减，转方：大橘皮汤加减 5 剂。中满分消丸、中满分消汤留作后一步推敲。

橘皮 15 克，肉桂 7 克，茯苓皮 30 克，西滑石 15 克，白术 10 克，大腹皮 10 克，泽泻 10 克，石石燕 1 对，猪苓 10 克，黄荆子 30 克，甘草 3 克，槟榔 10 克，生姜 15 克。

不复来诊也，忖度，上方未能有效。两个月后得知，人已物化矣！

病案 4　肾阳虚衰，阴冷疝气

江××，男，18 岁，何泉村人。

右边睾丸肿胀痛。天热肿胀益甚，天凉肿胀痛减，年许也。

诊脉弦迟大。询悉无焮红，不感觉烧热，小便清长，大便不结硬。窃思：病名疝气，古有七疝之名，兹不拘七疝之分，唯守气血与虚实阴阳辨证施治。时肿时消减者气也；无焮红烧热，应当不属热证阳证。盖天热则肿胀益甚者，自然环境气温高，则人身阳气散发过多，体内阳气衰少，故肿胀有加；天气凉冷，体表毛窍紧束，体内阳气相对高，故阴冷病痛减。因认定：此属肾阳虚衰，阴冷疝气。温肾行气，处方以景岳暖肝煎如下。

乌药 10 克，小茴香 10 克，沉香 10 克，枸杞子 10 克，肉桂 7 克，茯苓 15 克，当归 7 克，生姜 10 克。

二诊：3 剂服后，似效非效。思之：似效者，前方寒温无错谬；不效者，虚实有失。虚病行气则耗气在其中，当以温补敛气为得。转方以黑锡丹加减 5~7 剂。

硫黄 7 克，木香 3 克，附子 15 克，小茴香 10 克，肉桂 3 克，肉豆蔻 10 克，沉香 5 克，补骨脂 10 克，金铃子 10 克，胡芦巴 10 克，生姜 10 克。

三诊：肿胀消。书予景岳右归丸，5~7 剂，以善后。

山茱萸 10 克，山药 15 克，枸杞子 10 克，杜仲 10 克，当归 7 克，菟丝子 10 克，肉桂 3 克。

数月后，患者来也，言一切情况良好，道谢不已。

病案 5　臌胀重证，庚辛日死

朱××，男，农民，57 岁，东步冲人。

肚腹胀满大，如妇女怀胎十月；四肢枯瘦，恰似芦柴棒。西医诊断为肝癌，中医以食后胀满者为病在胃，不食亦胀满者病在脾与肝。病名单腹胀，历来认定单腹胀为难治之证（哮、痨、气、臌、膈，神仙也诊不得——言难治）。西医从腹部抽出为粉红色血液，中医认为臌胀非单一水之为病，乃病殃及血分，中西医见解殆同。天地间、自然界一切事物，有生必有克，本病早期或许有治，情况，扁、仑亦难矣也。告以庚辛日病或加剧，但愿预言不应。

后十日，逢庚辛，喘息无奈，次日凌晨殒命。

感言："人与天地相应，与日月相参"（《内经》）。人体与天地间万事万物有着千丝万缕的联系，其间更是有一个大体归类法。十天干（甲乙丙丁戊己庚辛壬癸）、十二地支（子丑寅卯辰巳午未申酉戌亥），是宇宙间纷纭万象归类法与时间推移论述。干、支配五行更有旺、相、废、困、囚之情况。肝胆属甲乙木，肺与大肠属庚辛金，金克木，故肝病逢庚辛日重，原如此也。

此中国古代道教说理，是耶非也，今据临床本事实录。久病之人，某日病重或轻减，固是有多方面原因，不可执一。

12 疟疾病类

病案 温疟

肖××，女，19 岁，吴家塅人。

一周来，寒热交作，一日一发，热多寒少，汗出热退，烦渴引饮。四肢反觉清凉，兼骨节疼痛。

察脉来平，舌苔薄黄。此类"温疟"，据《金匮要略》白虎加桂枝汤可治。学人问："疟脉皆弦，此何故平？四肢清凉，该方于阳气虚微可乎!？"余曰："温疟属温病，《难经》云'温病之脉，行在诸经，不知何经之动也'。故脉不应证，四肢反觉清凉者，胃阳为邪气所遏，不能布达于四末，是方以白虎汤清其胃中邪热，邪热除，阳气伸舒，四肢可温；再者方中桂枝一味，温通骨节腧窍，以除寒热客邪，亦以温四肢。"认识统一，遂书予该方。

石膏 30 克，桂枝 10 克，知母 10 克，甘草 3 克，粳米一撮。

二诊：病减十之六七，寒热交战届时仅小见，四肢转温，前方加生地黄、天花粉，3 剂。

石膏 15 克，生地黄 15 克，知母 10 克，天花粉 10 克，甘草 3 克，粳米一撮。

三诊：寒热却，骨节痛住。补清立法，竹叶石膏汤加味 3 剂，收全治功。

淡竹叶 7 克，西洋参 10 克，生石膏 15 克，麦冬 10 克，半夏 10 克，炙甘草 3 克，粳米一撮。

13 黄疸病类

病案 1 风寒郁表，湿热内蕴，眼目身肤发黄

杨××，男，40 岁，新阳乡人。

卒病眼目身肤发黄，自己认定为肝炎，通过西医院化验检查，实实肝炎也。

诊脉浮紧数，苔白黄腻。病起一周，头身困痛，时有寒热，厌食、口苦干、渴不多饮，小便热黄，大便显坠胀，但不结硬。此风寒湿邪郁表，内湿热蕴伏，脾失健运，肝失疏泄，胆汁逆流入血，故身肤眼目发黄也。湿热兼表证发黄，仲圣麻黄连轺赤小豆汤为千古范方，兹不违其立方本意，取幼年师传及本人临证常用方，活人败毒散合茵陈蒿汤治之，以其大便不结硬，方中去大黄加厚朴通胃肠滞逆之气，组合如下。

独活 10 克，柴胡 10 克，羌活 10 克，前胡 10 克，防风 10 克，川芎 10 克，枳壳 10 克，茯苓 15 克，桔梗 10 克，茵陈 30 克，栀子 10 克，厚朴 10 克，甘草 3 克，薄荷 7 克，生姜 3 片。

二诊：上方服 5 剂，寒热外证却，头身困重除，肌肤眼目黄小有轻减，知外风寒湿邪郁闭解除。《金匮要略》"见肝之病，当先实脾"，肝病必传脾，所言实脾，殆即助脾运化也。转方：疏肝运脾、除湿清热为治则，柴胡疏肝散合茵陈蒿汤加减，如下。

柴胡 10 克，赤芍 10 克，枳壳 10 克，青皮 10 克，香附 10 克，茵陈 30 克，厚朴 10 克，栀子 10 克，甘草 3 克，川芎 10 克，生姜 1 片。

三诊：5 剂服后，身肤眼目黄续有淡减。嘱：前方续服 5～7 剂不为多。

四诊：欣喜，眼目身肤黄退下也，纳食便解正常。"黄疸当以十八日为期"（《金匮要略》），是言其通常病程时日。屈指数，本病 18～20 日获愈。有感所谓流行性急性肝炎，其中很多病例兼表气郁闭者多，不从宣表散邪，外宣散内清泄湿热，病愈时日，则很难言说。

病案2 土壅木郁，湿热黄疸

陈××，女，25岁，木华村人。

身目俱黄，小便热黄，口苦干。西检称急性黄疸性肝炎，中医称黄疸病阳黄。无寒热外证，医以茵陈蒿汤、柴胡疏肝散治之非无理也。"黄疸当以十八日为期"（《金匮要略》）愈，某经治一个月，身目俱黄。未曾少减，转来我处。

诊脉濡、弱小，舌体淡，苔白黄腻。饮食乏味，脘腹胀满，大便稀溏坠胀，倦怠少气，常欲睡卧，却又心烦懊恼不能入睡。思之：黄疸身目俱黄者，原由肝气郁滞，胆液不能从胆管进入胃肠以消化油脂，因而反流入血，故身目俱黄，小便亦黄。五行肝属木，脾属土，肝木克脾土，克中有生为正常生理状况。若脾土壅阻之甚，亦可致肝木之气不能舒伸，所谓土壅木郁者是也。患者脘腹胀满，全然不思食，脾土壅阻之甚，致使肝木疏达之功能失常。治疗：温脾助运，兼清胸膈间之邪热，栀子干姜汤合栀子厚朴汤再加味如下。

栀子10克，厚朴，10克，干姜7克，枳实10克，茵陈30克，藿香15克，甘草3克。

二诊：上方服5剂，脘腹胀满减，口味开，乐喜进食，精神转佳，黄疸尚未退。守运脾疏肝，佐以除湿清热治之，栀子干姜汤、栀子厚朴汤合柴胡疏肝散加味如下。

栀子7克，厚朴10克，干姜7克，枳实10克，柴胡10克，香附10克，赤芍10克，橘皮10克，川芎10克，茵陈30克，甘草3克。

三诊：上方服7剂，身目黄退减过半。方药既中，且无不良情况出现，击鼓再进，7剂。

四诊：肤色黄退，眼目清明也。仍守"肝病必传脾，见肝之病，当先实脾"（《金匮要略》）之理法，方以丹溪保和丸加白术名大安丸者，消补兼治之。嘱告：隔日一剂，3~5剂即可也，若能食，此即善后之方。

神曲10克，山楂10克，茯苓15克，陈皮10克，半夏10克，连翘10克，莱菔子10克，白术10克。

病案3 黄疸，湿重热轻

钦智师，48岁，南岳祝圣寺僧人。

西医化验为肝炎，南岳医院治疗三个月，目珠、肤色黄染不见少减，心脘痛满，饮食减少，疲惫日增。余因送大愿师到南岳祝圣寺长住，是晚宿祝圣寺，商治于余。

诊脉弦弱，观舌体淡，舌尖显红，苔腻，肤色晦黄。听诉："心脘痛满，饮食难下，服药无效，疲惫日增。色身本属虚假，然亦为载道之躯，将如之何也？"余曰："肝炎，炎字为两个火字重叠，非尽是火热也，中医论黄疸（肝炎）有阴黄、阳黄，有湿重热轻、湿轻热重与湿热平等者之分。贵恙色脉合参，属湿重热轻者，脘腹胀满，饮食难下，肝病传脾也，当先实脾。俾脘腹胀满除，能食为治疗第一着。"温脾阳化湿，兼清邪热，书予栀子干姜汤合甘草干姜汤加味 10 剂。

栀子 7 克，厚朴 10 克，干姜 10 克，茵陈 15 克，炙甘草 3 克。

大愿师已定居南岳祝圣寺事毕，余回醴陵小庙。

二诊：后两个月，因广东周××居士旅游南岳患病，急邀至南岳医治，钦智师远迎合十诉：前方服 10 剂，脘腹胀满除，能食。因与解师相隔遥远，见上方服之佳，持原方直服至 20 剂。情况，饮食正常，体力恢复，唯有时心烦似饥。余观患者肤色明净，举动捷便，法喜充满。告曰：前方不再服可也。心中似饥，气阴虚也，叶氏养胃汤加减，补而不滞。

玉竹参 30 克，霜桑叶 10 克，北沙参 30 克，炙甘草 3 克，白扁豆 10 克，麦冬 10 克。

获悉：上方服 10 剂，收全治功。

病案 4　瘀热身黄（湿热兼表证发黄）

张××，女，14 岁，板杉乡人。

寒热头痛，肌肤目珠黄染，小便如柏汁。

脉浮、苔白黄腻。寒邪在表，表闭而热不得越，热与在里之湿合，湿热氤氲发为黄疸。仲圣"伤寒瘀热在里，身必发黄，麻黄连轺赤小豆汤主之"，此病机制与此条经义正合，遂书予该方。方中生梓白皮缺，以茵陈代之，连轺（连翘根）改用连翘，不会影响疗效。

麻黄 3 克，茵陈 15 克，连翘 10 克，杏仁 7 克，赤小豆 10 克，甘草 3克，生姜 1 片，大枣 1 枚。

二诊：3 剂服完，寒热外证却，头痛住，肌肤目珠黄染消退十之七。转方，学人有议进栀子柏皮汤者。余曰：不可，理脾胃为正治。黄疸之病，西医称肝炎，余以为不仅是肝的问题，本病还关系肺与脾，情况，肺宣发肃降功能已经恢复。经言"见肝之病，当先实脾"，所谓实脾，即调理脾胃。认识统一，遂书予藿香正气散二分，取连朴饮一分相伍加减 3 剂。年轻人生机蓬勃，仅一周调治而痊愈。

藿香 7 克，半夏 5 克，茯苓 10 克，橘皮 3 克，厚朴 5 克，大腹皮 5 克，桔梗 5 克，白术 5 克，茵陈 10 克，川黄连 1.5 克，栀子 3 克，甘草 3 克。

14 水肿病类

病案 1 阴寒与暑湿热邪互结互蕴

刘××，女，13 岁，木华村人。

遍身肿，小便少，泛恶欲呕，纳呆食少；腹痛，入暮剧，夜尤甚。

诊脉沉小，舌淡，眼睑㷂红，四肢凉冷，无寒热外证，无咳喘，亦无渴饮。似乎溢饮，亦类风水，"病溢饮者，大青龙汤主之，小青龙汤亦主之"，风水宜越婢汤之类。思大青龙汤证，有寒热燥烦，小青龙证多咳喘，二方皆非所宜。今腹痛入暮剧，夜尤甚，日暮、夜间天时阳气衰微，阴寒气盛，故人亦应之而腹痛甚，越婢汤亦不甚合。脉小弱，肌肤水气充溢，按之难及，浮沉难辨。学人建议，从时俗治疗，青霉素每次 80U，肌内注射，每日 3 次。一周无效，不得已而摒弃之，从中医论治，认定为阴寒与暑湿热邪互结互蕴，书予桂苓甘露饮两单 6 剂，竟获痊愈。所谓肾炎，中医药治疗实无定法定方，唯谨守八纲辨证为重要。

桂枝 7 克，石膏 15 克，茯苓 15 克，滑石 10 克，白术 7 克，寒水石 10 克，猪苓 7 克，泽泻 7 克，甘草 3 克，生姜 3 片。

病案 2 风水，颜面浮肿

李××，女，37 岁，横田村人。

颜面浮肿，眼目昏朦。

诊脉浮数，舌红，苔薄白，食尚可，大小便无别样。有称肾炎者，不反对其说，持中医识见者固是不附和。方书"面肿曰风，足胫肿曰水"。所谓风，此处不属阳明热盛生风与肝肾虚风，原指六淫外感病类；又《内经》"三阴结谓之水"，三阴指肺手太阴，脾足太阴，直指水肿病内关肺与脾。治疗：发越、激扬脾脏功能，并宣肺清热，仲圣越婢汤加味如下：

麻黄 5 克，荆芥 10 克，生石膏 30 克，防风 10 克，厚朴 10 克，薄荷 7

克，甘草 3 克，生姜 3 片，大枣 5 枚。

二诊：上方服 3 剂，头面浮肿消退，眼目亦感觉清明也。清热利湿，苦辛凉法，宣三焦治之，杏仁滑石汤加减。

杏仁 10 克，厚朴 10 克，西滑石 15 克，通草 10 克，黄芩 7 克，橘红 10 克，黄连 3 克，半夏 10 克，郁金 10 克，寒水 10 克，甘草 3 克，生姜 3 片。

3 剂服后，一切安和也。

病案 3　风水夹热，头面浮肿

刘××，女，42 岁，仙霞乡人。

卒病头面浮肿。

诊脉浮数，舌体显红，苔白黄腻，外证轻有寒热，不咳嗽，食尚可，大便好，小便不感觉什么！患者言：曾病肾炎，肾炎病复发耶？因答："姑不作肯定，以中医识见，面肿曰风，足胫肿曰水，此风水夹热。"治疗：忆昔业师惯用荆风败毒散合五皮饮，诚可谓"善治者，治皮毛"也，今不违其意，以其风水夹热，改用越婢汤合姜茶饮再加味，组合如下。

麻黄 7 克，生石膏 30 克，荆芥 10 克，薄荷 10 克，防风 10 克，甘草 3 克，生姜 15 克，大枣 3 枚，茶叶 3 克。

二诊：3 剂服后，头面浮肿消退。转方以柴陈胃苓参合轻清剂。

柴胡 7 克，茯苓皮 15 克，黄芩 7 克，泽泻 7 克，半夏 7 克，陈皮 7 克，厚朴 7 克，太子参 15 克，苍术 7 克，甘草 3 克。

5 剂服后，一切完好。肾炎耶，先后两次处方，此即治肾炎也。

病案 4　寒邪、火热、痰饮互结互蕴，咳喘浮肿

黄××之母，65 岁，土珠岭人。

通体浮肿，并咳嗽，唾痰，气喘，寒热头痛。西医学检查为高血压、肾炎、心脏病、肺气肿、气管炎……甚矣哉！日服降血压药，强心利尿药，注射用青霉素，肿旋退旋起，病与日俱增，乃至卧床不起。邻舍人建议，改用中医药治疗试试看，延余出诊。

诊脉浮而盛大，舌体暗红，苔白黄腻。询悉：口渴喜冷饮，极热汤亦乐喜，大便滞结，小便热黄。认定：此寒邪、火热、痰饮互结互蕴，新感旧病并发也。水肿而言"其本在肾，其末在肺"（《内经·水热穴论》），单一从肾治之大谬，宣表肃肺，清热、豁痰为治则，越婢加半夏汤、厚朴麻黄汤、甘草麻黄汤，三方参合如下。

蜜麻黄 7 克，生石膏 30 克，厚朴 10 克，杜衡 5 克，半夏 10 克，干姜 3 克，杏仁 10 克，紫菀 10 克，甘草 3 克，生姜 3 片，大枣 5 枚。

二诊：欣喜，上方服 3 剂，外证寒热却，头痛住，咳喘见轻松，浮肿小有消退。通阳逐水，清热泄湿，泽漆汤合五皮饮 3 剂。

紫菀 10 克（依陈修园以代择漆），西洋参 3 克，桑白皮 10 克，半夏 10 克，黄芩 10 克，茯苓皮 15 克，白前 10 克，大腹皮 10 克，橘红 10 克，桂枝 7 克，生姜 15 克，炙甘草 3 克。

三诊：咳嗽大减，头面四肢浮肿续有消退。病机同前，前方再进 3 剂。

四诊：诸症平平，考虑：痰饮热邪仍为主要，清气化痰丸合半贝丸，3～5 剂。

天南星 10 克，瓜蒌皮 15 克，半夏 10 克，枳实 10 克，贝母 10 克，杏仁 10 克，黄芩 10 克，橘皮 7 克，茯苓 15 克，甘草 3 克，生姜 15 克，大枣 3 枚。

五诊：四次诊疗，肿消退也，咳喘病愈十之七八。患者原富有之家，尊荣老者，要求服用补养之药。窃思：在无碍现有病证情况下，迎其所好，未尝不可以也。

洁白管燕窝 30 克，金钱橘饼 3 个，冰糖适量。

蒸食之，日一次或二三日一次。

病案 5　风水夹热，一身悉肿

李××，女，49 岁，醴陵市人。

一身悉肿，头面尤甚。肾炎为通称，打针消炎利尿，几度肿消而复肿。友人建议：转中医药治疗试试看。

诊脉弱小数，肢体浮肿之故，浮沉难别。舌暗红，苔白黄水滑。食少，大便可，小便频密短少。思之：肾炎，诚炎也！中医诊疗，重点不在局部定位，重整体分析，各脏腑相互联系，相互制约，相互为用。水肿之病，通常从肺脾肾考虑，肺为水之上源，失其宣发肃降，则水气郁闭，不能从肌腠宣泄；肺气不降，水液不能从小便排泄，宣与降更是相互为用；脾主运化，肾者主水，水液从肾排泄，同样受脾之功能调节。又《素问·阴阳别论》"三阴结谓之水"，言手太阴肺、足太阴脾，病邪阻结，水液滞留，以脾肺对水液代谢尤为重要。综观分析：此病名风水夹热，仲圣越婢汤为主治之方，但恐见解或有差失，更虑其越婢汤组合药味单薄，合华佗五皮饮。复考虑：患者系富有之家，病重药简价廉，不为病者乐意接受，加时俗所目为高贵燕窝一味，既不损害处方功效或者对病证有些许效益，更迎合患者心态，为治身病开路护航。本人既未经营药业，更不存在有扭曲医学理论而谋利之嫌。

麻黄5克，茯苓皮15克，生石膏30克，大腹皮10克，桑白皮10克，橘皮10克，甘草3克，洁白官燕窝15克，生姜3片，大枣5枚。

二诊：医者用心良苦，5剂服后，头面身肿消退过半。无其他不良反应。仍以宣表散邪、清利湿热治之，麻黄连轺赤小豆汤加味，仍以洁白官燕窝护航。

麻黄3克，杏仁10克，连轺15克，生梓白皮15克，赤小豆15克，洁白官燕窝30克，甘草3克，生姜3片，大枣5枚。

三诊：5剂服后，头面身肿完全消退，身体轻舒也，气短乏力却有之。不可续以宣散清泄，温补犹恐灰中有火，竹叶石膏汤加燕窝合栀子干姜汤，如下。

淡竹叶7克，半夏10克，生石膏15克，栀子7克，麦冬10克，干姜5克，炙甘草3克，洁白官燕窝15克，冰糖15克。

又5剂，服后，一切完好。

病案6　水寒热邪阻结，腿脚肿胀

李××，男，67岁，醴陵市人。

腿脚肿胀，喉间间或啸鸣声起，微咳，痰稀薄。

诊脉沉小弦数，舌体红，苔白黄水滑。食少，大便稀溏，有时却又显结硬，坠胀难下。考虑：病位在肺、在肠、在腿脚；病因病机，系水寒热邪阻结，上焦肺失清肃，中焦脾胃失运，下体腿脚水湿停聚。从泽漆汤、木防己汤二方考虑。木防己汤清热通痹、除腿脚水寒热邪阻结优盛。合五皮饮利水消肿之功力尤显，组合如下。

防己10克，茯苓皮30克，桂枝7克，大腹皮10克，生石膏30克，槟榔10克，山参3克，桑白皮10克，陈皮10克，甘草3克，生姜3片。

二诊：上方服7剂，喉间啸鸣音除，腿脚肿胀消退过半，既获效，教以续服5剂。

三诊：脚肿消退也。思之：或有余邪未了了，骤补必留邪。上病下病，从中焦脾胃治之，清除湿热合升降。王孟英蚕矢汤加味如下。

晚蚕沙10克，半夏10克，黄芩7克，吴茱萸3克，黄连3克，木瓜10克，栀子7克，薏苡仁15克，白通草3克，甘草3克。

上方服5剂，一切良好。患者自拟方药，山药30克，薏苡仁30克，稻米煮粥食之。问：可否？答：健脾胃除湿，有益无害。

病案7 暑热湿邪内闭，通体浮肿

刘××，男，学生，15岁，木华村人。

头面肢体浮肿，西医学化验检测，固是称肾炎者也。高处求医，治疗一年多时间，各类抗生素均用过，特别是利尿消肿药，即用即消，停药肿旋起。耗资巨大，已经借贷无门。友人建议，来我处中医药治疗，费用低，试试看。

诊脉弱小数，舌体暗红，舌根部苔白黄腻。纳食不馨，食后脘腹胀满，大便坠胀，似泻非泻，小便热黄，频密短涩，撒地泛起泡沫，似乎稠酽也，病者疑为糖尿病，自挑舔尝试之，不感觉甜。西医药久治不愈，转用中医药治疗，非不难也，亦非不能也。西医自清代咸丰、同治年间进入中国，中、西医学术上发生碰撞，冒出各自生命的火花，照亮各自学术上的优长与缺点。所谓肾炎，还得探求病发原因与辨析病证性质。究诘得知，炎暑六月，暑假期间，青年学子，全然不在家温习功课，整日在外狂玩，备受暑热，每当狂玩致热汗淋漓时，跃入山坡阴冷水池，沐浴浸泡长达一二小时。先受暑热，继而阴寒冷气外受，郁闭其热，暑热湿邪内留，病由生也。人体水液输布肺脾肾为重要，肺为水之上源，肺失宣肃，水湿不得外泄，下则小便失其通利，湿与热合，无从排泄，溢于肌肤，故肢体头面悉肿。当是之时，黄连香薷饮合六一散、新加香薷饮合六一散；表寒郁闭重者，荆风败毒散合黄连香薷饮；甚者越婢汤、麻黄连轺赤小豆汤加味，外宣散内清泄均可取用，妙当无极。然而当是之时，失却完满治疗，肺病及肾，伤及肾气，小便短少，水湿不得下泄，暑热湿邪盈溢，头面肢体由是肿起。既往不可追，把握目前病机辨证治疗为重要。

摒弃前所服一切西药，特别是利尿消肿药，即用即消，停药又肿，天地间、自然界一条直线不存在有生命。

饮食上不主张绝对戒盐，可以低盐饮食。咸味是人体所必需，骤然绝对戒除，机体不堪应对。

"肾，其主脾也"（《内经》），肾病水湿不行，调脾为重要，兼以治肾，清泄湿热，化气行湿，目前桂苓甘露饮仍为首选，加减用之如下。

桂枝10克，滑石10克，赤茯苓15克，寒水石10克，泽泻10克，厚朴10克，生石膏30克，杏仁10克，苍术10克，猪苓10克，生姜15克，甘草3克。

二诊： 上方服7剂，食后腹胀满见松舒，头脑昏懵尚未除，浮肿未退。

考虑：表气仍郁闭，"开鬼门，洁净府"合用，桂苓甘露饮合越婢汤 7 剂。

桂枝 7 克，生石膏 30 克，茯苓 15 克，寒水石 15 克，苍术 7 克，滑石 15 克，泽泻 10 克，厚朴 10 克，麻黄 7 克，甘草 3 克，生姜 10 克，大枣 3 枚。

三诊： 头脑昏懵见轻舒，尿量稍有增加，然身肤浮肿尚不见有明显消退。因告之曰：前段依靠利尿药消肿，已形成习惯，骤然戒除西药是一个大转弯，今停用西药单一利尿，肿未增加，即是服用中药生效。家父认同其说。前方减除越婢汤，桂苓甘露饮加减再进，7 剂。

桂枝 7 克，寒水石 15 克，茯苓皮 30 克，滑石 15 克，苍术 7 克，厚朴 10 克，泽泻 10 克，甘草 3 克，生石膏 30 克，生姜 15 克。

四诊： 可喜，尿量增多，头面身肢肿明显消退，唯下午脚肿有加，前方合防己黄芪汤 7 剂。

桂枝 5 克，生黄芪 15 克，茯苓皮 30 克，生石膏 30 克，苍术 7 克，寒水石 15 克，泽泻 10 克，滑石 15 克，汉防己 10 克，甘草 3 克，生姜 10 克，大枣 3 枚。

五诊： 晨起头面不肿，下午脚不肿，饮食增进，食后腹不胀满，大便好，说明肺脾肾生理功能初复也。思之：治疗全程，殆以桂苓甘露饮为主方，越婢汤、防己黄芪汤为参合附方。所谓肾炎，实非肾一脏之病，以宣散清泄"开鬼门，洁净府"治肺、治脾、治肾相结合，病乃获痊愈。家属要求进补，有议进六味地黄丸、金匮肾气丸者。余曰：不可，诸如右归丸、左归丸俱不可以。童贞无肾虚之理，欲其补，不可直接补肾，肾属水，肺属金，金生水，肺为肾母，虚则补其母，母气足，子受荫，补肺即所以补肾也。遂书予沙参麦冬汤，仍恐其有湿邪未尽，合海藏神术散，组合如下。并嘱：10～15 剂为限。

玉竹参 30 克，霜桑叶 10 克，北沙参 30 克，麦冬 10 克，白扁豆 15 克，天花粉 10 克，苍术 7 克，防风 10 克，甘草 3 克。

该病例治疗全程达三四个月之久，恢复良好。病者及家人欣悦，医者实实是用心良苦也。忆及已撰医生之歌中句：当我踏上医生这条道路，医生这条道路，有甜也有苦，有酸也有辣，疾病的探索，生命的护卫，有道是人比黄花瘦，但我始终有个心愿，报答众生的恩惠。

附录：

医生之歌

【口白】往日，师父之言，是指引，也是智慧。重温，激励，因之作歌曰：

当我踏上医生这条道路，医生这条道路！
有甜也有苦，有酸也有辣。

疾病的探索，生命的护卫，有道是"人比黄花瘦"。
但我始终有个心愿，报答众生的恩惠。

面对母亲抱着牙牙学语的宝宝来到我身边，
饮食、便解，点点滴滴，查询会意。
噫呀呀！人类继起的生命，母亲事业的伸延。

面对善男靓女搀扶着来到我身边，
病因病起，点点滴滴，查询会意。
噫呀呀！人间情和爱是不易完成的，需要相守偕老。
生活的道路，事业的创建，更需要同舟共济。

当我走近老者床前，满怀敬意油然起，
吃得多少饭，几时睡觉几时起。
社会美好，后来者秀丽，您付出了心血和汗水。
往日，师父对我说："老吾老以及人之老。"爱己身父母，爱天下人父母，始称得上人间大孝。
医生这条道路！这条道路，
有甜也有苦，有酸也有辣。
他日，逗着宝宝露出一丝笑意，善男靓女重返事业创建，老者行步稳健，我心如饮琼浆玉液。

"鲁滨逊漂流荒岛记"。离开社会人群，犹能独自生存，是虚假之作。
天地间，人为贵，和为贵，社会大家园，共同营建。吃的、穿的、住的，你中有我，我中有你，这是我始终坚持的一个道理，一种信念。

病案8 风水夹热，咳嗽浮肿

陈××，男孩，7岁，东冲铺人。

发热，咳嗽，头面肿，口微渴。

脉浮数，苔薄黄。肺受风邪，失其清肃故咳，失其肃降故肿。病名风水，论病机，咳与肿，二而一。治疗：越婢汤加味，发越阳郁，一而二。

麻黄 3 克，生姜 10 克，生石膏 15 克，大枣 3 枚，甘草 3 克，荆芥 10 克，杏仁 7 克。

二诊：3 剂肿消，咳减热退。恐有余邪未了了，麻黄杏仁薏苡仁甘草汤二三剂。

麻黄 3 克，杏仁 5 克，薏苡仁 15 克，甘草 3 克。

康复如常。有感也：若以镇咳止咳，或以利尿消肿，后果不堪设想。

病案 9　风水，头面浮肿

张××，女，32 岁，仙霞乡人。

头面浮肿，眼睑尤甚。

诊脉浮缓，观唇口色淡，饭食量少，大便溏软，小便无热黄，尿量一般。诊妇人病有必要查月经期、色、质、量，因月经最能反应人体血气寒热、脏腑盛衰情况。因询得知，经潮量少色淡。综观分析：知血气弱，阳气虚之人也。方书言"面肿曰风，足胫肿曰水"，此文明确明朗指出不仅是病因病机，更从中悟出治疗原则。风水，病宜宣散，不当单一以利尿治之；忆昔第一业师风水之病，用活人败毒散合五皮饮诚佳。然自古一法可以有多方，思之：仲圣越婢汤激扬脾脏功能以宣散兼清热适合，合姜茶饮宣散之力更强，尤考虑：此阳虚气弱为本体之人也，遵仲景原意加附子温阳补虚尤佳，如下。

蜜麻黄 7 克，附子 10 克，生石膏 15 克，炙甘草 3 克，生姜 30 克，大枣 5 枚，茶叶 3 克。

二诊：3 剂服后，面目浮肿消退也。转方以千金生姜甘草汤益气调和营卫治之。

党参 30 克，生姜 30 克，炙甘草 3 克，大枣 7 枚。

三诊：月后某日，患者复来也。诉：面目浮肿消退也，身体较前轻舒，但觉疲软乏力，是否可以再药调理？定观面色虽显淡而堪称明净，知虚而无邪干。补气益血正时机也，方以景岳五福饮加味如下，三五剂。

党参 15 克，熟地黄 30 克，白术 10 克，当归 7 克，炙甘草 3 克，附子 10 克，生姜 3 片，大枣 7 枚。

半年后，获悉，一切情况良好。

15　小便不利与尿频、遗尿病类

病案 1　寒邪暑热湿气内闭，小便不利。

郭××，男，50岁，横燕村人。

平常有小便淋漓不尽之感，吃龟、鳖肉类有效。今则猝病痛涩不畅，自认为肾阴虚所致，购取大乌龟一只，加熟地黄、山药、枸杞子等，蒸食之，食后胸满腹胀，燥烦欲吐，必得吐出乃快。小便仍然是淋沥痛涩。

诊脉弱小数，浮沉莫别，观舌红苔白黄腻，身热恶寒，胸闷心烦，口干渴，饮水不甚多，泛恶欲呕。病起因由，细细从近日生活情况查询得知，炎暑六月，田间劳作，敝受暑热湿邪，夜睡卧地贪凉，复受其寒冷，致寒邪暑热湿气互结互蕴，又因龟、地属呆补滞腻之品，令病气结尤甚也。治疗：散寒祛暑，兼清利湿热，并疏畅气机治之，藿香正气散、黄连香薷饮、六一散三方合裁治之。

藿香15克，黄连7克，苍术7克，白扁豆10克，赤茯苓10克，滑石15克，厚朴10克，香薷10克，陈皮7克，薄荷7克，半夏10克，甘草3克，大腹皮10克，生姜2片。

连续服药五六剂，患者自行日进2剂之多，药后大便解黏冻两日，小便渐渐通利也。

病案 2　小肠火热，小便频数

刘××，女，44岁，木华村人。

小便频数，下午甚，五、六、七次之多。

诊脉数，左寸关显盛大，舌红、口津干。询悉：饮水亦多，小便微显热黄，但无痛涩，能食，大便好，睡眠欠佳。思之：此不属肾、膀胱湿热之类，更不可贸然从肾虚、肾气失摄论治。下午1～3点未时为小肠手太阳经脉所循行旺时，小肠火热，饮水入于小肠则急切输灌三焦而入于膀胱，故小便频数；

又心与小肠脏腑相合，小肠火热上扰心神，故睡眠欠佳。治疗：小肠上接于胃，清肠清胃两相结合，导赤散合竹叶石膏汤合治之，组合如下。

生地黄15克，淡竹叶5克，生石膏30克，麦冬10克，知母10克，白通草10克，西洋参5克，半夏10克，甘草3克，粳米一撮。

二诊：上方服3剂，小便次数减少也，饮水亦减。嘱：不需要更换方药，前方续服二三剂即可。

两次诊察，一个方药，共服药6剂，小便归正，口干渴亦减少。有感：此病设不别脏腑，不从寒热虚实辨认，贸然以缩泉丸、桑螵蛸散之类治之必偾事。

病案3　胃热下移小肠，小便热痛

张××，女，40岁，白兔潭人。

小便热痛，心烦不寐。患者因故不能来诊，老病号友人，要求电话中给以药方。应允也，考虑：①小便热痛，清热泻火利水府，八正散为通常用方；②心烦不寐，心热移小肠，导赤散亦为正理。二方合，拟稿定，电话中教书写三五剂。药后来电话，服药后，小便热痛减，停药一日，病复如旧。知方药中而未全中，有效而非全效。次日，患者驱车来诊也。

诊脉弱小迟。询：能食，口干渴，饮水多，大便不见结硬。思之：此病脉症不符，火热实证，证据确凿，脉弱小迟，有两种可能，一是热伤气，患者神态与言谈举止不表示气馁短气，估计热伤气之情况非是；二是为个体禀赋生理性之常脉，此类人及至病时病脉不显露，临床常有之。舍脉从症，以症求证。心热移小肠小便热痛有之，为脏热传腑，然小肠上接胃，胃热移小肠亦有之。小肠热甚，秘别入于三焦，小便热痛完全有可能。大便不见结硬者，小肠之热未下移大肠；心烦不寐，热扰心神。思路既明，治疗：清胃热，轻利水府，三石汤加味如下。

生石膏50克，金银花15克，寒水石15克，杏仁10克，滑石15克，白通草10克，薄荷7克，甘草3克。

二诊：一周后，患者复驱车来也。诉：上方服5剂，口干渴减，小便热痛除，停药未见复发。转方以养胃阴治之，吴氏益胃汤加味如下。

玉竹参50克，生地黄15克，北沙参30克，麦冬15克，甘草3克，莲子心10克，冰糖30克。

半个月后来电，言：上方服10剂之多，小便热痛未出现，口中干渴住。

病案 4　湿热淋病

李××，女，68岁，新阳乡人。

小便热痛，淋沥不畅。自取栀子煮绿豆食之有效，再数数服之不效。

诊脉濡数，舌红苔黄腻，小腹坠胀。忖：栀子煮绿豆服之有效者，病热也；继服之不效，徒清其热未能除湿。湿热互结，不除湿，热亦不能去。欲除湿热，小腹坠胀还得疏理气机为重要。局方八正散治湿热淋病大通至正，再从陈景初天仙藤散中选味加入。天仙藤散本治妇女妊娠子气方，功用疏气行湿，想业内人不当贻笑也。

萹蓄 10 克，木通 10 克，瞿麦 10 克，车前草 5 株，栀子 7 克，滑石 10 克，石菖蒲 3 克，天仙藤 10 克，香附 10 克，大黄 7 克，乌药 10 克，甘草梢 5 克。

一剂知，三剂愈。为祛邪使尽，考虑，虽属年过花甲之人，观其体气尚壮实，于肾气无伤，教上方续服二三剂。

后一个月，妇女复来也，言：一切良好，求一纸补养方药。思之：迎其所好，于理不悖方可。湿热病后，阴气伤残，处方以大补阴丸加味 3~5 剂。

熟地黄 15 克，知母 7 克，龟甲 30 克，黄柏 7 克，石石燕 1 对，黄荆子 15 克。

病案 5　热淋兼见气滞血瘀

胡××，女，20 多岁，土珠岭人。

小便涩痛，有时带血。检阅前所服药，殆为八正散、小蓟饮子之类。

诊脉弱小数，舌暗红，苔黄腻。询悉：小腹连脐痛，大便滞下不爽。盖气为血帅，气滞则血郁，因热而动其郁血，爰小便热痛涩，有时带血之所由也。百病以调气为先，前所服药，是则是，只是缺少一个调气。此病以疏理气滞并清热为重要，气机通畅则血不郁，热清则血循常道，至于收敛止血药不属重要，或加用之为佐使，亦属可以。处方以八正散、天仙藤散合小蓟饮子加减，方中当归苦辛温动血之品，时俗之言："当归令血有所归。"此则欠妥，凡出血证，当归每为禁用药。忆昔清代妇科名家傅青主所撰清经汤、二地汤治月经先期量多俱不用当归，良有以也。

萹蓄 10 克，天仙藤 10 克，瞿麦 10 克，香附 10 克，栀子 10 克，乌药 10 克，木通 10 克，橘皮 10 克，车前草 3 株，厚朴 10 克，滑石 10 克，小蓟 10 克，甘草 3 克，淡竹叶 5 克，藕节 5 个。

二诊：腹痛住，大便畅，小便热黄痛涩大减，血不曾有。思之：前方既然服之甚佳，或有余邪未了了，不急于改弦易辙，缓进3剂（隔日一剂）。

1个月后，患者因护送他人来诊，话及已身旧病，言一切完好也。窃思：该病六味地黄丸、大补阴丸之类服用或许正时机也，然病者未要求再方服药，为医者旧日规矩"医不扣门"，亦不便劝其再药。

病案6　下寒上燥，小便不利

陈××，女，42岁，醴陵市人。

小便不利，久矣！西医称尿毒症。

诊脉沉小弱，舌体淡胖，神色暗黑。小便短少而浑浊，但无热痛，口中燥渴，却喜热饮，饭菜食味全无，甚哀哉！此脾肾阳虚，下寒上燥证也。"膀胱者，州都之官，津液藏焉，气化则能出矣"（《素问·灵兰秘典》）。肾阳虚，气化不利，故小便不能出；脾阳根于肾阳，肾阳虚则脾阳亦虚，故饭菜食味全无。温肾、利尿、润燥兼治、仲圣栝蒌瞿麦丸，千古一方，舍此无他求，加减用之如下。

天花粉15克，瞿麦15克，茯苓15克，山药30克，附子15克，西洋参3克，干姜7克，石菖蒲3克。

二诊：上方服5剂，小便有加，口味渐开。景岳有言："善补阳者，必于阴中求阳，阳得阴助则生化无穷。"余则曰："无阴则阳无以依附。"前方加地黄15克，教以续服5剂。嘱：口渴，不可以强忍不饮，小便浑浊，原由机体代谢产物得以从小便排泄出也。

三诊：小便续有增加，渴饮减，口味渐开，金匮肾气丸加味5～7剂。

附子15克，山茱萸10克，桂枝7克，牡丹皮10克，地黄15克，泽泻10克，山药30克，牛膝10克，车前子15克，人工麝香0.1克（分两次泡服），生姜3片，大枣5枚。

月后，该地来诊人言：患者因工作他往矣！以后情况未能知晓。

病案7　下焦湿热，小便白浊

漆××，男，27岁，醴陵市人。

小便白浊，腰髀胀痛。兼阳痿早泄，久久矣。

诊脉濡数，舌体舌苔查不出变化。询：小便热黄，睡眠欠佳，能食，大便好。思之：小便白浊离不开一个湿邪辨证，但必须分下焦寒湿与下焦湿热两类。萆薢分清饮为通常用方，然该方有二，丹溪萆薢分清饮治下焦寒湿白浊；程钟龄萆薢分清饮治湿热白浊。此病据小便热黄当属湿热白浊，程氏方适合。阳痿早泄，一般属虚，亦有因实致虚或纯虚者，既有一个下焦湿热小便白浊，阳痿早泄不当以纯虚证认治。而今一人之体，两个主症，单一治疗下焦湿热小便白浊，病者心结难解，为医者亦感觉医药有失圆满。爰处方以程氏萆薢分清饮加黄狗肾，意想血肉有情之品，不壅阻碍邪未尝不可以也。7～10剂。

萆薢15克，车前子10克，黄柏7克，苍术10克，石菖蒲3克，丹参10克，茯苓15克，莲子心10克，黄狗肾1支。

二诊：小便白浊大减，腰髀胀痛却未除，阳痿早泄似乎小有好转。考虑：腰髀胀痛，可以是湿热邪阻，更由气滞经脉不通利。上方合顺风匀气散7～10剂。

萆薢15克，车前子15克，黄柏7克，苍术7克，石菖蒲3克，丹参10克，茯苓15克，乌药10克，沉香7克，木瓜10克，青皮10克，天麻10克，黄狗肾1支。

7剂服后，小便清澈，腰髀痛除，阳痿早泄情况虽有所好转，然而莫不与情志有关，患者需要自行心理调节为重要。

病案8 肾虚失摄，小便频数

李××，女，35岁，石塘庵人。

小便频数，日间一二小时一次，不急速登厕则遗，夜睡五六次之多。

诊脉沉弱小，尿时无热涩痛，尿后小腹微痛，揉按之则舒。睡眠欠佳，久久不能入睡，寐觉口干渴，但不欲饮水。思忖：此不属热淋。前些日子病黄白带下，气味腥膻，曾经手治疗，服红袖女丹，黄白带下净，湿热除，邪去正虚亦属通常情况。今病小便频数，调补心肾，寇宗奭桑螵蛸散加减治之，定无错谬。

桑螵蛸10克，建菖蒲3克，远志3克，龙骨15克，龟甲30克，西洋参3克，茯神15克，覆盆子30克。

二诊：上方服5剂，小便频数减半，睡眠好转。再考虑，凡事不可执偏，天下事本无绝对的单一出现，该病无热却有热，虚中或有实。益气阴，清心火，局方莲子清心饮加减如下。

石莲子15克，柴胡10克，太子参15克，地骨皮10克，赤茯苓15克，麦冬10克，黄芩10克，黄荆子15克，生黄芪15克，覆盆子15克，龟甲30克，甘草3克。

三诊：小便归正也，睡眠续有好转。患者要求进补，议进六味地黄丸。

思之：补亦是时机也，然六味地黄丸滞腻，二至丸始合，药店倘无成品购买，按下边配伍，或煎服或为散剂均可。

女贞子 30 克，墨旱莲 10 克。

尔后得知，患者持上方直服至 30 剂，小便归正，睡眠恢复，一切良好。

病案 9 湿热下注，小便淋漓热痛

李××，女，25 岁，石子岭人。

诉：小便淋漓热痛，小腹胀满，服药打针罔效。

诊脉数实，舌红苔黄，食少，大便尚可。因询：曾服何药？答：内服六味地黄丸、缩泉丸。窃思：噫呀呀！打针抗菌消炎为西医药通常用法，非无理也。六味地黄丸滋阴，治肝肾阴虚；缩泉丸温补，治下元虚冷，小便频数者。此下焦湿热淋病，俱不可以。八正散为通常用方，有无血瘀，不作定论，合仲圣红兰花酒，有益无害，再加味组合如下

萹蓄 15 克，木通 10 克，瞿麦 15 克，车前子 15 克，栀子 10 克，滑石 15克，大黄 7 克，藏红花 5 克，石菖蒲 5 克，厚朴 10 克，青蒿 10 克，黄荆子30 克，甘草 3 克，葡萄酒 1 杯。

二诊：7 剂服完，小便热痛减。嘱：毋需更换方药，前方续服 7 剂。

三诊：小便热痛续有好转，再嘱：前方有必要续服 5～7 剂。

四诊：小便热痛除。三次诊察，服药 20 剂之多。大补阴丸加味，拟作善后处理。

生地黄 15 克，知母 10 克，龟甲 30 克，黄柏 7 克，黄荆子 15 克，石菖蒲 3 克。

病案 10 大便不通，小便频数量多

殷××，男，66 岁，均楚乡人。

小便频数量多，夜间尤甚，一个晚上六七次。

诊脉弦弱，舌体淡，苔白水滑。询悉：小便无热涩痛，大便结硬坠胀。考虑：①老年人有夜尿频而量多者，乃命门火衰，水液有失蒸腾而下泄者。②大肠病水泻，治疗有利小便以实大便开支河止泻法，此则大便结硬，通其大便，疏通大河，以减小河溢满不亦宜乎！再考虑，此病大便结硬，非阳明热结，属阴冷寒秘。处方以千金温脾汤。

附子 15 克，人参 3 克，干姜 7 克，当归 7 克，大黄 15 克，芒硝 15 克，甘草 3 克，厚朴 10 克。

3剂服后，大便畅，小便减少也。有感医理与自然界及生活常理不啻一理也。

病案 11 肾病湿热，尿频短涩

李××，男，25岁，醴陵市人。

尿频短涩，有时显热黄，阴囊下边隐隐作痛。西医称前列腺炎，打针消炎，似效非效。

诊脉弦紧。外无寒热，食可，大便坠胀。窃思：前列腺炎诚炎也，原由气郁气滞则热阻结而发炎。"前阴者，宗筋之所聚，太阴阳明之所合也"（《内经》），肾与膀胱诸多病，与肝失疏泄胃肠气滞不无关系。疏肝行气清泄湿热兼理顺胃肠治之。柴胡疏肝散合二妙丸再加味治之，组合如下。

柴胡10克，川芎10克，赤芍10克，枳壳10克，青皮10克，黄柏10克，香附10克，苍术10克，延胡索15克，黄荆子30克，栀子7克，甘草3克，川楝子3粒。

二诊：上方服5剂，听患者欣喜言：尿频短涩大有好转，下体重坠轻松。喉间干渴，却又不欲饮水为新有情况。知燥湿清热，湿热除，阴津有伤，学人议进六味地黄丸、知柏地黄丸之类。余曰不可，湿热之邪不易速除。仍取柴胡疏肝散、二妙丸合一贯煎减味如下。5剂。

柴胡10克，川芎10克，赤芍10克，枳壳10克，橘皮10克，香附10克，苍术10克，黄柏7克，生地黄15克，麦冬10克，沙参15克，川楝子10克，甘草3克。

三诊：小便畅也，口咽干燥仍有。一贯煎加减5~7剂，如下。

生地黄15克，川楝子10克，沙参30克，黄荆子30克，麦冬15克，淡竹叶7克，甘草3克，石石燕1对（打碎入药）。

三次诊疗，服药17剂，小便清长，下体轻舒。患者言：是否能吃六味地黄丸？因答：自便！龟胶或龟甲之类尤佳。

病案 12 心气不足，肾虚不摄，小便频数

刘××，女，60岁，黄毛村人。

小便频数，入夜有10次之多，通宵处于似睡非睡状态，白天困倦乏力。

诊脉细弱，舌淡苔白。询：小便无热黄痛涩，无口舌干苦，更不见有寒热头身困重等情况。因认定：不存在有六淫客邪兼杂。此心气不足，肾虚不摄，故小便频数。处方：蔻宗奭桑螵蛸散加味如下。

桑螵蛸 10 克，龟甲 30 克，远志 3 克，人参 3 克，菖蒲 5 克，茯神 15 克，当归 7 克，龙骨 15 克，金樱子 30 克，覆盆子 30 克。

二诊：上方服 7 剂，小便频数减少也。再考虑：如能令睡眠深，则体内血液循环更趋于生理性缓慢，小便频密必然减少，前方合酸枣仁汤，如下。

桑螵蛸 10 克，当归 7 克，酸枣仁 10 克，龟甲 30 克，远志 3 克，茯神 15 克，知母 10 克，川芎 10 克，菖蒲 3 克，龙骨 15 克，人参 3 克，金樱子 30 克，覆盆子 30 克。

上方服 7 剂，睡眠深熟，小便归正。夜尿二三次。年满花甲之人，此亦通常情况。

病案 13　心气不足，肾虚不摄，小便频数
陆××，男，56 岁，醴陵市江湾人。

小便频数，有些时候一小时内二三次之多。也曾就诊于大小医院，前列腺炎为通称，服药罔效。

诊脉细弱，舌淡白。小便量或多或少，无热黄痛涩，口无干渴，饮食、大便均属一般情况。思忖：此不属感染，亦非下焦湿热或伏暑热邪之类。非实即虚，进一步探究，腰膝酸软乏力，日常生活事，每每即过即忘，夜睡昏糊多梦。因认定为心气不足，肾虚不摄，处方以桑螵蛸散加味 7 剂。

桑螵蛸 10 克，龟甲 30 克，人参 3 克，茯神 15 克，全当归 7 克，远志 3 克，龙骨 15 克，建菖蒲 5 克，覆盆子 15 克，金樱子 15 克。

二诊：诉"服药后，大效未有，小效有之，一小时内小便二三次情况未出现……"窃思：即大效，非比小肠，膀胱火热清泄即除，继续调补心与肾。"心，其主肾也"（《内经》），处方以金匮肾气丸加味。

熟地黄 30 克，桂枝 7 克，山茱萸 10 克，山药 30 克，牡丹皮 10 克，泽泻 10 克，茯苓 15 克，附子 10 克，覆盆子 15 克，金樱子 15 克。

三诊：小便次数明显减少，无热黄痛涩等不良反应。嘱：前方续服之，每月 5~7 剂为限，三个月为期，感冒勿服。

经冬复春，患者因家人病来诊，欣喜以告，上方遵嘱服之，不讳小便频数病愈，腰膝酸软情况亦大有好转，上方可否继续服用？因答：不可！药物原为补偏极弊而设……

病案 14　心气不足，肾虚不摄，小便频数
黄××，女，26 岁，八步桥人。

哺乳期间，小便频多，入夜尤甚。

诊脉弱小，神色淡滞，睡眠欠佳，醒后久久不能入睡。纳食一般，大便溏软，小便无热黄涩痛。综观分析认定，此不属湿热病气阻结，无关小肠、三焦、膀胱功能失衡。为心气不足，肾虚不摄，故小便频多。然而需要考虑的是，值哺乳期间，母病服药，不影响乳液清纯殃及乳儿为第一重要。蔻宗奭桑螵蛸散于病证适合，兹值此哺乳期不宜。噫呀呀！此路崎岖，需要绕道而行。"肾……，其主脾也"（《内经》），直指脾脏对肾脏功能起重要的调节作用，很多时候治肾可以从调脾治之；又脾属土，心属火，火生土，故心脾为母子之脏，方书有子虚盗母气以自养之说，故益脾可使心气不虚。处方：以甘草干姜汤益脾治之，且遵仲圣炙甘草用量为炮姜之二倍，温而不燥，再加金樱子、覆盆子为佐使。考虑：不会影响乳汁清纯，如下。

炮姜 5 克，金樱子 15 克，炙甘草 10 克，覆盆子 15 克。

二诊：3 剂服后，小便次数减少也，睡眠亦有好转。且查乳儿情况，睡眠乳食便解一如往常，因嘱告：前方可续服二三剂，隔日一剂。若乳儿有非常态反应，立即停药。

后旬日，与患者再见面，听诉：睡眠与小便频多情况尚有十之一二未愈。窃思：《内经》有言"大毒治病，十全其六，小毒治病，十全其七，无毒治病，十全八九"。因而再嘱告：暂时可以不再服药……

16　胸痹与心痛病类

病案 1　寒邪痰饮，胸中痛满

王××，女，40 多岁，板杉乡人。

胸中痛满，气塞短气。

诊脉弦滑中显结促，舌淡滑，神色暗。询：咳唾痰涎，胸中痛满，兼见心动惕气喘，饮食量少，口不干渴，大便不结硬而略显坠胀。思之：心与肺居胸中，此寒邪痰饮结在胸中，心与肺俱病也。瓜蒌薤白半夏汤、枳实薤白桂枝汤、橘皮汤合参治之。痰结较重或气滞较重可以不多分辨，以内外无邪热兼杂为辨证重点。3 剂。

瓜蒌 30 克，枳实 10 克，薤白 15 克，厚朴 10 克，桂枝 7 克，半夏 10 克，橘皮 7 克，生姜 15 克。

二诊：上方服之间或见呕哕，融融汗出。坚持 3 剂服完，胸中痛满轻减过半，心悸惕亦少见也。知寒邪痰饮已蠲除十之七，不再行攻逐，益气温阳治之，千金生姜甘草汤合橘皮汤如下，3～5 剂为限。嘱告：药味多寡，希望不存疑虑，不作他想。

人参 3 克，橘皮 10 克，炙甘草 3 克，生姜 15 克，大枣 7 枚。

尔后获悉，情况良好。

○"心病者，宜食薤"（《灵枢·五味篇》）。

病案 2　胸痹、心气虚证

李××，男，70 岁，大土村人。

胸闷心悸，始初发生，半个月或一个月一现，持续时间一小时，半小时或一瞬间。尔来频密出现，持续时间亦延长，数小时或半日。夜间发持续时间更长。

诊脉弦虚大，时一歇指，神色暗淡，不咳唾，能食，大便好，亦无渴饮。

此心气虚，血行不畅，胸痹病也。"心病者，宜食薤"（《灵枢·五味篇》）。爰处方以栝蒌薤白白酒汤合桂枝甘草汤加味。

瓜蒌皮 15 克，西洋参 3 克，薤白 15 克，桂枝 10 克，炙甘草 3 克，葡萄酒 1 杯（冲兑）。

二诊：胸闷心悸好转，有时仅一瞬间小现。考虑益气通阳，仅可用在一时，补气益血才是治疗根本。王肯堂养心汤 5~7 剂。

生黄芪 15 克，茯苓 10 克，党参 15 克，茯神 10 克，桂枝 7 克，川芎 10 克，远志 5 克，当归 10 克，酸枣仁 10 克，五味子 3 克，柏子仁 10 克，半夏曲 10 克，炙甘草 3 克，生姜 3 片，大枣 5 枚。

三诊：心痛心悸月来未出现，气力有加，能否根治，古稀年龄之人，实不敢言定也。续书予养心汤，小剂量加阿胶。嘱：此方吃吃停停，一个月 5~7 剂，三个月为期。

年来获悉，情况良好。

生黄芪 10 克，茯苓 10 克，党参 10 克，茯神 10 克，桂枝 5 克，川芎 7 克，远志 1.5 克，当归 7 克，酸枣仁 10 克，五味子 3 克，柏子仁 10 克，半夏曲 7 克，阿胶 10 克，炙甘草 3 克，生姜 3 片，大枣 5 枚。

病案 3 胸痹寒证，左胸部疼痛

文××，男，33 岁，横田村人。

诉：左胸部疼痛，近期发生。

诊脉弦紧迟，口唇面色晦暗，食尚可，大便好。胸部位皮肉不变，揉按不痛，非外伤撞击之类，胁肋无牵引痛，无口苦干，小便不热黄，非肝之病，更不是肝气横逆犯肺；无咳唾喘息，不属肺气阻结。心悸惕短气乏力却有之，因拟作胸痹寒证治之，瓜蒌薤白白酒汤合桂枝甘草汤如下。

瓜蒌皮 30 克，桂枝 7 克，薤白 15 克，炙甘草 3 克，葡萄酒 1 杯。

二诊：3 剂服后，胸痛住，心悸惕偶尔有之。转方从仲圣炙甘草汤、千金生姜甘草汤、王肯堂养心汤三方考虑，补气益血安心神正其时也，养心汤更显优良。

人参 3 克，茯苓 15 克，黄芪 10 克，茯神 10 克，桂枝 5 克，当归 7 克，远志 5 克，川芎 7 克，酸枣仁 10 克，柏子仁 10 克，五味子 3 克，半夏 10 克，甘草 3 克，生姜 3 片，大枣 5 枚。

3 剂服后，心悸惕少见也。嘱告：药物原为补偏救弊，可以不再服药。

病案 4 气上撞心，心中痛热

童××，女，25 岁，攸县灵龟寺比丘尼。

诉：间常感觉有一股火热气上冲胸膺，心中痛热，孽缘乎，或疾病耶！求菩萨使者消灾（治疗），施以医药……

诊脉弦数，察舌红苔黄；询悉口苦干，大便滞结。意见：热在胆，逆在胃，痛在心也，书予黄连温胆汤合厚朴大黄汤加赭石，3 剂。

仙半夏 10 克，竹茹 10 克，橘皮 7 克，厚朴 10 克，川黄连 3 克，大黄 7 克，枳实 7 克，甘草 3 克，赭石 15 克，生姜 10 克。

药后三日，患者言："有蒙菩萨使者施以药力、神力两相结合，冲气降，心痛住。"嘱告：行、住、坐、卧意念在莲花上，可免神气浮越，冲气逆上复起。

病案 5 心气不足，胸中憋闷疼痛

汤××，女，33 岁，清泥湾人。

胸中憋闷疼痛，或轻或重，时隐时现。

诊脉沉弱小，观口唇脸色淡滞。三种考虑，两个排除，剩下一种，再从阴阳气血，寒热虚实认定。胸者，肺之府，不咳喘，无痰唾，气息平。此病不关系在肺；胃之大络，名曰虚里，从胃上行，贯膈，连属于肺，布胸中，食可，脘腹无胀满痛，大便好，非中焦阻隔，气失升降。剩下一种，心常悸惕，忐忑不安，心病也，少气乏力，从口唇面色淡，舌咽非干燥，知非阴虚火热体，爰断认：此心气不足，血行不畅，胸中憋闷疼痛所由生也。桂枝甘草汤为复心阳之祖方，又《内经》有言："心病者，宜食薤。"爰上方合瓜蒌薤白白酒汤组合如下。知识界女士，谅不会因药简价廉而轻鄙。

桂枝 10 克，瓜蒌皮 15 克，薤白 15 克，炙甘草 3 克，葡萄酒 1 杯。

二诊：上方服 3 剂，胸中憋闷松舒，短气乏力却有之。思之：桂枝甘草汤为复心阳之祖方，阴阳互根互用，补益气血之功效诚感不足，薤白仅能利膈宽胸，且久服之唯恐耗气。转方以王肯堂养心汤加减如下。

黄芪 15 克，当归 7 克，党参 15 克，川芎 7 克，茯苓 10 克，远志 5 克，茯神 10 克，酸枣仁 10 克，半夏曲 10 克，柏子仁 10 克，五味子 3 克，桂枝 7 克，炙甘草 3 克，生姜 3 片，大枣 5 枚。

三诊：上方服 5 剂，气力有加，胸中憋闷未见。患者要求将上方续服之。因答：断断续续服 5~7 剂可，感冒勿服。

病案6 心气不足，血行不畅，寐觉胸膺憋闷

陈××，男，50岁，宋家冲人。

夜睡觉醒后，心胸憋闷，必须大声呻吟则舒，晨起周身困重。

诊脉迟弱小。能食，腹不胀满，无渴饮烦心，大便好。思之：此不属胃肠气逆气滞之类，亦非肝气郁结者。人入睡则万缘放下，思虑歇息，心搏动缓慢；寐觉思维伊始，心搏动供血相应加强。气行血行，由于心气虚，心脏血行不畅，故而胸中憋闷。大声呻吟，气畅则血行畅。治疗：补心气桂枝甘草汤为千古祖方，合千金生姜甘草汤共调营卫血气，再加味如下，复合之方当有合群之妙用。

桂枝10克，人参3克，炙甘草5克，川芎10克，生姜3片，大枣5枚，冰片0.5克（冲兑）。

二诊： 患者欣喜诉：服1剂即有效，3剂服后，心胸憋闷除，寐觉不需要呻吟嘘气也。思之：此病原由气血两虚，气虚带来血虚，补气益血，当归补血汤适合，加姜枣以调营卫，10～15剂。

生黄芪30克，当归7克，生姜3片，大枣7枚。

患者真聪慧人也，持上二方，相间服用断断续续服至20剂之多，年来情况良好。

病案7 血气瘀滞，心胃疼痛

付××，女，54岁，蔑织街人。

心脘痛，发无时，久久矣！

诊脉迟弱，观面神色淡。询：食少，食后感觉痛减，大便非结硬，不坠胀，排解乏力，无渴饮，长日困倦欲睡。穴位按压检查，压痛不在"中脘"，而在"巨阙"（巨阙属心之募穴）。因告之曰：此非单纯胃病，而是心气虚，搏动乏力，可视为血气瘀滞，心胃气痛也。患者赞其说。处方以《医宗金鉴》丹参饮、仲景桂枝甘草汤、甘草干姜汤合方。

丹参10克，桂枝7克，白檀香10克，干姜3克，砂仁3克，炙甘草3克。

二诊： 3剂服后，痛大减，转方以桂枝甘草汤合千金生姜甘草汤。

桂枝10克，人参3克，炙甘草3克，生姜15克，大枣7枚。

三诊： 心胃已不感觉疼痛，气力有加，仍以桂枝甘草汤仿仲圣炙甘草汤意，加阿胶，5～7剂。并嘱：吃吃停停，五七剂为限。

桂枝 10 克，人参 3 克，炙甘草 5 克，阿胶 15 克，生姜 15 克，大枣 5 枚。

获悉，经冬复春，情况良好。

病案 8 痰阻气滞，胸膺痛满

陈××，男，农民，30 多岁，黄毛村人。

胸膺痛满，兼咳嗽唾痰。西医诊断为胸膜炎，青霉素、链霉素选注一周，效果不显。

诊脉寸口沉紧，关上小紧数，舌苔白腻显黄。西医诊疗无寒热观念，中医诊疗重寒热辨证，但不可以把西医所谓发炎悉从热认定。此痰阻气滞也，通阳化饮逐痰治之，吴昆清气化痰丸可则可，唯通阳之力不足，仲圣泽漆汤显优良，加减如下。

紫菀 10 克（依陈修园以代泽漆），桂枝 7 克，西洋参 3 克，半夏 10 克，甘草 3 克，黄芩 10 克，生姜 15 克，白前 10 克。

二诊： 咳唾少减，胸满闷痛显轻松，上方合半贝丸 3 剂。

紫菀 10 克，黄芩 10 克，白前 10 克，桂枝 7 克，半夏 10 克，西洋参 5 克，川贝母 10 克，炙甘草 3 克，生姜 10 克。

三诊： 已不咳唾，胸痛住，饭食量尚少。久咳肺气虚，五脏之气亦虚。"五脏皆禀气于胃"（《素问·玉机真藏论》），增强食欲为补虚第一法，但不可以呆补，千金生姜甘草汤适合，7～10 剂。

尔后获悉，食量有加，一切情况良好。

生姜 10 克，太子参 30 克，炙甘草 5 克，大枣 5 枚。

病案 9 心阳虚，胸痹心痛

匡××，男，51 岁，新阳乡人。

左胸乳部疼痛，时作时止。痛处自觉寒冷之甚，每以电热袋按覆则舒。西医检查称冠状动脉粥样硬化性心脏病（冠心病）。

诊脉弱小，三五歇指，面神舌色淡。西医检查称冠心病，中医对此无异议，然而仅执此冠心病名目，无从下手治疗。心病当有心气虚、心阳虚、心阴虚之别。脉症合参，此心阳虚胸痹心痛也。复考虑：医疗生涯中，时时处处得谨守一个稳中求效，爱从心气虚治之，以仲圣桂枝甘草汤为基础方，"心病者，宜食薤"（《内经》），合栝蒌薤白白酒汤 3 剂。

桂枝 10 克，薤白 10 克，炙甘草 3 克，瓜蒌皮 10 克，葡萄酒 1 杯（冲兑）。

二诊：胸乳部痛减。复听诉：心常悸惕，如人将捕之，失眠、多梦纷纭，手足常凉冷，认定此为心阳虚，血亦虚也，处方以红归脾汤，7剂。

远志3克，当归7克，酸枣仁10克，木香3克，茯神10克，白术10克，黄芪15克，党参15克，龙眼肉30克，附子10克，炙甘草3克，生姜3片，大枣7枚。

三诊：一个月后，患者复来也。诉：胸乳部疼痛月内未见，心胸舒，气力有加。嘱：上方减除附子，断断续续再服10~15剂。半年后获悉，胸乳部位痛未出现，睡眠好转。西医检查所称冠心病是否获根除，不作肯定。

17　心悸与怔忡病类

病案1　心气虚心悸

陈××，女，25岁，长沙市人。

诉：心悸，尔来出现，渐见频密。每日八小时工作，脑力劳动，不能说烦重，却很难坚持。空余时间，睡卧片刻，或低位坐下，均有好转。

诊脉虚弱，心悸发时脉见歇指。神色淡滞，饮食量少，大小便无别样。诊妇人病尤必问月经，月经迟后，量偏少。经期困倦乏力，甚或眩晕，白带少许。思之：心悸动惕，有心气虚、心血虚、心阳虚、心阴虚，以及痰火湿热诸多情况。此心气虚兼心血虚也，或者说心气虚带来心血虚证。久久发生，亦可带来心实体损害。治疗：补心气以生血兼以安神定惊，王肯堂养心汤为首选。

党参15克，茯苓10克，黄芪15克，茯神10克，桂枝5克，当归10克，远志5克，川芎10克，酸枣仁10克，五味子5克，柏子仁10克，半夏10克，炙甘草3克。

二诊：上方服7剂，心中悸惕尔来很少出现，气力有加。"五脏皆禀气于胃"，脾胃为气血生化之源，患者饭食量少，气血生化源乏，健脾益气治之，归芍六君子汤7~10剂。嘱：不需要连续服药，吃吃停停可也。

党参30克，茯苓15克，白术10克，半夏10克，当归7克，陈皮10克，白芍10克，甘草3克，生姜3片，大枣5枚。

获悉，年来情况良好。

病案2　心阴虚，心悸怔忡

李××，男，26岁，万宜村人。

诉：心悸心忡，发无定时，日二三次。怪哉！一般劳作不发，静时却有发生。心电图检查：有心动过速情况，无器质性病变。

诊脉数，舌体红，神色非淡滞，亦不表现萎黄，食可，大便略显结硬，夜睡多梦，容易被小声响惊醒，口干渴，不欲多饮。思之：一般劳作不发，盖心气无虚也。此心阴虚心悸证，处方以天王补心丹。复念及，此非一时性心病，"心，……其主肾也"（《内经》），心脏搏动有赖肾脏调节，应当治心、治肾两相结合，教以早服天王补心丹，晚服六味地黄丸，药店有成品出售。感冒勿服。

二诊： 半年后，患者复来也。言：上方有效，心悸怔忡很少出现，求一纸善后之方。方以景岳大补元煎，虽有混补之嫌，但无六淫病邪兼杂，不当偾事。又恐其壅气减食，爰加神曲。7～10剂，缓缓调之。

人参3克，山茱萸7克，熟地黄15克，杜仲10克，山药15克，枸杞子10克，当归7克，甘草3克。

尔后获悉，年来情况良好。

病案3 气虚血弱，心悸眩晕

陈××，男，60岁，大石桥人。

大病后，心悸眩晕。患者识见，急症期过，中医药治疗有优长。

诊脉弱小而时一止，舌淡红少苔，食少，大便显干结。脉书云：脉来歇指，不能自还者为代脉，能自还者称结脉。所谓不能自还，盖指歇指后无一促脉以作补偿前一止之意，能自还者为止后见一促脉以补前一止之不足也。又曰："结生代死。"此病脉歇指后无促脉出现，堪称代脉。窃思：甭管能不能自还，结生代死，言之过也，原因代脉较结脉难以恢复，此大病后气虚血弱，而出现脉不归正，更非有生以来脉结或代。书予炙甘草汤3剂。

炙甘草10克，人参3克，阿胶15克，麦冬10克，火麻仁15克，生地黄15克，桂枝7克，生姜10克，大枣3枚。

二诊： 眩晕正，心悸定，代脉不见。足知病后见代脉，应当不属死脉。若平人见代脉，与生俱来者，不因他病，亦非必死，唯因他病，慎防猝死。上方既获效，再服三五剂即可。

病案4 心气不足，痰热郁肺，咳喘心悸

李××，女，60岁，上坪村人。

咳喘心悸，唾痰稠黏。

诊脉弱小，苔白黄腻。神色淡滞，食少气馁，下肢微肿，午夜寐觉即不复入睡。此心气虚肺中痰饮夹热也，书予仲圣泽漆汤加减3剂。学人提议：

泽漆汤于咳喘痰饮夹热者诚佳，今病兼心气虚心悸之情况将如何处理，可以不顾及耶！乍听之愕然，再思之因答：心者君主之官，肺者相辅之官，宰相执事不力，势必影响君王有令难行，君王决策不明，会带来宰相执事差错，肺病心病实实相互影响，关系密切，不可不顾及。泽漆汤中桂枝、甘草二味，即仲圣桂枝甘草汤，为复心阳之祖方；再者是方中人参益气养阴，可缓桂枝温燥之悍性，能使桂枝既刚且柔，是方于肺病、心病已面面周到，毋需疑虑。学人服膺其说。书方如下。

紫菀 10 克（据陈修园以代泽漆），西洋参 5 克，黄芩 10 克，白前 10 克，桂枝 7 克，半夏 10 克，生姜 15 克，炙甘草 3 克。

二诊：咳唾减，心悸较前少见。上方合半贝丸，组合如下。

紫菀 10 克，西洋参 10 克，白前 10 克，桂枝 7 克，半夏 10 克，黄芩 10 克，贝母 10 克，生姜 15 克，炙甘草 3 克。

三诊：已不咳，气息匀，下肢浮肿未完全消除，下午肿增加，拟从气虚湿陷治之，处方以防己黄芪汤。复考虑，湿邪属湿热性质，合二妙丸再加味如下。

汉防己 15 克，茯苓 15 克，生黄芪 30 克，薏苡仁 30 克，苍术 10 克，黄柏 7 克，甘草 3 克，生姜 3 片，大枣 5 枚。

3 剂服后，脚肿消退也。

病案 5　气血虚弱，心悸惊惕

章××，女，30 岁，县委派遣来花桥村工作干部。

心悸惊惕，最惧突发声响。城市生活人猝来农村工作感觉与心志违逆，心态欠佳，精神亦不够振作，带来食量减少。

诊脉弱缓，面唇舌色显淡，畏寒肢凉。自带天王补心丹长久服用，不感觉有效，以为慢性病见效慢。因告之曰：此非慢性病见效慢之故，天王补心丹对心阴不足、心悸怔忡者有效。贵恙气虚带来血虚，阴阳错谬用药，岂能有效。因书予王肯堂养心汤，再从程钟龄安神定志丸中选味加入如下。

人参 3 克，川芎 7 克，黄芪 15 克，当归 10 克，桂枝 7 克，远志 3 克，茯苓 10 克，酸枣仁 10 克，茯神 10 克，五味子 3 克，柏子仁 10 克，龙齿 30 克，半夏 10 克，炙甘草 3 克，生姜 3 片，大枣 5 枚。

二诊：两个月后，下乡工作毕，将归去也，抽空来复诊，或者说咨询。

诉：先生所赐方药，服之甚佳，心悸惊惕少发，气力有加，以此养生长久服用可乎？答：断断续续再服 9～10 剂可以。药以补偏救弊为用，长久服用则不可。论养生，能顺应环境，调整心态尤为重要。

病案6　心气虚血郁，心悸怔忡

李××，男，70岁，蔑织街人。

诉：日间闲静时候，或夜阑人静，胸闷心悸，自行拍打则舒，肢体活动时却很少发生。西医检查心脏无病。

诊脉缓而时一止，舌体淡，苔薄白，不滑腻，不燥黄，食可，大便无别样。思忖：无六淫寒邪、火热、湿气兼杂。肢体活动时，血行畅；静时心搏动减弱，故心血流郁滞，心悸所由生也。西医检查心脏无病，盖指无器质性病，或检查时心血未郁阻，心悸未起。中医论心病，除器质病外，尤有心气虚、心血虚、心阳虚、心阴虚之分。此属心气虚而血郁，血行不畅。仲圣炙甘草汤治脉结代，心动悸，心脏气血两虚证，此不甚适合。王清任血府逐瘀汤为治胸部血瘀重剂，亦不可取。仲圣桂枝甘草汤为复心阳之祖方，非不可也，唯补气益血之功力显单薄，从王肯堂养心汤中选味加入如下。

桂枝7克，当归7克，党参15克，远志3克，黄芪15克，枣仁10克，炙甘草3克，生姜3片，大枣5枚。

二诊：5剂服后，动时气力有加，静时心悸很少发生。转方：王肯堂养心汤，如下。

党参15克，茯苓10克，黄芪15克，茯神10克，当归7克，川芎7克，五味子3克，远志3克，桂枝7克，酸枣仁10克，炙甘草3克，半夏曲10克，生姜3片，大枣5枚。

获悉，此后静时、动时心悸均未出现。

病案7　肝木气盛，心烦悸惕

邹××，男，40岁，木工，花桥村人。

心烦悸惕，呕吐苦水。

诊脉虚弦数，舌红苔黄。"胆热则口苦"（《内经》），胆气逆故呕吐苦水；肝木气盛，肝风鼓荡，则心烦悸惕，毋需安神定惊，唯治肝胆，黄连温胆汤3～5剂。

黄连5克，青皮10克，半夏10克，枳实10克，茯苓15克，竹茹10克，生姜15克，甘草3克。

二诊：呕吐定，心烦悸惕轻减。思之：唯治肝胆，安神定惊之理法不可执。转方以十味温胆汤加味，治肝胆，又安神定惊，如下，3剂。

半夏 10 克，远志 3 克，陈皮 7 克，酸枣仁 10 克，枳实 7 克，五味子 3 克，生地黄 15 克，茯苓 15 克，西洋参 5 克，川黄连 3 克，甘草 3 克，生姜 1 片。

三诊：上方服 5 剂，心悸惕未起，呕吐苦水更未发生，患者欲再方服药。窃思：再次处方，不比上两次处方易，大、小定风珠滋阴熄风平肝加减，以及六味地汤之类非不可以，为隔二隔三之治，然现时候天王补心丹滋阴清热养血安神直接了当，书方如下。

西洋参 3 克，当归 7 克，玄参 10 克，生地黄 15 克，丹参 10 克，远志 3 克，柏子仁 10 克，酸枣仁 10 克，天冬 10 克，茯神 15 克，麦冬 10 克，五味子 3 克。

获悉：患者持上方断断续续直服至 10~15 剂之多，一切情况良好。

病案 8　心脾血虚，心悸怔忡

邓××，女，41 岁，株洲市人。

长日神疲乏力，卒闻声响，心悸怔忡。西医学心电图检查心脏无病。

诊脉弱小，舌质淡，面神气色萎黄。询：纳食少，大便非结硬，临厕却难下（排解气力不足），月经量偏少。因告之曰：此心脾血虚，心气亦不足，心悸怔忡所由生也。西医检查言心脏无病，盖指心脏无器质性病，功能性病却有之。不意患者诘之言："功能乎！功能源于器质嘛！既然器质无病，焉有功能性病!?"因答：人体是一个超出任何高档机器的复杂系统，科学所不能检出的情况多矣！一个脏腑的功能与多个脏腑有关。"心……其主肾也"（《内经》），心脏搏动受肾脏的调节；肝者，将军之官，主谋虑，辅心君以应变；肺者，相辅之官，辅心君以布政（气行血行）；脾胃者，仓廪之官，以供给营养，又火土为母子之脏，土虚或盗母气以自养，五脏原以相互为用，患者服膺其说。方以严用和归脾汤加减如下，并嘱告：药后不产生口津干渴以及胸膈满闷等情况，7~10 剂不为多，感冒勿服。

远志 5 克，全当归 10 克，酸枣仁 10 克，党参 15 克，茯神 15 克，黄芪 15 克，白术 10 克，五味子 3 克，佛手柑片 15 克，龙眼肉 15 克，炙甘草 3 克，生姜 3 片，大枣 5 枚。

上方服 10 剂之多，气力有加，一般声响，未有心悸惕情况出现。

病案 9　心气虚，心悸短气

陈××，女，36 岁，醴陵市人。

静时胸中憋闷，动则心悸短气。西医学检查心脏无病，并言：不需要医药，治亦无功，日常生活，饮食营养是关键。

诊脉弱小，观神色淡滞。撒开网查询：食可，大便好，不咳嗽，气息匀，月经超前或迟后亦不过二三日，量偏少，血色淡，少瘀块，无黄白带下。思之：西医检查心脏无病，盖指心脏无器质性病也，功能性病却有之，或者说功能性病尚未殃及器质变化（器质不能说全无改变，尚且检查不出来）。中医论心病，有心气虚、心血虚、心阳虚、心阴虚等。该病据脉象，神情气色，以及月经等情况因断认属心气虚证也，王肯堂养心汤适合，3～5剂以观其效。

人参3克，川芎7克，黄芪15克，当归7克，桂枝7克，远志3克，茯苓15克，酸枣仁10克，茯神15克，柏子仁10克，五味子3克，半夏10克，炙甘草3克，生姜3片，大枣5枚。

二诊：5剂服后，气力有加，心悸短气好转。转方考虑：阴阳互根，血与气互用，虽不见脉结代，炙甘草汤阴阳并补，优胜无比。

炙甘草5克，火麻仁10克，阿胶30克，麦冬10克，人参3克，生地黄10克，桂枝7克，大枣7枚，生姜3片。

断断续续，直服至10剂，心悸短气未起，操理日常家务，不感觉气馁乏力。嘱：要注意日常饮食营养，更需要保持心情畅悦。

病案 10　心脾气寒，心悸怔忡

汤××，女，37岁，神福港人。

心悸怔忡，兼心下脘腹痛满。西医学检查，心悸忡怔称心脏病；关于心下部位疼痛，未作认定。

诊脉弦弱，观唇口舌色淡，语声低怯，精神颓伤。询：饭食量少，大便不结硬，亦非溏泻。综观分析，断认为心脾气寒，心悸怔忡，复从多方面得知，患者原属乐喜之心态，而今极其颓丧之神情，或为乍闻心脏患病而生恐惧也。欲治身病，先调心态很重要，因告知：心下痛，为胃病，心悸亦可因胃病日久气虚血弱影响所及，西医学检查称心脏病，未言心脏实体有病，心悸怔忡可由他病影响所及……观患者忧虑心即时轻减。治疗：先从心下脘腹痛满治，心脾气寒，处方以苓桂术甘汤，加远志、酸枣仁以益心安神。

茯苓15克，远志3克，桂枝10克，酸枣仁10克，白术10克，炙甘草3克，生姜3片，大枣5枚。

二诊：上方服5剂，脘腹痛满住，心悸亦有轻减。再思之：桂枝甘草汤为复心阳之祖方，加远、枣、人参、生姜、大枣服之，不啻为王肯堂养心汤减味也。如下。

桂枝 10 克，炙甘草 5 克，远志 3 克，酸枣仁 10 克，人参 3 克，生姜 3 片，大枣 5 枚。

三诊： 心悸轻减过半，唯夜睡多梦，醒后难以入睡。此为心阴虚见证，桂枝不可复服，王肯堂养心汤亦非所宜，益气远燥傅青主养心汤适合，如下。

人参 3 克，远志 3 克，黄芪 15 克，五味子 3 克，茯神 15 克，麦冬 10 克，柏子仁 10 克，川芎 10 克，当归 10 克，甘草 3 克，生姜 1 片。

获悉，患者持上方服 10 剂之多，心悸怔忡未起，夜得酣睡，心下脘腹痛满更未曾有。因告知：可以不再服药。

病案 11 寒热郁肺，痰阻气壅，胸闷心悸

肖××，男，40 岁，银行会计，湖谭村人。

胸闷心悸，咳嗽痰稠。曾就诊于某医院，通过心电图检测，为心搏动迟速不匀。患者性格机敏内向，自己认定为心脏病，不堪有治，自此精神颓丧，在家人的敦促下来我处治疗，不存在有治愈心想……

诊脉弦紧而滑数，舌苔白黄腻。余曰：此寒热郁肺，痰阻气壅，或为心搏动迟速不匀之所由生也，殆非心本脏病。治疗：不需要、不可以养心安神之品，唯清化肺中寒热痰气，去其壅阻，咳嗽轻减，心搏动迟速不匀可以归正。患者闻之欣喜也。处方泽漆汤合小陷胸汤如下，3~5 剂。

紫菀 10 克（依据陈修园以代泽漆），黄芩 10 克，黄连 3 克，白前 10 克，桂枝 7 克，半夏 10 克，西洋参 3 克，瓜蒌霜 15 克，炙甘草 3 克，生姜 3 片。

二诊： 痰减少也，咳亦轻松，胸闷开，心悸平。考虑：诸症轻减过半，病机仍旧，前方合半贝丸加龙脑香以强心智，3 剂。

紫菀 10 克，黄芩 10 克，白前 10 克，黄连 3 克，半夏 10 克，桂枝 7 克，贝母 10 克，西洋参 3 克，瓜蒌皮 15 克，龙脑香 0.5 克，炙甘草 3 克，生姜 3 片。

三诊： 已不咳唾痰涎，气息平，无论动时静时均不见有心悸。患者要求补益善后之方药。考虑：病本寒热兼杂，虚实共见之肺、心病也。病症初除，谈补益，温阳益气，恐生燥热，滋阴补血，必壅阻气机而生湿生痰，处方诚难。佯装渴饮取水，抽空思定，以补益肺阴，又补又清为治则，方如下。

洁白官燕窝 30 克，金钱橘饼 3 个，冰糖少许。

蒸食之，三、五、七次。

尔后获悉，肺病心病两愈。

病案 12 气阴虚证，心痛心悸

李××，女，45 岁，醴陵市人。

心痛心悸，倦怠乏力。

诊脉弱小数，舌体舌苔无甚变化，纳食便解一般，胃肠无病；不咳喘，头不痛，外无寒热，非风寒、风热感冒之类。此心病气阴虚证。炙甘草汤为治伤寒脉结代心动悸邪去阴阳两虚证之名方。考虑：相差无几，姑且以炙甘草汤加减用之如下。

炙甘草 7 克，西洋参 7 克，桂枝 7 克，麦冬 10 克，生地黄 15 克，丹参 10 克，佛手柑片 30 克，白檀香 3 克，生姜 3 片，大枣 5 枚。

二诊：心痛住，心动悸亦有轻减，气力有加。学人提议："心……其主肾也"（《内经》），心脏搏动，有赖肾脏调节，方以景岳右归、左归丸之类！余曰：二方有嫌呆补、执偏，不敢贸然行事，处方以孙氏参麦散加味 7～10 剂，并嘱：断断续续服之可也。

西洋参 3 克，五味子 3 克，麦冬 10 克，炙甘草 3 克，生姜 1 片，大枣 3 枚。

越年，一朝与患者见面也。听诉：年来持上方月月服 5～7 剂，一切良好……因答：药品非通常饭菜食物，原为补偏救弊而设，不必再服用……

病案 13 心阴虚，心烦惊悸

黄××，男，25 岁，小学教师。

诉：心烦惊悸，不耐思维，批阅学生作业尤感困难……

诊脉细数，舌偏红少苔，口干渴而不欲饮，饭食量少，此心阴虚，心烦心悸证也。原诊疗习惯，遵崇"有者求之，无者求之"（《内经》）。进一步查询：外无寒热头痛，知无六淫邪客；内无腹胀满痛，胃肠不表现有气逆气滞。心烦惊悸，不属心火亢盛者，通俗朱砂安神丸不适合，书予天王补心丹如下。

人参 3 克，当归 7 克，玄参 10 克，生地黄 15 克，丹参 10 克，柏子仁 10 克，远志 3 克，麦冬 10 克，酸枣仁 10 克，天冬 10 克，五味子 3 克，茯苓 15 克，桔梗 10 克，朱砂 3 克。

二诊：上方服 3 剂，心烦惊悸轻减。口味却全无，饭食量极少。思之：脾胃为后天之根本，饭为百补之王，一切慢性病虚弱证，以能食为重要，上方药味组合多阴柔，脾胃有失健运，减味合般若丹如下。

党参 15 克，远志 3 克，丹参 10 克，酸枣仁 10 克，玄参 10 克，柏子仁 10 克，麦冬 10 克，生地黄 15 克，五味子 3 克，炙甘草 3 克，生姜 3 片，大枣 5 枚。

3 剂服后，口味渐开，饭食有加，心悸续有轻减。自持方直服至 10 剂之多，一切安和也。

病案 14　肺气壅实，胸闷心悸

肖××，男，55 岁，银行会计，醴陵市人。

胸闷心悸，咳嗽痰稠。自认为是心脏病，不堪有治，精神颓丧。友人介绍，来我处试试治之。

诊脉沉小滑数，苔白黄腻。余曰：此寒邪痰热互结，肺气壅实，心悸非心本脏病，心火能克肺金，肺金邪阻气壅，亦可反侮心君，此心悸之所由也。不须养心安神之品，唯寒温合方，开肺中壅结，咳嗽减，心悸可住。患者闻之，转忧为喜。泽漆汤加减 4~5 剂。

紫菀 10 克（依据陈修园以代泽漆），白前 10 克，半夏 10 克，黄芩 10 克，桂枝 7 克，西洋参 7 克，远志 3 克，橘皮 7 克，杏仁 10 克，甘草 3 克。

二诊：5 剂服后，痰化咳减，肺气壅结得开，心悸平。转方益脾胃，生津液，宣行滞气治之，千金生姜甘草汤二三剂。

生姜 15 克，西洋参 3 克，大枣 3 枚，炙甘草 3 克。

二次医药，患者身病心病愈。

18　心烦与郁病类

病案 1　脾寒膈热，心烦懊憹

江××，女，30岁，八步桥人。

伤寒大病后，心烦懊憹，夜不成寐。自认为因虚所致。柏子养心丸、天王补心丹迭进不效，欲以饮食物滋补，奈何天，强食之实难下咽。

诊脉沉弱小数，舌体淡，苔略显黄。忖：虚则虚，虚中有实。盖心烦懊憹，原伤寒大病初定，仍有邪热留于胸膈，纳呆食少乃脾家有寒，既虚又实，热扰心神，故夜睡不宁。遂书予栀子干姜汤，以栀子清胸膈邪热，干姜温脾寒，温凉合方；久病虚，加炙甘草以补中益气，即合甘草干姜汤意也；更合姜枣药般若丹者调营卫，和脾胃，此中既用干姜，又用生姜，仲圣生姜泻心汤中有先例，业内人可不当贻笑也。三方合，药仅五品，补虚泻实齐全。患者系余笃信之家，又为知识界人士，不会因药简价廉而生他想。

栀子10克，大枣5枚，炮姜7克，生姜15克，炙甘草5克。

二诊：5剂服后，心烦减，口味开，饮食增进，睡眠自是随之好转。考虑：此时仍属大病初愈时期，偏寒偏热，补而壅气者俱不可以，方如下。

洁白官燕窝15克，甜梨1个（切片），冰糖少许。

蒸食之，日一次，三、五、七次即可。

病案 2　胃热上冲，心烦懊憹

刘××，女，50岁，醴陵市人。

心烦懊憹，甚或狂越。

诊脉右寸关显盛大，舌苔略黄。自觉火热气从脘腹上冲胸膺。某教以天王补心丹服之，固是不效。《灵枢·经脉篇》"脾足太阴之脉……其支者，复从胃别上膈，注心中"，又"脾与胃以膜相连"，是脾与胃之病均能影响及心。爰认定此胃热逆上扰乱心神，故心烦懊憹，甚或狂越，非心本脏病。胃以降为顺，凉膈散、调胃承气汤、厚朴大黄汤均属可取用者。然而大便非结硬，气畅则火热降，厚朴大黄汤除满降气显优良，佐以宣清更显活法圆机，合栀子豉汤如下，3剂。

厚朴15克，枳实10克，大黄10克，栀子7克，薄荷10克（以代淡豆豉）。

二诊：药后火热气降，神情转安定。考虑：《内经》"寒伤形，热伤气"，原意指六淫天时寒热致病，内证火热亦伤阴伤气，竹叶石膏汤清热和胃，益气生津适合。

菫竹叶5克，西洋参5克，生石膏15克，麦冬10克，半夏7克，炙甘草3克，粳米一撮。

三诊：诸症平平，吴氏益胃汤加石斛滋养胃阴，嘱：7~10剂不为多。

玉竹参30克，生地黄15克，北沙参15克，麦冬10克，石斛10克，冰糖少许。

自持该方直服至15剂之多，一切安和也。

病案3 脾寒膈热，表气失宣，心烦窒闷

付××，女，48岁，八步桥人。

身热，心烦窒闷，坐卧不安，不饮不食。

诊脉弦弱数，舌淡，苔白黄腻。书予栀子生姜豉汤、栀子干姜汤、甘草干姜汤三方合，方中淡豆豉缺，以薄荷代之，如下。

生姜15克，栀子10克，干姜7克，薄荷10克，炙甘草3克。

3剂服后，得微微汗出，身肤热退，窒闷通，心烦少起也，神情转安定。学人问：栀子性寒，干姜性热，寒热殊异，同用之，收效何其捷速；淡豆豉或薄荷亦不过小有宣散之效，服之身肤热退，何其如此之神也？答：心或胸膈间热而烦，非栀子不能清；脾病生寒，非干姜不能温；肌肤表气闭拒之热，淡豆豉或薄荷宣散固然力薄，但里气和则表气易通，或可谓是和里解表之理法。仲圣之方简而明，效力宏。现时代处方，有一种开药套路之习俗，一见心烦，则以远志、枣仁、柏子仁之属，见心中窒闷，概以郁金、木香等品，关于经方学习和运用，很不曾讲究。患者或有对于经方药简价廉而生异想，为医者有必要多说几句。

病案4 脾寒膈热，心烦懊憹

罗××，女，42岁，株洲市白关镇人。

诉：心烦懊侬，倦怠乏力。患红斑狼疮病（红蝴蝶病）八九年，经某地专科医生治疗，大势煞住，且有向愈趋向，所服药为粉末散剂，药味组合不明，只知有雷公藤一药……

诊脉弱小数，观神色淡滞。进一步查询，屡屡感觉心中嘈杂饥饿，饮食却又乏味，任何佳肴美食不欲下咽，口中干渴，不欲多饮，喜热饮。思之：红斑狼疮，乃恶厉之病也，对此，无治疗良方。只知雷公藤一药，学名钩吻（意谓钩人喉舌），又称野葛、断肠草，苦寒大毒，归心肝经，据称疗风湿痹痛并疗疮毒肿有卓效，多外用煎水洗涤，余行医几十年，未曾一用。今病心烦懊侬，食难下咽，因雷公藤药毒所致亦有可能。据现代生理学认定，肝为人体解毒重要器官，本人会意：据中医学理，肝以疏泄为用，因此肝之解毒功能固是真实不虚。万物土中生，万物土中灭，脾胃为人身解毒重要器官亦有其至理。今病心烦懊侬，设为雷公藤药毒所致，调理脾胃，加强脾胃功能更为解毒排毒重要一着。兹就现症论证，此脾寒膈热，温脾阳，清胸膈热，解毒即在其中。处方以栀子干姜汤、甘草干姜汤、栀子厚朴汤、甘草黑豆汤四方合，再加温和清香、解郁疏肝之佛手柑片，肝脾胃并治，亦可称面面周到也，如下。

栀子7克，枳实7克，干姜3克，佛手柑片30克，厚朴10克，大黄7克，甘草3克，黑大豆30克。

二诊：上方服7剂，心烦懊侬除，饮食有加，气力恢复。嘱：所患红斑狼疮旧病，遵前医嘱，继续服药，倘有心烦懊侬、食欲减少情况出现，执上方照服3~5剂。尔后获悉，不出所料，心烦懊侬出现也。照上方服用，二三剂即得到缓解。

有感，前医治红斑狼疮病确有其特长，对药后情况（或许是个别情况）出现不耐药反应，如何纠偏与防护少差。本人业中医内科，对红斑狼疮病治疗无所知晓，对其治疗中出现的异常情况大体能够纠治。设能两相结合，一加一或许大于二。

【雷公藤】

雷公藤，《神农本草经·下品》称钩吻，又称野葛、断肠草、亡药。苦寒大毒。归心肝经，主治风湿痹痛、疔疮毒肿。外用煎水洗，外敷过半小时即起疱。

病案5　脾寒膈热，心烦懊侬

李×，女，36岁，长坡口人。

心烦懊侬，胸膈间痞塞，嗳气则舒。某医院检查称胃和十二指肠溃疡，住院旬日，不感觉有效。

诊脉虚弦数，舌淡苔黄。食少便溏。此脾病寒，膈间邪热，寒热兼杂，故心烦懊侬不食。不排除胃和十二指肠溃疡将成未成。设为胃溃疡，专一从局部溃疡认治，抗菌消炎与抑制胃酸治疗诚为下策，调整整体，激活扬气脾胃功能自体修复为上。处方以栀子干姜汤、栀子厚朴汤、甘草干姜汤三方合，方中干姜温脾阳，栀子清膈间邪热，厚朴除满，枳实降气，炙甘草补中，再加佛手柑片温和清香解郁疏肝，已面面周到。从言谈中发现患者系富有人家，知识中等，认为自体虚弱，欲补之心意坚切。不以药物价格高低论优劣，以对症者良告之，窥其意未能接受。为治疗开路，心病身病一并治，上方加价格高昂进口沉香一味，于处方效验不受影响，组合如下。

干姜 7 克，厚朴 10 克，栀子 10 克，枳实 10 克，佛手柑片 30 克，沉香 7 克，炙甘草 3 克。

二诊：上方服 5 剂，嗳气除，胸膈舒，心神宁静。饭食一般。富贵之人，处方如下。叮嘱：蒸食之，7～10 次。

洁白官燕窝 10 克，雪梨 1 个（切片），冰糖 30～50 克。

获悉：膈间痞塞舒，心烦懊侬除。西医检查胃和十二指肠溃疡愈否，未可知也。

陈修园说："栀子性寒，干姜性热，两者相反，何以同用之。殊不知心病而烦，非栀子不能清，脾病生寒，非干姜不能温，有是病，用是药，有何不可。"

病案 6 脾寒膈热，心烦懊侬

陈××，男，51 岁，北斗冲人。

心烦懊侬，胸中窒闷；口干渴，不欲多饮；睡眠欠佳，食少神疲。

诊脉弱小中显数，时一歇指，舌淡苔白黄。综观分析：病寒病热，亦虚亦实。热在胸膈，热扰心神，故心烦夜睡不宁；脾阳虚不能化生津液，故口中干渴，非阳明火热，故不欲多饮；食少，营养源乏，故神疲乏力。治疗：清胸膈热，温脾家寒，火土相生，犹母子意趣洽和，则心神安定。能食能睡，气力自然有加。书予栀子干姜汤合甘草干姜汤，加麦冬、西洋参更能益气生津理当有效。

栀子 7 克，麦冬 10 克，干姜 5 克，西洋参 3 克，炙甘草 3 克。

二诊：3 剂服后，心烦定，心中窒闷开，口津回，食量有加。考虑：寒热客邪除，以生养气血缓缓调之，桂枝甘草汤加麦冬、阿胶、西洋参益气养阴。忆吴鞠通治温病后期有加减复脉汤之名，此方药味有别，亦类乎炙甘草加减，或称加减复脉汤亦属可也。

桂枝 7 克，西洋参 3 克，炙甘草 3 克，阿胶 15 克，生地黄 15 克，麦冬 10 克，生姜 3 克，大枣 5 枚。

病案 7 脾寒膈热，心烦懊恼

刘××，男，46 岁，木华村人。

伤寒大病后，心烦懊恼，胸中窒闷，厌食，少气眩晕。

诊脉虚弦数，舌淡，苔略显黄。此胸膈有热，脾病虚寒，中焦邪阻也。书予仲圣栀子干姜汤、甘草干姜汤、橘皮汤三方合，以栀子清胸膈邪热，干姜温脾寒，炙甘草补中益气，橘皮、生姜宣中焦壅阻。三个处方共五味药，医者用心足称良苦也，笃信之家，应当无所疑议。

栀子 7 克，橘皮 10 克，干姜 5 克，炙甘草 3 克，生姜 15 克。

二诊： 5 剂服后，胸中窒闷松舒，口味开，开始进食也。听复诉：头两侧太阳穴处间时小有痛掣。估量：应当不属新感风寒、风热之类。原为服前方里证得以缓解，脾胃之气复，前所病伤寒大证在半表半里之邪未了了者，正气复起抗邪之表现。处方：以栀子生姜豉汤为主治方，加味如下。

栀子 7 克，荆芥 10 克，生姜 15 克，防风 10 克，薄荷 10 克（以代淡豆豉），僵蚕 10 克，天麻 10 克，甘草 3 克，陈茶叶少许。

三诊： 3 剂服后，头痛住，微咳有痰。此非病之传变，仍属伤寒大病后之余邪，机体自力从肺宣越之反应。此类咳嗽，既是病症，实为生理性之抗病排邪举动，不可以镇咳止咳，治当助其宣越，以橘皮汤为主治方，加味如下。

生姜 15 克，紫菀 15 克，陈橘皮 10 克，款冬花 15 克，百部 10 克，杏仁 10 克，甘草 3 克。

3 剂服后，咳亦住，一切安和也。

19　失眠与好眠病类

病案 1　肝胆实火，躁烦失眠

李××，女，29 岁，大土村人。

诉：去年 8 月起，因工作时间突然变换，生活失序，从此患失眠，仅前半夜能睡 3~4 小时，后半夜不复入睡，烦心躁扰。

诊脉沉细数，能食，大便尚可，无腹胀满等情况。思忖：胃肠无病，不属"胃不和则卧不安"之失眠病类。仲圣酸枣仁汤治肝虚夹热神魂不藏而病失眠，千古名方也，为医界共识，书予该方加味如下。

酸枣仁 10 克，茯神 15 克，知母 10 克，川芎 10 克，甘草 3 克，首乌藤30 克。

二诊：诉：3 剂无效，坚持服至 5 剂，亦不曾有效，依旧是前半夜能睡，午夜后即不复入睡，口苦干烦躁之甚也。思之：患者多次诉述失眠发生时间，前方服 5 剂之多，丝毫无效，乃从时间上考虑，一日夜脏腑气血循行规律，夜 11~1 点子时属胆，1~3 点丑时属肝，复进一步查询，小便热黄，月经先期，血色殷红。此非肝虚夹热，神魂不藏而病失眠之类，乃肝胆实火扰心，改用龙胆泻肝汤加减如下。

龙胆 10 克，生地黄 15 克，柴胡 10 克，丹参 10 克，黄芩 10 克，泽泻 10克，栀子 7 克，车前子 10 克，甘草 3 克，薄荷 7 克。

三诊：患者欣喜言，3 剂服后，睡眠大有改善，小便热黄亦淡减。方药既中，不改弦易辙，前方稍作加减再进。

生地黄 15 克，柴胡 10 克，丹参 10 克，黄芩 10 克，龙胆 7 克，芦荟 5克，栀子 7 克，薄荷 5 克，酸枣仁 10 克，甘草 3 克。

深有感也，两单 6 剂，夜得酣睡，第一次处方 5 剂，丝毫无效，真乃枉费医药，惭愧之至。尤可叹者是，人身气血流注一日夜衰旺时刻与天时相应，确切不虚，中医学理，实可谓是超现在科学之科学也。

病案 2 心火亢盛，心烦不眠

王××，男，52 岁，流碧桥人。

心烦失眠。外地工作归来，半年之疾矣。

诊脉弱小数，舌红津干少苔。询：口干渴饮冷，能食，食后无饱胀满，大便小显结硬，感觉坠胀。思之：此非胃肠火热扰心，更不属胃不和则卧不安之类。外无寒热头痛，更非六淫外感所及。贸然从心肾不交认治亦非妥当。舌红津干，口干渴饮冷，爰直断此心火亢盛，灼伤心血，神不守舍也。病起因由，或因谋望不遂，情志抑郁，木郁生火之故，兹不便究诘。有是证，用是药，泻火益血安神，李东垣朱砂安神丸加减如下。

辰砂 3 克，生地黄 30 克，川黄连 7 克，丹参 10 克，薄荷 10 克，炙甘草 3 克，首乌藤 15 克，合欢皮 15 克。

二诊：上方服 5 剂，口中干渴减，睡眠亦随之好转。直补心阴，天王补心丹加减 7 剂。

西洋参 5 克，生地黄 15 克，玄参 10 克，当归 7 克，丹参 10 克，远志 3 克，天冬 10 克，酸枣仁 10 克，麦冬 10 克，柏子仁 10 克，茯神 15 克，桔梗 10 克，五味子 3 克，朱砂 3 克，薄荷 7 克，首乌藤 15 克，合欢皮 15 克。

7 剂服后，喜夜得酣睡也。

病案 3 痰气阻隔，神不入舍，夜睡不宁

谢××，男，71 岁，栗山坝人。

家人诉：夜睡不宁，甚或狂越躁扰。西医学检查，有高血压、高血脂、冠心病、脑动脉硬化……说不清哪一种药有效、无效，或有严重副作用，但不敢停药，每日吃药如同吃饭，已持续两年矣。

诊脉迟大显滑，观舌体淡，苔黏滑，面虚浮。白天昏晕欲睡，夜睡或鼾声如雷，或坐起呼嚎叫扰，时唾涎沫，大便滞结。窃思：西医学检查，俱属现象，西医治疗，皆为对症治疗，即服即有效，很多病却不能根治，一条直线，本不存在有生命（自然界一切一切，均为曲线，本不存在有直线），中医药治疗，认证准确是关键。原发性高血压，石膏、芩连大寒，能降血压能升血压，附子、干姜温燥，可以降血压，也可以升血压。冠心病治疗，首当分别心气虚、心血虚、心阳虚、心阴虚。高血脂原为代谢产物瘀滞在血液中，调和脏腑，激活机体自行整合始称良法。脑动脉硬化，古稀之年，肢体各部位均显僵硬，属生命过程中必然趋向，何独言脑也。患者乍闻脑动脉硬化一语，身病加心病，对身病治疗难度加大。一大堆西医学检查病名，"竹密林

深，问樵夫如何下手"。甭管也，能吃，大便好，能睡为当前第一重要。兹认定此阳虚兼痰湿体。夜睡狂越，呼嚎叫扰，原因痰气横踞心膈间，神不入舍，故不能睡，嚎晦叫扰。通常养心安神，远、枣、柏仁罔效。涤除胸膈间痰浊，神自安也，因书予严用和涤痰汤加减二三剂。

天南星10克，枳实10克，半夏10克，橘皮10克，茯苓15克，西洋参3克，石菖蒲3克，远志3克，炙甘草3克，鲜竹沥口服液（分2次冲兑）2支，生姜3片，大枣5枚。

二诊：心胸郁闷开，夜睡转安静，能食，大便畅。窃思：现时代是中、西医同堂共事，诸般西药，已服用三年，一旦叫停，恐其风险，虑以大事责难。"见定虽然事不难，也需明哲毋招怨"（《景岳十问》）。因告之曰："前所服药停否，自行决定。千金生姜甘草汤合橘皮汤、半贝丸5~7剂。

生姜15克，橘皮10克，大枣3枚，西洋参3克，半夏10克，炙甘草3克，川贝母10克。

尔后获悉，情况良好。

病案4　心肾不交，心悸失眠

李××，女，34岁，新阳乡人。

心烦悸惕，夜不成寐。

诊脉弦弱小数，舌暗淡，舌尖略显嫩红，纳食便解一般。月经适潮，血色暗，量偏少，欲来不来。忖：此心有邪热，而肾气虚冷。交泰丸中黄连清心中邪热，肉桂温肾中寒冷，一寒一热交通心肾，加合欢皮解郁安神，香附舒心肝气，丹参养血活血，已面面周到。学人提议加茺蔚子，茺蔚子功同益母草，行中有补。思之：无碍于无心悸失悸，对月经通畅有益无害。应允也，如下。

黄连5克，肉桂7克，合欢皮10克，香附10克，丹参10克，茺蔚子15克。

二诊：3剂服后，月经畅，睡眠好转。再转方服药，值月经过后，思之：患者原本多愁善感之人，凡事易于激动，常自悲伤欲哭，不属脏躁证，类乎脏躁证体魂。《金匮要略》"妇人脏躁，悲伤欲哭，像如神灵所作。"脏躁证表现类乎脑神经系统病，然病源在子宫。今转方服药，应当以不寒不燥为准则，并结合患者旧有思维体气，处方：甘麦大枣汤合佛手散5~7剂。

炙甘草7克，当归10克，小麦30克，川芎10克，大枣10枚。

获悉，年来神情安定，心悸惕未起，睡眠亦佳，月经通畅，经量增加。

病案5 胃气不和失眠

陈××，男，40岁，搬运工，醴陵市人。

时通运达，百事如意，何其半月来夜不能寐，辗转床箦。自购朱砂安神丸服之不效。

诊脉弦数，舌苔白黄腻。兼见脘腹痞满，大便坠下不爽。思之：方书有"胃不和则卧不安"之说，乃从调理胃肠治之，除满消痞，调和寒热，半夏泻心汤加味3剂。

半夏10克，干姜7克，黄芩10克，西洋参5克，川黄连3克，炙甘草3克，大枣5枚，厚朴10克，神曲10克。

药后痞满开，纳食便解正常，夜得酣睡。

病案6 心脾气寒，膈间火热，心烦失眠

黄××，女，32岁，汕田人。

诉：入睡时间少，且多梦纷纭。

诊脉弱小数，观眼睑暗黑，面色蜡黄，舌体淡，苔薄黄。询：觉醒后，口津干，但不欲饮水。饭食量极少。食后胀满不适，大便稀溏不爽。月经或多或少，超前或迟后，无有规律。综观分析：此心脾气寒，胸膈间邪热，心神被扰，故入睡时间少而又多梦纷纭。寒邪火热，气机郁结亦属重要原因，或有隐曲之情，不方便细问。处方以栀子干姜汤合甘草干姜汤，加佛手柑片温和清香解郁疏肝之品，再加西洋参补益气血而不助火热，不阻气。寒热并用，补泻兼施为仲圣常法，组合如下。

栀子7克，西洋参5克，干姜7克，佛手柑片30克，炙甘草3克。

二诊：上方服5剂，心烦懊憹除，饭食量增加，睡眠大有改善。程式安神定志丸，不寒不燥安神药，想当适合，如下。

茯苓10克，远志3克，茯神10克，龙齿15克，远志3克，建菖蒲5克，西洋参3克，佛手柑片30克，炙甘草3克。

患者因工作他往，未急切来复诊。越月，来电话道谢不已。言：上方服之甚佳，一切良好。问：前方是否可继续服用？答：安神定志，不寒不燥，在无感冒或其他病的情况下月服5~7剂可也。半年为期。

病案7 虚烦失眠

黄××，女，41岁，醴陵市人。

诉：入睡时间少而又多梦，醒后往往不复入睡。

诊脉弱小数观神情舌色查不出变化，无从分辨。因询：饮食量少，食后胀满不适，大便稍见结硬，月经超前四五日，量少。患者复言：唯治失眠，其他情况暂不予治疗……因答：人身为统一整体，各脏腑相互为用。心藏神，肝藏魂，心肝血虚，神魂不归舍而失眠者有之，胃不和则卧不安，均为失眠原因，况乎人体阴阳气血之盛衰为立方施治必须了知者。今病失眠，非拉合统治，必须统治。患者文化人也，认同其说。书予酸枣仁汤合栀子干姜汤、栀子厚朴汤5～7剂。

酸枣仁10克，川芎10克，知母10克，栀子7克，茯神15克，干姜3克，炙甘草3克，厚朴10克，枳实10克。

二诊：饮食量有加，食后胀满减，睡眠较前深熟。转方从痰热内扰、心胆虚怯治之，王肯堂十味温胆汤加减如下。

半夏10克，远志3克，橘皮7克，酸枣仁10克，枳壳7克，五味子3克，川黄连3克，西洋参3克，茯神10克，厚朴10克。

3剂服后，能吃能睡。嘱：据目今情况，可以不再服药。

病案8 脾寒膈热，心烦失眠

陈××，女，41岁，木华村人。

心烦懊恼，彻夜不眠。

诊脉弱小数，观神色淡滞，饮食乏味，却又嘈杂似饥。大便溏软，月经先期四五日，量少，欲来不来，带下白黄，气秽腥膻。阅前所服药，养心汤、天王补心丹，意在补心安神，未能有效。忖：此脾气虚寒，膈间邪热内扰也。书予栀子干姜汤合甘草干姜汤，加首乌藤养心安神。嘱：药不以价格高低论优劣，此方药简价廉，不当有疑虑。答："有承教诲，感激之至。"执方唯唯而退。

干姜7克，栀子10克，首乌藤30克，炙甘草3克。

二诊：心烦懊恼轻减，饭食量有加，睡眠明显改善。窃思：黄白带下未除，乃湿热之邪蕴伏，终非究竟，转方以柴陈胃苓汤5～7剂，告知：首服2～3剂，带下或许有加，无须疑虑，再服定当减少，不可以骤进补品。

柴胡10克，厚朴10克，黄芩10克，茯苓15克，半夏10克，白术10克，陈皮7克，党参15克，泽泻10克，甘草3克，生姜3片，大枣5枚。

三诊：诉"上方已服7剂，黄白带下果如其言，先多而渐渐减少，食量保持一般，睡眠时间与睡眠质量均良好，要求一纸善后之方"。考虑：①恐病邪犹有未了了，不能使死灰复燃；②高贵药品亦商品也，处方以酸枣仁汤加洁白官燕窝，不凝邪，不阻气。富有之家，符合病者心理要求，为治身病护航开路。3剂。

酸枣仁10克，茯神15克，知母10克，川芎10克，炙甘草3克，首乌藤30克，洁白官燕窝30克。

处方事毕，患者复问：平素饮食嗜辣，听众多人言，辣椒吃之上火，对失眠者不利。忆所服方药中，有干姜比辣椒更辣，服之病愈，今后饮食中能吃辣否!? 答："辛者能散、能润、能横行；肾苦燥，即食辛以润之。"（《内经》）酸苦甘辛咸，五味调和，为膳食烹调重要一着，可以恢复吃辣。

病案9　血虚风邪，躁烦失眠

李××，女，22岁，葳织街人。

患失眠久矣！无端躁烦，起坐不安。多处求医，远、枣、柏子仁、参芪、归地益气养血安神罔效。

诊脉弱小数，舌体舌苔无甚变化。进一步查询：肢体关节痛无定处，知饥而不欲食，渴不喜饮，月经先后无定期，量少而迁延时日。思之：热渴而躁烦失眠，热在气分，此无热渴而躁烦失眠，兼见肢体关节痛无定处，为血中风邪。知饥而不欲食，为胸膈有热而脾病寒。治疗：养血祛风为立方主旨，佐以温脾清胸膈热，护中焦脾胃气，防己地黄汤合栀子干姜汤，想当有效。

防己10克，生地黄15克，桂枝7克，防风10克，炙甘草3克，干姜5克，栀子7克。

二诊：处方7剂，患者持上方直服至10剂，神情安定也，睡眠自是好转，纳食增进。肢体关节痛住。此次月经来亦归正。患者赞叹不已，岂料药简价廉。此方有如此之高效也！因答：药非普通物品，不以价格高低论优劣，对症者良。夏月伤于寒暑，香薷为妙品，人参苟不对症，可翻为鸩汁。转方以甘麦大枣汤加味，不寒不燥药，以定其心志。7～10剂不为多。

炙甘草5克，大枣7克，小麦30克，首乌藤30克。

病案10　阳明气盛，热扰心神，彻夜不眠

廖××，女，50岁，醴陵市江湾人。

乳腺癌手术割治后，严重失眠，通常二三个昼夜无睡意。无奈也，吞一粒安眠药，强睡一二小时，则盗汗湿衣枕。

诊脉弦数，舌体老红，舌苔白厚。能食，大便好，饮水多，喜凉饮。诉述病情，言谈举止，精神健旺，丝毫不见有气馁倦怠乏力情况。思之：此非

气虚血弱、心神失养之失眠病类，为阳明气盛，热扰心神也。虽不见搐搦瘛疭等情况，重镇熄风清热，仲圣风引汤想当有效，加减如下。

大黄 7 克，桂枝 3 克，干姜 3 克，软白薇 10 克，生石膏 30 克，牡蛎 15 克，紫石英 15 克，首乌藤 15 克，龙齿 15 克，甘草 3 克。

二诊： 服一剂即有效，不吃安眠药丸，能睡一二小时，二三剂服完，却又未能续有进步。考虑：阳明火热气盛，心肝相对血虚为常理，续泻阳明，兼滋养心神，许叔微珍珠母丸加减三五剂。

珍珠母 15 克，生地黄 15 克，龙齿 15 克，酸枣仁 10 克，茯神 15 克，柏子仁 10 克，西洋参 7 克，石膏 15 克，沉香 3 克，丹参 10 克，首乌藤 15 克，甘草 3 克，金银花 10 克，薄荷 7 克。

5 剂服后，虽然睡眠续有好转，但仍多反复。考虑：乳腺癌病患者，局部病灶虽经手术割除，人身整体功能，却难一时完全改善。告其家人，多作心理疏导，令气机调畅，饮食守清淡，戒呆补壅气食品。书予白虎加地黄汤加姜枣以调营卫，10～15 剂。

生石膏 30 克，知母 10 克，生地黄 15 克，炙甘草 3 克，生姜 3 片，大枣 7 枚。

尔后获悉，病情虽小有反复，总体情况良好。

病案 11　胆热内扰，夜不成寐

黄××，女，56 岁，醴陵市人。

诉：失眠，口苦干。怪哉！独左脚小趾侧次趾麻痹。

诊脉弦细数，舌体红，苔白显黄腻。食少，大便可。西医学检查：高血压、高血糖、高血脂、脑梗阻、心率不齐……。每日服药，一个病症一种药，七八种之多。也曾服中药，不觉有效，且增胸中憋闷。出示中医药处方，殆以远、枣、柏仁、茯神、首乌藤安神；钩藤、菊花、夏枯草、石决明降血压；生地黄、熟地黄、归、芎、芍益阴补血，山楂、麦芽、神曲意在降血脂、血糖。同样是一个病证一种药组方。对症用药，某些时候可取。中医人面对诸多西医学检查结论，只能供参考，中医处方用药，不能被仪器检查所左右，得依中医理法辨证施治。兹认定："心藏神、肝藏魂。胆热则口苦"（《内经》）；"人卧则血归于肝"，此病夜不成寐，原由胆热内扰神魂不藏。独左脚小趾侧次趾麻痹一症，"胆足少阳之脉起于目锐眦……下出外踝之前，循足跗上，入小趾次趾之端"（《灵枢·经脉篇》），足证胆经气痹阻也。清泄胆热，理气豁痰，黄连温胆汤加味如下。

川黄连7克，竹茹15克，半夏10克，枳实10克，茯神15克，陈皮7克，甘草3克，首乌藤30克，生姜3片（约20克）。

二诊：上方服5剂，口苦若失，咽喉干哽少减，睡眠大有好转，足趾麻痹依然。效不易法，王肯堂十味温胆汤加减合仲圣红兰花酒组合如下。

川黄连3克，远志3克，半夏7克，五味子3克，陈皮7克，茯神15克，西洋参3克，酸枣仁10克，生地黄10克，藏红花7克，炙甘草3克，生姜1片，葡萄酒1杯。

三诊：上方服7剂，足趾麻痹除，夜间入睡时间充足。再行西医学仪检，心搏动归正，血压有降无升，血糖血脂未有增高。建议：恢复西医药，降血糖、血脂，常规服药治疗。

有感也：中西医结合，从理论上汇通，尚不可能。中西医协作，对患者带来了好处。

病案12　脾寒膈热，心烦不寐

江××，女，30岁，浏阳市人。

伤寒大病后，心烦懊恼，夜不成寐。自认为因虚所致，柏子养心丸、天王补心丹数数服之不效，欲从饮食物滋补，奈何纳呆，强食之实难下咽。

诊脉弱小数，舌体淡，苔白黄。此亦虚亦实也。心烦不寐，仍属伤寒大病后余邪未了，热扰心神；脾病有寒，失其健运，故纳呆食少。书予栀子干姜汤合甘草干姜汤，以栀子清胸膈邪热，干姜温脾寒，炙甘草补中。药简价廉，面面周到。进一步思之，患者乐喜补药之心切，世俗悉以价格论价值之观念牢不可破，身病单治不效，为栀子干姜汤和甘草干姜汤护航，加洁白官燕窝30克。

栀子7克，炙甘草3克，干姜5克，洁白官燕窝30克。

二诊：5剂服后，纳食增进，心烦懊恼除，夜睡舒静也。前方加龟甲30克，以益阴潜降，3～5剂。

病案13　痰热内蕴，昏朦嗜睡

刘××，女，48岁，新阳乡人。

长日昏朦睡眠，有时鼾声如雷。

诊脉弦滑数，舌红，苔白黄腻。知饥饿，不欲食，口干渴，不甚饮水，大便非结硬却显坠胀，小便有时热黄。思之：此胆胃不和，痰热内蕴，与心脾气虚倦怠嗜睡者有别。处方：黄连温胆汤清热豁痰治胆，合厚朴三物汤除满通腑治胃，再加薄荷以疏散内外风邪。

川黄连 7 克，厚朴 10 克，半夏 10 克，枳实 7 克，橘皮 10 克，大黄 10 克，姜竹茹 30 克，薄荷 7 克，甘草 3 克，生姜 3 片。

二诊： 3 剂服后，睡眠时间减少，神志较前清明也，饮食量却尚未有增加。家人议进补。释之曰：不可！①病邪尤甚，②饭为百补之王，饮食营养尚且未能接受，谈何补益。转方考虑：原方既中，可续服之，合小陷胸汤组合如下。

川黄连 3 克，厚朴 10 克，半夏 10 克，枳实 10 克，瓜蒌皮 30 克，橘皮 10 克，姜竹茹 15 克，大黄 10 克，甘草 3 克，薄荷 10 克，生姜 30 克。

三诊： 又 3 剂服后，不似以前昏矇多睡也，口味开，知饥思食，唯食后小觉胀满不适。考虑：生痰之源在脾失健运，苦寒清热不可过用，有损胃中生阳之气，健脾和胃进食正时机也。处方以保和丸加白术名大安丸者再加味，消补两相结合如下。

山楂 10 克，茯苓 15 克，神曲 10 克，半夏 10 克，莱菔子 10 克，连翘 10 克，橘皮 10 克，白术 15 克，甘草 3 克，生姜 3 片，大枣 5 枚。

3 剂服后，生活起居归正也。

小承气汤、厚朴三物汤、厚朴大黄汤，三方药味同，分量配伍不同。

○小承气汤，攻下力甚；

○厚朴三物汤，厚朴多，行气除满力甚；

○厚朴大黄汤，大黄多，以开痞结。

古方用薄荷情况——

○局方川芎茶调散，薄荷用量独重；

○局方逍遥散用薄荷，助其疏散调达；

○刘完素地黄饮子薄荷与桂、附、地黄……同用，为散其未尽之客邪。

病案 14 心脾气虚，夜不成寐

邹××，男，30 岁，合家湾人。

于今岁七月间，从工厂归家务农，夜不成寐。仅上半夜睡 2 小时，醒后不复入睡。

诊脉缓弱，观神情面色淡滞。从谈话中得知：生活变换，家事纷扰，思想抑郁。思之：主乎寐者神也，神安则寐，神不安则不能寐；安其神者血气也，气血亏虚则神不守舍。患者家事纷扰，伤其心脾，虚及气血。补养气血兼以解郁，书予王肯堂养心汤加疏肝理气之品，并以言语疏导，树立新环境的生活习惯和生活理念，已经过去的是非得失，不多考虑。

生黄芪 15 克，茯苓 10 克，党参 15 克，茯神 10 克，桂枝 7 克，川芎 10 克，当归 7 克，柏子仁 10 克，远志 3 克，五味子 3 克，酸枣仁 10 克，半夏 10 克，炙甘草 3 克，香附 10 克，生姜 3 片，大枣 5 枚。

越月，路遇其妻，欣喜诉：承先生药疗、心疗两相结合，睡眠与心态均大有好转。嘱告：无感冒情况下，前方可断断续续服 5～7 剂。

病案 15 脾寒膈热，心烦懊恼，夜不成寐

胡××，女，56 岁，醴陵市四汾人。

心烦懊恼，夜不成寐。

诊脉弱小数，舌体淡，苔微显白黄腻，神情憔苦，言：心胸憋闷，常欲嗳气则舒，饮食量少。思之：脾为至阴之脏属土，心为君主之官属火，火生土，脾虚寒则盗母气以自养；胸膈邪热，热扰心神，二因叠加，故心烦懊恼，夜不成寐。治疗：以栀子干姜汤、甘草干姜汤、栀子厚朴汤三方合，其中干姜温脾阳，栀子清胸膈邪热，甘草补中益气，枳、朴通降胃肠气逆气滞，已面面周到，毋需远、枣、柏仁、参、归补心安神。

干姜 7 克，厚朴 10 克，焦栀子 10 克，枳实 10 克，炙甘草 3 克。

二诊：上方服 3 剂即有效，5 剂服后，夜得酣睡至东窗日上。窃思：患者家富有，文化知识一般，前方药简价廉，能遵服无疑，原由余平日医疗颇具信誉之故，今转方服药，还得使病者不生异想，再者是高贵价昂药亦商品也，在有益于病证的情况下，适当配合加用，亦正其时。处方以千金生姜甘草汤加味如下

生姜 30 克，西洋参 5 克，大枣 5 枚，金钱橘 30 克，炙甘草 3 克，洁白官燕窝 30 克，冰糖少许。

获悉，患者持此方断断续续服至 10 剂之多，情况良好。

20　自汗与盗汗病类

病案 1　营卫不和，热寒汗出

李××，女，47 岁，黄獭咀人。

无端发热汗出，却又恶风冷。

诊脉弱，舌体淡，苔薄白。查询：食少，便解好，无咳嗽，气息平。小小病，至当处理，亦非易事。起坐，佯装登厕，猝然忆及《伤寒论》第 53 条云："病常自汗出者，此营气不和，营气不和者，外不谐，以卫气不共营气和谐故尔。以营行脉中，卫行脉外，复发其汗，营卫和则愈，宜桂枝汤。"第 54 条云："病人脏无他病，时发热自汗出而不愈者，此卫气不和也，先期时发汗则愈，宜桂枝汤。"遂书予桂枝汤。并嘱告：此方药简价廉，望遵服无疑。

桂枝 10 克，生姜 3 片，白芍 10 克，大枣 5 枚，炙甘草 3 克。

二诊：患者言，此方服之甚佳。首服 1 剂，病发次数减少，发亦轻松。3 剂服后，热寒汗出未出现也，求一纸善后之方。思之："阳加于阴谓之汗"（《内经》），为汗出通常道理，此病营卫不和，卫强营弱。治疗：续调营卫，益阴以潜阳，处方：桂枝汤原方加龟甲，5~7 剂。

桂枝 10 克，龟甲 30 克，白芍 10 克，炙甘草 3 克，生姜 3 片，大枣 5 枚。

尔后获悉，年来热寒汗出未起，感冒亦少发也。

病案 2　热伏阴分，手足掌心汗出

文××，男，20 岁，仙霞乡人。

月来手足掌心汗出，白天与夜晚一个样。

诊脉沉弦数，舌红少苔，纳食便解好，口无干渴，睡眠欠佳。思忖：此不属阳明热汗，亦非阳虚自汗与阴虚盗汗之类。手掌心属心包络经"劳宫

穴"，足掌心为少阴肾经"涌泉"穴。热伏阴分，热扰心神，肾失封藏之职，津液失于潜藏，故手足掌心汗出也。治疗选方：当归六黄汤大队苦寒，有伤胃中生阳之气，而且敛邪，非所宜也。青蒿鳖甲汤，清阴分邪热透出气分，较为稳妥，加味如下。

青蒿 10 克，鳖甲 30 克，牡丹皮 10 克，生地黄 15 克，知母 10 克，莲子心 15 克。

二诊：上方服 5 剂，似效非效，但无其他不良反应。再次处方：益阴、透热、潜阳，仍以青蒿鳖甲汤合肾热汤，如下。

青蒿 10 克，生地黄 15 克，鳖甲 30 克，知母 10 克，牡丹皮 10 克，白术 10 克，芍药 10 克，磁石 15 克，麦冬 10 克，牡蛎 15 克，甘草 3 克，大枣 5 枚，青葱 3 支。

欣喜，3 剂服后，手足掌心汗出止也。"无毒治病，十去其九"，年轻之人，生机蓬勃，恢复容易。嘱：可以暂停服药。

病案 3 表阳虚衰，自汗恶风

易××，女，50 岁，醴陵市人。

诉：两手"合谷"穴部位畏风冷特甚，怪哉！手臂酸楚乏力……

诊脉弱，观神情气色淡。窃思：独"合谷"穴部位恶风冷，实实怪哉也。数十年行医治病，情况百千，一一破解应对，非不难也。撒开网查询：身肤无端汗出，常日畏风冷吹拂，鼻塞流涕，倦怠乏力，知此营卫气血虚人也，独言合谷穴部位恶风冷，因身肤有衣着护卫，手常裸露之故，合谷为手背一大部位，所言合谷畏风冷，实非仅合谷畏风冷也。进一步查询：能食，无口干渴饮，大便不结硬，小便无热黄，内在脏腑无他病，《伤寒论》第 54 条云："病人脏无他病，时发热自汗出而不愈者，此卫气不和也，先期时发汗则愈，宜桂枝汤。"遂书予桂枝汤，以表阳虚衰，内无邪热兼杂，加附子以温阳，更加防风以祛风。

桂枝 10 克，附子 10 克，芍药 10 克，防风 10 克，炙甘草 3 克。

二诊：3 剂服后，汗出恶风一时除，手转温暖也。补益营卫气血治之，人参养营汤 5~7 剂。

党参 15 克，远志 5 克，生黄芪 15 克，五味子 3 克，茯苓 15 克，熟地黄 20 克，当归 7 克，白芍 7 克，陈皮 10 克，桂枝 7 克，炙甘草 3 克，生姜 3 片，大枣 5 枚。

此后汗出恶风冷月来未出现，更不言"合谷"穴恶风冷，精神气力有加。

病案 4 阳明气盛，湿热邪扰，夜寐汗出

阙××，男，37 岁，玉沙乡人。

午夜寐觉，衣衫透湿，汗气秽臭。日间肢体困重，月来夜夜如是，或微或甚。

诊脉弦盛大，观神情气色寡淡，口唇舌色却又显暗红。能食，大便有时稀溏，时又结硬。方书"阳虚自汗，阴虚盗汗"，均不可以拿来作病证认定。此阳明火热挟湿邪，热逼阴营，故寐而汗出也。日间肢体困重者，夜寐汗出，阴津耗失，经脉失养。治疗：盗汗通常用方，当归六黄汤，泻火滋阴复固表，绝不相宜；牡蛎散潜阳固表止汗，风马牛不相及，俱不可以。白虎加桂枝汤，泻阳明火热通痹；白虎加苍术汤除阳明湿热；白虎加生地黄汤，清热益阴，三方合之，古无先例，或者说，虽属超法外，亦衷法内也。绝不偾事，先遣治之。

生石膏 30 克，桂枝 7 克，知母 10 克，苍术 10 克，生地黄 15 克，炙甘草 3 克，粳米一撮。

二诊：上方服 5 剂，夜寐汗出减少。嘱：上方续服 5 剂。

三诊：连前 10 剂服完，夜寐汗出止，日间肢体困重亦轻减。一时想不出善后良方，正直炎暑六月，聊以吴氏清络饮加味，作善后处理。

青荷叶 30 克，白扁豆 15 克，丝瓜络 30 克，人参叶 5 克，忍冬藤 30 克，淡竹叶 5 克，西瓜翠衣 50 克。

病案 5 湿热氤氲，夜寐汗出

李××，男，34 岁，何家冲人。

夜寐汗出，觉后衣衫透湿，热气沸扬。旬日来夜夜如是，或微或甚。

诊脉濡数，舌暗红，口中黏滑不爽。常觉饥饿善食，大便显稀溏坠胀，小便热黄。思忖："阳虚自汗，阴虚自汗"皆非是。此湿热氤氲之汗，人寐则卫气入于阴，热扰在里之湿热病气而外泄。治疗：泻阳明热，兼以除湿，白虎加苍术汤再加味，5 剂。

生石膏 30 克，苍术 10 克，知母 10 克，藿香 10 克，甘草 3 克，厚朴 10 克，生姜 1 片，大枣 3 枚，粳米一撮。

服 3 剂好转，自持方直服至 7 剂，夜寐汗出止，日间精神气力有加。

病案 6 营卫不和，入夜汗出

黎××，女，51 岁，黄毛村人。

入夜9点时候，无端汗出，直至天亮，无分已入睡或未入睡，夜定畏风冷特甚。去岁病子宫肌瘤，已割除子宫，汗出情况，从此后起。

诊脉浮弱，观神色淡，饮食便解一般。思之：天时分阴阳，日中属阳，夜晚属阴。"人与天地相应，与日月相参"（《素问·四气调神大论》）；人身卫为阳，营为阴，卫气日行于阳，夜行于阴，至夜9点亥时，卫气不入于阴，营卫之气不和，故汗出也；人身十二经脉，气血运行，环周不休。尤有奇经八脉，以调节十二经脉之盛衰盈亏，其中冲、任、督三脉皆起于胞宫（子宫），今子宫已割除，不无影响冲、任、督三脉之运转，对十二经脉之盈亏盛衰，必然有失调节，故入夜阳不入阴，此为营卫失和汗出原因。其有恶寒特甚之情况，乃因汗出而阳气涣散，非表阳虚为原因，桂枝加附子汤不可取，玉屏风散、牡蛎散均为治表虚自汗而止汗者，当归六黄汤乃治阴虚火热盗汗者，俱不可以。调和营卫，桂枝汤为千古良方，桂枝加芍姜参新加汤能补益而调营卫，想当适合，如下。

桂枝10克，西洋参7克，白芍15克，炙甘草3克，生姜3片，大枣7枚。

二诊： 上方服5剂，汗出大减。再三查究，内无渴饮，大便可，外无寒热头痛或咳嗽等情况，继前方补气益血正其时也，人参养营汤加减5~7剂，如下。

人参3克，远志3克，黄芪10克，五味子3克，白术10克，熟地黄15克，茯苓15克，当归7克，陈皮7克，芍药7克，桂枝5克，炙甘草3克，生姜3片，大枣5枚。

此后夜睡汗出未起，精神气力有加。

病案7 阳明热扰阴营，夜睡汗出

谢××，男，26岁，醴陵市人。

诉：夜晚上床睡觉，盖上轻薄被单，丝毫不感觉热，尚未入睡，即通体汗出，汗后身肤清凉，不感觉寒冷，及至朦胧入睡，复盗汗透衣，夜夜如是，何其来怪汗也……

诊脉数，舌体舌苔查不出变化，神情气色无别样，善食，每日三餐，餐餐两大碗饭，大便好，气力无虚。思之：阳虚自汗，阴虚盗汗皆非是，汗出无黏着馊臭，更不见染衣色黄，知非湿热之汗，其人善食，大便好，气力无虚。属阳明气盛者，阳明多气多血，亦多火热，白天活动，夜晚上床休息，人欲入静而阳明热扰阴营，《内经》"阳加于阴谓之汗"此正其理也，入睡卫气失固，爱汗出尤甚。治疗：桂枝汤调和营卫为千古理法，其加减化裁，撒开网思之：桂枝汤加附子名阳旦汤，治营卫失调而兼表阳虚者；桂枝汤加黄芩名阴旦汤，治营卫失调而兼内有湿热者；更有桂枝汤加苍术治湿气在表，桂枝汤加地黄以益阴营，皆非所宜。此因阳明热盛，热扰阴营而汗出，亦属营卫失调类证，拟用桂枝汤加石膏重剂量以清阳明之热，再加青蒿辛香不失其宣，想当有效，组合如下，5~7剂。

桂枝 7 克，生石膏 50 克，赤芍 7 克，青蒿 10 克，炙甘草 3 克，生姜 3 片，大枣 5 枚。

二诊：患者欣喜以告，1 剂知，二三剂汗出减半。7 剂服完，入睡前或已入睡均不见有汗。目前，是否可求一纸善后之方？窃思：阳明热盛，火焰虽熄，灰中有火，不可以急切进补，书予白虎汤合青蒿鳖甲汤，清热养阴仍不失其宣，组合如下，3~5剂。

生石膏 30 克，青蒿 10 克，知母 10 克，鳖甲 15 克，生地黄 15 克，牡丹皮 10 克，炙甘草 3 克，粳米一撮。

尔后，自汗盗汗均未出现。

病案 8　表虚汗多易感冒

宋××，女，49岁，株洲市人。

无端汗出，经常感冒。一感冒便是鼻塞咳嗽，取感冒药服之，鼻塞可通，咳嗽见松，可是汗出淋漓，恶风冷特甚。

诊脉浮弱，舌体舌苔查不出变化，观神色淡，困倦乏力，饭食量少，大便不结硬，睡眠可以。思之：汗出不因火热内证，感冒非风寒表实无汗之类，此表虚汗多易感冒，原由肺气虚弱，卫气不固，汗出与感冒互为因果也，桂枝汤合玉屏风散，并嘱告之：此方治汗出与感冒两不违理，每月服 3~7 剂可也。

半年服药，自汗与感冒均见减少。

病案 9　湿热流聚，腰以下汗出

黎××，男，20岁，苏家冲人。

腰以下至腿脚汗出，上半身无汗，日间夜晚一个样。

诊脉濡数，察口腔舌面略显黏滑，脸色暗红，无尘却似有尘。纳食好，便解尚可，小便显黄热解不尽意（解后复欲解）。考虑：非遍身汗出，不见有畏寒肢冷神疲乏力等情况，此非阳虚自汗；更不属夜寐汗出之盗汗，风邪火热乎？必上身有汗，头面尤多。"伤于湿者，下先受之""阳加阴谓之汗"（《内经》），综观断认此湿热之汗，丹溪二妙丸加牛膝为三妙丸，再加薏苡仁称四妙丸允当。

黄柏 10 克，牛膝 10 克，苍术 10 克，薏苡仁 30 克。

二诊：服 5 剂，汗出减少。再查询：无口干燥渴等情况，上方加赤茯苓、赤小豆、生姜、大枣，5 剂。

黄柏 10 克，牛膝 10 克，苍术 10 克，薏苡仁 30 克，赤茯苓 15 克，赤小豆 10 克，生姜 3 片，大枣 5 枚。

三诊：汗出续有减少，诊脉濡弱而数。从气虚湿陷情况考虑，升阳益胃汤加减。

5 剂服后，腰以下至腿脚汗出痊愈，无体息燥渴等不良反应。

苍术 10 克，柴胡 10 克，生黄芪 15 克，赤芍 10 克，西洋参 10 克，黄芩 10 克，茯苓 15 克，泽泻 10 克，独活 10 克，甘草 3 克，生姜 3 片，大枣 7 枚。

病案 10　虚弱浮热汗出

廖××，男，21 岁，汤家坪人。

日间轻微体力劳动，汗雨淋漓，夜寐汗出透衣，特别是手足掌心常常湿润有汗。

诊脉弦虚大，神色淡。询：生活习惯不欲多饮水，饭食量少，大便显结硬。睡眠习惯早睡早起，起卧规律打乱，则久久不能入睡。从何分析，通常自汗为肺气虚弱，卫阳不固，盗汗多阴虚内热。今自汗、盗汗一并有之，聊以虚弱浮虚汗出认定，书予小品二加龙牡汤如下。

白芍 15 克，附子 10 克，软白薇 15 克，龙骨 15 克，炙甘草 3 克，牡蛎 15 克，生姜 3 片，大枣 5 枚。

二诊：5 剂服后，自汗盗汗均有减少。考虑：汗为心液，关系肾阴肾阳，交通心肾，补摄阴阳，刘河间地黄饮子加减 3～5 剂。

熟地黄 30 克，远志 3 克，山茱萸 10 克，菖蒲 3 克，肉苁蓉 15 克，肉桂 3 克，巴戟天 10 克，附子 10 克，石斛 15 克，茯神 15 克，麦冬 15 克，五味子 3 克，薄荷 7 克，生姜 3 片，大枣 7 枚。

三诊：自汗盗汗续有减少，特别是气力增加。嘱：上两方每月各二三剂，断断续续相间服用，三个月为期。忌一切呆补附加药品。

尔后获悉，情况良好。

病案 11　湿热郁蒸，夜寐汗出

黎××，女，58 岁，横田村人。

月来夜夜汗出，觉后衣衫透湿，热气沸扬。

诊脉濡数，舌干红，苔黄腻。知饥饿而食少，大便不结硬而坠胀。方书阳虚自汗，阴虚盗汗，理则理也，却不尽然。此阳明火热挟湿邪内扰，津液外泄，《内经》"阳加于阴谓之汗"，其理殆合。李东垣当归六黄汤治阴虚火热盗汗者，许叔微柏子仁丸治心气不足夜寐汗出，皆非所宜。处方以白虎加苍术汤合栀子厚朴汤再加味如下。

生石膏 30 克，知母 10 克，苍术 10 克，厚朴 10 克，栀子 7 克，枳实 10 克，藿香 10 克，青蒿 10 克，甘草 3 克，粳米一撮，生姜 3 片。

二诊：上方服 3 剂有效，服 5 剂盗汗止，饮食便解渐趋正常。患者要求再转方服药，李东垣补脾胃泻阴火升阳汤合丹溪保和丸，如下。

生黄芪 15 克，升麻 3 克，西洋参 3 克，柴胡 10 克，苍术 10 克，生石膏 30 克，羌活 10 克，黄芩 10 克，川黄连 3 克，山楂 10 克，神曲 10 克，茯苓 15 克，连翘 10 克，陈皮 7 克，半夏 10 克，甘草 3 克，生姜 3 片，大枣 5 枚。

患者持上方断断续续服至 5 剂，情况良好。

病案 12　火热内扰，肺气开疏，夜寐汗出

李××，男，40 岁，农民，西塘坪人。

诉：年来，夜寐汗出湿衣，日常轻便劳动即感觉疲劳。

诊脉沉小难及，观神色暗红，体态丰腴。能食，大便可，小便显热黄。思忖：此体气壮实人也，脉沉小难及，非血气之虚，系个体特异生理性之常脉，容易疲劳，为汗出津气流失之故。进一步查询日常生活情况，患者诙谐言："我或许为猴子转生，乐喜吃生姜（猴子喜吃生姜），特别是年来日食半斤之多，辣椒却不爱吃。"噫嘻呀！生姜辛热，热留于内，"辛者能散能润能横行（《神农本草经》)，五味所入，辛入肺，日食生姜半斤之多，肺气长处开疏，卫气日行于阳，夜行于阴，寐则卫气入里，卫表失固，火热内扰，则津液外泄。方书有言"自汗阳虚，盗汗阴虚"，此则非是也。治疗：栀子生姜豉汤方合百合知母汤，方中重用栀子清胸膈热，生姜投其所好，乐喜受纳，以为引入，百合知母汤则为润养心肺，组合如下。

栀子 15 克，百合 30 克，生姜 10 克，知母 10 克，薄荷 7 克（以代淡豆豉）。

二诊：服药 5 剂，情况良好，夜寐汗出减半，效不更方，击鼓再进，并

嘱告：病因过食生姜而起，不力戒吃生姜癖好，不可全治。

尔后，患者持上方断断续续直服至 10 剂，吃生姜癖好亦戒除也，病痊愈。

病案 13　营卫失和，夜寐汗出

宋××，女，50 岁，石羊村人。

月来夜寐汗出。白天倦怠乏力，肢体酸楚，似痛非痛，恶风冷吹拂。

诊脉浮弱，观神色淡滞。方书言："自汗阳虚，盗汗阴虚。"此阳虚耶，阴虚也?! 需要再找旁证。因询得知：纳食少，睡眠可，大便非溏泻，亦不结硬，无心烦渴饮，不属阴虚火热情况；无肢寒凉冷，平素更无恶寒喜温等特殊生活习惯，无阳虚体质见证，故不可以从阳虚或阴虚认定。断认：此外感风邪，营卫失和，夜睡卫气入里，而外失固护，风邪内扰，津液泄而汗出。治疗：祛风散邪，桂枝汤大通至正，加防风以祛风，加玉竹参益阴而无滞腻，如下。

桂枝 10 克，玉竹参 30 克，白芍 10 克，防风 15 克，炙甘草 3 克，生姜 3 片，大枣 5 枚。

二诊：上方服 3 剂，汗出大减，肢体酸楚疼痛亦轻松。桂枝汤加芍姜参新加汤，补益营卫气血兼散风邪。

桂枝 10 克，人参 3 克，芍药 15 克，炙甘草 3 克，生姜 3 片，大枣 5 枚。

患者持上方直服至 10 剂，寝汗止，肢体捷健也。

病案 14　表气不固，阴失潜藏，夜寐汗出

陈××，男，21 岁，板杉乡人。

诉：夜寐汗出，或微或甚，常日倦怠乏力，其来久矣! 起始因由，道说不清。

诊脉弦虚大，观神色萎黄。因询：食少，口无干渴，大便不结硬，小便非热黄。思之：此血气虚弱人也。方书"阳虚自汗，阴虚盗汗"之称，不可执以概全。卫气日行于阳，夜行于阴，人寐则卫气入里，表气不固，阴失潜藏，故寐而汗出，危亦林玉屏风散原治表虚自汗者，用治盗汗于理不合，局方牡蛎散治盗汗可则可，益阴潜阳有感力弱，加味用之如下。

左牡蛎 30 克，龟甲 30 克，生黄芪 15 克，麻黄根 7 克，浮小麦 10 克。

二诊：上方服 3 剂，夜睡汗出减少。补养心气，收脱止汗，许叔微柏子养心丸加味如下。

柏子仁 10 克，麻黄根 3 克，人参 5 克，牡蛎 15 克，白术 10 克，五味子 3 克，半夏 10 克，龟甲 30 克，炙甘草 3 克，生姜 3 片，大枣 5 枚。

患者持此方断断续续服 10 剂之多，夜寐汗出住，日间气力有加。

病案 15　阳明气盛，常自汗出

李××，男孩，12 岁，荷塘村人。

尔来白天常自汗出，动则尤甚；夜睡前半夜汗出多，后半夜稍有减少。纳食便解、嬉耍一如常人。此不属阳虚自汗，亦非阴虚盗汗，更不是外感邪热郁蒸之汗。意见：为阳明气盛，火热蒸发之汗，亦合《内经》"阳加于阴谓之汗"之机制。治疗：泻阳明火热，毋需固表止汗，亦不须滋阴抑阳。方以白虎汤直泻阳明火热，再加藿香外散风寒，内化湿浊，更具活法圆机，如下。

生石膏 30 克，藿香 10 克，知母 7 克，炙甘草 3 克，粳米 50 克。

二诊：汗出减少，无其他不良反应。窃思：阳明气盛，少阴必然相对不足，补少阴乎？不可！童贞无肾虚之理。续泻阳明火热，兼以润养肺胃。五行合五脏，肺属金，肾属水，金生水，故肺为肾母，滋养肺，肾受荫，守前方加玉竹参、北沙参。嘱：断断续续服用，7～10 剂。

生石膏 30 克，玉竹参 15 克，知母 7 克，北沙参 15 克，藿香 10 克，炙甘草 3 克，粳米 30 克。

尔后获悉，汗出情况大有改善。

病案 16　表虚汗多，常病感冒

易××，女，45 岁，醴陵市人。

诉：日间轻微劳动即汗出，夜寐亦汗出，经常感冒，咳嗽鼻塞流涕。时日久矣，求治也。

诊脉弱小，舌体淡，苔薄白。思之：阳虚自汗，阴虚盗汗。自汗原由表阳虚，不能卫外固密，则津液外泄；盗汗原由阴不足，虚热内生，津液失于潜藏。而今自汗盗汗均有出现，从诸症综合分析：非表里阳虚大证，亦不属实火实热之类，更非湿热蕴伏汗出者。处方：以玉屏风散益气固表，合牡蛎散，益气潜阳，再加味如下：柏子养心丸养心宁躁，固脱止汗留作转方时考虑用否。

生黄芪 30 克，牡蛎 30 克，白术 10 克，麻黄根 5 克，防风 10 克，浮小麦 10 克，炙甘草 3 克，生姜 3 片，大枣 7 枚。

二诊：上方服 5 剂，自汗盗汗均有减少，而且气力有加。柏子养心丸养心宁躁收脱用之正其时也，如下。

柏子仁 10 克，牡蛎 15 克，人参 3 克，麻黄根 7 克，白术 10 克，半夏 10克，五味子 5 克，浮小麦 10 克，炙甘草 3 克，生姜 3 片，大枣 5 枚。

患者持上方断断续续服 10 剂之多。气力有加，通常劳动不再汗出也，寐汗从此亦未出现。

病案 17 湿热氤氲，产后汗出

芦姓少妇，黄獭嘴人。

产后，絷絷汗出，纳食便解好。

诊脉濡数，察舌苔黄腻，汗出溱臭，肢体困重。思之：产后血气俱虚为通常情况，然此则为湿热氤氲汗出，有是证，用是药，祛邪即所以扶正，叶天士有言："产后热渴，虽石膏、犀角亦不禁用。"书予麻杏苡甘汤合白虎加苍术汤，再加般（bō）若（rě）丹，调营卫和脾胃，以保持饭食不减，气血生化之源不乏。组合如下。

蜜麻黄 7 克，石膏 15 克，杏仁 10 克，知母 10 克，薏苡仁 30 克，苍术10 克，粳米一撮，炙甘草 3 克，生姜 3 片（约 30 克），大枣 5 枚。

噫嘻呀！人生世路崎岖，医生执业莫不如是，产后血气虚，补益气血为通常观点，有局外人力阻服其药者，家人亦惧，遂转请他医治疗。获悉，某医者言："汗出黏滞秽臭，此湿热之汗也，不可以止汗治之，取清宣为宜。"其母惊叹言：名医所见同，随即出示余日前处方药笺，某医曰：此方绝妙，毋需他求……

3 剂服后，患者复来也，请转方治疗。察：汗出减半，头身困重亦轻减。再三考虑，病虽大有好转，然湿热之邪不易速除，产后血气虚不可不顾及也。千金生姜甘草汤合栀子生姜豉汤如下。

生姜 30 克，人参 3 克，大枣 7 枚，栀子 7 克，薄荷 7 克（以代淡豆豉）。

5 剂服后，欣喜一切归正。

21　血证病类

病案1　风寒束表，肺热郁闭，咳嗽吐血

张××，男，32岁，醴陵市人。

平素无恙，卒病咳嗽唾血。因家族中有肺结核吐血旧病者，患者心中大怵，疑惧为肺结核病，要求抗结核治疗。

诊脉浮紧而数，舌红，苔白黄兼。询：发热恶寒，头身疼痛。因认定：此伤于寒冷，表气不宣肺热郁闭，因热因咳伤其肺中血络而血出也。设为肺结核，就病证而论，舍表证不顾，不从寒热头身疼痛治非所宜也。滋阴清热解表，千金葳蕤汤加减如下：

玉竹参30克，软白薇10克，麻黄5克，紫菀10克，杏仁10克，前胡10克，生石膏30克，独活10克，甘草3克。

二诊：上方服3剂，寒热外证却，头身痛住，咳唾出血减半。思之：表气郁闭解，肺中火热仍有之，吴鞠通桑菊饮合丹溪咳血方如下。

桑叶10克，黑栀子7克，菊花10克，青黛3克，杏仁10克，瓜蒌皮15克，桔梗10克，连翘10克，苇茎15克，薄荷7克，甘草3克，生姜1片，蜂蜜1匙。

三诊：5剂服后，咳住，血未曾有也。沙参麦冬汤补益肺阴，合般若丹调营卫和脾胃，作善后治疗。

玉竹参15克，天花粉10克，北沙参15克，白扁豆10克，桑叶10克，麦冬10克，炙甘草3克，生姜1片，大枣3枚。

病案2　胃肠火热，上干于肺，咳喘吐血

张××，男，30岁，横田村人。

咳喘吐血，X光透析诊断为肺结核吐血。青链霉素、雷米封，仙鹤草等杀菌止血药治疗三日，血不曾少减，转中医药治疗，某以百合固金汤，日服

两剂之多，咯血如故。病者惶恐，延余出诊。

诊脉浮芤而数，寸盛尺弱，舌体红，苔显黄。听诉：心胸间觉有火热气上冲，热甚冲剧咯血尤多；大便常泻，尔来泻反住矣。窃思：仲圣"心气不足，吐血、衄血者，泻心汤主之"，经文所指心气不足，实指心阴不足，阳火有余也。此方适合，其理有二：一是心在气为火，泻心汤乃泻心中之阳火，心火不克肺金，肺得安宁，然后咳可住，血可止；再者是患者大便常泻，火热气降，今反不泻，火热气上，热上干肺，逼血出也。肺与大肠脏腑相合，通泻大肠，以减轻肺脏火热实邪，此为常法，亦为良法，泻心汤中大黄、芩、连正合其用。遂书予该方加白茅根、仙鹤草、侧柏叶。不意学人提议，此病此方已经完满恰中，所加药味或为处方插花观赏耶?! 因答："高兴提出讨论意见。凡治病，心理因素巨大，某些情况，为治身病，有必要理清患者心理障碍，加强服药信念。仲景之方，大多药简价廉，在解说作用不大的情况下，为方药插花观赏，更是为治身病方药护航开路。"复有受业孙女提议：逍遥散于归芍中、地黄饮子于桂附、熟地黄中均配伍薄荷辛凉祛风散邪，是方乃苦寒重剂，加薄荷一味可否! 赞允其说，方如下。

大黄 10 克，白茅根 15 克，黄芩 10 克，仙鹤草 15 克，川黄连 3 克，侧柏叶 15 克，薄荷 7 克。

二诊：1 剂咯血大减，2 剂血全止。急症期过，转方以养肺胃阴，安血络治之，沙参麦冬汤合吴氏益胃汤 3 剂。

玉竹参 15 克，桑叶 10 克，北沙参 15 克，天花粉 10 克，生地黄 15 克，白扁豆 10 克，麦冬 10 克。

三诊：上方服之亦佳，血不曾见，咳亦大减，前医处方百合固金汤允当。书方事毕，学人复提议，方中当归苦辛温动血，易以丹参去瘀血，生新血，可乎？急答：可！方如下：

百合 15 克，玄参 10 克，生地黄 15 克，麦冬 10 克，熟地黄 15 克，白芍 10 克，贝母 10 克，丹参 10 克，甘草 3 克。

病案 3 阳经火郁，咳嗽痰血

刘××，男，75 岁，醴陵市人。

咳嗽痰血，市医院住院治疗，血曾一度少减而复吐，自行出院，来余处诊治——非不难也。

诊脉盛大而数，舌体舌苔查不出变化。噫呀呀！火热欤，或非火热?! 复听诉：胸膊、腹皮以及四肢烘热，阵阵而作；口不干渴，心中热烦，大便轻度泻利。考虑：咳嗽痰血与胸腹四肢烘热为二大主症，止血退热为目的，辨认表里寒热为关键。下部出血有实热，亦有虚寒证；上部出血，无火热却有火热；纯虚寒证百无一二；胸腹四肢烘热，内无渴饮，非脏腑实火实热，此热在肌表，阳经火郁也；咳嗽唾血，因表闭而肺热郁，因热与咳伤其肺中血络而血出；大便见泻利，既无肠腑实热证可查，非实热即为虚寒，水谷失其运化与聚留；脉盛大数，乃阳经火郁。因断认为表闭失宣，上焦肺有郁热，下焦肠有虚寒。阳经火郁宜宣，肺中郁热宜清，肠中虚寒宜温摄。宣清温复合方，仲圣麻黄升麻汤正其义也。此方组合金以为驳杂，世医用之者少，加减如下。

蜜麻黄 7 克，黄芩 7 克，升麻 3 克，生石膏 30 克，茯苓 12 克，天冬 10 克，玉竹参 20 克，白芍 7 克，知母 10 克，桂枝 7 克，炙甘草 3 克，生姜 10 克。

二诊：前方服 5 剂，烧热退下，咳嗽大减，血未曾见，神情气色好转。再方服药宣散寒热，调和阴阳仍为重要，书予己撰四气调神散缓缓服之旬日，收全治功。

橘皮 10 克，栀子 7 克，生姜 10 克，茶叶 3 克。

病案 4　上、中二焦火热吐血

黎××，逾花甲老妪，何泉村人。

咯血，旧病发。

诊脉数实、寸盛，舌红苔黄。自觉胸中烦热，每于咯吐血后，反觉心胸宽舒。窃思：咯血急症期，分别血出自胃、食道，或肺、气管不是很重要，非医者糊涂，唯认定寒热虚实、气机升降为必需。此中、上二焦火热咯血也，急清胸膈热，凉膈散为主，襄以止血药，即取急煎急服。1 剂血减，2 剂血止。

大黄 10 克，黑栀子 10 克，芒硝 10 克，黄芩 10 克，连翘 10 克，薄荷 5 克，仙鹤草 15 克，白茅根 15 克，甘草 3 克。

与学人商讨，转方以滋养肺胃阴为重要。唐容川《血证论》治血步骤，首以止血，继以化瘀宁血……犹当分血出部位，设血出自胃与食道，离经之血，一吐尽去，不会留瘀，无瘀可化；设血出自肺，离经之血，未能尽出，必兼以化瘀……

老妪见血止，而又心中宽舒，不愿意继续服药治疗。学人诙谐言："老妪留您下次再赚饭吃也。"因答："音声日闻于耳，五色日见于目，而病不愈者何也？病为本，工为标，标本不合，邪气不服，此之谓也。"（《内经》）疾病的痊愈，需要病者与医生充分协力。今老妪无再诊服药要求，为医者不便劝其再药治疗。日后吐血发不发生，未可知也。

病案 5　虚寒吐血

张××，女，65 岁，黄獭咀人。

旧病吐血，今又发也。

诊脉弦虚大，观口唇舌色淡，面色萎黄，吐出血色暗红。推究之，不咳嗽，吐出血中更无泡沫痰涎，非肺病吐血；无胃脘腹痛宿疾，吐出之血不混杂食物残渣，非胃病吐血。色脉合参，此心脾气寒，食道血络血行不畅，产生瘀阻，脉道破裂而出血也。虚寒吐血，遵从仲圣柏叶汤作为本病主治方。上部出血，尤考虑者是，胸膈客热与气机逆上为诱发之因，爰加味组合如下。

炒侧柏叶 30 克，炒艾叶 5 克，黑姜 5 克，黑栀子 7 克，白茅根 30 克，沉香 5 克，仙鹤草 30 克，代赭石 15 克，童便一茶杯。

二诊：2 剂服后，血少止，犹断断续续有之。再思之：血不出自胃，却关系在胃，尤关系在脾。此病脾气虚寒，有失统摄，胃气逆上挟有火热，前方中而非全中。血宜急止，理当重手出击。处方以柏叶汤、附子泻心汤合参再加味如下。

炒侧柏叶 30 克，炒艾叶 7 克，黑姜 5 克，附子 7 克，大黄 5 克（泡），川黄连 3 克，白茅根 30 克，黄芩 5 克，仙鹤草 15 克，沉香 5 克，童便 1 杯（冲兑）。

三诊：听诉"上方仅服 1 剂，血即止"。目今两剂服完，情况良好，原先感觉胸中郁闷亦开朗也。嘱告：中病即止，前方不可再服。定气思之，心脾气寒为原本体质情况，气结气滞尤为旧病吐血诱发之因。目今血止，理气开郁尤为重要，丹参饮加益血之品如下。

丹参 10 克，砂仁 3 克，檀香 10 克，阿胶 15 克，佛手柑片 30 克，甘草 3 克。

5 剂服后，情况良好。嘱：自购归脾丸缓缓服之。

病案 6　外感咳嗽吐血

张××，男，32 岁，姚家坝人。

平素无恙，卒病咳嗽吐血；兼见发热恶寒，头身疼痛等症。患者疑惧为肺结核，某亦未从多方面综合分析，养阴清肺止血治之。药后心胸间甚觉憋闷，咳嗽更感费力，血出尤多，头脑昏懵困痛有加。

诊脉浮紧而数，舌苔白黄腻。痨者，其来必渐，平素无恙，卒病咳血，恐未必为痨也；再者是病兼寒热，头身疼痛等外证，是痨非痨，今之咳嗽吐血，舍表证单从里治，一味止血，血不可能止，失却从整体考虑，全面分析。爰认定，此病风寒外感，表闭而热郁在肺，因肺热而咳，伤其肺中血络，应以解表清热治之。处方：汪昂双解散加减，3剂。

荆芥10克，枳壳10克，防风10克，桔梗10克，羌活10克，连翘10克，麻黄3克，薄荷10克，生石膏30克，黑栀子7克，紫菀10克，甘草3克。

二诊：寒热却，头身痛住，咳减，血未曾有也。余邪未了了，止嗽散合栀子生姜豉汤方如下。

紫菀10克，百部10克，荆芥10克，白前10克，桔梗10克，橘皮7克，黑栀子10克，薄荷7克，甘草3克。

三诊：咳住，咯吐出血未曾有也。养肺胃阴以安血络，兼调营卫和脾胃进食，善后处理。沙参麦冬汤合般若丹如下。

北沙参30克，霜桑叶10克，玉竹参30克，天花粉10克，麦冬10克，白扁豆15克，甘草3克，生姜3片，大枣5枚。

病案7 胃肠气火逆上，鼻衄常发

赖××，男，76岁，醴陵市江村人。

鼻衄，间常发。气息畅，不流涕，不咳嗽。思之：鼻为肺窍，此病或许非关肺也。"胃足阳明之脉，起于鼻之交頞中，旁纳太阳之肺，下循鼻外，入上齿中……大肠手阳明之脉，起于大指次指之端……入下齿中，还出，挟口环唇，交人中，左之右，右之左，上挟鼻孔"（《灵枢·经脉篇》）。因询：能食，知阳明气盛；大便秘，每二三日不解，但非结硬，每每登厕，仅得矢气而止。胃肠气以降为顺，气降则火热降，气逆上则火热上。此胃肠气火常上而不降，气火循经脉而至于鼻，则鼻衄。通降胃肠气为治则，处方以五磨饮子合栀子厚朴汤7剂。

不复来诊，尔后获悉：半年来鼻衄未发生，大便亦隔日有解而顺畅。患者持此方月服2~3剂，作为个人保健品。

乌药10克，槟榔10克，川木香7克，枳壳10克，沉香7克，黑栀子10克，厚朴10克。

病案8　热伏阴分，胃病吐血

屈××，女，74岁，株洲市人。

诉：心烦懊恼，夜间呕吐如西瓜汁样淡红色水液，非偶然现象，旬日来夜夜如是。是血非血，请先生明察，并予治疗。

诊脉沉弱小数，舌嫩红，光剥无苔垢。询：脘腹常微痛而非大痛，不渴饮，食少，习惯不吃晚餐，非强忍不食，原由食后胀满不适。思之：吐出如西瓜汁样淡红色水液。查询：既然食无特种红色物品，为血液与胃中水液杂合，胃中无实火实热，故血出非暗红或焮红。此低热伏阴分损伤胃中血络，血出与胃中水液杂合，故吐出为淡红色液体物。热伏阴分，吴鞠通青蒿鳖甲汤清透两用，原治身肤夜热早凉邪伏阴分者，或可止其胃中虚热出血，今借用之，加味如下。

青蒿10克，牡丹皮10克，鳖甲30克，炒侧柏叶30克，生地黄15克，白茅根30克，知母10克，青荷叶15克，甘草3克。

二诊：上方服3剂，欣喜呕吐住，淡红色如西瓜汁血亦未出现。此病胃阴不足为根本，舍吴氏益胃汤无他求。

玉竹参50克，生地黄15克，北沙参50克，麦冬15克，冰糖15克。

5剂服后，心烦懊恼除，无其他不良反应。

病案9　虚寒便血

颜××，女，25岁，杜家冲人。

便血，量多势急。

诊脉弦芤盛大，口唇舌色淡，血下肛门无灼热与痛坠感，腹部虚软。《素问·平人气象论》"泄而脱血脉实……难治"，今脉弦芤显盛大，虚耶，实也！血宜急止，难，难！佯装小解登厕，定气思之：脉弱小为虚，脉极盛大亦为虚，综合症状分析认定：此虚寒便血，温脾摄血为当下之急，书予黄土汤1剂，教以急取急煎急服。

白术10克，阿胶15克，附子15克，黄芩10克，地黄15克，炙甘草3克，伏龙肝50克。

欣喜，上午服药，下午血即不曾有也。患者要求再方服药。意欲以甘草干姜汤，遵仲圣配伍原意，甘草炙，干姜炮，甘草用量为干姜之二倍，以温肺脾气治之。学人提议：经方好，后世各名医所撰之方亦佳，时方原本是在经方的基础上发展而来。甘草干姜汤作为治本病立方原则甚合。然药味过于简略，更难被病者接受，用红归脾汤加巴脱唯可乎？会其加巴脱唯之意，或许从东垣浆水煎意中来，为护胃肠中黏膜，厚胃肠实体。因答：甚合，堪佳！乃书方如下。

远志 3 克，党参 15 克，酸枣仁 10 克，黄芪 15 克，茯神 15 克，白术 10 克，附子 10 克，当归 7 克，巴脱唯 30 克，炙甘草 3 克，生姜 3 片，大枣 5 枚。

三诊：上方服 5 剂，便血未曾出现，情况良好。患者要求再方服药调理。窃思：血为阴，阴气伤残，不易聚复，温燥补药不可再服。方以平和饮子合当归补血汤，并般若丹，5～7 剂，此即善后之方

党参 15 克，黄芪 15 克，茯苓 15 克，当归 7 克，升麻 3 克，炙甘草 3 克，生姜 3 片，大枣 5 枚。

病案 10　心肝火旺，咯吐血证

屈××，女，70 岁，黄獭咀人。

咯血出血，血色焮红，半年来数数发生。神情憔苦，疲软乏力，畏寒肢冷。

诊脉弦数，舌红，口苦干。撒开网查询考虑：不咳嗽，无喘息宿疾，咯吐出血，不关系在肺；食可，无脘腹胀满痛，血不出自胃，少气乏力。畏寒肢冷，不可单一执此从虚寒咯吐血证认治。兹认定为心肝火旺而咯吐出血。处方：大黄黄连泻心汤合四生丸。业内友人提问：血不出自胃，不出自肺，血出自心肝，心与肝二脏均无血管直通外界，究之血从何而咯吐出？闻之愕然，镇定思之答：心与肝二脏实无血管直通外界，论其血吐部位，实实在气管也可以在食管，然论其病因病机为心肝火旺，气逆上而血出。中、西医对某种病认识上同中有异。友人颔首认允也。书方如下。

大黄 15 克，生地黄 15 克，黄连 3 克，侧柏叶 30 克，青荷叶 30 克，艾叶 3 克。

二诊：上方仅服 1 剂血即止，为巩固疗效，已续服 2 剂。新增情况：食欲全无，四肢仍旧凉冷。悟：①四肢凉冷者，血为气母，气为血帅，由于血脱而阳气不能布达于四末，不可单一认定为阳虚气弱；②"五脏者皆禀气于胃，胃者五脏之本也"（《内经》），水谷饮食为气血生化之源，助脾进食为重要；③血虽已止，续宜宁血止血。处方：四生丸以宁血止血；合四逆散疏达气机，冀其阳气布达于四末；加般若丹健脾胃保食欲，三方组合如下。

生地黄 15 克，柴胡 10 克，艾叶 1.5 克，赤芍 10 克，侧柏叶 15 克，枳壳 10 克，青荷叶 15 克，甘草 3 克，生姜 3 片，大枣 5 枚。

上方首服 2 剂，继而断断续续服至 5 剂，情况良好，血未曾有也，食欲有增进，四肢凉冷亦小显好转。告之：暂可停药观察，血为有形物质，不易骤生，调理菜肴进食为重要。

病案 11　阳明气火逆上，鼻衄重证

汤××，女，50 岁，木华村人。

鼻衄，顷刻盈碗，午夜叩门急诊。

诊脉小弱，观肌肤丰腴，神色炯亮；听声气非低怯。小弱之脉，因肌肤丰腴胖，寻按难着，非虚也。俗称"鼻血不必忧，痢血不必止"。痢证多为湿热疫毒，固宜清宜通，不可骤止；至于鼻血不必忧，大抵因为：①毕竟是微细血管出血；②血出上部。然顷刻盈碗，尤当急止之，庶免失血过多。急思：急止唯有急泻，挫其逆上之气，仲圣"心气不足，吐血衄血者，泻心汤主之"。所谓心气不足，殆指心阴不足，阳热有余，爰书予该方，犹恐效力非速，少佐平日已制就好的外台走马丸。服药后未及半小时，腹内鸣动，气机转下，未及腹泻血即止，安静入睡也。

大黄 15 克，黄连 3 克，黄芩 10 克，外台走马丸 7 丸（如绿豆大小）。

病案 12　痰阻气滞，肺病咳血

何××，男，30 岁，某医院药剂师。

左胸部疼痛，时隐时现；咳嗽痰血。X 光透检称肺结核，雷米丰、鱼肝油服用一段时间，自觉无甚效果，配合中药治疗，试试看。

诊左脉大，右脉沉小。此病既不排除结核分枝杆菌感染，更不怯于检验肺结核之称。胸痛为肺之脉络痹阻。痹阻为何物？为痰饮，为气机阻滞也。痰饮不在气管，而在肺本脏脉络，故咳咯吐不易，动其肺中脉络而血出。右脉沉小，此不为虚而属实，肺络痹而脉亦痹；左脉大，此不为实而属虚，久病气虚而脉管有失张力。治疗不从肺实邪着眼，非其治也。方以瓜蒌薤白半夏汤合小陷胸汤加温和清香解郁疏肝之佛手柑片。患者问："雷米丰继续服否？"窃思：只要药不相拮抗，不推翻他人医药，特别是现时代，中、西医同堂共事，必须中赞西，西赞中，才能有利于各自的医疗业务。因答：自行决定，本方药自是有调动自体杀菌抗结核之功力。未识知药不知医者能认同否。

瓜蒌实 1 枚，川黄连 3 克，半夏 10 克，佛手柑片 30 克，薤白 10 克。

二诊：前方服之，患者自觉有效，直服至 15 剂。听诉：心胸宽舒，咳嗽唾痰减少，更不曾有血。又一次 X 光透视，肺泡内积液大减，学人提议转方进百合固金汤或紫菀汤。余曰：二方均不可以，百合固金汤中二地，紫菀汤中阿胶恐其敛邪。肺属金恶燥，欲以柔治，前方配合百合知母汤可以，百合地黄汤则进之过早。认识统一，处方如下：

瓜蒌实 1 枚，川黄连 3 克，薤白 10 克，百合 15 克，半夏 10 克，知母 10 克，佛手柑片 15 克。

患者属药剂师名流，对于中药性能亦颇熟悉，持上方直服至 20 剂，获得非常效果。已不咳唾，心胸宽舒。半年后复检，肺纹理略粗，未言检出结核分枝杆菌等。

病案 13　虚寒便血

匡××，女，60 岁，石塘冲人。

大便下血，血色暗红，与粪便杂合，解下滑利，知此非肛门近处出血。脘腹痛久久矣，下血因由，大抵不离此间探求。胃溃疡欤?! 胃实体有损，论治法不离寒热虚实辨证。推寻究诘，心脘痛喜按而拒揉压，痛处喜热按，饮食喜热而恶凉冷；诊脉非细数而虚弦，口唇舌色淡，气怯神惨，知此为虚寒性胃痛，胃脉郁而血溢脉外，血入肠道，通过远程与饮食粪便杂合，故大便色暗红而解下滑利。养血温胃止血，方以胶姜汤加固护胃实体二三品治之。

阿胶 15 克（海蛤粉炒成珠），黑姜 7 克，白及 10 克，海螵蛸 15 克（半煎、半磨粉末泡）。

二诊：心脘痛减，便血止。急症期过，转方以寒凉固不可以，血属阴，血耗阴伤，温燥药亦当慎用。益气养血，归脾汤加减 5~7 剂。

远志 3 克，白术 10 克，酸枣仁 10 克，人参 3 克，茯神 15 克，黄芪 15 克，当归 7 克，阿胶 15 克，白及 10 克，炙甘草 3 克，龙眼肉 15 克，生姜 1 片，大枣 3 枚。

三诊：心脘痛住，大便稀软色黄。考虑：慢性病、缓解期，中医方药剂型，膏、丹、丸、散汤各有悠长。胃实体有损者，散剂最为适合，理气化瘀，处方以丹参饮加味 10 剂，共研细末，每服 10 克，开水泡，日三次。

丹参 10 克，海螵蛸 15 克，白檀香 7 克，白及 10 克，砂仁 3 克，蒲公英 10 克，甘草 3 克。

获悉，效果良好。心脘腹痛与便血近半年来未出现。

22　干燥症与消渴病类

病案1　肺胃阴虚，口津干燥

杨××，男，52岁，何家桥人。

口舌鼻咽并眼目干燥，却不喜饮水；皮肉燥痒，极力搔破，亦不见感染化脓。

诊脉虚弦数，舌体淡红，善饥能食，大便干结，小便微显热黄短涩。前医从五脏干燥症认治，肾为人身之根本，肾水不足，则诸脏有失润养，干燥症所由生也，滋阴壮水六味地黄丸为千古之师。直服至10剂之多，干燥症似效非效，却增胸闷厌食。前车之鉴，五脏俱虚就近处取之，从润养肺胃入手，处方以吴鞠通沙参麦冬汤重剂，再加味组合如下。

玉竹参70克，北沙参70克，麦冬30克，霜桑叶15克，天花粉15克，白扁豆15克，甘草3克，甜梨1个，橄榄5枚。

二诊：上方服10剂，口津干燥大减，大便畅。然而胸脘觉憋闷。考虑：前方虽无腻滞，津液之生成，还得脾之生化，前方合甘草干姜汤5剂。

玉竹参30克，天花粉15克，北沙参30克，桑叶10克，麦冬15克，白扁豆10克，干姜3克，炙甘草3克，甜梨1个，青果5枚。

三诊：津液回生迅速，口舌鼻咽润，眼目亦不见干涩，无胸脘憋闷等情况。有议进六味地黄丸者。曰：土生金，金生水，脾阳振，津液生化之源不乏，肺阴旺，肾必受荫，六味地黄丸恐生滞腻，有碍脾阳之运化。处方以沙参麦冬汤原方7～10剂。

玉竹参30克，麦冬10克，北沙参30克，桑叶10克，天花粉15克，白扁豆10克，甘草3克。

尔后得知，患者未遵前方服用，单一取玉竹参每次用50～100克之多，炆水代饮料食之，达1.5～2.5千克之多，情况良好。

病案 2　肺胃阴液虚乏，眼目口鼻干燥

杨××，男，52 岁，贺家桥人。

诉：头脑昏闷，眼目口鼻连咽喉长久感觉干燥，大便亦干结，却不喜饮水。肌肤燥痒，为旧有情况，不拟治疗。曾治疗亦不见有效。

例行诊脉虚弦，察舌体淡红。查究不咳嗽，更无寒热外证，不属外感凉燥、温燥之类。此肺胃津液虚乏干燥症也。病证发生原因，或有体质因素，不作查究，即症用药，吴鞠通沙参麦冬汤先遣治之，再从五汁饮中选味加入，更加薄荷，以散风邪，尤具活法圆机。

玉竹参 30 克，霜桑叶 10 克，北沙参 30 克，天花粉 10 克，麦冬 15 克，白扁豆 15 克，薄荷 7 克，甘草 3 克，甜梨 1 个，青果 5 枚。

二诊：上方服 7 剂，眼目口舌鼻咽转润。有议进六味地黄丸以滋肾水者。余则曰：肺为肾母，"虚则补其母"（实则泻其子），上方补肺又补肾，是从曲线进而滋补肾也，六味地黄丸单独滋补肾暂不可以。上方合吴氏益胃汤去白扁豆再加甘草干姜汤益气和中温脾阳。

玉竹参 30 克，霜桑叶 10 克，北沙参 30 克，薄荷 7 克，麦冬 15 克，生地黄 15 克，天花粉 15 克，干姜 3 克，甘草 3 克，冰糖 15 克。

三诊：又 5 剂服后，眼目口鼻咽喉全然不感觉干燥也。同意自购六味地黄丸服用。

病案 3　胃阴虚、火热、湿蕴、渴烦多饮

邹××，女，46 岁，长沙市人。

诉：口津干燥，渴烦多饮。

诊脉数。察：口气秽臭，汗出多，汗气馊臭，大便常二三日不解，非结硬，显稀溏。外无寒热，言谈举止气力无虚。考虑：时值盛夏，病来非三五七日近期发生，此非伤暑、中暑急证病类，属慢性感受暑热，胃阴虚、火热、湿蕴三结合证也。处方以叶氏养胃汤滋养胃阴，合白虎加苍术汤清火热兼以除湿，组合如下。

玉竹参 50 克，天花粉 15 克，北沙参 30 克，桑叶 10 克，麦冬 15 克，知母 10 克，生石膏 30 克，苍术 10 克，炙甘草 3 克，白扁豆 10 克。

二诊：患者欣喜以告，上方已服 7 剂，口咽转润，饮水减少，汗出依然很多。因告知：时当盛夏，"勿止暑之汗是治暑之法"，上方去苍术之苦辛温燥，加藿香、佩兰叶芳香化湿 7 剂。

玉竹参 50 克，知母 10 克，北沙参 30 克，生石膏 30 克，麦冬 10 克，藿香 10 克，天花粉 15 克，佩兰叶 10 克，甘草 3 克。

后旬日，来电云：有承先生诊治，诸症愈，一切良好。电话告之：秋来，无感冒发生时，第二次处方，可断断续续再服 3~5 剂。

病案 4　肺胃阴虚，口津干燥

廖××，女，73 岁，神福港人。

口咽干燥，但不欲饮水，强饮之亦不能解其干燥。

诊脉虚数，舌淡红，唇口干裂，饮食乏味，大便干结，通常二三日不登厕。思之：此非外感六淫燥气，亦不属内在脏腑火热实证，纯属肺胃气津虚。久久矣，起始原因很难推究。吴鞠通沙参麦冬汤适合，7 剂。

玉竹参 50 克，麦冬 15 克，北沙参 30 克，桑叶 10 克，天花粉 15 克，白扁豆 10 克。

二诊：上方 7 剂服完，口津干燥大有好转。业内友人提议，转方以滋肾补水六味地黄丸治之，余曰：不可！于五行子母补泻不合，肺属金，肾属水，金生水，"虚则补其母"才是正理。前方既中，暂不改弦易辙，击鼓再进，7~10 剂。

三诊：自持前方直服至 15 剂，津回口润，食量有加，大便亦不见干结。患者提议：此时六味地黄丸可服否？答：不可！恐其滞腻，有碍脾胃气机运转，拟方如下。

洁白官燕窝 30 克，甜梨 1 个（切片），冰糖 15~30 克。

嘱：10~20 剂，吃吃停停，无需他药。

病案 5　阳明燥渴

杨××，男，21 岁，新阳乡人。

口燥渴饮冷。

诊脉沉数，舌色红绛。察形体魁梧，言谈举止气力无虚。每晨起即饮水二三大碗，日间难间隔二三小时不饮水，凡入口食物喜冷恶热，小便非多非少，大便不稀溏不结硬，无寒热外证。自以为消渴病也，去糖尿病医院因故未果，先来我处治疗试试看。窃思：消渴病三多一少，食多、饮多、小便多，肌肤消瘦。尤有上、中、下三消之分，上消在肺，有偏寒偏热两类，偏热者舌红苔黄，偏寒者气短乏力；中消病在胃，善食多饥；下消病在肾，小便如膏如脂，三消病离不开脾，脾病对饮食营养特别是糖的贮藏障碍，故血糖增高。以上诸多情况无一二，应当不属糖尿病消渴之类。干渴饮冷为阳明气盛，火热邪客当无错谬。病起原因"夫百病之生也，皆生于风寒暑湿燥火，以之化之变也"（《素问·至真要大论》），进一步查询得知：月前曾患重感冒，未急予治疗延误时日。目今外证寒热退，非病邪散解也，邪陷入阳明，故口干渴饮冷。益阴生津清热，竹叶石膏汤合吴氏沙参麦冬汤加减，组合如下。

玉竹参30克，石膏30克，北沙参30克，藿香10克，麦冬15克，淡竹叶7克，天花粉15克，桑叶10克，甘草3克。

二诊：上方服5剂，口干渴减。效不更方，击鼓再进。又5剂服后，口干渴除，一切良好。嘱告：原本壮实之体，善食之人，病初愈，饮食以八分饱为宜，毋需其他滋补药类。

病案6　肺胃阴虚，口津干燥

李××，女，43岁，蔑织街人。

诉：口津干燥，自取石膏、栀子数数服之不效。人言：六味地黄丸滋水养阴为良方，可否？

诊脉沉弱小，观唇口舌色嫩红。询：不咳嗽，无寒热头痛，不属外感凉燥、温燥之类；口津干燥而不喜饮水，非实火实热内证；小便非频数，既非食多、饮多、小便多，不作消渴病论治。脉沉小弱，诘究生活常态，无特殊畏寒怕冷，更不属阳虚津液蒸化不足，周学霆《三指禅》脉书云："沉居才脉圆活，定是名姝。"故脉沉弱小，可以认作是生理性之常态脉。兹拟作肺胃阴虚，口津干燥证治，吴鞠通沙参麦冬汤加减如下。考虑：患者有惑于闲杂人肾虚之说，因告之：肺为肾母，母气旺，子必受荫，滋肺即所以补肾。

玉竹参30克，天花粉15克，北沙参30克，霜桑叶15克，麦冬15克，神曲10克，甘草3克，雪梨1个（切片），青果7枚。

10剂服后，口津回，干燥症除。教以雪梨切片，新汲凉水浸，呷饮无时。饮食戒油炸烧烤食品。

病案7　胃阴虚，口津干燥

陈××，女，78岁，凌家湾人。

诉：白天夜间，二十四小时，口中干燥，但不欲饮水。

诊脉虚数，观舌体红而津干。大便略显干结，饮食尚能保持一般，神情尚可。思之：热火伤津必多饮水，脾肾阳衰，不能生化津液，则舌体淡胖而喜热饮，二者非是。此胃阴虚口中干燥，起始原因，不作特意推寻。有是证用是药，吴氏益胃汤加味7剂。

玉竹参 50 克，生地黄 15 克，北沙参 30 克，麦冬 15 克，石斛 10 克，藿香 10 克，甘草 3 克，冰糖 30～50 克。

　　二诊：患者持上方直服至 10 剂，口津干燥大减，唯觉口中有白沫黏滞不爽。思之：上次方药中生地黄或生滞腻，当时以叶氏养胃汤更为合适，今则叶氏方亦非所宜。嘱：前方不再服用。甜梨一二枚切片，新汲凉水浸，水、梨并服之，7～10 剂可。尔后获悉：口中干燥与唾吐白沫一并除。

　　甜梨 1 个（切片），新汲凉水浸，水、梨并服之。

　　病案 8　胃肠火热，善食而瘦

　　刘××，女，学生，12 岁，横田村人。

　　平素爱劳动，喜读书。尔来倦怠懒动，学习松懈。父母见其能食，以为懒惰，常行责罚。日久见其异常消瘦，携来诊治。

　　诊脉濡数，右沉取显滑数，舌红苔黄，大便稍见结硬，有时却又显稀溏。《素问·气厥证》"大肠移热于胃，善食而瘦，谓之食亦"，此即是也。病名中消，属消渴病一类。胃中邪热消谷，故食多易饥，脾不能生化水谷精微，营养缺乏，故肌肉消瘦，体怠乏力。泻除胃中邪热为正治，舍调胃承气汤无他求，无需加加减减。

　　大黄 10 克，芒硝 15 克，炙甘草 3 克。

　　二诊：三剂服后，大便得泻而复秘。估计胸中邪热减除。"无毒去病，十之九"，故不续用苦寒泻热。转方以吴氏益胃汤滋养胃阴治之。

　　玉竹参 15 克，生地黄 15 克，北沙参 15 克，麦冬 10 克，冰糖 30 克。

　　上方服 10 剂，大便归正，饮食一般，读书恢复旧日情况。

23　遗精与阳痿病类

病案 1　心肾火扰，梦遗失精

洪××，男，24 岁，未婚，长沙市人。

诉：遗精，一周二三次发，或旬日出现。电视广告称："六味地黄丸，补肾亏，不含糖，三百年好品质，九芝堂……"人言：男子肾亏为常情，爰自购六味地黄丸服之，遗精不见少减，是病非病，求治也。

诊脉沉小数，观舌体舌苔、神情气色无别样。因告知：遗精分梦遗、滑遗两类，未婚青年男子，10 日或半个月出现梦遗为常情，可以不作病证论治，无梦滑泄则为病态。六味地黄丸为宋代钱乙撰方，补肾阴虚最为佳好。用此必须区分肾阴虚或肾阳虚，以及有无其他病兼杂，例如，肾病湿热或寒湿，或与其他脏腑失调等情况，有必要通过医生严格辨证，非普通商品，不可以随便服用。今所病，据述属梦遗一类，但过于频密，亦属病态。原由心肾火扰，而肾气失固……一席话，患者颔首认允也。处方：《医宗金鉴》封髓丹加味如下。

黄柏 10 克，莲子心 10 克，砂仁 5 克，甘草 3 克。

二诊：上方断断续续服 10 剂之多，月来梦遗减少也。转方考虑：原本阴虚之体，前段时期遗精频密，气阴有伤，上次处方封髓丹已非所宜，三才封髓丹加味适合。并嘱告：此方亦不宜多服，3～5 剂即可。爱精保体，尤在于神不外驰，置心于事业成就。

黄柏 10 克，砂仁 3 克，天冬 10 克，熟地黄 15 克，西洋参 3 克，莲子心 10 克，甘草 3 克。

病案 2　肝脾气郁，阳痿与遗精

张××，男，30 岁，浏阳市人。

男女交欢，阳痿不举；平时则又梦遗与滑遗两种情况均有发生。几经治疗，未能有效。尔来新病又起，晨起面浮肿，下午脚肿。

诊脉虚弦，观神色惨淡。饭食量少，胸脘腹满闷，常欲呼气则舒，大便坠胀。检阅前所服药，大抵有两类：一类为温肾壮阳，右归丸、肾气丸；一类为固摄，金锁固精丸、封髓丹加味。思之：阳痿不举，温肾壮阳为常法，三十岁左右之人，平素非气怯神疲，无手足凉冷并腰酸软等见证，右归丸、肾气丸恐不相宜；梦遗原心肾火旺，金锁固精丸很难锁定；滑精原肾虚精滑不固，封髓丹实难封固。撒开网思之："前阴者，宗筋之所聚，太阴、阳明之所合也"（《素问·厥论》），阳痿或可从肝郁论治，尤与脾胃密切关联。患者食少胸脘腹胀，常欲长呼气则舒，并大便坠胀，晨起面浮肿，下午腿脚肿莫不与肝、脾胃关系密切。吴鞠通"中焦如衡，非安不平"爰从肝郁脾虚治之，柴胡疏肝散合越鞠丸加减如下。并嘱告：有必要调理心态，人事烦扰，当放下者得放下，更不宜为当前病症过于忧虑。

柴胡 10 克，枳壳 10 克，川芎 10 克，橘皮 10 克，赤芍 10 克，香附 10 克，栀子 10 克，厚朴 10 克，神曲 10 克，甘草 3 克，生姜 3 片，大枣 5 枚。

二诊： 前方断断续续服 15 剂之多，脘腹胀满除，食量有加，梦遗、滑遗均少减。阳痿情况，患者未言，医者不便开口细问。忖度：亦当有小效，阳痿之病不当纯以壮阳补肾治之。前方既有多方面收效，仍守解郁疏肝，畅达气机之理，方以柴胡疏肝散，加补益肝肾而无腻滞之二至丸，更加血肉有情之品黄狗肾，组合如下，7～10 剂。

柴胡 10 克，枳壳 10 克，赤芍 10 克，香附 10 克，川芎 10 克，女贞子 30 克，佛手柑片 30 克，墨旱莲 10 克，黄狗肾 1 支，甘草 3 克，生姜 3 片，大枣 5 枚。

半年后，路遇，欣喜以告，诸多情况，恢复良好。

病案 3　阴气伤残，阳痿早泄

杨××，男，39 岁，新阳乡人。

阳痿，更是早泄，求治。

诊脉濡数，观神色暗淡。窃思：阳痿，《内经》称"阴痿"，原因有多种，性欲过度，或频犯手淫，致精气损伤，命门火衰者有之；思虑过度，劳伤心脾，或心志怯弱，遇事恐惧，肾气损伤者亦有之。以上诸多情况，为医者亦很难直言究诘，爰先从生活起居饮食并便解其他方面探求。获悉，大便坠胀黏冻带血，日三四次，久久矣，精神萎靡，渐渐出现阳痿、早泄。此湿热痢证，日久阴气伤残也，无疑得先从治痢入手，千金驻车丸加减如下。

川黄连5克，当归7克，干姜5克，阿胶15克（醋蒸化，冲兑），厚朴10克，金银花炭10克，大黄炭7克。

二诊：上方服7剂，获大效，痢症基本痊愈，心情与气力均大有改善。阳痿、早泄固是不能一时有效。考虑：痢下虽愈，湿热之邪隐伏不敢说尽除。千金三物黄芩汤合三才封髓丹加味缓缓调之。

生地黄15克，黄柏7克，黄芩10克，砂仁3克，苦参10克，西洋参3克，甘草3克，天冬10克，海蛤含珠30克。

三诊：一个月后，患者复来也。言：上方断断续续服10剂，大便情况良好，气力有加，阳痿早泄小有好转。三才封髓丹合金锁固精丸加黄狗肾，嘱：月服5~7剂，半年为期。爱精保神，好自为之。

熟地黄15克，沙苑蒺藜10克，黄柏7克，牡蛎15克，砂仁3克，龙骨15克，芡实15克，莲蕊须10克，黄狗肾1支（小号），西洋参3克，天冬10克。

尔后获悉：阳痿早泄大有好转。

病案4 精不化气，阳痿不举

陈××，男，40岁，醴陵市人。

阳痿，男女情欲亦淡减。

诊脉弦弱，观脸色淡滞，神气怯弱，知非体气壮实人也。病起因由，演变过程，不便盘诘。窃思：阳痿病因病机多种：①六淫外感，或失治误治，邪气入陷，纠结干预；②七情内伤，尤有临事突然意外惊恐折伤者；③因虚所致。人身三宝精气神，精亏不能化气，气虚不能养神。神者"别黑白，审长短"（《内经》），善恶美丑所以能感触者神也。该病既不便从隐曲之情究诘，唯从日常生活起居饮食、冷暖好恶以探求体质之阴阳。患者食少、疲乏嗜睡，大小便好，无久病寒热，无身躯肢体疼痛，知非六淫邪干与兼杂。阳痿之病，从虚论治为常理，补阴补阳，补气益血当有分别。兹以神形气色鲜明与晦暗，生活习惯冷暖好恶认证，不属阴虚火热体，大抵偏于阳气虚人，景岳右归丸适合。踌躇再之：40岁开外之人，人身三宝精气神，盛极而趋下也，单一温阳治痿，无异揠苗助长，非良法，王肯堂龟鹿二仙胶，龟通任脉补阴，鹿通督脉补阳，非不治痿也，方如下。

龟胶15克，人参3克，鹿胶15克，枸杞子30克。

半年后，与患者复见面也，欣喜以告，上方断断续续服10剂之多，精神气力有加，阳痿情况亦小有改善。

24 虚劳病类

病案 1 阳虚禀体，四肢凉冷，食少倦怠

阙××，女，32 岁，板杉乡人。

长年手足凉冷，夏月冬天一个样，食少，倦怠乏力。

诊脉虚弦，观神色淡滞。口无干渴，大便不稀溏，亦非结硬。考虑：此禀体阳虚，带来气虚血弱。目今情况，无风寒暑湿燥火六淫病邪兼杂。处方以当归补血汤补气以生血，合桂枝甘草汤以益心气，加般（bō）若（rě）丹调营卫和脾胃，令其饭食量有加。效与不效，不偾事，稳稳当当，先遣治之。

黄芪 30 克，桂枝 7 克，当归 7 克，炙甘草 3 克，生姜 3 片，大枣 7 枚。

二诊： 听诉"上方服 5 剂，似效非效"。欣喜：好一个似效。思之：禀体阳虚，上方或许亚急症期更显有效。转方：人参养营汤加阿胶。恰时有学人在座，提议：加附子以补肾命之火可欤?! 因答：附子燥烈，只可用在急症期回阳，久服之必伤血，此调养之方不宜。再者是阳虚体质，乃先天赋禀，岂可全能改变也。

黄芪 15 克，当归 10 克，党参 15 克，熟地黄 20 克，白术 10 克，白芍 10 克，茯苓 15 克，肉桂 5 克，陈皮 7 克，阿胶 15 克，五味子 3 克，远志 3 克，炙甘草 3 克，生姜 3 片，大枣 7 枚。

患者持上方断断续续服至 10 剂之多，食可，精神倍增，手足凉冷小有改善。

病案 2 中洲气败，五脏诸虚

张××，女，59 岁，仙霞乡人。

诉：一身病，有七、八、十种之多。时有眩晕，西医检查称：脑动脉硬化，脑-基底动脉供血不足；咳嗽，气短似喘，为气管炎、肺气肿；心悸失眠，冠心病，心肌缺血；久不思食，强食之则腹胀满痛，为浅表性胃炎；大

便泄泻。有时不解自遗，慢性肠炎为通称。多少年来，在病中度日，数数求医，吃药罔效。

诊脉虚弦，观气色晦暗，神情憔苦。思之：人年近花甲，肢体筋脉均显僵硬，乃生命之必然现象，何独脑动脉硬化也，五脏血气俱虚，何独脑动脉供血不足耶；肺合皮毛，卫外而为固也，通体血气虚，肺气必虚，天时寒暑更迭，风寒、风热外袭，肺首当其冲，故咳嗽气喘常有之；心者君主之官，血气久虚，势必影响心君任事，心悸失眠所由生也。脾胃为后天之根本，气血生化乏源，五脏皆禀气于脾胃，饭为百补之王，长久不食，加上大便泄泻，此中洲气败，致使五脏俱虚，俗谓久病为劳，此虚劳病类也。治疗：补益脾胃，能食则营养不缺，四脏受荫。处方：四君子汤为补益脾胃通常用方，合甘草干姜汤，温脾益肺功力尤甚，大便遗泄，合仲圣诃黎勒散以收摄肺肠气，三方组合如下。

党参 30 克，白术 15 克，干姜 7 克，茯苓 15 克，炙甘草 3 克，诃子 7 枚。

二诊：上方服 7 剂，口味开，食量有加，大便已非稀溏，更不见有遗泄。"虚劳诸不足，风气百疾"，仲圣薯蓣丸足称千古名方，如下。

山药 30 克，地黄 10 克，干姜 3 克，当归 7 克，茯苓 10 克，白芍 7 克，白术 7 克，川芎 7 克，党参 10 克，柴胡 7 克，阿胶 10 克，麦冬 10 克，桂枝 7 克，白薇 5 克，大豆黄卷 10 克，神曲 7 克，杏仁 7 克，桔梗 7 克，甘草 3 克，防风 7 克，大枣 5 枚。

上方断断续续服 15 剂之多，食量保持一般，大便归正，睡眠好转，能吃能睡，精神气力固是有加，风寒、风热感冒咳嗽气喘亦不常有也。患者要求再医药调理。考虑：患者不属阴虚火热禀体，原阳虚气弱者，因教以"姜枣药，般若丹"加入日常荤、蔬菜肴中食用。

经冬复春，与患者及其家人复见面也，欣喜言：半年来感冒亦少发，先生"姜枣药，般若丹"亦药亦食品，高哉！

病案 3　心阴虚，心动过速

李××，男，23 岁，蔹织街人。

诉：西医检查称心动过速，心脏无器质性病变。起始时日，未可知也。

诊脉数，一息六至，无促、结、代脉等情况。观唇口舌色殷红，口舌不干燥，无咳喘，气息平，睡眠可，晨起每每有胸闷欲呕感觉，饮食便解一如常人。此心脏病心动过速，追溯原因，不属六淫伤寒，温热大病所及，更非七情忧思气结或恼怒久久形成，西医检查称心本脏无器质性病变，只是从宏观大体认识而已也，功能基于器质，阳根于阴，阴根于阳，阴阳互根互用，从微观认定，心脏必然有器质性微变，只能说是现代科学水平尚难认定。姑弗予辩论。中医治疗，首当分心血虚、心气虚、心阴虚、心阳虚，脉症合参，此心阴虚心动过速。晨起胸闷欲呕情况，原因起卧体态突变，气机内外上下畅达无及。又心，"其主肾也"（《素问·五脏生成篇》），心之功能，有奈肾脏调节，人是一个统一整体，五脏六腑相互为用。治疗：治心、治肾两相结合，早服天王补心丹，晚服六味地黄丸。并嘱：①服药期间，设有腹胀满厌食情况，是上方腻滞之反应，日中加服保和丸或焦三仙方。②是方作稳定治疗，断断续续服用，半年为期，不可以加大剂量以求速效。③感冒停药，勿服。

半年后获悉，心动过速，虽未有大的改变，但日常生活起居，普通劳作，精神气力良好。

焦三仙——拾自江海上

焦谷芽、焦山楂、焦神曲。

病案 4 中气虚陷，肝风内动

释××，不惑之龄，醴陵市仙岳山寺僧人。

诉：颅内蝉噪有声，左半尤甚；心烦懊恼，夜不成寐。

诊脉虚弦，舌体淡红，神色憔惨。询悉操苦行僧志，戒食油盐达九个月，尔来放弃前操，恢复僧人通常膳食，大便溏泻，小便偶有遗漏，或余沥不尽。诸医从肾虚论治，僧人亦惑信不疑，蛤蚧、参芪、天麻、枸杞子高价补品迭进，精神未见好转，脑鸣亦有加无减。余曰："脑为髓海，髓为肾中精气所化生，颅内鸣响，肾虚髓海不足者有之；脾胃为后天之根本，中气虚陷，肝木乘而虚风内动，亦能导致脑转耳鸣；小便遗漏，肾虚者有之，肝风内动，肝气疏泄太过，亦能使小便频数，甚者遗泄。戒食油盐已久，猝反前操，首当调理脾胃，兼养肝以定虚风；又风为阳邪，每多挟热，佐以清热，更臻完善。目前情况，通常以补中益气汤或补阴益气煎，会令肝风鸱张，以羚角钩藤汤于脾虚气弱无益，或大小定风珠反增滞腻，中气失陷不升，唯以栀子干姜汤合甘草干姜汤补脾温阳兼清胸心膈郁热，火土相生，重建中气，中气立，肝木克贼无因。病情虽表现重，仲景之方，药简价廉，希望不存疑想。"僧曰：聆听教诲，知物本不以价格高低论优劣，价格不等于价值，贫僧定遵服无疑……。处方事毕，窃思：久病之人，两个处方，共三味药，患者虽说不存疑想，犹恐存疑想，加味如下，既能定眩晕，标本兼治，又能用作主方护航开路。

干姜 7 克，天麻 10 克，栀子 5 克，云母 7 克，炙甘草 5 克。

一个月后，该寺有人来云：前方服之佳，自持该方服下 10 多剂，诸症好转，已能恢复早晚诵念常课。

病案 5 心肾不交，火水未济，热寒两般表现

陈××，女，57 岁，醴陵市阳山石人。

诉：手掌心热，热如火燎；足底凉冷，如履冰霜，一人身上，两个部位，何其冷热如冰炭。

诊脉沉小，非迟非数，观舌体舌苔无异常变化，唯口津略显干燥，但不欲饮。思之：手掌"劳宫"穴属心，足底"涌泉"穴属肾。人体正常情况，肾水上承以制心中火热，心火下降以温肾中水寒，坎离交媾，水火既济，此则火水未济，不相为用。由来久矣，属虚劳病类也。起手治疗，还得"无者求之"（《内经》），是否有六淫邪干。再查究，外无寒热，头身不痛，内无渴饮，大便非结硬，非溏泻，小便无热黄痛涩。食少倦怠，烦心郁闷，有时慌乱，心悸怔忡，睡眠欠佳为本病必然现象，更非六淫邪干。交通心肾为治疗本病立法总纲。侧重滋养肾阴，处方以交泰丸合大补阴丸，再加神曲以保持食量不减，如下。

川黄连 3 克，生地黄 15 克，肉桂 7 克，龟甲 30 克，知母 10 克，黄柏 7 克，神曲 10 克。

二诊：上方服 7 剂，睡眠好转，口津干燥转润，手掌心热、足底凉冷均有轻减。初战告捷，转方考虑：心火不能下温肾水，肾水不能上沃心火，从实质上认证，心与肾皆虚，不直接补心补肾，操曲线进，肺为肾母，从补肺入手；滋养胃阴，不令子虚盗母气以自养。处方：沙参麦冬汤 5～7 剂。

北沙参 30 克，麦冬 15 克，玉竹参 30 克，天花粉 15 克，霜桑叶 10 克，白扁豆 15 克，甘草 3 克。

患者持此方直服至 15 剂。手掌心热，足底凉冷，月内未出现。

病案 6 虚劳热渴

张××，女，50 岁，神福港人。

诉：手足掌心烧热，口干渴，不喜多饮，眩晕时有发生，多少年来也。

诊脉细数，食可，大便好，睡眠欠佳，多梦纷纭。思之：多少年来也，病起因由，不作重点探询，现症求证。认定：此属虚劳热渴。选方：气阴两虚兼火热者，竹叶石膏汤可；肺胃津干，吴氏益胃汤适合。然病兼五心烧热，

病不仅在肺胃，手掌"劳宫穴"属心，足底"涌泉穴"属肾，病及心肝肾，秦艽鳖甲散养阴透热先遣治之。

秦艽 15 克，地骨皮 10 克，鳖甲 30 克，柴胡 10 克，青蒿 10 克，当归 7 克，知母 10 克，乌梅 7 克。

二诊：上方服 7 剂，手足掌心热轻减也，口中干渴依然。上方合吴氏益胃汤，无疑有混补之嫌，但以寒热虚实无所错谬为得也。

秦艽 15 克，当归 7 克，鳖甲 30 克，知母 10 克，地骨皮 15 克，玉竹参 30 克，柴胡 10 克，北沙参 30 克，青蒿 10 克，生地黄 15 克，乌梅 10 克，麦冬 15 克。

三诊：上方 7 剂服后，热渴少减。考虑：肾为人身之根本，肾主水，虚劳热渴，六味地黄丸加味如下。

熟地黄 30 克，山茱萸 10 克，山药 30 克，牡丹皮 10 克，泽泻 10 克，茯苓 15 克，神曲 10 克，砂仁 3 克。

7 剂服后，热渴止，诸症除。嘱：药物原为补偏救弊者，诸症平，可以不再服药，饮食戒烧烤油炸食品。

病案 7 相火亢旺，房事早泄

杨××，男，44 岁，醴陵市人。

房事早泄，求一纸调理方药。

诊脉数无虚，右尺脉显盛大。观神情好，气色红润。呼之侧室，进一步查询：非欲念淡减，亦非阳痿不举，只是临事早泄。窃思：非虚也，非虚即实。从脏腑归类，无疑是肾之病。"肾者主蛰，封藏之本，精之处也"（《素问·六节藏象论》），除六淫外邪入陷，肾病治疗无泻之理，阴阳偏盛偏衰，平衡阴阳，王水"益火之原以消阴翳，壮水之主以制阳"为正法。阳主动，阴主静，此病临事早泄，相火亢旺也。景岳左归丸育阴以涵阳，理则理也，恐壮水以制相火之功力不足，朱丹溪人身阳常有余，阴常不足之论，撰制大补阴丸补阴以平阳亢力尤甚。

龟甲 30 克，知母 10 克，生地黄 15 克，黄柏 7 克。

月后，患者复来也。言：上方服之良好，已服 10 剂之多，是否可以继续服用？因答：设情况好转过半，此方不可续服。补益肾阴，书予二至丸如下，嘱：30 剂不为多。

女贞子 30 克，墨旱莲 10 克。

病案 8　心脾血虚，多梦纷纭

李××，女，30 岁，横田村人。

诉：从产育后起，已 6 年，夜睡多梦纷纭，容易被小小声响惊醒，醒后长久不能入睡；操理家务，小小劳动，亦难胜任，倦怠短气。

诊脉弱小，舌体淡，苔薄白，面色萎黄。询：食量少，大便溏软，月经延后，量少色淡，一派气虚血弱见证。考虑：无六淫邪兼，补心脾，益气血治之，严用和归脾汤适合，7～10 剂。

远志 3 克，木香 3 克，酸枣仁 10 克，白术 10 克，茯神 15 克，党参 30 克，当归 7 克，黄芪 15 克，炙甘草 3 克，龙眼肉 30 克，生姜 3 片，大枣 5 枚。

二诊：7 剂服完，气力有加，夜睡转好。"阴者藏精，而起亟也"（《内经》），功能建立在物质的基础上，上方加血肉有情之品——阿胶，再加神曲以消谷食，7～10 剂。吃吃停停，一个月为期。

远志 3 克，当归 7 克，枣仁 10 克，木香 3 克，茯神 10 克，白术 10 克，党参 30 克，阿胶 15 克，黄芪 15 克，神曲 10 克，炙甘草 3 克，龙眼肉 30 克，生姜 3 片，大枣 5 枚。

三诊：饭食量增加，精神转好，夜梦仍多。因答：日有所思，夜有所梦，人都有一个梦想，愿梦想成真，夜睡完全无梦，亦非正常现象，然梦有多种，常梦打杀争斗，肝气亢盛也；梦惊险恐惧，肾气不足；梦大水横溢，或大火燔灼乃阴阳偏盛偏衰。日常生活事梦，或许为心脾气机活力浮现而非坏事。转方考虑"中焦取汁变化而赤是谓血"（《内经》），脾胃为后天之根本，气血生化之源。既能食，助其谷食运化为第一着，患者毕竟属青壮年时期人也，毋需补气补血药长时期服用。补消结合大安丸适合，加味组合如下。嘱：以轻药微调，断断续续服用。

山楂 7 克，茯苓 10 克，神曲 7 克，半夏 7 克，莱菔子 7 克，橘皮 5 克，连翘 7 克，白术 10 克，炙甘草 3 克，生姜 1 片，大枣 3 枚。

病案 9　阳虚劳证

廖××，女，30 岁，小溪村人。

诉：长年畏寒怕冷，手足清凉，倦怠乏力，嗜睡多梦，饮食喜温热辛辣。前个时期妊娠三个月，自动流产。求一纸调理方药。

诊脉弦虚大，观神色淡滞。思之：此一派阳虚气弱症。"有者求之，无者求之"（《内经》），复询得知，大便不结硬，小便无热黄，无热渴烦心。诊妇女必须问经带胎产。月经期前后一二日，量少，色暗淡，小有瘀块，无黄白带下。认定：月经量少，为血气虚也，小有瘀块，此非热结血瘀，实为寒凝气滞。"男子平人脉大为劳、脉极虚亦为劳"（《金匮要略》），经言男子，某种情况下亦可概女人而言。弦脉属阴，非火热；脉大，非盛大为虚。因告之曰：此阳虚劳证也。病者惊愕："痨耶？有传染也欤！"答：虚劳非实劳。实劳西医学多为结核（肺结核等），此非指结核之劳，原久虚之意。患者疑虑得释。处方以局方人参养营汤去熟地黄之滞腻，加附子温阳，再加阿胶血肉有情之品，10～15剂。嘱：调理方药，不在急服，断断续续二日或三日1剂，感冒勿服。

党参15克，远志3克，黄芪15克，五味子3克，白术10克，阿胶15克，茯苓15克，当归7克，陈皮7克，白芍7克，炙甘草3克，桂枝7克，附子10克，生姜3片，大枣5枚。

二诊：约半年后，女子身怀六甲也，求保胎孕之方。书予景岳泰山盘石散合般若丹小剂量5～7剂。

熟地黄10克，川芎7克，当归7克，白术7克，白芍7克，党参10克，砂仁3克，黄芪15克，续断7克，黄芩7克，炙甘草3克，生姜1片，大枣3枚。

尔后获悉：娩一美胖女娃。

病案10　阳虚气弱，食少倦怠

旷××，女，51岁，醴陵市人。

诉：体倦乏力，饮食量少，经常感冒。幸而有一个感冒灵验药方，全紫苏一株，附子四五片（5～10克），甘草、枣姜，加鸡蛋两个，一剂即效。目前不在感冒病中，求一纸调理方药。

诊脉弦而虚大，观神色淡滞。窃思：调理方药并不比病时方药容易开具。不可混补，陈修园砭张景岳大补元煎"启后世庸医混补之始"。张景岳论补阳补阴有句名言："善补阳者，必于阴中求阳，阳得阴助则生化无穷；善补阴者，必于阳中求阴，阴得阳则化源不竭"。王好古最主张扶正以驱邪，善用参芪者也；张子和重攻下，提出驱邪务令使净；又方书有："六腑以通为补"。余则以为诸多疾病，纯寒纯热、纯虚纯实证少，寒热兼杂，虚实共见者多，治疗有玄机，寒热并用，补泻兼施。调理方药，首当分别体质阴阳，个体差异以及是否有六淫邪气兼杂。进一步查询，目前无寒热外证，无咳喘，无腹痛呕泻或大便结硬，小便热黄，知不在感冒或其他病中。复从日常生活喜乐好恶诘究之，盛夏炎热，不着凉冷短衣裤，不喜吃凉冷瓜果，严冬时候，着厚暖衣裤，尤不离火炉。弦为阳中阴脉，虚大为虚，此阳气虚弱人。足称阳虚劳证也，先天体质赋禀，后天人力难以胜天。脾胃为后天之根本，唯有从补脾胃入手，脾胃强盛，饮食受纳消化吸收好，营养不缺，四脏受荫。处方以姜附六君子汤加阿胶。恰时有学人在，提出附子与半夏相反，是否相宜？因答：药性十八反，十九畏"夏蒌贝蔹芨攻乌"（半夏、瓜蒌、贝母、白蔹、白及与乌头相反，不能用于同一剂之中）。是言半夏与乌头相反，未言与乌头之子根——附子相反。半夏与附子用于同一剂之中，仲景有竹叶汤（加减中），尤有半夏与乌头同用一剂之中者如赤丸方，今姜附六君子汤，附子与半夏同用，量不为过错。一席话，学人认可，方如下。

附子 10 克，党参 15 克，干姜 5 克，白术 10 克，半夏 10 克，茯苓 15 克，橘皮 7 克，阿胶 15 克，炙甘草 3 克，大枣 7 克。

二诊：上方断断续续服 7 剂，月来感冒病未出现，饮食量有加。阴阳双补，龟鹿二仙胶加橘皮、姜枣，小剂量缓缓服之，方如下。

龟胶 10 克，鹿胶 10 克，人参 3 克，枸杞子 10 克，橘皮 7 克，生姜 3 片，大枣 5 枚。

尔后获悉，情况良好，年来越春温夏热秋凉冬寒气候变化，感冒很少出现。

附录：
金元时期总结药性十八反十九畏歌——（不可用于同剂之中）
十八反——
本草明言十八反，夏蒌贝蔹芨攻乌；
藻戟遂芫俱战草，诸参辛芍叛藜芦。
（半夏、瓜蒌、贝母、白蔹、白及与乌头相反，海藻、大戟、芫花反甘草，人参、丹参、沙参、玄参、细辛、芍药反藜芦）
十九畏——
○硫黄原是火中精，朴硝一见便相争（硫黄、朴硝不能同用）。
○水银莫与砒霜见，狼毒最怕密陀僧（水银与砒霜，狼毒与密陀僧不能同用）。
○巴豆性烈最为上，偏与牵牛不顺情（巴豆与牵牛不能同用）。
○丁香莫与郁金见，牙硝难合京三棱（丁香与郁金，牙硝与三棱不能同用）。

○川乌草乌不顺犀，人参最怕五灵脂。

○官桂善能调冷气，若逢石脂便相欺。

○大凡修合看顺逆，炮煏炙煿莫相依。

病案 11 卫气虚弱，血行不畅，神色暗淡

单××，女，43 岁，醴陵市人。

诉：朋友见面，多个人说我面色暗淡。惊疑病重，问：服药否？！

诊脉弦，非数非迟，舌色无别样，大便不结硬，小便无热黄，睡眠可，月经量偏少，经期前后亦不过二三日，无黄白带下。思之：此不属风寒暑湿燥火六淫外证，非阴虚火热体质，亦非阳气虚弱重证，此卫气虚弱，血行不畅。久病必虚，姑拟作虚劳轻证治之，呆补非所宜。千金生姜甘草汤原为炙甘草汤之变方，健脾胃、行营卫气血，稳中求效，加味如下。

生姜 30 克，党参 15 克，大枣 7 枚，当归 7 克，炙甘草 3 克。

旬日后，远地来电也，言：上方服 7 剂，面神气色好转，上方能否继续服用？答：无不良反应，续服 5～7 剂。

三个月后，患者从远地归来，面部气色大有改善，精神气力亦较往常好。

病案 12 心脾血虚，头脑昏晕

吕××，女，24 岁，社泉人。

诉：头脑昏晕，倦怠乏力，饮食量少，大便溏软，睡眠欠佳，醒后久久不能入睡。血压低 BP 80/50 毫米汞柱)。深知自体虚弱，吃阿胶补血药又上火……

诊脉虚弱小，观神色淡滞，一派气虚血弱证。脾胃为后天之根本，饮食为气血生化之源，睡眠系机体自体修复过程。能吃能睡则血气可复，处方以严用和归脾汤。

远志 5 克，党参 30 克，酸枣仁 15 克，黄芪 15 克，茯神 15 克，当归 7 克，白术 10 克，木香 3 克，炙甘草 3 克，龙眼肉 30 克，生姜 10 克，大枣 7 枚。

二诊：7 剂服后，饮食明显增加，睡眠好转。思之：阿胶为补益气血妙品，非不可吃，患者言服之上火，究其原因，非上火也，一是纯一呆补不可以；二是脾胃气衰，难以吸收利用，反生壅阻，气血不畅。处方以仲圣千金生姜甘草汤加阿胶。

生姜 10 克，大枣 7 枚，炙甘草 3 克，人参 3 克，阿胶 15 克。

患者见上方服之佳，自持原方断断续续直服至 30 剂，治疗约 3 个月，面色转红润，体力恢复，能吃能睡。虚劳之疾，恢复如此之快速，盖亦因年轻之人，脏腑原本清宁，更无七情郁结。

病案 13　气虚血弱，食少倦怠

徐××，女，27 岁，王沙乡人。

宫外孕手术后，食少倦怠。

诊脉弱小，观口唇舌色淡，食少便溏，食后偶感胀满，体怠嗜睡。从"无者求之"（《内经》），探寻：①腹虚软，无痛满，知无血气瘀阻；②外无寒热与头身疼痛，内无渴饮，知无六淫邪客。爰认定：此气虚血弱证，脾胃为气血生化之源，助脾进食为第一重要，兼以补气益血，处方：归芍六君子汤如下。

党参 30 克，当归 10 克，白术 15 克，白芍 7 克，茯苓 15 克，半夏 10 克，陈皮 10 克，炙甘草 3 克，生姜 30 克，大枣 7 枚。

二诊：3 剂服后，食量有加，精神气力好转。处方以人参养营汤，以益心脾。再三考虑，患者系富有之家，脾胃功能初复，恐其食补骤进而生积滞，从保和丸中选味加入，补消两用，更具活法圆机。

党参 15 克，当归 10 克，黄芪 15 克，熟地黄 15 克，白术 10 克，白芍 7 克，茯苓 15 克，远志 3 克，肉桂 5 克，五味子 3 克，陈皮 7 克，神曲 10 克，连翘 10 克，山楂 10 克，炙甘草 3 克，生姜 3 片，大枣 5 枚。

获悉：上方初服 3 剂，后断断续续服至 7 剂，情况良好，气力恢复，能食，食后无饱胀不适情况。

病案 14　心脾气虚血弱

陈××，女，42 岁，醴陵市阳三石人。

诉：疲惫至极。西医药治疗久久矣。有心衰、肾炎、肺积液等种种称道，打针吃药罔效。

诊脉虚弦，右寸关显大，舌体淡，苔薄白。观神色惨淡，瘦骨嶙峋。询：食少，不渴饮，大便溏软，排解无坠胀感觉，能睡，且嗜睡。断认：此心脾气虚血弱证。所称心衰，原为心气虚而动则乏力；言肾炎，炎非火热，肾阴、肾阳虚，诚有之；肺脏积液之说，肺中虚冷，肺中水气不能从呼气中散发，沉积为痰为饮或许有之。诸多说法，俱从局部认症，非从整体病机病理论证。

脾胃为后天之根本，气血生化之源，饭为百补之王，目前情况以益脾胃能进食为重要。"肾，其主脾也"（《内经》），肾脏功能有赖脾脏调节与激活；肺中虚冷，肺与脾为子母之脏，母气旺，子必受荫。又脾统胃肠，脾胃不仅是受纳饮食，消化与吸收营养，排泄糟粕，对其他脏腑功能具有激活作用，有人身第二大脑之称。一席话，患者对已身所患病认识有底，欣喜之极，言："今生命有依托，唯先生耳，请予出方。"急答：阿弥陀佛，惭愧！本人亦只不过是从整体论证，以及脏腑相互为用认识而已也。处方：六君子汤合甘草干姜汤，加远志、当归，5～7剂。

党参30克，半夏10克，白术10克，远志3克，茯苓15克，当归7克，陈皮7克，炙甘草3克，干姜3克。

二诊： 食欲增进，精神转好。归芍六君子汤加阿胶5～7剂。

党参30克，当归7克，白术10克，白芍7克，茯苓15克，阿胶15克，陈皮7克，半夏10克，炙甘草3克，生姜3片，大枣5枚。

三诊： 能吃能睡，不咳喘，气力有加，大小便无异常。月经复至，期、色、质好，量略少，气血生化有一个过程。什么心衰、肾炎、肺积液。甭管也。患者系家庭主妇，恢复操理家务。处方以人参养营汤加阿胶5～7剂。嘱；吃吃停停可以。

党参15克，远志3克，白术10克，五味子3克，茯苓15克，熟地黄15克，当归7克，肉桂3克，白芍7克，陈皮3克，黄芪15克，阿胶15克，炙甘草3克，生姜3片，大枣5枚。

病案15　脾胃内伤，火邪乘之

文××，女，56岁，退休教师，板杉长坡口人。

经常感冒，炎暑六月，微微风吹，即不能耐受。饭食量极少，稍带干燥物品，食之口舌干燥。

诊脉虚弦，舌淡红。思之：卫表疏松，玉屏风散益气固表，恐助火热；咽口干燥，施以润养，沙参麦冬汤；吴氏益胃汤、叶氏养胃汤益气固表无力；气血双补，阴阳并调，补阴益气煎适踌躇间，学人提议：经常感冒，肺气虚源于脾胃气虚，又阴虚火旺，东垣补脾胃泻阴火升阳汤可乎!？答：补脾胃泻阴火殆合，遂书予该方，仅作小小加减，如下。

黄芪10克，白术10克，西洋参7克，红柴胡10克，黄芩7克，软白薇10克，黄连3克，金钗石斛10克，生石膏15克，佛手柑片30克，炙甘草3克，麦冬10克。

二诊：上方初服 2 剂，口中火热气减，精神气力保持一般。续服 3 剂，食量减少，口中干渴有加，知前方中芩连苦寒燥湿伤阴。"阴者，藏精而起亟也"（《内经》），阴根于阳，阳根于阴，前方不可以复服，方以沙参麦冬汤加减 5 剂。

北沙参 30 克，桑叶 10 克，玉竹参 30 克，天花粉 10 克，麦冬 10 克，白扁豆 10 克。

约半个月后与患者复见面也，言：口中干渴大减，其他情况虽不见明显好转，却能保持一般，窃思：此虚劳之病，仲圣薯蓣丸可取用也，然而患者未要求再三服药，医不叩门。余亦不便多言讨诊也。

病案 16　心脾气损，多病焦虑

徐××，女，73 岁，醴陵市人。

诉：有高血压病，糖尿病，冠心病，脑动脉硬化，气管炎，风湿性关节炎，过敏性皮肤瘙痒……

诊脉虚弦，舌体淡，苔略显黄腻。食少，大便坠胀，睡眠欠佳，醒后辗转床箦，久久不复入睡，甚或披衣起坐待旦，心烦意乱。窃思：一大串西医学病名，横踞心中，一个最关重要的心理焦虑症未道及也。从她所述，五脏六腑皆病，从何下手治疗？①脾胃为后天之根本，气血生化之源，又脾胃非唯受纳饮食、消化并吸收营养、传导排泄糟粕者也，更有着对其他脏腑功能调控并激活作用，故有第二大脑之称。所述诸多病症，姑且从调心脾入手，书予栀子干姜汤合栀子厚朴汤加西洋参七八剂；②心藏神，以任万物者心也，治病愈疾，心理因素，首当重要，有情众生，莫不惧死而乐生。人生路上，莫不有荣辱得失经历，诸多病症，有必要作心理疏导，因告之：人是一个有机整体，所患诸多病症，实乃一脾胃病也，皆因长时间饮食营养摄入量少，脾胃无病，能吃能睡，诸病可以徐徐而愈。人生路上，以往岁月，诸多风雨坎坷，往事不堪回首，莫回首，放下则无。一席话，老者欣喜之色见于眉间。处方如下。

栀子 7 克，西洋参 7 克，干姜 5 克，厚朴 10 克，炙甘草 3 克。

并嘱：药不以价格高低论优劣，更不从处方药味多少看。

二诊：3 剂服后，自觉诸症有所好转，自持原方直服至 7 剂，饮食增进，大便坠胀解除，睡眠亦有好转。复考虑，脾胃功能以复，苦寒、辛温不可过多长时间服用，肺朝百脉，百脉一宗，转方以润养心肺治之，百合地黄汤加洁白官燕窝 7～10 剂。

百合 30 克，洁白官燕窝 15 克，生地黄 15 克。

尔后获悉，诸多病症轻减，焦虑得释。特别是食量有加，睡眠转好。

病案 17 心胆虚怯，社交接触，心神慌乱

李××，女，35 岁，大土村人。

诉：有句俗话"平生未做亏心事，半夜不怕鬼敲门"，可是我无论是陌生人或日常相见熟悉的人，对方凝望三五秒瞬间，则心生恐惧，心跳加速，怪哉也，是病非病，能否医药调理。

诊脉平平，观身姿端庄秀丽，言谈举止温文尔雅。询：纳食便解无别样，气息平和。诊妇人犹必问月经，经行期色、质、量正常。思之："胆者中正之官，决断出焉""心藏神"，人之勇怯全在心胆，爰断认为心胆虚怯，处方以王肯堂十味温胆汤。并嘱：当别人注目凝视之瞬间，暗自深吸一口气，以定神壮胆。

半夏 10 克，远志 3 克，橘皮 10 克，五味子 3 克，枳实 10 克，酸枣仁 10 克，熟地黄 30 克，茯神 15 克，人参 3 克，甘草 3 克，生姜 3 片，大枣 5 枚。

二诊：月后患者复来也，言：上次教以深吸气法有效，方药亦佳好。与人交往，被人凝视，心神慌乱以及心跳加速明显轻减也。嘱：在无感冒与其他病的情况下，前方断断续续再服 12～20 剂不为多。

尔后获悉，上述情况大有改善。

25 头痛与眩晕病类

病案 1　风寒头痛眩晕

胡××，67 龄老妪，醴陵市人。

诉：平时能吃能睡，昨晚睡不酣，小有寒热，晨起头痛，小觉眩晕；早上进食，泛恶欲呕。西医检查有原发性高血压、高血糖、高血脂、冠心病、脑血管硬化……

诊脉弦浮紧，虽属高龄，察言谈举止气力无虚。思之：旧病多多，无加剧情况，先治新病，后乃故疾，治新病即是防治旧病加剧与变化。此感风寒头痛眩晕也，李东垣姜茶饮宣散寒热，调和阴阳正其用。然是方药简价廉，富有之家，尊荣老者，或许对药简价廉疑惑，不乐于接受。爰加不寒不热，不温不燥之天麻、僵蚕、蔓荆子、藿香，对众多旧病不相障碍，对头痛亦有祛风解痉之功。既是治患者心病，更是为姜茶饮正治之方护航开路，如下：

陈茶叶 7 克，天麻 10 克，生姜 30 克，僵蚕 10 克，藿香 10 克，蔓荆子 10 克，甘草 3 克。

3 剂服后，寒热却，头痛住，进食恢复旧日情况。嘱：旧病高血糖、高血脂、脑血管硬化等，照前服药。

病案 2　风痰眩晕

袁××，女，67 岁，木华村人。

眩晕，卧起一阵眼黑，感觉房屋倾斜。行步蹒跚，头痛脚轻。

诊脉弦滑，舌苔白腻。询：胸脘满闷，饮食量减少，大便滞结，血压偏高（BP 160/100 毫米汞柱）。临证经验，诸多血压高者，治痰为良法。此风痰眩晕也，健脾除湿，化痰熄风为治则，不拟用降血压药，半夏白术天麻汤 3 剂。

半夏 10 克，茯苓 15 克，白术 10 克，橘皮 7 克，天麻 10 克，甘草 3 克，生姜3片，大枣5枚。

二诊：3剂服完，胸满闷开。眩晕正，血压亦有下降趋向（BP 140/90毫米汞柱）。再审认定：无肝风火热，橘皮汤合半贝丸加天麻2～3剂，以巩固疗效。

橘皮10克，半夏10克，生姜10克，贝母10克，天麻10克。

病案3 肝脾血虚，胆气逆上，头痛眩晕

张××，男，46岁，株洲市人。

诉：十多年来，装卸工作，体力劳动强度大，习以为常。有时需要急装急卸，动作火速持久，亦能胜用。年来却感觉气力不支，甚或眩晕、呕哕、口苦。体虚耶！或身体患有其他病影响所及，请予诊察，并求一纸调理方药。

诊脉虚弦，神情气色察不出异常。能食，大便好，睡眠欠佳，午夜寐觉久久不能入睡。思之：查不出六淫内外诸证。身体耐力，关系五脏诸多方面情况。"肝者罢极之本，魂之居也"（《内经》，罢，音义同疲；极者，耐受之意），肝脏盛衰最关重要。再者是脾，脾虚则气血乏源，脾虚更会带来心血虚亏。综合分析，此肝脾血虚，胆气逆上，故头痛眩晕呕逆也，黄连温胆汤、十味温胆汤合参加味，想当适合。

半夏10克，五味子3克，陈皮7克，茯苓15克，枳实7克，西洋参3克，黄连3克，远志3克，酸枣仁10克，天麻10克，甘草3克，生姜3片。

二诊：上方服7剂，气力有加，常日工作中，眩晕呕吐均未出现。嘱告："人年过四十阴气自半"（《内经》），医药能调和脏腑气血因病之偏盛偏衰，天赋之年华则很难逆转，适当减轻工作量亦属重要。

病案4 阳明头痛

李××，女，50岁，板杉乡人。

头痛在额侧，连齿颊亦肿痛。

诊脉数实，舌苔薄黄。方书言：阳明头痛在额，少阳头痛在侧，当细加分析。考《灵枢·经脉第十》云："胆足少阳之脉，起于目锐眦，上抵头角……"，"胃足阳明之脉……上耳前过客主人，循发际，至额颅……"，是二经脉均至头额侧。故头痛在侧，不仅属少阳经，亦可属阳明经。唯阳明经脉至齿颊，少阳经脉不入齿颊。今头痛在额侧，连齿颊亦肿痛，据此属阳明头痛无疑。处方以芎芷石膏汤加减如下。

川芎10克，生石膏30克，白芍10克，防风10克，薄荷10克，羌活10

克，甘草 3 克，菊花 10 克，生姜 3 片。

二诊：3 剂服后，头痛与齿颊肿痛均有轻减。唯大便见结硬，前方加减 3 剂。

石膏 30 克，羌活 7 克，大黄 10 克，防风 10 克，芒硝 10 克，白芷 10 克，厚朴 10 克，薄荷 7 克，甘草 3 克。

三诊：大便得畅，头痛与齿颊肿痛均愈。以玉女煎再泻阳明有余，兼补少阴不足，加减如下。

石膏 30 克，麦冬 10 克，熟地黄 30 克，知母 10 克，川牛膝 10 克，薄荷 10 克。

四诊：旬日过后，患者复来也，言：头痛牙痛均愈，要求再药调理。窃思：书予六味地黄丸之类，直接补肾益阴恐生变故，反其不美。五行金生水，肺为肾母，虚则补其母，沙参麦冬汤既稳又当，并嘱：此即善后之方，7～10 剂。

玉竹参 30 克，麦冬 15 克，北沙参 30 克，天花粉 15 克，霜桑叶 10 克，白扁豆 15 克。

病案 5 饮邪停蓄，眩晕呕哕

陈××，男，53 岁，店员，新阳乡人。

眩晕，并渴饮，饮入即吐。家人以为因虚致眩，购办人参煎汤，自是入口即吐。

诊脉沉弦，舌苔白滑。知此非中气虚眩。为水饮停蓄在心下（胃肠），脾失传输，饮邪阻遇，清阳不升故眩；水不化津故渴；旧水停蓄不能输布，新水不能受纳故呕。仲圣"支饮在心下，其人苦冒眩，泽泻汤主之"，此即是也。遂处方以泽泻汤合橘皮汤，共研成粉末，变汤为散剂，频频吞服，散剂入胃，虽亦有呕吐情况，然吐之不尽，余药发挥作用，渐渐呕吐住，渴止，眩晕正，是水饮停蓄得以疏畅也。

白术 10 克，橘皮 10 克，泽泻 15 克，生姜 15 克。

有感也，中医自古有羔、丹、丸、散、汤药各种剂型，按病情给治，各有优长，譬如五苓散治饮水即吐之水逆证，必须以粉末剂型发挥作用。叹当今悉以汤药代替，治疗作用大为减失。

病案 6 湿毒风邪头痛

李××，女，54 岁，醴陵市人。

诉：原发性高血压，每日吃降血压药。究实血压并不算很高（BP 150/95毫米汞柱）。头脑胀痛，发侧以辛辣物品（如生姜汁）涂擦每能令痛止，但不能根除。脚掌奇痒，用钝口刀具刮或挑出血然后痒止，亦不能根除。手足指趾常有麻痹，纳食便解好。忖：头痛以辛辣物涂擦可止者，此非火热头痛。"辛者，能散能润能横行"（《本草从新》），辛热生姜之类，能令经脉气机活跃开泄，湿毒风邪聚而得以布散也，但仅是一时性轻松，不能根治，湿邪风毒不仅是在上部头脑，在全身弥漫。此病头脑胀痛，病不在脑府，而在脑外经脉皮肉。治疗：人身至上之头痛与至下之脚掌奇痒病因病机殆同，业内友人提议：借用丹溪上中下通痛风方可乎？余大声答：可。遂书予是方，稍作增损如下。

羌活 7 克，苍耳子 10 克，防风 10 克，桂枝 7 克，红花 3 克，威灵仙 10克，川芎 10 克，苍术 10 克，黄柏 7 克，天南星 10 克，汉防己 10 克，乌梢蛇 30 克，甘草 3 克，白芷 10 克，生姜 3 片，大枣 5 枚。

可喜，7 剂服后，头痛愈，足底奇痒住。有感，医生之间，各人学识不可能在同一水平线上，自然是有高有低，临床治疗却大有其商讨价值。

病案 7 风邪火热头痛

刘××，男，36 岁，清安铺人。

右侧头痛动掣，数数发生，年许矣。西药乙酰水杨酸钠片（"APC"）痛时服用可以缓解，但不能根治。

诊脉沉弱小，善食，大便次数多，不溏泻，亦非结硬。头不痛时，气力不感觉什么，能照常劳动。考虑：此头痛病不在脑颅内，在脑颅外皮肉经脉。诸阳经皆上于头，病证属阳，而脉沉弱小属阴，脉症不合。沉弱小脉可视为个体生理性之特异脉，不作病脉分析，舍脉从症求证论治。方书有"暴病非热，久病非寒"之说，指猝然间病不属内脏火热，久病不属六淫外感风寒，此病久久矣，当不属外感客邪寒气。再从经脉循行认证，头痛不兼寒热，无头项强痛，不属太阳头痛病类，无口苦呕逆，或胁肋痛满，不属少阳头痛，无目痛鼻干，热高恶热，不属三阳合病。善食，阳明胃气盛，头痛动掣，因认定为阳明风邪火热，当无所误，芎芷石膏汤加减如下。

川芎 10 克，菊花 10 克，白芷 10 克，羌活 10 克，生石膏 30 克，天麻 10克，僵蚕 10 克，甘草 3 克，生姜 3 片。

服 7 剂，头痛愈。此病脉症不合，舍脉从症论治，获得治疗成功。

病案 8 阳明头痛

宋××，女，36 岁，嘉树村人。

头痛在额。

第一念思之，方书言："阳明头痛在额"，爰从阳明经脉循行部位再查询求证。获悉：牙齿痛，口气秽臭，食可，大便见结硬，此阳明风邪火热头痛无可疑议也，芎芷石膏汤准中。

诊脉迟弱小。噫呀呀！脉症不合。思之有二：①火热伤气；②个体特异生理性之常脉。患者言谈举止，神情气色无虚，舍诸多阳明火热实证，从火热伤气认治，不可以也，从个体特异生理性之脉认定，舍脉从症论证，书予芎芷石膏汤加味 3 剂。

川芎 10 克，菊花 10 克，白芷 10 克，羌活 7 克，生石膏 30 克，藁本 10 克，蒺藜 10 克，僵蚕 10 克，天麻 10 克，甘草 3 克。

二诊：隔日患者复来也，头痛轻减过半，诊脉迟弱小同前。转方考虑：初战大功告捷，兵法中言"杀人一万，自损三千"乃通常道理，阳明火热病后，阴气不无有损，溃败残军必然窜鼠入少阳之地。处方以程式柴葛解肌汤二三剂，获痊愈。

柴胡 10 克，生地黄 15 克，葛根 20 克，牡丹皮 10 克，黄芩 10 克，知母 7 克，赤芍 10 克，贝母 7 克，甘草 3 克，生姜 1 片，大枣 3 枚。

病案 9 风湿热邪头痛

袁××，男，50 岁，醴陵市石子岭人。

头脑胀痛且重，卧起眩晕不支。

诊脉濡数，寸部显盛大，观口唇舌色暗红，苔显黄腻。厌食，间或呕哕，寐觉口苦。经某医院治疗，言：脑动脉硬化，兼风邪感冒。思之：脑动脉硬化，言之过也，风邪感冒，此说可。风湿热邪头痛尤为妥切。李东垣清空膏加味 5 剂。

羌活 10 克，柴胡 10 克，防风 10 克，黄芩 10 克，川芎 10 克，黄连 3 克，白芷 10 克，天麻 10 克，薄荷 10 克，甘草 3 克，生姜 3 片，茶叶 3 克。

二诊：头脑胀痛轻减，卧起眩晕仍有。思之：风寒易散，热易清，湿性黏滞、风邪热邪夹湿则难除。转方：仍以清空膏合刘完素清震汤更加味如下。

羌活 10 克，柴胡 10 克，防风 10 克，川黄连 3 克，白芷 10 克，黄芩 10 克，苍术 10 克，升麻 3 克，川芎 10 克，天麻 10 克，薄荷 7 克，甘草 3 克，生姜 1 片，荷叶 1 张。

7 剂服后，头痛徐徐住，眩晕正。

病案 10　肾虚眩晕

李××，男，69 岁，官庄人。

多年前病脑出血中风，经治恢复良好。目今情况，能食，睡眠好，行步健稳，血压亦不算高（140/95 毫米汞柱）。唯感觉头脑昏晕。

诊脉沉细迟。思之，中风病，血压普遍偏高，然低血压脑出血中风者亦恒有之，补阳还五汤适应证即其类也。患者原中风病已经恢复，不拿来考虑，目今唯正其眩晕。忖：眩晕亦久久矣，外无寒热，内无渴饮，当不属外感六淫邪气头痛眩晕之类。脑为髓海，"髓海不足，则脑转耳鸣"（《内经》），其根源本不全在脑而关系肾。书予地黄饮子滋肾阴，温肾阳，想当有效。

熟地黄 15 克，附子 10 克，山茱萸 10 克，肉桂 3 克，远志 3 克，茯苓 15 克，建菖蒲 3 克，石斛 10 克，麦冬 10 克，五味子 3 克，肉苁蓉 15 克，巴戟天 10 克，生姜 10 克，大枣 5 枚。

尔后获悉，患者持上方断断续续直服至 20 剂，眩晕正，无其他不良反应。

病案 11　感寒暑湿邪眩晕

陈××，男，30 岁，横燕冲人。

炎暑六月，猝病眩晕不支。

诊脉濡弱，舌苔白腻。通体流瘃，恶风冷吹拂，却又时时烘热汗出，泛恶欲呕，大便坠胀。自购红参天麻煎好待服。余曰："不可！天麻犹可，服之无功，亦不偾事，红参不啻饮鸩。"此感寒暑湿邪之气，气机不畅，升降失常，眩晕由作也。书予藿香正气散 3 剂。

藿香 10 克，半夏 10 克，苍术 7 克，桔梗 10 克，茯苓 15 克，白芷 10 克，厚朴 10 克，大腹皮 10 克，橘皮 7 克，紫苏 30 克，甘草 3 克，生姜 3 片，大枣 5 枚。

二诊：诸症好转，眩晕正，神情定。唯肢体酸软，倦怠乏力。仍以调脾胃治之，益气健脾，和胃化湿，六和汤适合。

藿香 10 克，半夏 10 克，厚朴 10 克，白扁豆 10 克，杏仁 10 克，木瓜 10 克，砂仁 3 克，党参 15 克，赤茯苓 15 克，白术 10 克，甘草 3 克，生姜 3 片，大枣 5 枚。

二次处方，服药 6 剂，一切归正。

病案 12　感暑热、湿邪、冷气眩晕

李××，男，27 岁，高家店人。

诉：眩晕之甚，曾去大医院诊治，称脑-基底动脉供血不足……唯，然！暗自思之，治疗当究其供血不足之因由为重要。

诊脉浮紧而弦数，舌红，苔腻。询悉炎暑六月，田间劳作，敞受暑热，复入阴冷山涧澡浴时间过长，受其寒冷，表闭而暑热内郁，遂发热恶寒、无汗、头身困重，心中烦热，眩晕由作也，患者单独以眩晕诉述求诊，实非仅眩晕一症。治疗：外散风寒湿邪，内清暑热，活人败毒散合黄连香薷饮 3 剂。

独活 10 克，枳壳 10 克，羌活 7 克，桔梗 10 克，川芎 7 克，前胡 10 克，茯苓 15 克，柴胡 10 克，川黄连 5 克，厚朴 10 克，白扁豆 10 克，薄荷 5 克，香薷 5 克，甘草 3 克，生姜 3 片。

二诊：寒热却，头身痛住，心中热烦减，眩晕正。考虑：祛邪务令使尽，方以藿香正气散外散风寒内化湿浊，仍合黄连香薷饮以宣以清暑热之邪。

藿香 10 克，川黄连 5 克，苍术 7 克，厚朴 10 克，茯苓 15 克，白扁豆 10 克，橘皮 3 克，桔梗 10 克，半夏 7 克，白芷 10 克，大腹皮 10 克，紫苏 30 克，甘草 3 克，生姜 3 片，大枣 5 枚。

3 剂服后，效果良好。患者曰：先生巧者也，不治眩晕，而眩晕正。答：眩晕发必有因，治病必求其因，此即治眩晕也。

病案 13　湿气在表，头重胀痛

张××，女，51 岁，姚家坝人。

诉：高血压病已 10 年，每感头痛不适，服降血压药有效。近日，头重胀痛，照常服降血压药不效……

诊脉濡、寸盛，舌苔白腻，观眼睑浮肿。饮食乏味，便解尚无别样。思之：旧病宿疾人，一时病证有加，多有内、外原因，其间天时气候对人影响居首要。今值"夏至""小暑"节时，淫雨连绵，湿气与暑热氤氲，有诸宿疾人多感之而病剧，此病头重胀痛之因由殆即此也。或有问之，"伤于风者上先受之、伤于湿者下先受之"，此病既属伤于天时之湿，何其病在上头重胀痛也！因答：高血压宿疾人，肝阳亢，风气独盛，此原由感天时湿气夹肝风而趋于上，故症见头重胀痛。思路既明，认识统一，治疗宣散除湿，平肝熄风两相结合，李东垣羌活胜湿汤合胡光慈天麻钩藤汤加味，组合如下。

羌活 7 克，天麻 10 克，防风 10 克，钩藤 15 克，川芎 10 克，黄芩 10 克，藁本 10 克，首乌藤 10 克，蔓荆子 10 克，益母草 10 克，石决明 15 克，桑寄生 10 克，茯神 15 克，炙甘草 3 克。

二诊：3 剂服后，头重胀痛轻减过半。考虑：余邪未了了或有之。处方：《千山蔓》中祝融神方原治虚风虚火虚气者，想当适合。3～5 剂。

钩藤 10 克，橘皮 7 克，荆芥 10 克，玄参 10 克，防风 10 克，麦冬 10 克，僵蚕 10 克，薄荷 7 克，蝉蜕 7 个，西洋参 3 克，甘草 3 克，大枣 3 枚。

月后相见也，言：头痛胀痛除，以后降血压药服否？思之：高血压旧病，日服降血压药已成习惯性，不加干预为是。因答：遵原来情况服用。

病案 14　肝阳上亢，头痛眩晕

杨××，女，30 岁，醴陵市人。

头痛眩晕，眼目昏花，耳内鸣响时有之。

诊脉虚弦数，舌红无苔。纳食便解可，小便无热黄，睡眠欠佳，多梦纷纭。意见：此肝阳上亢，头痛眩晕也。胡光慈天麻钩藤汤、俞根初羚角钩藤汤为选用类方。复思及头痛眩晕近日猝然有之，病发必有因，因情志激昂或抑郁乎！询悉近来家事顺畅，内外人际关系和洽，不存在有七情气郁气结。复思及《内经》"夫百病之生也，皆生于风寒暑湿燥火以之化之变化"，时值冬末"四九"天时，寒温数变，人处气交之中，因身体之虚，失于适应，冷暖感触或有之，导致肝风内动，"善治者治皮毛"，从疏风散邪入手，数十载行医治病，稳中求效，不失天时，处方以祝融神方先遣治之。

钩藤 15 克，僵蚕 10 克，荆芥 10 克，蝉蜕 7 个，防风 10 克，薄荷 7 克，橘皮 10 克，玄参 10 克，太子参 15 克，麦冬 10 克，甘草 3 克，大枣 3 枚，生姜 1 片。

二诊：3 剂服后，耳内鸣响消失，眩晕依然时起，天麻钩藤汤加减 5 剂。

天麻 10 克，首乌藤 30 克，钩藤 15 克，桑寄生 15 克，茯神 15 克，益母草 10 克，杜仲 10 克，川牛膝 10 克，石决明 15 克，栀子 7 克，黄芩 10 克。

三诊：眩晕未起，寐觉口苦干尚有，张锡纯镇肝熄风汤 5 剂。

白芍 10 克，玄参 10 克，天冬 10 克，牡蛎 15 克，龟甲 30 克，龙齿 15 克，麦芽 10 克，赭石 15 克，牛膝 10 克，茵陈 15 克，川楝子 10 克，甘草 3 克。

三次处方，步步为营，服药 10 余剂，欣喜诸多情况归正。

病案 15　饮邪眩晕

彭××，男，53 岁，店员，横田村人。

眩晕，无分坐卧；并渴饮，饮入即吐。家人以为因虚所致。值饥馑岁月，药物短缺时期，千方百计以重价力办人参煎汤，讵料入口即吐。

诊脉沉弦，舌苔白滑，知此非中气虚眩也。水饮停蓄心下，清阳不升故眩晕。水停心下，旧水不去，新水不能受纳故呕；水不化津故渴。仲圣"支饮在心下，其人苦冒眩，泽泻汤主之"，遂处方以泽泻汤。白术、泽泻各 10 克，仿五苓散治水逆服用法，研成粉末，变汤剂为散剂，再加生姜汁少许，频频吞服。渐渐呕止泻亦减，眩晕正，是水饮停蓄得以转输也。

二诊：窃思"稠酽者为痰，稀薄者为饮，痰与饮原一也"。《金匮要略》"病痰饮者，当以温药和之"。爰书予苓桂术甘汤合小半夏加茯苓汤。

茯苓 15 克，白术 10 克，桂枝 10 克，炙甘草 3 克，半夏 10 克，生姜 1 片。

3 剂服后，一切复旧也。

病案 16　风寒湿邪火热，头痛头晕

梁××，女，40 岁，南竹山人。

头两侧连耳前后重胀痛掣；身肤阵阵烘热却又啬啬恶风冷。中医人离不开从经络循行思维。"胆足少阳之脉，起于目锐眦，上抵头角；三焦手少阳之脉……上项系耳后，直上出耳上角，以屈下颊至䪼，其支者，从耳后入耳中，出走耳前……"，故此病头痛离不开少阳；"胃足阳明之脉……上耳前过客主人，循发际至额颅"，故此病头痛，与阳明有关；身肤阵阵烘热，却又恶风冷特甚，为太阳表证的候。此三阳经同病，合病耶，并病也，不需要细辨。"夫百病之生也皆生于风寒暑湿燥火以之化之变也"（《素问·至真要大论》）。本病以六淫外感为病因，风寒湿邪火热为病证，以三阳经为病位，宣散清泄为治则。《医宗金鉴》芎芷石膏汤治风邪火热头痛头风者，李东垣清空膏治风湿热邪上壅头痛头晕，二方宣散解表力逊；陶节庵柴葛解肌汤治三阳经合病，实以阳明少阳为主治，而略于太阳解表。起坐，佯称登厕，进一步思之："善治者治皮毛"（《内经》），以上三方俱不可取，处方以荆风败毒散加石膏清热，加僵蚕解痉。如下。

荆芥 10 克，柴胡 10 克，防风 10 克，前胡 10 克，独活 10 克，枳壳 10 克，羌活 10 克，桔梗 10 克，川芎 10 克，石膏 30 克，茯苓 15 克，薄荷 10 克，甘草 3 克，僵蚕 10 克，生姜 3 片。

二诊：患者诉："3剂服后，寒热并头脑重胀痛掣轻减过半。持原方直服至7剂，似乎病已痊愈，唯体力疲软，饭食量少……"考虑：风寒易散，火热易清，唯湿邪黏滞难速除。此病服前方7剂，已获大效，仅有余邪未了了。残余敌军不可重击，正气虚不可骤补，心理需要得到医药安抚。天时季节，盛夏将临，吴鞠通清络饮加减如下。

青荷叶15克，金银花7克，丝瓜络15克，扁豆花15克，厚朴花10克，软白薇10克，天麻10克，僵蚕10克，人参叶10克，藿香10克，甘草3克。

获悉，患者持此方断断续续直服至10剂。头脑痛胀除。

病案 17 太阴痰厥，头痛眩晕

汤××，女，44岁，长沙岭人。

前额头痛，甚或眩晕，呕吐痰涎。发无定时，久久矣。

脉弦滑，舌体舌苔查不出异常。思之：方书前额属阳明，阳明多火热。询悉：呕吐物为白色痰沫，不苦不酸涩，胸腹无烧热，无渴饮，大便亦非结硬或溏泻。进一步求证，体质之寒热虚实，问月经情况，期、色、质、量正常。因断认此非阳明头痛也。姑拟作太阴痰厥头痛眩晕治之，程式半夏白术天麻汤加赭石降肝胃气逆而不伤气，更能益血。5剂

半夏10克，茯苓15克，白术10克，橘皮7克，天麻10克，炙甘草3克，赭石15克，生姜10克，大枣3枚。

二诊：头痛眩晕未起，感觉头脑较前轻舒。既然方药中的，击鼓再进五剂。半年后，头痛眩晕未见复发，头脑轻舒，神采奕奕。

病案 18 肝阳亢盛，风邪内动，头痛眩晕

杨××，女，43岁，醴陵市人。

头痛，在前额连颠顶，痛时目胀欲脱，视物昏花。年许矣！三、五、七日或连日发。

诊脉弦数。能食，大便有时结硬，口干渴饮冷，手足常感觉麻痹。月经超前，量中等，夹有瘀块，经潮腹痛。思之：前额属阳明，头颠顶属肝，又眼目属肝，再从经脉循行认定，"肝足厥阴之脉，起于大趾丛毛之际……抵少腹，夹胃属肝，络胆……上入颃颡，连目系，上出额，与督脉会于颠……"（《内经·经脉篇》），大便结硬，认定此肝阳亢盛，肝风夹胃中火热而上于头。重镇安神，清热熄风，处方以风引汤加减5~7剂。

大黄10克，生石膏30克，桂枝5克，寒水石15克，干姜3克，紫石英

15克，僵蚕10克，牡蛎15克，天麻10克，龙齿15克，玳瑁10克，滑石15克，薄荷10克，甘草3克。

二诊： 上方服5剂，头痛明显轻减，眼目突胀昏暗均有好转。考虑：厥阴肝病阴阳盛衰极易转化，又阳明底面即是少阴，阳明有余，少阴不足乃必然，地黄饮子补摄交通阴阳，恐其见地不实，仍守潜阳熄风治之，大、小定风珠合参如下稳妥。

龟甲30克，火麻仁15克，鳖甲30克，生地黄15克，牡蛎15克，赤芍10克，麦冬15克，阿胶15克，五味子3克，鸡蛋1个（冲兑）。

三诊： 旬日来头痛未起，手足麻痹尚有。养血熄风防己地黄汤，遵原方用量配伍重用地黄，并加味如下，5～7剂。

生地黄50克，防风10克，桂枝5克，僵蚕10克，防己7克，龟甲30克，甘草3克。

后一个月，患者复来也，言：头痛未起，手足麻痹感亦消除。建议：可以不急于再方服药，静以观之。

病案19　厥阴头痛

李××，女，30岁，木华村人。

旬日来，头颠顶痛掣，自觉有热气鼓荡。

诊脉弦数，舌绛津干。"高颠之上，唯风可到"、"厥阴头痛在颠顶"。此风火上扰清空，病合厥阴头痛证。进一步探询病发因由：尔来家事纷扰，情志不舒，致使肝失条达，郁而化火，风火鼓荡，上扰清空。凉肝熄风，兼以解郁治之，羚羊钩藤汤加减。

羚羊角3克，桑叶10克，钩藤10克，竹茹10克，生地黄15克，贝母10克，菊花10克，茯神15克，赤芍10克，甘草3克，佛手柑片15克，牡丹皮10克，栀子3克，青皮7克，薄荷7克。

二诊： 3剂服后，头痛住。转方舍凉肝熄风以滋阴熄风并解郁疏肝治之，大定风珠合柴胡疏肝散加减。

生龟甲15克，生地黄15克，鳖甲15克，芍药10克，牡蛎15克，麦冬10克，麻仁10克，川芎10克，柴胡10克，枳壳10克，佛手柑片15克，甘草3克。

病案20　风寒感冒，头痛眩晕

易××，男，50岁，上坪村人。

诉：眩晕，晨起尤甚，有时也感觉头脑微微重胀痛掣。病起一周，就近处测量血压不高，80～130毫米汞柱，无疑是身体虚极，求一纸补养正眩晕之方。

诊脉弱小，观形体壮实，言语声洪，举止捷健。因询得知，能食，大小便好，不咳喘，更不见有寒热外证。思之：无气虚血弱见证，更无肝风火热之类。患者诉求眩晕为主症，头脑重胀微有痛掣，实为主症中之主症。"夫百病之生也，皆生于风寒暑湿燥火之化之变也"（《素问·至真要大论》），此属风寒感冒眩晕，脉弱小非血气之虚，为个体特异生理性之常态脉；无寒热外证，因机体尚未即起抗邪。"善治者治皮毛"（《内经》），宣散外邪，调和阴阳，即可以正其眩晕，东垣姜茶饮已发热或未发热咸宜，加味组合如下。

生姜30克，天麻10克，茶叶10克，蔓荆子10克，炙甘草3克。

3剂服后，头脑轻舒，眩晕正。

病案21 阳明头痛

汤××，女，24岁，铁河口人。

诉：头痛在左侧太阳穴上连额角部位，有些时候右边亦痛，但较左边轻松。每因工作繁忙或家事纷纷扰扰，睡眠时间不足而发生。

诊脉虚弦数，观眼目白睛非清明，小有血丝布散。言：视力锐减，牙齿痛亦时有发生，饭食量尚能保持一般，大便隔日一次，略显干结。思之："经络者，所以决死生，处百病，调虚实……"（《内经》），乃从经脉推究，"胃足阳明之脉，起于鼻之交頞中，旁纳太阳之脉，下循鼻外，入上齿中，还出挟口环唇，下交承浆，却循颐后下廉，循颊车，上耳前，循发际，至额颅……"（《灵枢·经脉篇》），据此合阳明头痛。眼目白珠小有血丝，眼分五轮八廓，白珠属肺，不咳喘，外无寒热，非肺经风热所致。此阳明火热乘冲脉而上于目；头痛左甚于右，人身气机原左升右降。阳明其经也，多气多血，故亦多火热。酽然阳明头痛也，通常以芎芷石膏汤痛发时即有效，然此病难在不痛时调理之方。进一步思之：阳明底面即是少阴，泻阳明有余，补少阴不足，平调阴阳，遂书予景岳玉女煎加味。并嘱：生活必须有规律，"饮食有节，起居有常，不妄作劳，乃能神与形俱……"（《内经》），再加医药调理，头痛方可不发或少发也。

生石膏30克，麦冬10克，熟地黄30克，知母10克，牛膝10克，僵蚕10克，天麻10克，藏红花3克，薄荷10克，白芷10克，玳瑁10克，甘草3克。

半年后，患者因孩儿病感冒复来也。谈及上方断断续续服 10 剂之多，头痛稀减，偶尔发生亦仅小见。再嘱告：人身脏腑偏盛偏衰固然靠医药调理，工作繁忙亦在所难免，必须理顺有条不紊，能以静御动才是真功夫，至于家庭之事，或许也是一本难读的"难经书"，家庭成员亦系因缘凑合，或许生活理念有所差别，自然带来生活方式不完全相同，那就需要相互容谅……。讵料患者呜咽（yè）涕零也。

有感：（1）与患者交谈言之过也。

（2）前方未能圆满全中，有失疏肝理气之品。

（3）教以日饮保健药方——百解茶如下。

茶叶 3 克，香附 7 克（制成粉末）。

开水泡，日饮之。

病案 22 厥阴头痛。

邓××，女，20 岁，某医院药剂师。

头痛在颠顶，有时感觉颅内亦痛掣。

诊脉沉弦，舌淡苔白。拟作厥阴头痛治，书予吴茱萸汤。学人提议："厥阴经脉不上头，且有时感觉颅内痛掣，非颅内病欤！"因答："肝足厥阴之脉……上出额与督脉会于颠"，是厥阴经脉非不至头。今且弗论有无经脉上头，肝胃浊阴逆上，亦能致头痛。厥阴经病本非外证，吴茱萸亦非外证之方。今头痛在颠顶，若为肝木风火内证，羚羊钩藤汤，天麻钩藤饮为适合，然脉弦不数，舌不嫩红，苔非黄腻，亦不甚合。仍书予吴茱萸汤。

吴茱萸 7 克，人参 3 克，大枣 5 枚，生姜 10 克。

二诊：诉"2 剂服后，头痛愈，求善后之方"。窃思：该病头痛原为肝胃阴霾之气逆上，中焦脾胃为气机升降之枢纽，调中焦畅其气机即是善后处理，方以四磨汤合保和丸加减，轻剂量，虚实两不碍，如下。

乌药 10 克，神曲 7 克，槟榔 7 克，山楂 7 克，沉香 5 克，茯苓 15 克，人参 3 克，半夏 7 克，橘皮 3 克，连翘 10 克。

三五剂服后，未有不良反应，头痛未起。

病案 23 三阳经并病，寒热头痛

熊××，女，46 岁，醴陵市人。

左侧头痛连面颊。曾就诊于西医，称三叉神经痛；也曾就诊于中医，称偏头痛。两种说法，悉从部位而言，驳不倒，否认不了，只是未从病因病机

上析言之。兹从中医学理论证，方书谓"阳明头痛在额，少阳头痛在侧"，理则理也，然亦非尽然。"胃足阳明之脉，起于鼻之交頞中，旁纳太阳之脉……循颊车，上耳前，过客主人，循发际，至额颅"，是阳明头痛亦在侧；"膀胱足太阳之脉，起于目内眦，上额交颠，其支者，从颠至耳上角……"，是太阳头痛亦可至侧；"胆足少阳之脉，起于目锐眦，上抵头角……其支者，从耳后入耳中，出走耳前，至目锐眦后，其支者，别锐眦，下大迎，合于少阳，抵于頔，下加颊车……"是少阳头痛亦有在侧者。

诊脉浮弦紧，舌苔白黄，寒热阵阵而作。基于以上三阳经脉循行，兹认定为三阳经并病，外风寒，内证为火热，柴葛解肌汤大通至正，如下。

柴胡 10 克，羌活 10 克，葛根 30 克，白芷 10 克，赤芍 10 克，黄芩 10 克，桔梗 10 克，生石膏 30 克，甘草 3 克，生姜 3 片，大枣 5 枚。

一剂寒热却，三剂服后头痛住。有感也，"经络者，所以能决生死，处百病，调虚实，不可不通也"（《灵枢·经脉篇》）。愿中医后继学人，不以经络循行为虚妄而忽之。

病案 24 阴寒并火热风邪头痛

胡××，女，38 岁，横田村人。

前额连颠顶痛掣。每发自觉有火热气逆上，止则汗下如雨，恶寒殊甚，以棉絮裹头尤觉清冷。经市医院住院治疗一周未效。

诊脉弦紧而弱，舌淡苔黄。思之：头痛有火热气逆上，法宜清降；止则汗出恶寒，以棉絮裹头尤觉清冷，理应温摄。此火热风邪与阴寒冷气共见之复杂情况，重镇降逆与清温合治之，方以风引汤加附子。古今方书未有此种加法，未识能效否，细细思之，绝不致偾事。

大黄 10 克，附子 10 克，桂枝 7 克，龙骨 15 克，干姜 7 克，牡蛎 15 克，生石膏 30 克，滑石 15 克，寒水石 15 克，甘草 3 克，紫石英 15 克，薄荷 7 克。

二诊： 一剂知，二剂头痛大减，汗出恶寒亦少住，三剂服下，诸症愈。滋阴温阳兼以摄纳，方以河间地黄饮子 3 剂。欣喜两次处方，服药仅 6 剂，收全治功。

熟地黄 15 克，远志 3 克，山茱萸 7 克，建菖蒲 7 克，肉苁蓉 10 克，附子 10 克，巴戟天 10 克，石斛 10 克，麦冬 10 克，五味子 3 克，茯苓 15 克，肉桂 3 克，薄荷 7 克，生姜 3 片，大枣 5 枚。

病案 25　上盛下虚，头痛眩晕

曾××，男，66 岁，横燕冲人。

西医检测患高血压，BP 215/120 毫米汞柱。日服降压灵、利舍平（利血平）等降血压药。头痛眩晕不支，气怯神疲。先时生活习惯嗜辣，喜欢吃辣椒，而今稍带刺激性物品如辣椒、生姜等从不敢少试，恐其升高血压。儿女在长沙市工作，对乡村医疗特别是中医药缺乏信任，高处求医，久治不效，无奈也，一日听友人建议，来我处中医药试治之。

诊脉弦而迟大，舌淡显胖，神色晦暗，饮食乏味。余曰："欲为之出方，尔能遵服无疑否？"问："何以故？"答："汝平日生姜不敢少试，今处方以附子、干姜、肉桂一派温热药……"患者惊讶不已，但出于久治不效，曰：久仰！请予出方，定当遵服。

言谈易，下笔难。窃思：血压高，可谓上盛下虚也，上盛基于下虚，泻之、抑之皆非所宜，唯充实其下，平调上下始合，书予右归饮加味温肾填精3 剂，并嘱：一剂煎汁分两次服，仍需一日一剂。饮食生活上，可以吃辣，"辛者能散能润能横行"（《神农本草经》）、"肾苦燥急食辛以润之（《内经》）"，辛味非助火也，况乎汝生性嗜辣，即自体生理上所需，五味调和，亦烹饪大法。尔后可以吃辣。

附子 10 克，熟地黄 15 克，干姜 3 克，山药 15 克，肉桂 5 克，杜仲 10克，山茱萸 10 克，牛膝 10 克，枸杞子 10 克，炙甘草 3 克，天麻 10 克。

二诊：获大效，头痛住，眩晕止。饭食增加，血压降至 170/100 毫米汞柱。转方考虑：

（1）继续缓缓充实下部，补益肾气；

（2）中焦为气机升降之枢纽，兼调脾胃。

处方右归饮改用右归丸，补火填精之功更强且柔，合四磨汤以运气通肠助消化。

附子 10 克，熟地黄 15 克，干姜 3 克，山药 15 克，肉桂 5 克，山茱萸 10克，杜仲 10 克，枸杞子 10 克，牛膝 10 克，当归 7 克，天麻 10 克，菟丝子10 克，鹿胶 10 克，乌药 10 克。

10 剂共研细末，每次 20～30 克，开水泡，只需吃药水，可以不吃药渣。随访，半年来情况良好，血压恒定在 100/150 毫米汞柱。

病案 26　阳明头痛

胡××，女，20 岁，石羊村人。

头痛在额角，兼见呕吐。

诊脉弦紧迟，舌红苔白黄。外无寒热，内无渴饮，能食，善饥。方书称："阳明头痛在额，少阳头痛在侧"，未必尽然。从经脉循行分析："胆足少阳之脉，起于目锐眦，上抵头角……；胃足阳明之脉，起于鼻之交頞中……循颊车，上耳前，过客主人，循发际，至额颅……"（《灵枢·经脉篇》），是少阳、阳明二经脉皆至额角，故头痛在额角，有少阳头痛，亦有阳明头痛。又"胃足阳明，是动，其有余，则消谷善饥……"（《灵枢·经脉篇》），爰从呕吐消谷善饥认定，此属阳明头痛也。脉迟，当作何想：非寒，与《伤寒论·阳明病篇》第208条，大承气汤证脉迟同一道理，原由阳明经气痹阻，气机不利，故脉行迟。处方：《医宗金鉴》芎芷石膏汤适合，再加姜茶饮以宣散在表之寒热。善治者治皮毛，百病从寒起，乃余医疗之刻守。

川芎 10 克，菊花 10 克，白芷 10 克，羌活 10 克，石膏 30 克，藁本 10 克，甘草 3 克，生姜 3 片，茶叶 5 克。

二诊：上方 5 剂服后，头痛住，呕吐未起。患者要求再方服药。考虑有三：①或有余邪未净；②阳明头痛，未必尽阳明经之病；③阳明多火热，阴必有伤。三阳合治，清热散邪益阴，程钟龄柴葛解肌汤加减如下。

柴胡 10 克，葛根 15 克，生地黄 15 克，黄芩 10 克，牡丹皮 10 克，知母 10 克，藿香 10 克，薄荷 7 克，甘草 3 克，生姜 3 片，大枣 5 枚。

3 剂服后，一切恢复正常。

病案 27　胃肠湿热食积，经气逆上头痛

易××，女，50 岁，板杉铺人。

诉：头痛，或微或甚，剧则吐出酸苦食物乃止。

诊脉虚弱中显弦数。询：腹胀满不适。思之：胃足阳明之脉上连头额，胃以降为顺，此病头痛，病本不在头，原由胃肠湿热食积，经气逆上，故令头痛。健脾和胃，消湿热食滞即以治头痛，毋需芎芷石膏汤之属，以枳实消痞丸加减改丸为汤剂，如下。

枳实 10 克，茯苓 15 克，厚朴 10 克，黄连 3 克，白参 3 克，麦芽 10 克，干生姜 5 克，半夏曲 10 克，甘草 3 克。

二诊：3 剂服后，心脘宽舒，头痛未起。病愈十之七八。转方：不作呆想补虚处理，保和丸加减即可。

山楂 10 克，茯苓 15 克，神曲 10 克，半夏 10 克，莱菔子 10 克，陈皮 7 克，连翘 10 克，厚朴 10 克，甘草 3 克，生姜 1 片。

病案 28 中焦气逆气滞，头痛眩晕

谢××，女，45 岁，神福港人。

诉：头脑胀痛，时有眩晕。

诊脉弱小数，浮沉难别，观两眼白睛红丝显见。思之：舍脉，局方川芎茶调散，菊花茶调散、金鉴芎芷石膏汤、节庵柴葛解肌汤，乃至吴鞠通银翘散加白芷、石膏，翘荷汤均可拿来考虑。复听诉：心脘胀满，有时热痛，口苦干失眠，饮食量少。噫呀呀！以上各方均不适宜。再询得知：小便偶感热涩，前阴部坠胀不适，大便滞下不爽。有感也，此上、中、下俱病，火热证、寒冷证、虚实证并有之。坐起，室中信步，卒意及旧日自编《悬壶应诊》小册子中偈语：脾胃为后天之根本，脾胃病治脾胃，他脏病兼理脾胃；又百病之生于气也，百病治疗以调气为先。更考虑中焦为气机出入之枢纽，今上病、下病，阴寒证、火热证，理中焦脾胃气为先，寒热共相佐用为治则，书予仲圣栀子厚朴汤合栀子生姜豉汤方。重言嘱告：医方不以药味多少，价格高低论优劣，价格不等于价值，盼安心服药，不需要疑三疑四……

栀子 10 克，枳实 10 克，厚朴 10 克，生姜 30 克，薄荷（以代淡豆豉）10 克。

一周后，患者复来也。诉：上方服 5 剂，头脑已不晕不胀痛，眼白睛红丝消退，大、小便无坠胀，食后心脘宽舒。转方考虑：不可以急于补气益血，或有余邪未了了，寒热并调宣清合方，四气调神散如下，嘱：日服一剂，一周为期。

茶叶 3 克，生姜 15 克，橘皮 10 克，栀子 5 克。

尔后获悉，情况良好。

病案 29 阳明头痛

余××，女，26 岁，醴陵市车顿桥人。

头两侧太阳穴部位胀痛，久久矣。

诊脉沉小，能食，大便可。月经迟后 10 多日，有黄白带下。方书言：少阳头痛在侧，阳明头痛在额，尤当细细分别。"胃足阳明之脉，起于鼻之交頞中……下交承浆，却循颐后下廉，出太迎，循颊车，上耳前，过客主人，循发际，至额颅……"；"三焦手少阳之脉，起于小指次指之端……其支者，从耳后入耳中，出走耳前，过客主人前，交颊至目锐眦；又胆足少阳之脉，起于目锐眦，上抵头角……其支者，从耳后入耳中，出走耳前，至目锐眦后，其支者，别锐眦下大迎"（《灵枢·经脉篇》），是阳明头痛在额侧，少阳头痛

必连耳前后也，据此不关少阳经脉，当属阳明头痛。能食，精神情可，太阳穴处胀痛，应当属实。脉沉小者，非虚，经络痹阻而脉亦痹也。月经迟后10多日，亦非虚而血气不足，实固邪气瘀阻而生化迟滞。此病之实，从言谈中得知因产后聚进补虚食品造成。为家人一片宠爱之心，医者不便过多言论。书予芎芷石膏汤加减5～7剂。

川芎10克，菊花10克，藁本10克，羌活7克，白芷10克，防风10克，石膏30克，僵蚕10克，红花5克，甘草3克。

二诊：头胀痛减。考虑：头痛在侧，亦可阳明、少阳合邪，转方以程钟龄柴葛解肌汤加减5～7剂。

柴胡10克，葛根15克，生地黄15克，知母10克，牡丹皮10克，贝母10克，红花3克，僵蚕10克，甘草3克。

头痛住，可喜，黄白带下亦轻减。

病案30　劳倦伤风，晨起眩晕

张××，女，54岁，新阳乡人。

诉：晨起眩晕，肢体疲软。测量血压偏高，原本无高血压病……

诊脉徐而和，右寸关略显盛大。能食，大便好，无寒热外证。思之：眩晕，只是一个症状，有多种原因与性质。血压一时性偏高，亦不可贸然认定为肝阳上亢，或上盛下虚之类，当找旁证以分别。目今，诸多情况平平，无从分辨，需要撒开网再查询。得知：时值春三月，乍暖还寒时节，久不劳动者，于近日下地挖土种菜，劳动汗出，腠理开疏，不自觉中感受风冷，脉右寸关显盛大，病在卫表，外无寒热为正气尚未能即起与病邪抗争；血压一时性偏高，为气机向上向外反应。治疗：益脾胃、调营卫，宣散风邪，正眩晕降血压即在其中，处方：千金生姜甘草汤加味。

生姜30克，太子参30克，大枣7枚，天麻10克，炙甘草3克，蔓荆子10克。

2剂服后，眩晕正，血压归降。有感也，一见血压偏高，即以重镇降血压，风冷内陷，变症尤多矣！

病案31　风湿热邪上壅，头重胀痛掣

胡××，女，45岁，仙霞乡人。

年来头重胀痛掣，遇天时风冷变化必发。西药"APC"止痛好，但不能根治，长久服之终非究竟……

诊脉弦数，寸部脉浮盛。善饥能食，口苦干，大便稀溏，恶臭坠胀，解不尽意。此因天时寒热变化，气机逆乱，风邪夹湿热上壅而头痛作也。金鉴芎芷石膏汤能除风邪火热，祛湿力无及，李东垣清空膏散风清热除湿显优长，加味组合如下。

羌活7克，黄芩10克，防风10克，川黄连5克，柴胡10克，川芎10克，天麻10克，僵蚕10克，白芷10克，薄荷10克，甘草3克，厚朴10克，茶叶5克，生姜3片。

二诊：3剂服后，头脑重胀痛掣明显减轻。考虑：风邪易散，火热易降，湿邪黏腻难除。上方合清震汤加重清热药配伍，不会因升麻升阳助火也。3～5剂，嘱：缓缓服之，或隔日一剂。

羌活7克，升麻3克，防风10克，苍术10克，僵蚕10克，川芎10克，天麻10克，黄芩10克，薄荷10克，川黄连7克，白芷10克，甘草3克，茶叶5克，青荷叶1张，生姜3片。

旬日之内，服药5剂，头痛未起。窃思：素体上盛下虚，风湿热邪，旧病宿疾之人，来年春季，地气上升，人气下虚，头痛是否再起，未可知也。

病案32　风痰头痛眩晕

芦××，男，42岁，醴陵市人。

前额头痛，时有眩晕。

诊脉弦滑，舌苔白腻，间或呕哕。察：无寒热外证，不咳嗽，无鼻塞流涕喷嚏，不属外感风寒、风热之类。"诸阳之会，皆在于面"（《素问·邪气脏腑病形篇》），定观之：面部气色暗淡，口唇舌色不焮红；大便亦非结硬，不属阳明头痛火热之类。程钟龄半夏白术天麻汤为治风痰头痛眩晕通常用方。估量：不偾事，可以有效，加味如下。

半夏10克，茯苓15克，白术10克，橘皮10克，天麻10克，甘草3克，生姜3片，大枣5枚。

二诊：上方服5剂，头痛住，眩晕未出现。思之：病症机制，原由脾失运化，湿聚生痰，上乘阳位。苓桂术甘汤作善后处理，加味如下，5剂。

茯苓15克，白术10克，桂枝10克，甘草3克，天麻10克，生姜3片，大枣5枚。

获悉，药后情况良好。

病案33　阳明风邪火热，眉棱骨痛

文××，女，48岁，大土村人。

诉：眉棱骨痛，每日上午 8 点准时发，午后自行缓解，别无其他。

诊脉弦数。患者言仅眉棱骨痛，别无其他。窃思：当有其他，更应该找出其他。局部病往往是身体整体失调下的局部反应，更需要与身体其他失和综合分析始可认定局部病性质，治疗必须调整整体达到治疗局部。因询得知：善食，大便偶有结硬，牙齿常痛。分析有三：①上午 7～9 点辰时属胃足阳明气血旺时；②方书言，阳明头痛在额，眉棱骨近额，亦额之部位；③牙齿属阳明经，上牙齿属胃足阳明经，下牙齿属大肠手阳明经，阳明经多气多血亦多火热，因认定此眉棱骨痛属阳明风邪火热上壅也。论治疗自古有多方，李东垣选奇方（羌活、防风、黄芩、甘草）效则效，清阳明火热力薄；李中梓祛风清上散（羌活、防风、荆芥、柴胡、白芷、川芎、甘草）重在宣散祛风，兼理少阳，非清阳明火热者；《医宗金鉴》芎芷石膏汤，清阳明火热，兼以祛风散邪，属最可取者，爰书予该方加味。

川芎 10 克，菊花 10 克，白芷 10 克，羌活 7 克，生石膏 30 克，藁本 10 克，僵蚕 10 克，天麻 10 克，甘草 3 克。

一剂知，二三剂愈。

病案 34　奇恒之腑——颅脑痛

外感六淫，主要依据六经、卫气营血和三焦辨证施治；内伤杂病从五脏六腑辨证施治，然亦有从六经、卫气营血三焦，五脏六腑无从认证者，必须从奇恒之腑辨认。尔来治陈姓一少妇，深有感焉。

陈××，女，23 岁，东冲铺罗家老屋人。

病头痛，在额，在侧，或颠顶、后脑，患者不能明晰诉述。始起时痛发相与谈话可缓解。伴呕吐，呕出物为黄色味苦液并痰涎，因认作少阳风火逆上治不效。更医数人，清空膏、川芎茶调散、芎芷石膏汤、吴茱萸汤、羚角钩藤汤、天麻钩藤饮均罔效。相邀再诊，其病益甚，发则嚎叫欲绝，大汗晕绝，日数发，或一日不发，两目昏瞀，水轮散大，寒热间作，寒时以棉被盖覆尤寒，热则解衣裸体，大小便可，月经正潮，色黑量略显多。思之：无咳喘痰吐，无心痛悸惕，上焦心肺无病；无腹痛胀满，便解正常，中焦脾胃无病；腰及小腹无痛，月经正潮，肾无病；乃悟出头痛为病在奇恒之腑——脑。书予通窍活血汤亦罔效。敦促到湖南湘雅医院脑造影检查，诊断为"脑瘤"。亦未能作出完满治疗程序，半月物化矣。

有感也，该病，癥结在奇恒之腑——脑。"脑满而不实"（《内经》），虚证尤可，实证难治，阿弥陀佛！

病案 35　脾胃肠病，头痛眩晕

贾××，男，78 岁，醴陵市人。

诉：头痛眩晕，行步蹒跚。自度：其来渐，属衰老通常情况，突发新起，当从病症考虑，求治也。

诊左脉弱小，时一歇指，右寸关弦紧，舌淡苔白黄腻。食少，口味全无，心烦懊侬，口干渴，喜热饮，大便不结硬，却坠胀难下。思之：病起因由，无从得知，毋需溯求，就现症分析，病在胃肠脾。脾病寒，则食不甘味，饭食量少；脾失生化，故津少而口中干渴，非阳明火热实邪，故饮水不多而喜热饮；胸膈间热扰，则心烦懊侬，肠中气机逆乱，则大便失畅。"平人之常气禀于胃，胃者平人之常气也"（《素问·平人气象论》），头痛眩晕，原由脾胃肠病，清阳之气陷而不升。左脉弱小而时一歇指，直观分析，为心律失常。然脉书有言：或为吐泻中宫病，女子怀胎三月兮。盖脾胃肠病，气机失畅，亦有脉歇指情况出现。治疗：故不需要补中益气汤以益气正眩晕；脉来歇指，毋需炙甘草汤以复脉。处方：栀子干姜汤合甘草干姜汤，以甘草干姜温脾复阳，栀子清胸膈间客热，再加厚朴以通肠理气。如下。

栀子 7 克，干姜 7 克，炙甘草 3 克，厚朴 10 克。

二诊：患者欣喜以告：上方直服至 7 剂，食量增加，大便畅，眩晕正，求一纸善后之方药。思之：药不以价格高低论优劣，永远是医者心中之认知，患者则始终很难理解，欣喜此方药简价廉，而获高效，已免遭医疗不负责任等非议。目今病症已除，复以通常廉价药方，患者很难接受，医者也需要活泼一点行事。处方：张景岳大补元煎加味如下。

人参 3 克，山茱萸 10 克，熟地黄 15 克，枸杞子 15 克，山药 30 克，当归 10 克，天麻 10 克，炙甘草 3 克，生姜 3 片，大枣 5 枚。

三诊：月后，患者复来也。言：上方仅服 2 剂，头脑感觉重胀，心脘满闷，食量减少，因而停药。是否服药期间感于风寒？窃思：是否感于风寒，不作界定。关于上次处方，忆昔陈修园有言："大补元煎，组方杂沓模糊，启后庸医混补之始，服之壅气减食。"爰佯言附和以答：服药期间感于风寒或许有之，前方不再服用。处方：外宣散寒热，内清食导滞两相结合，姜茶饮、保和丸协和用之。

山楂 10 克，茯苓 15 克，神曲 10 克，半夏 10 克，莱菔子 15 克，橘皮 7 克，连翘 10 克，厚朴 10 克，天麻 10 克，生姜 3 片，茶叶 3 克。

3 剂服后，情况良好。深有感也：第二次处方，实属错误！凡病后，十有九虚，不可骤补。五脏皆禀气于胃，饭为百补之王，调脾胃进食最为良法。

病案 36　阳明头痛

李××，女，60岁，湖谭村人。

头痛在侧，连齿颊肿痛。

诊脉实，舌苔显黄。方书言：阳明头痛在额，少阳头痛在侧，未必尽然。《灵枢·经脉篇》"胆足少阳之脉，起于目锐眦，上抵头角……""胃足阳明之脉，起于鼻之交頞中……上耳前，过客主人，循发际，至额颅（头维穴）……"。是二经脉之循行均至头侧。故头痛在侧，不仅属少阳经病，亦可属阳明经病。唯阳明经脉至齿颊，少阳经脉不入齿颊。今头痛在侧，连齿颊肿痛，据此属阳明头痛无疑。祛风清热，芎芷石膏汤适合。

川芎 10 克，菊花 10 克，白芷 10 克，羌活 7 克，生石膏 15 克，藁本 10 克，甘草 3 克，生姜 1 片。

二诊：头痛与齿颊肿痛均有减轻。大便见结硬，上方合小承气汤再加味 3 剂。

川芎 10 克，藁本 10 克，白芷 10 克，菊花 10 克，生石膏 15 克，厚朴 10 克，羌活 7 克，大黄 10 克，薄荷 7 克，甘草 3 克，生姜 1 片。

3 剂，大便畅解，头痛。齿颊肿痛均愈。以玉女煎泻阳明有余，补少阴不足，亦以此作为善后之方，5～7 剂。

石膏 15 克，麦冬 10 克，熟地黄 15 克，知母 10 克，牛膝 10 克。

【感悟】

○经络者，所以决死生，处百病，调虚实，不可不通。

○治病不明脏腑经络，开口动手便错，不学无术，急于求售，医之过也。

（俞嘉言）

病案 37　阳明头痛

胡××，女，49岁，石子岭人。

诉：头痛在额侧，曾就诊二三家医院，三叉神经痛为通称。西药止痛有效，数数服之，不能根除，终非究竟。

诊脉弦紧。询：牙齿常痛，大便结硬。思之："大肠手阳明之脉，起于大指次指之端，循指上廉，出合谷两骨之间……入下齿中"；"胃足阳明之脉，起于鼻之交頞中，旁纳太阳之脉，下循鼻外，入上齿中……循颊车，上耳前，循发际，至额颅……"（《灵枢·经脉篇》）。从牙齿痛，大便结硬，与头痛在额侧联系看，此阳明头痛也。柴葛解肌汤治寒热头痛，病兼三阳，不甚适合；《医宗金鉴》芎芷石膏汤尤为贴切，犹考虑的是，无寒热外证，却有寒热外证，合姜茶饮宣散寒热，更臻完善，再加味如下。

川芎 10 克，菊花 10 克，白芷 10 克，羌活 7 克，生石膏 30 克，藁本 10 克，天麻 10 克，僵蚕 10 克，甘草 3 克，防风 10 克，生姜 3 片，细茶叶 3 克。

二诊： 3 剂服后，头痛住。考虑：阳明底面即是少阴，续清阳明火热，兼滋少阴，景岳玉女煎加味，5 剂。

生石膏 30 克，知母 10 克，熟地黄 15 克，牛膝 10 克，麦冬 10 克，天麻 10 克，蔓荆子 10 克，僵蚕 10 克，甘草 3 克。

获悉：半年来，头痛并牙齿痛均未发生。

病案 38 阳明头痛

张××，男，30 岁，木工，木华村人。

左侧面部及额头跳掣剧痛，目欲脱泪出。某以菊花茶调散日服两剂之多，其痛益甚。

诊脉弦紧而数，舌红苔白黄兼。询悉平素善食易饥，大便结硬。考虑：始起外感风邪寒气或有之，前所服菊花茶调散已行疏散也。《灵枢·经脉篇》"胃足阳明之脉……却循颐后下廉，循颊车，上耳前，过客主人，循发际，至额颅（头维穴）"方书阳明头痛在额，少阳头痛在侧，据阳明经脉循行，头痛在侧亦有属阳明者；平素善食易饥，大便结硬，阳明火热气盛也，芎芷石膏汤适合，然镇静熄风乏力，因书予风引汤合芎芷石膏汤。或有问之者，风引汤中干姜桂枝辛温可乎？答：干姜以保胃中生阳，桂枝以活跃气机，通则不痛。二药辛温，在众多寒凉镇降组合中，决不偾事。认识统一，书方如下。

大黄 10 克，川芎 10 克，桂枝 7 克，白芷 10 克，干姜 3 克，荆芥 10 克，生石膏 30 克，牡蛎 15 克，寒水石 15 克，龙齿 15 克，紫石英 15 克，滑石 10 克，甘草 3 克，薄荷 5 克，僵蚕 10 克。

二诊： 头面痛掣大减，转方以风引汤合防己地黄汤重用生地黄，3 剂。

大黄 10 克，生地黄 30 克，桂枝 7 克，防风 10 克，干姜 3 克，防己 10 克，生石膏 30 克，滑石 15 克，寒水石 15 克，僵蚕 10 克，紫石英 15 克，薄荷 7 克，刺蒺藜 10 克，甘草 3 克。

三诊： 头痛住，养胃阴治之，吴氏益胃汤加味三五剂以善后。

玉竹参 30 克，生地黄 15 克，北沙参 30 克，麦冬 10 克，石斛 10 克，佛手柑片 15 克，甘草 3 克。

病案39 胃虚气弱，眩晕不支

王××，64岁，丁家坝人。

眩晕不支，不欲食，日久矣。

诊脉微弱，舌淡，苔白中显黄。不欲食，兼见口苦干，多梦纷纭。《内经》"胃脉软而散"，盖以脉概证，指胃气虚弱也；口苦干，兼有郁火；多梦纷纭，原因长久不食，气血虚弱兼郁火扰心神。书予甘草干姜汤合栀子干姜汤，以干姜温脾阳，遵仲景原方配伍重用炙甘草补中，栀子清泻郁火，面面周到，已臻完善，诚不必四君子、六君子之类，更毋需养心汤，归脾汤远、枣、柏子仁之属。唯天麻加入定肝风止眩晕无妨。

干姜7克，栀子5克，炙甘草10克，天麻10克。

二诊： 上方5剂服后，纳食增进，眩晕正。仍书予原方5剂，稍作分量调整，并加山药平补肺脾肾，益气养阴用。嘱：间日服一剂。言谈中，知老妪求补心切，再重言告知：一碗白米饭，加上油盐蔬菜，为天字第一号补药。此方补亦在其中也，其他呆补药物食物免进。

干姜5克，栀子3克，山药15克，炙甘草5克，天麻10克。

病案40 脾胃虚弱，湿邪寒气阻结，头痛眩晕。

江××，女，20岁，板杉粮站干部。

诉：头痛眩晕。众说天麻枸杞子治头痛眩晕好，多次服之，不感觉有效……

诊脉濡数，舌淡苔白滑。因询：不仅是头痛眩晕，腹胀满，不欲食，大便溏薄。因告知：头痛眩晕，腹胀满不欲食，大便溏薄一并治之可歟！少女聪敏，即答：头痛眩晕，或许非单纯头局部问题，先生能从全局论证治疗，高也，请予出方。书予六和汤加减如下：

藿香10克，砂仁3克，厚朴10克，杏仁10克，半夏10克，白扁豆10克，党参15克，白术10克，赤茯苓15克，天麻10克，甘草3克，紫苏30克，生姜3片，大枣5枚。

二诊： 上方服3剂，腹胀满减，头痛住，眩晕正。患者要求再方服药。病初愈，不骤补，不呆补为余医疗之刻守，千金生姜甘草汤加味如下。

生姜3片，党参15克，大枣5枚，天麻10克，炙甘草3克。

患者自持方服7剂之多，头痛眩晕未起，纳食便解归正。

病案41 气阴两虚，头痛眩晕

张××，女，31岁，黄毛村人。

头痛眩晕，神疲乏力，久矣，常自伤感泪下。

诊脉虚弦，纳食一般，便解好，不咳喘，唯夜睡寐觉口干渴，却不喜饮水。考虑：肺心无病，胃肠无病。"肝者，罢极之本，魂之居也"（《内经》），人之耐劳累者，决定在肝功能之旺否，此肝病气阴两虚也。处方：补阴益气煎。复考虑：或小有外感风寒，合姜茶饮以宣散寒热外证，犹显稳妥。

西洋参 3 克，升麻 3 克，当归 7 克，橘皮 10 克，柴胡 10 克，熟地黄 10 克，甘草 3 克，山药 30 克，生姜 15 克，茶叶 3 克。

二诊：头痛住，眩晕正，情志伤感不时仍有之。益其心志，方称善后之举。"小麦，心之谷也"，借用治妇人脏躁证之甘麦大枣汤合补阴益气煎。嘱：7～10 剂，断断续续服用。

半年后与患者复见面也，获悉：情况良好。

西洋参 3 克，熟地黄 15 克，当归 7 克，柴胡 10 克，山药 30 克，橘皮 7 克，天麻 10 克，小麦 30 克，炙甘草 3 克，大枣 5 枚，生姜 3 片。

病案 42　风湿热邪上壅，偏正头痛

汪××，男，46 岁，大障村人。

头巅顶连两侧痛掣，有时连及耳后边，耳胀鸣响。系多年之宿疾，春二三月多发生。

诊脉弦紧，寸部显盛。查询：项不强，背腰脚不痛，此不属膀胱足太阳经脉之病；痛不在前额，眼目不胀，牙齿不痛，纳食一般，大便好，无关阳明经；其痛在头巅顶，有时牵引及头两侧连耳后，厥阴头痛在颠顶，两侧属少阳经脉之所循行部位。复听诉：尔来几乎夜夜汗出，馊臭特甚。因断认为风湿热邪头痛也，李东垣清空膏加减治之。

羌活 7 克，川芎 10 克，防风 10 克，天麻 10 克，柴胡 10 克，僵蚕 10 克，川黄连 3 克，钩藤 10 克，甘草 3 克，生姜 3 片，六安茶 3 克。

二诊：服 5 剂，头痛减半。思之：病夹湿邪，湿邪黏滞氤氲不易速除，前方既获效，加减再进。

羌活 7 克，天麻 10 克，防风 10 克，僵蚕 10 克，柴胡 10 克，蒺藜 10 克，黄芩 10 克，川芎 10 克，川黄连 3 克，甘草 3 克，生姜 3 片。

三诊：两次处方，服药 10 剂，头痛愈。患者要求一纸补养之方，以杜绝复发。窃思：补泻均不可以也，泻则有伤肝脏春阳生发之气，补则助肝阳火热复腾，处方以羚角钩藤汤合陈复正天麻丸，二三剂缓缓调之。并嘱：目前头痛已愈，病发在春二三月，为杜绝明春头痛不发，今冬服药调养，春病冬

治，最为佳好。

羚羊角 3 克（如缺以水牛角 15 克代），钩藤 10 克，天麻 10 克，生地黄 15 克，贝母 10 克，菊花 10 克，天南星 10 克，霜桑叶 10 克，半夏 10 克，羌活 10 克，防风 10 克，僵蚕 10 克，全蝎 3 克，甘草 3 克，生姜 1 片。

病案 43 胃肠寒热阻结，经气不舒，头痛在额。

易××，女，50 岁，醴陵市人。

头痛，或微或甚，痛剧时必得呕吐，吐出酸苦食物乃止。

诊脉弱而滑数，舌淡苔黄腻。询悉：头痛在额连额侧。肚腹胀满不适，大便胶黏滞泻。由是观之，知头痛由胃肠病起也，胃足阳明之脉至头额，胃肠寒热并宿食陈腐之气阻结，阳明经气不舒，故令头痛。胃肠病除，头痛可愈。枳实消痞丸，改作汤剂，组合如下。

枳实 10 克，半夏 10 克，厚朴 10 克，茯苓 15 克，党参 15 克，白术 10 克，川黄连 3 克，麦芽 10 克，干姜 7 克，甘草 3 克。

二诊：3 剂服后，腹胀满减，头痛少住。前方改汤为散剂，缓缓服之。服药旬日，胃肠胀满与头痛一并愈。

病案 44 风寒湿邪阻结，夜卧转侧眩晕

李××，女，50 岁，新阳乡人。

诉：夜卧转侧眩晕，日间头身困重。天麻正眩晕为众所共识，数数服之，不见有效，求治也。

诊脉弦紧，舌苔薄白，能食，大便好。思之：眩晕一症，气血虚为通常情况，肝阳上亢，肝风内动者亦有之，然而此病眩晕仅出现在夜间睡眠动摇转侧中，盖人卧则全身血流缓慢为生理性之正常状况，动摇转侧则血流不畅达而出现眩晕。从日间患者觉头身困重认定，此风寒湿邪阻结为原因，去其风寒湿邪即可正其眩晕。处方：人参败毒散辅正祛邪 3 剂。

人参 3 克，枳壳 10 克，独活 10 克，桔梗 10 克，羌活 10 克，前胡 10 克，北柴胡 10 克，川芎 10 克，茯苓 15 克，薄荷 7 克，甘草 3 克，生姜 3 片。

二诊：一周后，患者复来也，言：上方仅服 3 剂，夜睡转侧眩晕未起，白天头身疼痛除。有感：《素问·至真要大论》"夫百病之生也，皆生于风寒暑湿燥火以之化之变也"，以及"善治者治皮毛"金玉之言。

病案 45 阴阳气逆，头痛眩晕

郭××，女，40岁，醴陵市人。

头脑痛掣，有时感觉阵阵烘热，坐起或睡卧一阵眩晕，移时始定，四肢却又凉冷；口津干苦，不喜饮水。是寒是热，或虚或实，自己说不清道不明，曾去西医院检查，为脑动脉硬化、大脑皮质萎缩、脑动脉供血不足，血压高低两层不平衡（收缩压高，舒张压过低）……。友人敦促而来，请中医先生明察。

诊脉弦，舌淡苔白黄腻。询悉：知饥饿，而又食不甘味，脘腹胀满，似痛非痛，大便坠胀，或溏或结硬。思之：此病头脑热，四肢凉，"阴气者从足上行至头，而下行循臂至指端；阳气从手至头而下行至足"（《素问·太阴阳明论》）。头脑痛掣或无时烘热，阳热之气上，四肢凉冷，系阴冷沉寒，此阴阳气机逆乱，失于上下。治疗："交阴阳者，必和其中也"（《内经》），甭管上热下寒，进一步查究，外无六淫寒热表证，温脾清胃通肠，温热与寒凉药合方，干姜芩连人参汤合栀子厚朴汤加味，不偾事，应当稳中有效，组合如下。

干姜5克，栀子5克，黄芩7克，厚朴10克，川黄连3克，枳实7克，太子参15克，藿香10克，甘草3克。

二诊：上方服5剂，脘腹胀满减，口味渐开，乐喜进食，头脑痛掣亦感觉轻松，无时烘热未起也，四肢凉冷轻减。转方以太安丸（保和丸加白术），消补合方，再加味如下。

神曲10克，茯苓15克，山楂10克，半夏10克，莱菔子10克，橘皮10克，连翘10克，白术10克，甘草3克，生姜3片，大枣5枚。

三诊：脘腹胀满除，饭食量有加，头脑痛掣未起，四肢转温。测量血压，舒张压归正，收缩压亦恒定在140毫米汞柱。再嘱告：脑动脉硬化、大脑皮质萎缩不需要多加考虑，至于脑基底动脉供血不足之说，或许有之，为诸多病症所产生，诸多病症除，脑动脉供血不足之情况自然复旧也。

病案 46 外感风邪寒气头痛

李××，女，30岁，醴陵市人。

头痛，在前额或两侧，或颠顶，患者诉说不清，微热恶风冷。

诊脉浮，舌体舌苔无变化。食少减，口无干渴，小便不热黄，大便非结硬。估量：不属头脑痛之痼疾，非太阳之为病脉浮头项强痛而恶寒之伤寒大证，亦非太阳病发热而渴不恶寒之温病热病类。此外感风邪寒气而风气盛者，局方川芎茶调散大通至正，遵原方配伍特点重用薄荷，再加味如下。

荆芥 10 克，白芷 10 克，防风 10 克，川芎 10 克，羌活 10 克，薄荷 15 克，天麻 10 克，僵蚕 10 克，甘草 3 克，杜衡 30 克，生姜 3 片，茶叶 3 克。

二诊： 仅服 2 剂，头痛住，寒热却，唯食量尚未恢复。

调营卫，和脾胃，恢复常日饮食，般若丹加味。并嘱告："平人之常气禀于胃，胃者平人之常气也"（《内经》），饭为百补之王，不可骤进呆补食品或药品。

生姜 3 片，天麻 10 克，大枣 7 枚，僵蚕 10 克，甘草 3 克。

有感也，小可之疾，本毋需记录成案，然而小可之疾，能恰当处理亦属重要。

26　胸胁痛病类

病案1　肝肾阴寒，胁肋疼痛。

文××，女，30岁，板杉乡人。

胁下疼痛，汗出，恶寒，肢凉。

诊脉弦紧，舌淡青。始以附子泻心汤不效。再思之：附子泻心汤者，泻心也，其痛在心下。今痛不在心下，而在胁肋，肝病也。合脉症观之，此肝肾阴寒气逆作痛。取温补肝肾兼行气通降法治之，暖肝煎加大黄。一剂其痛减，二剂痛住。

当归7克，沉香7克，肉桂10克，小茴香15克，乌药10克，枸杞子10克，茯苓15克，大黄10克，生姜3片。

病案2　肝病湿热，气机郁滞，胁肋疼痛。

李××，男，55岁，新阳乡人。

左边胁肋疼痛，心中间或动悸。西医检查称心肌肥大，心律不齐；胁肋痛只是言肋间神经痛，未作其他解答。

诊脉弦数，间或歇指。询小便热黄，寐觉口苦，食少，大便不结硬，却显坠胀。思之：胁肋为肝之经脉循行部位，"胆热则口苦"（《内经》），胆液不能经胆管流入胃肠以消化脂肪，责在肝之疏泄功能失职。综合分析：此肝病湿热，气机郁滞为的候；心动悸为心病。肝病并心病，肝属木，心属火，木生火，系子母之脏，论治疗，方书有言："虚则补其母，实则泻其子"，又胃肠以通为补，肝当以疏为补，非人参、芪、归、地为补药也。今肝病湿热，气机郁滞，法以疏肝行气，除湿热治之，心病，心中悸惕或可轻减，柴胡疏肝散合蒿芩清胆汤合裁，再加味如下。

柴胡10克，青蒿10克，赤芍10克，黄芩10克，川芎10克，半夏10克，橘皮7克，延胡索15克，香附10克，枳壳10克，甘草3克，赤茯苓15

克，生姜3片，大枣5枚。

二诊：上方服7剂，胁肋疼痛除，小便热黄减，欣喜心中动悸亦稀发也，转方：四逆散合一贯煎加减如下，5剂。

生地黄15克，沙参15克，麦冬10克，柴胡10克，延胡索15克，赤芍10克，当归10克，枳壳10克，桂枝7克，川楝子10克，甘草3克，青蒿10克。

获悉：胁肋疼痛除，心动悸惕续有稀减。但仍有发生。窃思：肝实体未硬化可治，心肌肥大难痊。

病案3 肝郁气滞，胸胁疼痛

朱××，女，36岁，长沙岭人。

右胁下痛，有时痛连胸部。

诊脉弦，舌体舌苔无变化。询：纳食便解好，夜间寐觉必饮水，并称，此原习惯性。月经期、色、量正常，只是质地稍有瘀块。思量：此肝气郁滞，有时连胸痛者，肝气横逆犯肺也（肝气犯肺是为横——《金匮要略》）。夜间寐觉必饮水，虽自言为习惯性，亦可作体质因素考虑。肝为刚脏，肝旺者多阴虚。窃思：此女子肝气旺，非怠惰性情，求进取之人也。胁痛有时连胸痛，或因某些事意气未达而肝病及心与肺。此类病证，以逍遥散治，亦理也。然月经正常，似乎不必从调月经入手，处方以柴胡疏肝散再从一贯煎构想选加生地黄以益阴润养，7~10剂。

柴胡10克，枳壳10克，赤芍10克，青橘皮10克，川芎10克，香附10克，生地黄15克，甘草3克。

一个月后，女子带小孩来诊。言及己病胁痛胸痛一并除。

病案4 肝经血气不畅，胁肋疼痛

李××，男，45岁，醴陵市人。

诉：右边胁肋疼痛。去年有撞击伤病史，通过民间中草药治愈。月来疼痛复起，是否伤病复发，或为其他病影响所及……

诊脉平平，观面神气色暗红。从随同来者得知，酷嗜酒肉之生活习惯（餐餐饮酒吃肉）。思之：一般跌打伤病，凭脉无从分析。胁肋按压无痛区痛点，是伤病复发，或非伤病，很难认定。此本属小小病也，准确认定施治，亦非易事，还得撒开网考虑。外无寒热头身疼痛，非风寒六淫外感太阳兼少阳证类；无咳喘、气息畅，心肺无病；纳食便解好，无腹胀满痛，无关胃肠。

胁肋为肝经脉之所循行部位，不通则痛。姑拟作肝经血气不畅治之，通则不痛，疏肝行气，景岳柴胡疏肝散大通大至，加味如下。

柴胡10克，枳壳10克，赤芍10克，橘皮10克，川芎10克，香附10克，延胡索15克，山楂10克，甘草3克，厚朴10克，生姜3片，大枣5枚。

二诊： 患者诉"上方服10剂之多，胁肋头痛除"。是撞击伤病复发或非伤病，求一纸善后之方。因答：是撞击伤病复发或非伤病，肝经血气不畅为总的病机。胃肠以通为补（《内经》：六腑以通为补），肝以疏为补，上方亦疏亦补也。复重言告之："肥肉厚酒，务以自强，命曰烂肠之物"（《吕氏春秋》），酒肉生湿生热，令肝胆脾胃负荷过重，希望减少饮酒食肉。一席话，患者悦服认可。窃思：此人非多愁多虑之性情，病肝经血气不畅，不排除先年撞击伤病史，处方仲圣旋覆花汤合红兰花酒，3~5剂。

旋覆花10克，红花7克，茜草10克，青葱3支，葡萄酒1杯。

月来，胁肋疼痛未起。

病案5 肝经气郁，胸胁胀满疼痛。

文××，女，39岁，石羊村人。

右边胁肋胀满疼痛。

诊脉弦细数，病兼呕哕，口苦，饮食量少，大便坠胀不爽，小便热黄。分析："肝足厥阴之脉，起于大趾丛毛之际……上贯膈布胁肋……胆足少阳之脉，起于目锐眦……以下胸中贯膈络肝属胆，循胁里，出气街……"（《灵枢·经脉篇》），是胁肋属肝之分野，与胆经连属。胃肠病者"肝病必传脾"（《金匮要略》）；小便热黄，肝木郁而热生。治疗：疏肝利胆，清胸膈热，除满，景岳柴胡疏肝散合仲圣栀子厚朴汤加味如下。

柴胡10克，赤芍10克，川芎10克，青皮10克，枳壳10克，香附10克，厚朴10克，栀子7克，延胡索15克，甘草3克，生姜3片，大枣5枚。

二诊： 5剂服后，胁肋痛除，胸膈脘腹宽舒。转方以滋养肝肾，疏肝理气，魏之琇一贯煎加味。

生地黄15克，麦冬10克，北沙参15克，当归7克，枸杞子15克，川楝子10克，延胡索10克，佛手柑片30克，降真香10克。

七八剂服后，一切情况良好。

病案6 肝肾阴虚气滞，心脘胁肋小腹疼痛

俞××，男，39岁，姜村人。

心脘胁肋小腹疼痛。

诊脉虚弦数，舌红无苔。询：口干渴，不欲饮水，常常感觉饥饿欲食而食不甘味。其痛或在心脘，或在胁肋下及少腹。大便或溏或秘，坠胀难下。思之：胁肋少腹为肝之分野，心脘腹痛、便溏或坠胀者，肝肾阴虚而虚气亢旺乘脾也。魏之琇一贯煎，景岳柴胡疏肝散合方，组合如下。

生地黄15克，当归7克，沙参15克，枸杞子10克，麦冬15克，川楝子10克，柴胡10克，赤芍10克，川芎10克，枳壳10克，橘皮7克，香附10克，炙甘草3克，生姜3片，大枣5枚。

二诊：3剂服后，心脘胁肋并小腹疼痛一并除，唯大便显稀溏坠胀。思忖：虽不见腹痛泄泻，仍以肝乘脾治之，白术芍药散，左金丸、保和丸合方如下。

白芍10克，吴茱萸1.5克，白术10克，川黄连3克，防风10克，半夏10克，山楂10克，茯苓15克，神曲10克，陈皮7克，连翘10克，莱菔子10克，甘草3克。

3剂服后，大便归正也。有感复合方有合群之妙用。

27　颈项病类

病案 1　太阳经气不舒，颈项强痉不适

李××，男，30 岁，新阳乡人。

颈项强痉，俯仰转侧维艰。

诊脉沉迟，察：外无寒热，内无渴饮，能食便解好。思之："膀胱足太阳之脉……从颠入络脑，还出，别下项，挟脊抵腰中……"，故颈项强痉之病，除"督脉为病，脊强而厥"其病在项中线者，凡颈项两侧肌肉强痉，多为膀胱足太阳经气不舒之病。《伤寒论》中称项背强几几（shū），喻短羽雏鸟伸筋欲飞而不能之状。第 19 条"太阳病，项背强几几，反汗出恶风者，桂枝加葛根汤主之"，属太阳病表虚证经气不舒；第 31 条太阳病，项背强几几，无汗恶风者葛根汤主之，属太阳病表实证，二者皆外感风邪为起因，脉必浮缓或浮紧。此外《金匮要略》"太阳病其证备，身体强几几 然，脉反沉迟，此为痉、瓜蒌桂枝汤主之"，原营卫失调，津液虚乏而经脉失养，今此病当属此类。遂书予瓜蒌桂枝汤。初服五六剂，明显好转。效不更方，直服至 15 剂之多，颈项强痉愈，无其他不良反应。

有感：仲圣之方，药简价廉，全在辨证确切，则效验确切。

桂枝 10 克，天花粉 30 克，芍药 10 克，炙甘草 3 克，生姜 3 片，大枣 5 枚。

病案 2　太阳经气不舒，颈项强痉

文××，女，39 岁，新阳乡人。

颈项强痉，连头脑后边痛痹，眼目干涩不舒。

诊脉虚弦，神情气色查不出异常。从膀胱足太阳经脉之病或督脉病考虑。督脉起于骶尾部位"长强穴"，终上唇内"龈交穴"循行于腰背颈项头正中线，《难经》"督脉为病脊强而厥，今腿脚非瘫软或厥冷，腰背颈项节节按压

265

检查无疼痛，知非督脉之病。膀胱经脉起于目内眦，上头连后项，经背腰脊两侧下脚腿后边，脚腿腰背虽不见痛，然病兼眼目干涩不舒，爱认定为膀胱太阳经脉之经气不舒。处方：桂枝汤和营卫，解肌祛风，加葛根名桂枝加葛根汤，葛根协桂枝升津液舒经脉优；桂枝汤加天花粉，名栝蒌桂枝汤，天花粉滋养津液，舒缓经脉。二方比较，前方为邪盛于表，故加葛根，重在解肌；后者津伤于里，故加天花粉，重在滋液。今从总体认证处方，桂枝汤当无所误；加葛根耶！或加天花粉很难认定。学人建议：葛根、天花粉一并加入可乎？会其意，即桂枝加葛根汤合栝蒌桂枝汤。不偾事，二方合，再加防风、僵蚕如下。

桂枝 10 克，葛根 30 克，芍药 10 克，天花粉 15 克，僵蚕 10 克，防风 10 克，炙甘草 3 克，生姜 3 片，大枣 5 枚。

二诊：上方服 5 剂，颈项强痉小有舒松。再诊从眼目干涩认定为太阳经脉失于润养。处方以栝蒌桂枝汤重用天花粉再加味如下。

天花粉 15 克，玉竹参 50 克，桂枝 7 克，芍药 7 克，炙甘草 3 克，生姜 3 片，大枣 5 枚。

7 剂服后，颈项舒，眼目润。

病案 3 津液虚乏，经脉失养，颈项强痉

匡××，男，30 岁，木华村人。

颈项强劲，俯仰转侧维艰，手足指趾麻痹。

诊脉弱小，纳食可，大便显坠胀。思之：外无寒热，非太阳风邪表实证；内无渴饮，无阳明火热里证。此津液虚乏，筋脉失养，姑拟作柔痉治之，仲圣栝蒌桂枝汤加味如下。

天花粉 15 克，防风 15 克，桂枝 10 克，僵蚕 10 克，赤芍 10 克，厚朴 10 克，炙甘草 3 克，生姜 3 片，大枣 5 枚。

二诊：3 剂服后，自持方服至 7 剂，颈项舒也，手足指趾麻痹亦轻减过半。养血温经，祛风除湿，防己地黄汤加味 7～10 剂。颈项强劲手足指趾麻痹一并除。

鲜生地黄 30 克，防风 10 克，汉防己 10 克，桂枝 10 克，甘草 3 克，生姜 3 片，大枣 5 枚，葡萄酒 1 杯。

病案 4 太阳经气不舒，颈项强痉不适

荣××，女，40 岁，渌口镇人。

颈项强痉不适，头脑昏晕时有发生。曾就诊于多家西医院。悉称颈椎骨病，并脑基底动脉供血不足云云。

诊脉沉迟，舌淡苔白。无寒热外证，纳食便解好。关于脊椎骨病与脑基底动脉供血不足之说，不排除，不认同。"膀胱足太阳之脉，起于目内眦，上额交颠，其支者，从颠至耳上角；其直者，从颠入络脑，还出别下项，循肩膊内……"（《灵枢·经脉篇》）；又《伤寒论·太阳病篇》第37条云："太阳病，项背强几几，无汗恶风者，葛根汤主之。"第14条云："太阳病，项背强几几，反汗出恶风者，桂枝加葛根汤主之。"俱言项背强几几，病在太阳颈项经脉，至于头脑眩晕或有发生，经脉循行文中有言，"其直者从颠入络脑"，故本经经脉之病，头脑眩晕症亦可有之。患者目今无寒热外证（病始起时或许有之）；纳食便解好，内在脏腑无病。脉沉许是个体生理性之常态脉，爰认定不属《伤寒论》第37条葛根汤证。处方：栝蒌桂枝汤加味如下，意以桂枝汤调营卫气血，天花粉生津液，润养经脉。

桂枝 10 克，天花粉 15 克，白芍 10 克，防风 10 克，天麻 10 克，炙甘草 3 克，生姜 3 片，大枣 7 枚。

二诊：3 剂好转。患者自持方服至 7 剂，颈项舒也，头脑昏晕未起。千金生姜甘草汤益脾胃，生津液以善后。

生姜 3 片（约 30 克），西洋参 7 克，大枣 7 枚，炙甘草 3 克。

病案 5　膀胱经脉血气瘀阻

汤××，女，40 岁，神福港人。

颈项强痛求治。

诊脉弱小数，舌体略显暗红，舌苔无变化。因询分析：①颈项强痛久矣，无寒热头痛外证，不属太阳伤寒、中风头项强痛类。②咽喉干哽，阴液虚乏，有类柔痉，栝蒌桂枝汤大通至正。进一步查询：小便热涩，大便滞结，月经来腹痛，有瘀块，血色殷红，爰断认：颈项强痛，乃膀胱经脉血气瘀阻证也。取栝蒌桂枝汤加石膏凉而行之，加延胡索行气活血，加乌梢蛇以祛风解痉。

天花粉 15 克，石膏 30 克，桂枝 10 克，延胡索 15 克，赤芍 10 克，乌梢蛇 30 克，炙甘草 3 克，生姜 3 片，大枣 5 枚。

二诊：上方服 7 剂，颈项强痛十愈其七。经言："大毒治病，十去其六，常毒治病，十去其七，小毒治病，十去其八，无毒治病，十去其九……"此方虽非大毒，行瘀通经显峻厉，不拟再服。转方以防己地黄汤、木防己汤、芍药甘草汤合裁 7 剂。

防己 10 克，石膏 15 克，生地黄 15 克，西洋参 3 克，桂枝 7 克，防风 10 克，赤芍 7 克，炙甘草 3 克。

尔后获悉，先后两单 14 剂，经半个月服药调治，颈项强痛愈，届时月经至，腹不痛，无瘀块。原为颈项病求治而多病愈，盖多病原一机制也，从整体了解分析，始能给局部病定性。从整体看局部，实为中医学一大优点也。

28　背腰脚痛病类

病案 1　寒湿脚痛

李××，男，22 岁，大土村人。

左脚外踝跟骨适当"申脉""金门"二穴处痛痹，此膀胱足太阳经脉之所循行部位。微肿不焮红不烧热，当不属湿热或痈毒之类。非阳即阴，可认作寒湿流经。再询：纳食便解好，观神情健旺。书予麻黄佐经汤加减五剂。并嘱：每剂煎头汁内服，再煎取汁浸泡浴脚，五剂愈。思之：苟不从经络辨证定病位，以寒热虚实定病性，焉能有如此之速效也。

蜜麻黄 10 克，汉防己 10 克，桂枝 10 克，茯苓 15 克，苍术 10 克，葛根 30 克，羌活 10 克，防风 10 克，细辛 3 克，延胡索 10 克，炙甘草 3 克，生姜 3 片，大枣 5 枚。

附记：

申脉：外踝直下，跟骨滑车突下缘。阳维脉之起点，十三鬼穴之一，治一切癫狂病。

金门：外踝之前下方，第五跖骨基底后方之陷凹处，骰子骨外侧。此足太阳膀胱经之郄穴，治霍乱转筋。

病案 2　寒湿脚痛

吴××，女，30 岁，大屋龙人。

右脚外侧痛，是正外侧，或前外、后外侧部位，患者说不清、道不明，但言兼身体重滞。

诊脉弦紧，苔白滑腻。俞嘉言有言："治病不明脏腑经络，开口动手便错，不学无术，急于求售，医之过也""经络者，所以决死生，处百病，调虚实，不可不通"（《内经》）。思之：患者诉脚痛，辨证经络很重要。"俞主体重节痛"（《难经》），脚前胫骨脊外侧属胃足阳明经，点按"陷谷"无压痛反应；

正外侧属胆少阳经，点按"临泣"（足）无压痛；后外侧属膀胱足太阳经，点按"束骨"无压痛。脚痛在外侧从三阳各经经穴上查证不果。"经络者，内属脏腑，外络肢节"，再从经络所属脏腑找依据，足阳明经所属内脏胃，纳食便解好，胃肠无病；足少阳胆胁肋不痛，所属内脏胆，无口苦干，胆腑无病；足太阳循行部位，背腰不痛，所属内脏膀胱无尿频尿急热黄痛涩，膀胱无病。唏嘘矣，小小脚病，医者煞费苦心也。起坐室中信步，猛回想：此病在肌不仅在经。再从风湿热与风湿寒比而观之，无热邪迹象，乃认定为寒湿脚痛病在肌兼在经也。处方以五积交加散3剂。

茯苓15克，白芷10克，半夏10克，枳壳10克，橘皮7克，桔梗10克，厚朴10克，干姜3克，苍术10克，川芎10克，桂枝10克，当归10克，麻黄3克，赤芍10克，独活7克，前胡7克，羌活7克，柴胡10克，薄荷7克，甘草3克，生姜3片，葱白5个。

二诊：患者欣喜以告，前方服之佳，共服5剂，脚痛愈，再求以善后之方。调和营卫，兼彻其余邪，方以桂枝加芍姜参新加汤合海藏神术散5剂。嘱：毋需呆补，不可呆补。

桂枝10克，人参3克，苍术10克，防风10克，芍药15克，炙甘草3克，生姜3克，大枣5枚。

附记：

陷谷：足阳明胃经所属俞穴，位于足背第二、第三趾跖关节之后方外侧陷中。足阳明胃经经病及所属腑病本穴常有压痛。

足临泣：足少阳胆经所属俞穴，位于足背第四、第五跖跖关节之后方外侧陷中。足少阳胆经经病及所属腑病本穴常有压痛。

束骨：足太阳膀胱所属俞穴，位于足背小趾、趾跖关节之后方外侧。足太阳膀胱经经病及所属腑病本穴常有压痛。

病案3 阴冷脚痛

黄××，男，30岁，某区区长。

右脚外踝及外踝以上至膝阴冷痛痹，逢天阴雨尤甚。

诊脉弦紧迟。按病之部位属少阳经，病之性质属阴冷寒湿。思之：当归四逆汤加苍术、附子、黄芪应当有效，3剂。

当归10克，木通10克，桂枝10克，苍术7克，赤芍10克，细辛3克，附子10克，黄芪15克，炙甘草3克，生姜3片，大枣5枚。

二诊：患者诉"前方服之头脑感觉昏晕胀痛，脚痛未见好转"。乍听之愕然，莫解其故，阴冷之疾，投以热药，何故不效，又何以头脑反觉昏晕胀痛。佯装小解离座，再三思之，猛然有悟，病属阴冷，投以热药固宜，然而痛之部位在足少阳经脉一线，少阳其经也，"多气少血"，方中加黄芪亢其气而抑其血，故服之反觉头脑昏且胀痛。前方非不中病，然以黄芪一药偾事。遂于前方去黄芪加柴胡为引经药，加大黄一味，使气机下转。

当归10克，苍术10克，桂枝7克，木通10克，细辛3克，柴胡10克，赤芍7克，大黄7克，甘草3克，附子7克，生姜10克，大枣10克。

三诊：3剂服后，头昏胀痛除，脚痛好转，前方去大黄再进3剂。

四诊：脚痛大有好转。进一步思之：足少阳经属甲木"多气少血"之经，虽属阴冷，附子不可以再服，前方去附子，加牛膝、五加皮，3剂。

当归10克，牛膝10克，桂枝10克，五加皮10克，赤芍10克，苍术10克，木通10克，柴胡10克，细辛3克，炙甘草3克，生姜3片，大枣7枚。

患者见上方服之甚佳，自持原方断断续续直服至15剂，脚痛愈。年来也曾下水劳作，未见复发。

病案4　湿热脚痛

周××，女，18岁，某医院职工。

双脚痛痹肿胀，抚之微热。

诊脉濡数。能食、能睡、便解好。脉濡主湿，数为热。湿热蕴伏，趋流腿脚。《温病条辨》中焦宣痹汤适合。

薏苡仁30克，晚蚕沙15克，汉防己10克，连翘10克，滑石10克，半夏10克，赤小豆10克，栀子3克，杏仁10克，海桐皮10克。

二诊：上方服5剂，脚肿愈半。嘱告之：湿热之邪不易速除，此方药性平和，如无不良反应，毋需换方药，服至脚痛消除为止。患者持原方服至10剂而痊愈。再嘱告：年轻之人，能吃能睡，无需补益药方作善后治疗。

病案5　阳虚寒湿脚痛

刘××，男，76岁，石羊新铺人。

脚痛，年许矣，服药数十剂无效。

诊脉弦紧而迟大，观神色晦暗。双脚痛而凉冷。身躯重滞。食少，喜辛辣，恶油腻，大便稍见结硬，外无寒热，内无渴饮。此阳虚体寒湿脚痛也。检阅前方，从独活寄生汤加减治之。思之：该方肝肾阴血虚，风寒湿病者诚佳，此为阳虚体，风寒湿邪病在通身肌肤，而突显在脚，温阳并宣散全身肌肤寒湿始合，书予姜附五积散，5剂。

茯苓15克，半夏10克，橘皮10克，白芷10克，苍术10克，枳壳10克，桂枝10克，桔梗10克，蜜麻黄10克，附子10克，当归10克，赤芍10克，川芎10克，炙甘草3克，干姜3克，生姜3片，葱白5个。

二诊：身体轻舒，脚痛减半。转方以桂枝加芍姜参新加汤缓缓调之。

桂枝10克，人参3克，白芍15克，炙甘草3克，生姜3片，大枣5枚。

据悉：患者自持该方或加附子，或加当归直服至20剂，脚痛痊愈，身躯轻舒。

病案6　风寒气滞，背腰疼痛

苏××，女，59岁，仙霞乡人。

诉：一周来背腰疼痛，脘腹满闷，嗳气则舒。

诊脉浮紧，舌苔薄白。思之：背腰为足太阳膀胱经脉之循行部位，询：头不痛，项不强，腿脚亦不感觉什么。《灵枢·经脉篇》云："经脉者，伏于分肉之间，深而不见……诸脉之浮而常见者，皆络脉也。"盖经有固定路线，其位深；络成网状，纵横交错，深部和浅部均有，网络全身。此言背腰痛，病不仅在经且在络，类风寒感冒病在肌表；脘腹满闷，嗳气频生，胸膈寒阻气滞也。理气解表，香苏散加味想当适合。

紫苏梗100克，香附10克，羌活10克，防风10克，橘皮10克，甘草3克，生姜3片，大枣5枚。

3剂服后，脘腹满闷舒嗳气除，背腰痛住。

病案7　血气阻结，腰痛重胀

张××，女，31岁，仙霞乡人。

诉：腰痛重胀之甚也，久矣！站立洗脸刷牙亦不堪其久，必须坐下。

诊脉沉迟，观神色淡滞，面目浮肿。"腰者，肾之府"（《内经》），腰病有肾本脏病以及肾之外府腰肌与腰脊椎病之分。诊妇人病犹当问月经，查询：半年来月经先后无定期，涩少不爽，欲来不来，血色暗淡。再者为认定体质阴阳，问诊有必要涉及患者生活各个方面情况。因得之：平素饮食乐喜辛辣温热，长年畏寒怯冷。患者及其家人非理性求医，曾依附一名非正式医生，教服用大量阿胶、鹿茸、人参、熟地黄、当归等补品，自此腰痛重胀，面目浮肿，纳呆胸满心烦，月经滞下涩少而见结块。虚者补之，当分补阴或补阳、补气或补血，五脏该补何脏之虚，惜乎毫无分别对应。懵乱用补，致使气机壅阻，血行不畅，腰痛重胀面目浮肿，月经涩少结瘀之所由生也。处方：谛恩之病非六淫寒湿气血痰积之病，其机制殆同，局方五积散，不偿事，如下。

茯苓 15 克，麻黄 3 克，半夏 10 克，桂枝 7 克，橘皮 10 克，白芷 10 克，厚朴 10 克，枳壳 10 克，苍术 7 克，桔梗 10 克，干姜 5 克，川芎 10 克，赤芍 7 克，当归 7 克，甘草 3 克，生姜 3 片，葱白 5 个。

二诊：上方服 7 剂，腰痛重胀减半，面目浮肿亦小有消减。转方：查询无其他热渴烦心等不良反应，平胃散、保和丸合方加减如下。

苍术 10 克，山楂 10 克，厚朴 10 克，神曲 10 克，陈皮 7 克，连翘 10 克，莱菔子 10 克，半夏 10 克，甘草 3 克，生姜 1 片。

上方断断续续服 10 剂之多，腰痛重胀除，面目浮肿消，肢体轻捷也。月经仍未至。考虑：未能急速生成，毋需通经调治，静以待之为是。

尔后获悉，月经亦归正也。

病案 8 腰肌劳损，腰间椎体移变，俯仰转侧维艰

文××，男，40 岁，仙霞乡人。

腰痛，俯仰转侧维艰。经 X 光透析，称腰间椎体脱移。每日服止痛药，终非究竟。

诊脉紧而滑数，观唇口舌色暗红，能食便解好，睡眠亦佳。余曰：就其形体而言，此腰痛原腰椎移变诚然也。"骨为干（支架），肉为墙（固护），脉为营（血气滋养）"（《灵枢·经脉篇》），究实椎体移变，原为腰肌膂力有失固护，能加强腰肌膂力，通过运动，椎体移变多个可以自行复位。窃思：疾病治疗，定位容易，定性难。患者是阳热体或阴寒体不能不明辨也。再诘究之，牙齿常痛，参合唇口舌色暗红，知系阳明火热体气之人。通则不痛，凉而行之，自撰四体复勤汤加减如下。

桂枝 7 克，生石膏 30 克，赤芍 10 克，乌梢蛇 30 克，羌活 10 克，龟甲 30 克，防风 10 克，威灵仙 15 克，厚朴 10 克，延胡索 15 克，徐长卿 10 克，炙甘草 3 克，生姜 3 片，大枣 5 枚。

二诊：上方服 10 剂，腰痛大减，独活寄生汤合二至丸滋养肝肾之阴，兼除风寒湿作善后处理，并告知：药后以腰不痛为愈。腰椎轻度移变，久之，对日常生活起居、劳作不产生大影响，此亦中、西医共同识见。

独活 10 克，细辛 3 克，桑寄生 15 克，川芎 10 克，秦艽 10 克，赤芍 10 克，防风 10 克，当归 10 克，桂枝 7 克，生地黄 15 克，茯苓 15 克，杜仲 10 克，女贞子 30 克，牛膝 10 克，墨旱莲 10 克，甘草 3 克。

病案9 风邪乘袭，背肌麻痹

汤××，男，28岁，铁河口人。

诉：月来背部肌肤麻痹之甚也，但不感觉疼痛，每以电热袋按之则舒。

诊脉浮缓。第一念思之，背部为足太阳膀胱经脉之所循行部位，起于目内眦睛明穴，上头下颈项，挟脊（脊旁开一寸半——折量寸）抵腰至脚，达小趾之端。因询：头不痛，项不强，背腰脚不痛。《难经》云："俞主体痛节痛。"进一步查询，本经所属俞穴足小趾本节后外部位"束骨"穴无压痛阳性反应，故知本病背肌麻痹非膀胱经脉邪客也。踌躇间，其妻曰：抚按之，背脊两旁近肩胛部位有明显触痛感，是否膀胱太阳经脉受邪？惊问：你亦知医乎！答：非敢谓知医，操按摩术业，知背部挟脊为膀胱经脉之所循行部位……原她所言：背部近肩胛部位触抚之痛，此肺俞、风门二穴处也，俞为本脏气之聚会处，风门为风邪袭入之门，因断认此病乃邪风从风门入而客于背肌，病之起因，多因夜睡露其肩背风寒入舍之也。其妻赞其说。处方：通行营卫，并解肌祛风，桂枝二麻黄一汤加味，二三剂，并嘱：夜睡暖其肩背尤为重要，其方药简价廉，勿轻贱之。

桂枝10克，蜜麻黄10克，赤芍10克，炙甘草3克，杏仁10克，羌活7克，防风10克，生姜3片，大枣7枚。

附记：

肺俞：背部第三胸椎之下，旁开一寸五分（折量寸），治肺诸疾患，并皮毛病佳。肺脏诸病，本穴有压痛阳性反应。不可深刺，刺时视背肌厚薄以及针感情况。

风门：背部第二胸椎旁一寸五分，正坐取之，为风邪出入之门，治感冒佳。

病案10 寒湿身腰脚痛

李××，男，57岁，农民，新阳乡人。

诉：腰痛，往常石黄荆炆鸡蛋吃之有效，而今数数吃之不见有效，求治也。

诊脉弦紧，舌体显暗淡，苔白厚腻。查询：不仅是腰痛，头身腰腿脚悉困重疼痛，恶寒，咳嗽痰稠，脘腹胀满呕哕。辨证选方，撒开网思之：独活寄生汤为治腰痛名方，原肝肾阴虚，风寒湿邪者也；肾着汤治肾之外府腰，原寒湿留着；麻黄佐经汤治膀胱足太阳经风寒湿袭，头项背腰脚痛堪佳。然此病兼咳嗽唾痰呕哕，其病不仅在腰，且病及肺脾胃。气滞必带来血行不畅，局方五积散治寒湿气血痰五积，是积非积，考虑，患者体气壮实不虚，以五积散合活人败毒散（名五积交加散），再加石黄荆组合如下。韩信用兵，多多亦善。

茯苓 15 克，桂枝 10 克，半夏 10 克，麻黄 5 克，橘皮 10 克，干姜 3 克，厚朴 10 克，枳壳 10 克，苍术 10 克，白芷 10 克，川芎 10 克，桔梗 10 克，当归 10 克，薄荷 7 克，石黄荆 30 克，甘草 3 克，生姜 3 片，大枣 5 枚。

二诊：3 剂服后，通体盈盈汗出，恶寒罢，头身腰脚轻舒也。局方神术散合千金生姜甘草汤以彻余邪。

苍术 10 克，藁本 10 克，川芎 10 克，白芷 10 克，羌活 10 克，党参 30 克，细辛 3 克，炙甘草 3 克，生姜 3 片，大枣 5 枚。

此后，头身腰脚轻舒也，气力恢复。

病案 11 阳虚，寒湿留着，腿脚疼痛

文××，女，28 岁，姚家坝人。

诉：腿脚酸软胀痛，揉按则舒。炎暑六月，短裙短裤，为女子时装，余独不胜其冷。

诊脉沉弱，神色晦暗。认定：此阳虚寒体，寒湿留着腿脚。"有者求之，无者求之"（《内经》），为余素所遵循诊疗规则，从反面进一步查询，嗜睡，口不干渴，大便溏软，小便无热黄。膀胱足太阳经从头至足，通达上下，主一身之肌表，寒湿留着腿脚，麻黄佐经汤可取，加附子温阳益气，先遣治之。

蜜麻黄 7 克，葛根 30 克，桂枝 7 克，防风 10 克，苍术 10 克，羌活 7 克，茯苓 15 克，杜衡 10 克，汉防己 10 克，附子 15 克，甘草 3 克，生姜 3 片，大枣 5 枚。

二诊：3 剂服后，腿脚胀痛见轻松，身体疲软乏力却有加。风寒湿邪未尽除，正气已虚，桂枝附子汤合防己黄芪汤 5 剂。

桂枝 10 克，防己 10 克，附子 15 克，黄芪 15 克，白术 10 克，炙甘草 3 克，生姜 3 片，大枣 5 枚。

三诊：5 剂服后，腿脚胀痛除，精神有加。善后之方，温阳益血，续除风寒湿邪，景岳三气饮加减，嘱告：断断续续服之可也，7～10 剂。阳虚寒体，乃有生俱来，不能改变，不需要改变，只需要体力上保持相对佳好即可。

熟黄精 50 克，杜仲 10 克，附子 10 克，牛膝 10 克，当归 7 克，茯苓 15 克，桂枝 7 克，白芷 7 克，白芍 7 克，枸杞子 15 克，杜衡 7 克，炙甘草 3 克，生姜 3 片，大枣 7 枚。

病案 12　风气腰痛

肖××，男，30岁，板杉乡人。

诉：伸手高处取物，猝病腰痛。夜睡半身手足凉冷，半身烘热，有时却又转换出现，怪哉也！

诊脉弦紧，舌体舌苔无变化，能食，大小便好。思之："腰者，肾之府"，此与肾虚、肾实无关，独活寄生汤治肾阴虚风寒湿袭、甘姜苓术汤（肾着汤）治寒湿留着腰痛者俱不相宜；外无寒热，头不痛，项不强痉，不属膀胱足太阳经脉风寒湿病，麻黄佐经汤亦不适合。人身气机左升右降，升降出入，流转不休（人与天地相应，与日月相参《内经》），身躯常觉半边凉冷，半边烘热，乃气机升降失畅，此或不为西方医学能认同者（以现代医学的视角看待中医心里多多少少会有些排斥感）。姑且断认：此风气腰痛也，《苏沈良方》顺风匀气散，不偾事，先遣治之，加减用之如下。

紫苏梗 100 克，青皮 10 克，乌药 15 克，白芷 10 克，沉香 7 克，天麻 10克，延胡索 15 克，木瓜 10 克，炙甘草 3 克，生姜 3 片。

二诊：上方服五剂、腰痛愈，半身凉冷，半身烘热情况亦未出现。转方考虑：尤在泾有言："桂枝汤外证得之解肌和营卫，内证得之化气和阴阳"，乃书予桂枝汤，并嘱：药不以价格高低论优劣，善后之方即此也，三五剂即可，望遵服无疑。

桂枝 10 克，生姜 3 片，白芍 10 克，大枣 7 枚，炙甘草 3 克。

病案 13　风寒湿邪，流注经脉，背腰脚痛

宾××，女，51岁，株洲市人。

诉：背腰脚痛，头脑昏晕……

诊脉弦紧，察舌体舌苔无甚变化，食可，大便好，小便无热黄，外无寒热，内无渴饮。思之："膀胱足太阳之脉，起于目锐眦，上额交颠；其支者，从颠至耳上角；其直者，从颠入络脑，还出，别下项，循肩髆内，挟脊抵腰中……其支者，从髆内左右别下，贯胛，挟脊内，过髀区，循髀内，从后廉下合腘中，以贯腨内……"此病外无寒热，非伤寒太阳证病在通体肌表，无渴饮，大便好，小便无热黄，无火热湿邪内证。此风寒湿流注于膀胱足太阳经脉之病；头脑昏晕，非血气虚，为经脉病气影响所及。陈实功麻黄佐经汤乃正治之方。通常独活寄生汤为治肝肾阴虚风寒湿邪者不相宜。

麻黄 7 克，茯苓 15 克，桂枝 10 克，葛根 30 克，苍术 10 克，防风 15克，杜衡 10 克，羌活 10 克，防己 10 克，甘草 3 克，生姜 3 片，大枣 5 枚。

二诊：上方服 7 剂，背腰脚痛轻减过半，头脑昏晕正。"大毒治病，十去其七；中毒治病，十去其八；无毒治病，十去其九"，既然病愈过半，减其辛温发散，方以海藏神术散合仲圣千金生姜甘草汤，7~10 剂。

苍术 10 克，太子参 30 克，防风 15 克，炙甘草 3 克，生姜 3 片，大枣 5 枚。

尔后获悉，身腰转侧起坐轻便也。

病案 14　湿热流聚，足跗肿痛

汤××，女童，16 岁，茶山岭人。

双足跗连踝关节肿痛，暗红烧热。打针消炎未效。

诊脉濡数。因询得知，乡村姑娘，早晚在外采摘猪粮，被雨水浸湿鞋袜，未及时更换，水湿浸渍，阳热体气人，湿蕴转化为湿热，丹溪二妙、三妙、四妙丸适合，然而行血气之滞结不足，血气不畅，湿热难除，取仲圣木防己汤为主方，辅以二妙、三妙、四妙丸，并教以黄荆枝叶七份、樟树枝叶三份配伍，炆水洗渍，法取凉而行之内服，清凉宣散外洗而浸泡。可喜，一周痊愈。此前打针六七日，消炎、消炎！真可谓枉费医药也。

防己 10 克，苍术 10 克，桂枝 7 克，黄柏 10 克，生石膏 30 克，牛膝 10 克，西洋参 3 克，薏苡仁 30 克，茯苓皮 15 克，甘草 3 克，生姜 3 片。

病案 15　腰肌劳损，腰椎脱移

刘××，男，40 岁，木华村人。

搬运工，劳力人，卒病腰痛，起坐转侧维艰。西医 X 光透析为四五腰椎脱移，骨实体无损伤。

诊脉弦紧而迟大，舌体舌苔无变化，无寒热外证，纳食便解好。窃思：腰椎脱出，实体移位，中医药治疗非不难也，亦非不能也。腰椎骨移变脱出，病本不在腰椎，原由患者长期强力劳动，腰肌过于疲劳，对腰椎骨失去固护，致使椎骨移位。治疗：恢复腰肌膂力，再通过生活起坐转侧，腰肌亦可带动腰椎复位。中医药治疗固然是以补益气血为总则，然患者体质阴阳，血气寒热，内在脏腑偏盛偏衰均必须有所了知。进一步查询：患者无热渴饮冷，大便不结硬，小便无热黄，睡眠可，生活习惯喜温热，畏凉冷，知为阳虚体质人也，书予景岳三气饮加减如下。

熟黄精 30 克（以代熟地黄），附子 15 克，杜仲 10 克，桂枝 7 克，牛膝 10 克，当归 10 克，赤芍 10 克，茯苓 15 克，狗脊 50 克，延胡索 10 克，白芷

10 克，炙甘草 3 克，生姜 3 片，大枣 7 枚。

二诊：3 剂服后，疼痛略有轻减，无热渴烦心等不良反应。前方既适可，嘱：再服 5 剂，下床作轻微俯仰转侧运动。

三诊：患者诉"自觉疼痛性质有改变，不似以前辇拗不能屈伸转身"。知腰椎已自行复位。上方加鹿筋、龟甲 7 剂。嘱：继续作轻缓俯仰转身动作。

熟地黄 30 克，杜仲 10 克，附子 15 克，牛膝 10 克，当归 7 克，狗脊 15 克，桂枝 7 克，白芍 10 克，茯苓 15 克，龟甲 30 克，甘草 3 克，鹿筋 30 克，生姜 3 片，大枣 7 枚。

四诊：腰痛住，起坐转侧自如。经 X 光透析，椎体已复位。嘱：忌强力劳作，亦毋需大队补药骤进。处方：桂枝加芍姜参新加汤合当归补血汤，再加鹿筋，嘱：5～7 剂吃吃停停可也。

桂枝 7 克，黄芪 15 克，白芍 10 克，当归 7 克，党参 15 克，鹿筋 15 克，炙甘草 3 克，生姜 3 片，大枣 5 枚。

病案 16　督脉为病，脊强而厥

陈××，女，60 岁，上坪村人。

背痛强痉不适，医以麻黄佐经汤 3 剂，似效不效。

诊脉弦紧，舌体淡，苔黄腻。细审其痛在背正中线，麻黄佐经汤为治背腰脚痛风寒湿袭良方，其痛在背腰两侧足太阳膀胱经脉一线，此病在背正中，正中属督脉，故未能有效。关于背正中督脉一线痛，自惭无经验良方。兹不违寒热虚实辨证，照书予王海藏治督脉背痛方 3 剂。

羌活 10 克，乌头 10 克，防风 10 克，苍耳子 10 克，藁本 10 克，独活 10 克，细辛 3 克，黄连 3 克，生姜 3 片，大黄 10 克。

二诊：痛大减。嘱原方续服 3 剂，获痊愈。

有感也！病虽治愈，述理犹难。《难经》云："督脉为病，脊强而厥。"此病虽属督脉背正中一线，尚未出现阴阳气机逆乱，神志昏糊热厥或寒厥等情况。

病案 17　湿热脚气，暗红肿痛

左××，男，59 岁，黄毛村人。

左脚肿胀痛，皮肉暗红。

诊脉数实，舌红，苔黄腻，面色晦暗，无尘却似有尘。大便坠胀，小便显热黄。此湿热脚气，热重于湿者。估量：不急治，皮肉破溃必流秽臭水液。

处方思之：丹溪二妙、三妙、四妙丸，以及五神汤力单薄，李东垣当归拈痛汤升散太过，清热力不足，陈实功内疏黄连汤治痈疽毒火阳盛，清火热有余，除湿力逊，又此病毕竟不属痈疽，其中归芍虑其引邪入血。叹，古之成方有定数，病有百千种，医者一心，以一心应百千病，在于方药加减变通。以上诸方合参如下。

黄连 3 克，黄柏 7 克，黄芩 7 克，苍术 7 克，栀子 7 克，金银花 10 克，大黄 10 克，连翘 10 克，槟榔 10 克，升麻 3 克，猪苓 10 克，葛根 15 克，泽泻 10 克，茵陈 15 克，车前子 15 克，苦参 10 克，土茯苓 15 克，甘草 3 克。

二诊：上方真可谓是"韩信用兵，多多益善"也，好在体气壮实之人，3剂服后，大便畅，脚暗红肿痛消减过半。前方减味、减量再进，7剂。

黄连 3 克，苍术 7 克，黄芩 7 克，土茯苓 15 克，栀子 7 克，槟榔 10 克，茵陈 30 克，金银花 10 克，甘草 3 克，连翘 10 克，神曲 10 克。

约一个月后，患者复来也，言：脚病痊愈，是否需要再服药？答：薏苡仁煮粥食之，多少随宜，毋需他药。

病案 18 胃热下流阳明经脉，足跗疼痛

易××，女，15 岁，石门口人。

左脚跗痛，微肿，自觉烧热，下午尤甚。西医称脉管炎，病已越年，多治不效。

诊脉数实，舌体舌苔无甚变化，能食，大便显结硬。西医学称脉管炎，从局部认症诚炎也。不察其炎起炎因，治亦枉然。《灵枢·经脉篇》云："胃足阳明之脉……下循胫外廉，下足跗……是主血所生病者……足跗上皆痛。"爰断认为胃热下流阳明经脉，经脉为邪热壅滞不通故痛。疏理经脉，清其邪热，兼以除湿，凉而行之，木防己汤加味，5~7 剂，如下。

防己 10 克，西洋参 3 克，桂枝 7 克，鹿啣草 15 克，生石膏 30 克，晚蚕沙 15 克，赤芍 10 克，甘草 3 克。

二诊：患者见上方服之佳，自持方直服至 10 剂，脚痛愈。冀其痛不复发，吴氏益胃汤养阴治之，加味如下。

玉竹参 30 克，生地黄 15 克，北沙参 30 克，麦冬 10 克，鹿啣草 15 克，晚蚕沙 15 克，甘草 3 克。

病案 19 风寒湿三气袭虚，腰腿脚痛

刘××，男，34 岁，醴陵市人。

腰脊腿脚痿软疼痛，尔来尤甚。

诊脉弦紧迟大，观神色淡。能食，大便非结硬，却显坠胀难下。思之：病日久矣！久病必虚。尔来加剧，必有近因，"风者，百病之长也"，又"百病之生于气也"，百病治疗以调气为先，顺风匀气散先遣治之，加味如下。

紫苏1株，青皮10克，乌药10克，木瓜10克，党参15克，白芷10克，沉香7克，白术10克，天麻10克，厚朴10克，甘草3克，桂枝7克，生姜3片，大枣5枚。

二诊：腰腿脚痛小有轻减，大便畅也。进一步查询，口无干渴，肢常凉冷。认定：阳虚气弱为本体，风寒湿三气乘袭为客邪。景岳三气饮温阳补虚兼除风寒湿邪，加减如下：

熟黄精30克，当归10克，附子10克，桂枝10克，茯苓15克，赤芍10克，杜仲10克，狗脊30克，延胡索15克，牛膝10克，细辛3克，白芷10克，炙甘草3克，枸杞子10克。

三诊：上方服5剂，腰腿脚痛轻减过半，气力有加。《素问·痹论》："痹在于骨则重，痹在于脉则血凝不流，痹在于筋则屈而不伸，痹在于肉则不仁。"诸痹虽不可以绝然分，其病痿软乏力，病侧重在筋。上方加鹿筋30克，7剂。

熟黄精30克，当归10克，附子10克，桂枝7克，茯苓15克，赤芍7克，杜仲10克，狗脊30克，延胡索30克，牛膝10克，鹿筋30克，炙甘草3克，生姜3片，大枣7枚。

四诊：病症续有好转，且无不良反应。景岳有言："善补阴者，必于阳中求阴；善补阳者，必于阴中求阳。"上方去黄精，加熟地黄，减少行血破气之品，5剂，如下。

熟地黄30克，当归7克，附子10克，乌药7克，茯苓15克，狗脊15克，杜仲10克，桂枝7克，牛膝10克，鹿筋30克，炙甘草3克，生姜3片，大枣7枚。

药后，腰腿脚痛愈，气力恢复。

病案20　湿热流聚，腰腿脚痛

胡××，女，50岁，何家冲人。

诉：腰腿脚痛，西医学X光透析为腰椎脱出。

诊脉濡数，兼见两目白睛红，晨起眼眵累累，肚脐湿疮渗出黄色液秽臭，小便显热黄。《灵枢·经脉篇》云："骨为干，脉为营，筋为刚，肉为墙。"盖腰椎为支架，腰肌起固护作用，腰椎骨移变，原为腰肌失去膂力，对腰椎固护力乏，病原本在腰肌也，中医称此为腰肌劳损，实有其致理。设腰肌膂力恢复，通过适当体育锻炼，或日常生活上起居劳作，身体俯仰转侧，腰椎移位，多数可自行复位，或者不能全复位，久之疼痛减轻直至消失亦为常有情况。治疗腰肌，当分别病证性质在先，湿热流聚或寒湿痹着为通常两大类证，其另类是营卫气血虚。然本病从何辨之，据眼目红，晨起眼眵累结，肚脐湿疮秽臭，小便热黄等，原系湿热病气人也，治疗局部当不违整体为原则，处方以四体复勤方合四妙丸7剂。

桂枝7克，防风10克，生石膏30克，羌活10克，赤芍10克，威灵仙10克，乌梢蛇30克，延胡索10克，龟甲30克，西洋参3克，川牛膝10克，黄柏7克，薏苡仁15克，苍术10克，甘草3克，生姜3片，大枣5枚。

二诊：腰脚痛痹大减，方药既中，击鼓再进7剂。

三诊：腰腿脚痛除，眼目红，肚脐、湿疮均见好转。独活寄生汤合四妙丸以滋养肝肾之阴而续除湿热，7～10剂。

独活10克，茯苓15克，桑寄生15克，人参3克，熟地黄15克，桂枝7克，当归10克，苍术10克，川芎10克，黄柏7克，白芍10克，牛膝10克，薏苡仁15克，杜仲10克，防风10克，细辛3克，甘草3克，生姜3片，大枣5枚。

四诊：诉：有承先生三次方剂，断断续续服药两个月，诸症愈，求一纸善后之方。书予二至丸加味，告知：药不以价格高低论优劣，更不在药味多少，望遵服无疑。患者认同其说，执方欣喜而退。

女贞子30克，墨旱莲10克，谷精草10克，桑椹30克。

尔后获悉，患者持上方直服至20剂，一切良好。

病案21 风寒湿邪，腿脚疼痛

杨××，男，30岁，大石桥人。

左脚后侧痛痹，外无寒热，内无渴饮，纳食便解好。始起就诊于西医某，注射安乃近3次，其痛不曾少减。余认定为膀胱足太阳经风寒湿病，书予麻黄佐经汤三剂，服之似效不效。患者从民间获一药方，诸医通以为分量大于寻常数倍，不主张服用。患者痛痹无奈竟服之，欣喜1剂痛减过半，2剂愈。随后又有陈某患脚痛，症状类似，亦以此方1剂愈。姑录之，以广识见。

麻黄70克，牛膝30克，桂枝70克，五加皮30克，伸筋草30克，茜草30克，生姜30克，大枣30枚，猪脚1具。

加水煮，以猪脚熟烂为度，再加通常食品辅料，药渣不吃，猪脚连汤一并一次或多次服用。

体会：此为食药合疗方，方中麻、桂非通常用量，入猪脚中煮，辛温燥烈性转为和缓，故风寒湿病脚腿痛服之不偾事，且有如此之高效。设为风湿热病脚痛，或阴虚火热体质人，均不可以少试。

病案 22 肝肾阴虚，风湿热邪乘袭，腰痛越年

张××，男，60岁，朱山咀人。

诉：腰痛越年。大便结硬，二三日一强解为通常情况。

诊脉沉小数，舌体红，苔显黄腻。睡眠欠佳，寐觉口苦干渴。推寻："腰者肾之府"，腰痛之病，论部位有肾本脏病与肾之外府膀胱足太阳经脉所循行部位病之分，论病邪有风湿寒与风湿热之别。独活寄生汤为治腰痛通常用方，补益肝肾之阴，祛风除湿，内外兼治，虚实两用。然而临床实际亦非泛泛乎如是，故必须有加减。该病，舌苔黄腻，为湿热留着，故合二妙丸；大便结硬，为阳明腑实，加大黄，想当适合。3 剂。

独活 10 克，茯苓 15 克，桑寄生 10 克，西洋参 5 克，川芎 10 克，桂枝 7 克，赤芍 10 克，杜仲 10 克，当归 10 克，牛膝 10 克，生地黄 15 克，秦艽 10 克，防风 10 克，苍术 10 克，黄柏 10 克，大黄 15 克。

二诊：大便通，痛亦见轻松。考虑大便结硬久矣，通下不可再用，从根本解决，润养为宜，上方合济川煎，5 剂。

独活 10 克，西洋参 5 克，桑寄生 10 克，茯苓 10 克，川芎 10 克，桂枝 5 克，赤芍 10 克，杜仲 10 克，当归 10 克，牛膝 10 克，生地黄 15 克，泽泻 10 克，肉苁蓉 15 克，枳壳 10 克，苍术 10 克，防风 10 克，黄柏 10 克，升麻 3 克。

三诊：大便好，间日有解，腰痛续有减轻，睡眠亦稍有好转。补益肾阴二至丸稳当无及，再从济川煎中选味加入，10～15 剂。

女贞子 30 克，肉苁蓉 15 克，墨旱莲 10 克，当归 10 克，杜仲 10 克，川牛膝 10 克。

获悉：患者持上方断断续续服至 20 剂之多，情况良好。大便隔日有解，腰痛未起。

病案 23 风气腰痛

郭××，女，33岁，茶子山人。

诉：腰痛久矣！自知体虚，数数就医，据医者亦言：为体虚风寒湿袭，服药未效。

诊脉弦弱，察腰痛无固定点，痛时击打见轻舒，大便显坠胀。方书有言："喜按者为虚，拒按者为实"，腰痛击打则轻舒，非喜按之意，实乃气机阻滞，击之气行则舒。此气机滞阻腰痛也，检阅前所服方药，无出孙真人独活寄生汤之类，亦有景岳三气饮者，均不出一虚字观念。病者言自体虚，医者应当有定见，不能被病者误导，更不可以迁就病者乐补之意。诊疗之事，有必要多解释几句。顺风匀气散加减如下。

紫苏 50 克，青皮 10 克，乌药 10 克，沉香 7 克，白芷 10 克，木瓜 10 克，香附 10 克，川芎 10 克，生姜 30 克，甘草 3 克。

二诊：患者欣喜言"上方 3 剂服后，腰痛轻减过半，5 剂服完，腰痛全愈，药简价廉，真乃良药良方良医也"。答：偶中，何劳过誉。复问：尚有其他不适否？答：大便小有坠胀。转方：五磨饮子加味如下，3 剂。

乌药 10 克，槟榔 10 克，沉香 7 克，川木香 5 克，枳壳 10 克，厚朴 10 克，甘草 3 克，大腹皮 10 克，生姜 3 片，大枣 5 枚。

获悉，年来腰痛未见复发，大便畅。

病案 24　腰腿脚痛，兼见肚腹胀满

文××，女，60 岁，仙霞乡人。

诉：腰腿脚痛，入夜尤甚。听医者有言，不通则痛，通则不痛，服通经活血药达 20 剂之多，加按摩七八次无效……

诊脉弦数。询：饮食乏味，肚腹胀满，大便显结硬坠胀。思之："经脉者，内属脏腑，外络肢节"（《内经》），内在脏腑与肢体之联络通道者，经脉也。今病肚腹胀满不能减除，通经活血，祛风除湿，药力不达。卫气日行于阳，夜行于阴，腰腿脚痛入夜尤甚者，卫气入里与病邪抗争也。处方以厚朴三物汤合顺风匀气散加减如下。

厚朴 15 克，枳实 10 克，大黄 7 克，沉香 7 克，乌药 10 克，青皮 10 克，槟榔 10 克，大腹皮 10 克，川芎 10 克，橘皮 10 克，紫苏梗 30 克，人参 3 克，甘草 3 克，生姜 10 克，大枣 5 枚。

二诊：上方服 5 剂，腹胀满除，腰腿脚痛松减过半，桂枝加芍姜参新加汤合大无神术散。

七八剂服后，腰腿脚痛并肚腹胀满一并除。

桂枝 10 克，苍术 7 克，白芍 15 克，厚朴 10 克，党参 20 克，橘皮 10

克，藿香 10 克，石菖蒲 5 克，甘草 3 克，生姜 3 片，大枣 5 枚。

病案 25 风寒湿邪流注足太阳膀胱经

左××，男，54 岁，石羊村人。

背腰脚痛，无寒热外证。脉浮沉难别，从何分析，难也！复听诉：小便频密，日间七、八、十次之多，排解不感觉热，亦无痛涩，睡眠好。思之："膀胱足太阳之脉，起于目内眦……其直者……挟脊抵腰中，入循膂络肾属膀胱……"背腰脚痛与小便频数联想，虽然不见有寒热外证，姑拟作风寒湿邪流注足太阳膀胱经。太阳膀胱经属表，遂书予麻黄佐经汤。

蜜麻黄 7 克，葛根 30 克，桂枝 7 克，防己 10 克，羌活 7 克，细辛 3 克，防风 10 克，苍术 10 克，甘草 3 克，茯苓 15 克，生姜 3 片，大枣 5 枚。

二诊：3 剂服后，患者见背腰脚痛减半，爰自持该方服至 6 剂，腰背痛愈。告知：前方不可再进。转方以桂枝加芍姜参新加汤，益气和营卫，解肌祛风两用，二三剂善后。

桂枝 10 克，西洋参 7 克，芍药 15 克，炙甘草 3 克，生姜 3 片，大枣 7 枚。

病案 26 腰脚痛，风邪湿气在肌

匡××，女，45 岁，何家冲人。

腰、臀、腿脚后边痛，痛无定处。从经脉设想认定，此足太阳膀胱经脉之所循行部位，风寒湿邪流注为通常病因。能食，大便见结硬，知阳明火热气盛人也，书予麻黄佐经汤加大黄、石膏，3 剂。

蜜麻黄 7 克，茯苓 15 克，桂枝 10 克，葛根 15 克，苍术 7 克，防风 10 克，细辛 3 克，羌活 7 克，防己 10 克，石膏 30 克，大黄 10 克，甘草 3 克，生姜 3 片，大枣 5 枚。

二诊：痛减大半。心想，筋者，喜柔恶燥，转方以四物汤加伸筋草、茜草，5 剂。

生地黄 15 克，伸筋草 10 克，当归 10 克，茜草 10 克，白芍 10 克，川芎 10 克，甘草 3 克。

三诊：无效，腰、臀、腿痛复旧。怪哉！前以麻黄佐经汤痛减过半，复以滋养筋脉治之不效，何也？思之又思之乃悟，病虽属足太阳膀胱经，但病非太阳膀胱经脉之一线，而是经脉循行兼络脉所辖之大面积肌痛也，盖经者成线，络者，网络之意成片状，麻黄佐经汤亦非治该经脉之一线者也，实乃

治该经脉之所属肌肉也。此病不在经而在肌，复以麻黄佐经汤加石膏，大便已非结硬故不加大黄，5剂，病愈。

本病不在血分，归、地引邪入血，故第二次处方实实错误，惭愧之至。

病案 27 水湿热邪留聚，腰骶疼痛

袁××，男，18岁，木华村人。

伤寒大病后，遗腰骶部位疼痛。

诊脉滑数，询悉大便滞泻，小便短赤，足跗微肿。从通体看局部，因断认腰骶部痛为水湿热邪留滞，经脉失畅。书予牡蛎泽泻散加减合二妙丸，3剂。

牡蛎15克，天花粉15克，泽泻10克，海藻15克，商陆10克，苍术10克，黄柏10克，槟榔7克，茯苓皮15克。

二诊： 足跗肿消，腰骶部痛减，病愈过半，再次处方，宜避重就轻，以免药过病所，伤其大病后初复之气血津液，处方以吴氏中焦宣痹汤缓缓调之。

薏苡仁30克，晚蚕沙10克，汉防己10克，连翘10克，滑石10克，半夏10克，赤小豆10克，栀子5克，杏仁10克。

湿热留聚不易速除，上方服至10剂，腰骶痛除，一切恢复正常。有感大病后有虚有实。

29　肢体关节病类

病案1　风湿热寒，肢体关节痛痹

左××，男，59岁，黄毛村人。

肢体关节痛痹，左脚肿痛烧热尤显严重。

诊脉紧弦数，观神色暗红，口苦干，尚能食，大便可。方书以风气甚者为行痹，寒气甚者为痛痹，湿气甚者为着痹，此非一气使然，亦风亦湿亦热亦寒痹也。风湿热寒相互蕴结，经脉瘀阻，不通则痛。左脚肿痛烧热尤甚者，因昔年左脚久病溃疮，故邪气入陷尤深。今病治疗，当以周身关节痛痹为主，忘却通体，注重局部，于理不合。邪实体实，丹溪上中下通痛风方合仲圣木防己汤想当适合。

羌活7克，川芎10克，白芷10克，桂枝10克，威灵仙10克，黄柏7克，苍术7克，红花3克，天南星10克，桃仁7克，防己10克，生石膏30克，龙胆7克，西洋参3克，甘草3克，神曲10克，生姜3片，大枣5枚。

二诊：5剂服后，周身关节痛减，左脚肿痛烧热亦消减过半。药后无其他不良反应，嘱：上方续进5剂。

三诊：连前10剂服完，诸症续有好转。考虑：病愈过半，缓缓调之为是，上方减味如下。

桂枝7克，苍术7克，生石膏20克，黄柏7克，威灵仙10克，防己7克，羌活7克，红花3克，防风10克，甘草3克，生姜3片，大枣5枚。

处方事毕，患者提议，当归活血补血，能否可以加入！因答：病在气分，固亦关连血脉流通，加当归引邪入血，故丹溪原方无当归，先贤是否如此想法未可知也，暂时不加当归为是。

四诊：言肢体捷健，一如常人。今求一纸善后之方，杜其复发。考虑：所谓善后之方，犹当以不忘风湿热寒之旧病为是。方以防己地黄汤加味。

汉防己10克，防风10克，桂枝7克，生地黄30克，甘草3克，生姜3

片，大枣 5 枚。

病案 2　营卫两虚，风寒乘袭，肩肘臂痛

晏××，女，60 岁，赵家塅人。

诉：长时期患脾胃肠病，食少便溏，经西医药治疗已愈。月来复病肩肘臂痛，吃西药打针无效，转中医药治疗试试看。

诊脉弦虚大，神色淡滞。思之：长久脾胃肠病，气血生化源乏。复病肩肘臂痛，大抵因营卫两虚，夜睡露肩，风邪冷气乘袭，中医称漏肩风，西医称肩周炎。再查内无渴饮，小便清长，大便非结硬，无火热内证兼杂。方以王肯堂蠲痹汤加减如下，5～7 剂。

生黄芪 30 克，羌活 10 克，防风 10 克，当归 7 克，桂枝 7 克，片子姜黄 10 克，赤芍 10 克，炙甘草 3 克，生姜 3 片，大枣 5 枚。

二诊：肩肘臂痛愈十之七，余邪未了了。书予桂枝加芍姜参新加汤，5～7 剂。

桂枝 7 克，党参 15 克，白芍 10 克，炙甘草 3 克，生姜 3 片，大枣 5 枚。

病案 3　营卫气虚，湿邪留聚，腿脚酸软胀痛

熊××，女，48 岁，醴陵市人。

腿脚酸软胀痛，击打捏捻则舒，足下常凉冷。

诊脉弱小数。神情口舌淡。"拒按者为实，喜按者为虚"，方书定论。此营卫气血虚也，酸软胀痛，为湿邪留聚。足下感觉凉冷，不可以阳气之虚极认定，亦可因血气之营运有失畅达。处方：桂枝加芍姜参新加汤为基础方，调营卫，补气益血，温而不燥，补而不呆滞，再从神术散中选味加入，组合如下。

桂枝 7 克，苍术 10 克，白芍 10 克，杜衡 7 克，太子参 15 克，炙甘草 3 克，生姜 3 片，大枣 5 枚。

二诊：上方服 5 剂，腿脚酸软胀痛轻减过半。方药既中，不需要改弦易辙，更换方药。嘱：前方缓服 3～5 剂，隔日 1 剂。

三诊：旬日过后，患者复来也。言腿脚胀痛除，肢体疲软尚有之，是否需要再方服药？答：肢体病莫不与内在脏腑相关，需要再方服药，但不可骤进呆补。处方：益肺脾气，仲圣千金生姜甘草汤缓缓调之，7～10 剂。

生姜 3 片，太子参 30 克，大枣 5 枚，炙甘草 3 克。

病案 4　热毒瘀阻血脉，足拇趾暗红肿痛

陈××，男，74 岁，黄毛村人。

足拇趾暗红微肿剧痛，左右足趾流转出现。西医药打针或内服药止痛有效，不能根治，年许矣。

诊脉弦紧而数，观舌体暗红，苔白黄腻。询：长年饮食乏味，脘腹胀满，大便坠胀。听：话语非清朗而显低糊。余曰：足拇趾暗红疼痛，中医有脱疽之称，西医学称栓塞性脉管炎，险恶之疾也，好在左右脚趾流转出现，火热毒气左右分流，犹敌军分散则力靡，聚结则力宏。论治疗四妙勇安汤为通常用方。然目前情况，长年饮食乏味，脾土气败，万物土中生，万物土中灭，脾胃为后天之根本，正气抗邪，从饮食中吸收营养为源泉；排除躯体沉积之热邪毒气，脾胃气旺，协同他脏转输，从大便、汗液排毒为路径，治疗先建立脾胃气为首要。书予栀子干姜汤合栀子厚朴汤 5~7 剂。

栀子 10 克，厚朴 10 克，干姜 7 克，枳实 10 克，炙甘草 3 克。

二诊： 口味渐开，饮食量有加。语言仍显低糊，不咳喘，无痰唾。窃思：痰，痰！丹溪有言："百病皆由痰作祟"，设患者咳嗽唾吐痰涎，痰在气管。气管与外通，痰有排除口道，不致有大危险，痰阻心脾脉络，必致中痰病发而神昏糊语，患者舌謇而语言低糊，殆为痰气阻脉络之轻症征兆，中痰不语，有必要防治在先，处方以涤痰汤合黄连温胆汤加减 5 剂。

天南星 10 克，茯苓 15 克，半夏 10 克，枳实 10 克，橘红 7 克，川黄连 3 克，石菖蒲 3 克，竹茹 10 克，僵蚕 10 克，甘草 3 克，生姜 3 片，龙脑香 0.3 克。

三诊： 心脘舒，饮食续有增加，尤可喜者语言转清朗也。脏腑气机畅，进一步治足趾暗红肿痛之病。考虑：四妙勇安汤加味活血行瘀，清解血分之热毒诚佳，兼清气分之热显不足，再者是气行血行，气滞血瘀，因此该方行瘀止痛力显逊。爰处方以四妙勇安汤合木防己汤加减 7~10 剂。

金银花 15 克，汉防己 10 克，玄参 10 克，桂枝 7 克，当归 10 克，石膏 30 克，延胡索 15 克，红花 3 克，甘草 3 克。

四诊： 前方服 10 剂，足拇趾暗红肿痛大减，上方加减再进 10 剂。

金银花 15 克，桂枝 7 克，玄参 10 克，石膏 30 克，当归 7 克，延胡索 15 克，藏红花 5 克，乌梢蛇 30 克，赤芍 7 克，汉防己 10 克，甘草 3 克，神曲 10 克。

药后，足趾暗红肿痛愈，年来未见复发。有感脱疽非易治之病，非不可治之病。自然界诸多情况，有生必有克，问题是找到克的办法为重要。

病案 5 正邪抗争，手臂夜痛

张××，女，32 岁，醴陵市人。

左手臂痛，昼日轻松，夜间痛掣之甚。

诊脉虚弦，观神色淡滞。纳食便解好，月经期、色、质、量正常。痛臂不感觉凉冷，亦无烧热。思之："不通则痛，不荣亦痛"。设系不荣而痛，其痛绵绵，或喜温喜揉按。此病痛掣，温暖揉按无效，因认定其痛属实。患者问：昼日轻松，夜睡病甚是何因由？答：诸凡疼痛，邪正抗争也，日间人身卫气行于阳表，不与之抗争，故痛显轻松，夜间卫气入里，正邪抗争，故痛甚也。患者服膺其说。提笔处方，复考虑：患者脉虚弦，神色淡滞，"不因身体之虚，邪气不能独伤人"（《内经》），诸病纯虚纯实证少，今手臂疼痛亦然。因书予桂枝加芍姜参新加汤加味如下。

桂枝 10 克，羌活 7 克，赤芍 15 克，防风 10 克，西洋参 3 克，川芎 10 克，炙甘草 3 克，延胡索 10 克，生姜 3 片，大枣 5 枚。

二诊： 7 剂服后，手臂痛减十之六七。上方合当归补血汤 7 剂，手臂痛除，气色转明净。大凡年轻之人，又因内脏无病，故恢复快速。

桂枝 10 克，川芎 10 克，赤芍 15 克，羌活 7 克，西洋参 3 克，防风 10 克，生黄芪 15 克，延胡索 15 克，当归 5 克，炙甘草 3 克，生姜 3 片，大枣 5 枚。

病案 6 热痹肢麻

肖××，女，31 岁，醴陵市人。

手足麻痹，其来久矣！月经两个月一次，为通常情况。

诊脉弱小，右寸关略显盛大。思之：月经通常两个月一次，或为生理上固有之特异情况，不拿来作病症分析。手足麻痹，方书有热痹、寒痹、风痹、血痹……欲分辨，找旁证。询悉：善食，常自行限量，大便稀溏，日二三次秽臭特甚；晨起洗脸刷牙，牙龈每每出血，睡眠少差，梦多险恶。因认定：此阳明气盛人也，手足麻痹，原由火热蕴伏，血行不畅，脉弱小。综观分析：非血气之虚，为生理性之常态脉，右寸关略显盛大，则可认为属阳明火热气盛之显象。综观断认，此热痹肢麻也。治疗：清阳明热，搜风除湿，凉而行之，木防己汤合芍药甘草汤加延胡索、乌梢蛇、防风，5 剂。

木防己 10 克，生石膏 30 克，桂枝 7 克，延胡索 10 克，西洋参 3 克，乌梢蛇 30 克，赤芍 10 克，防风 10 克，甘草 3 克。

二诊： 手足麻痹见轻松。前方既中，更无不良反应。嘱：上方续服二三剂。

三诊：手足麻痹仅麻觉小见，牙龈仍有出血情况，口中觉干燥。思之：手足麻痹仍有之，热痹肢麻，凉而行之，治则不可变，但前方再服似乎药过病所，宜减其制，加养血药为是，合防己地黄汤如下。

桂枝5克，石膏30克，生地黄30克，防己10克，防风10克，僵蚕10克，甘草3克，侧柏叶30克。

四诊：服5剂，肢麻不复见也，口津干渴除，晨起洗漱刷牙已不见出血。阳明火热为本体，吴氏益胃汤可以作为善后之方，如下。

玉竹参30克，生地黄15克，北沙参30克，麦冬10克，冰糖少许。

病案7　肺气郁阻，手臂痛痹

刘××，女，40岁，株洲市人。

手臂痛痹，右拇指尤觉麻痹之甚也。

诊脉弱小，一息五至，非数非迟。询：胸中郁闷，微咳。此肺气郁阻，气不布而血行不畅，手臂痛痹右手指麻痹尤甚之所由也。脉弱小非营卫气血之虚，一是气闭而脉亦痹，再者或为个体生理性特异常态脉。不通则痛，通则不痛，上焦宣痹汤加味如下。设不能除痹，若能令胸中郁闷除，亦不枉费医药。

郁金10克，香豉10克，射干10克，紫菀10克，杏仁10克，延胡索15克，枇杷叶15克，甘草3克，白通草10克。

二诊：3剂服后，胸中郁闷舒，手臂痛痹减轻。前方稍作调整再进。

郁金10克，白通草10克，杏仁10克，延胡索10克，枇杷叶10克，紫菀10克，甘草3克。

3剂服后，肺气郁阻通，手臂痛痹除。有感也，若以补血活血治，引邪入血，病或许缠延难愈。

病案8　血虚身痛

李××，女，49岁，南竹山人。

身体困痛，常自汗出。究诘病起原因与时日，患者道说不清，甭管也，综合现症求证。

诊脉弦而迟大，观神色淡滞。从汗出考虑：温热病汗出蒸手，湿热郁蒸汗出黏腻……皆邪气之实也，此汗出迥异，再撒开网"无者求之"，大便不结硬，小便无热黄痛涩，知内无火热，因断认为卫表阳虚，汗出而津液漏泄，经脉有失阳气温煦，气不能生血，血虚身痛也。温养血气兼以摄纳，桂枝加芍姜参新加汤合小品二加龙牡汤，3剂。

桂枝10克，芍药15克，附子10克，人参3克，白薇10克，龙骨15克，炙甘草3克，牡蛎15克，生姜3片，大枣5枚。

二诊： 汗出止，身痛减。复以桂枝加芍姜参新加汤，5～7剂。

桂枝7克，党参15克，白芍10克，炙甘草3克，生姜3片，大枣5枚。

尔后获悉：身体捷健也，已恢复家务劳动。

病案9　心脉血气不畅，手臂疲软疼痛

唐××，男，48岁，唐家冲人。

诉：左手小指并无名指麻痹，手臂疲软疼痛；左胸憋闷，夜睡尤甚。

诊脉弱小涩。撒开网查询：外无寒热头身疼痛与咳嗽唾痰，内无渴饮及呕泻便秘等情况，从经脉循行部位考虑，"心手少阴之脉，起于心中，出属心系……循臑内后廉，出小指次指之端；小肠手太阳之脉，起于小指之端，循手外侧上腕……"（《灵枢·经脉篇》）；心手少阴经与小肠手太阴经互为表里，故小指无名指麻痹，连手臂疲软疼痛；左胸憋闷不舒，心气虚而血气输出不畅也。不通则痛，不荣亦痛，皆能产生麻痹并疲软疼痛，因断认为心气虚心脉血气不畅。治疗以桂枝甘草汤为主治方，合红兰花酒并加味为佐使，组合如下。

桂枝10克，红花7克，炙甘草3克，延胡索15克，葡萄酒1杯。

二诊： 上方服7剂，左胸憋闷舒，小指并无名指麻痹以及手臂疲软酸痛均有轻减。思忖：补益心脾气血正时机也，人参养营汤合红兰花酒如下：

生黄芪15克，远志3克，人参3克，五味子3克，白术10克，熟地黄15克，茯神15克，当归10克，桂枝10克，川芎10克，炙甘草3克，陈皮7克，红花3克，生姜3片，大枣7枚，葡萄酒1杯。

三诊： 7剂服后，力力有加，心胸舒，小指、无名指麻痹以及手臂疲软酸痛一并除。再方备用。嘱：一旦有心胸憋闷，即取2～3克，置舌下噙化或咽下。

川芎30克，冰片3克。

共研细末，玉瓶或瓷瓶密封贮存。

病案10　营卫两虚，风寒乘袭，肩臂痛痹

王××，女，42岁，醴陵市人。

肩膊连手臂痛痹，曾就诊二三处，悉称颈椎病引起……

诊脉虚弦，神情气色无别样，颈项小有强劲不适，纳食便解好，睡眠可。思之：时下肩膊痛悉通颈椎病引起。从中医经脉循行分析："大肠手阳明之脉……上臑外前廉，上出于柱骨之会上"——至大椎；"小肠手太阳之脉……出肩解，绕肩胛，交肩上"——至大椎。是颈椎病可引起肩膊手臂痛，肩膊手臂痛亦可引起颈椎强劲不适。病之始发与后起毋需争讼，唯独病发之因由与机制应当明辨。"人年过四十，阴气自半"（《内经》），此等情况，四十岁以上人多有之，原因是营卫两虚，夜睡露肩，风冷乘袭，西医称肩周炎，中医称漏肩风。治疗，进一步查询，无口干苦，无热渴，大便不结硬，小便无热黄，非阳盛热体，或湿热邪盛者，处方以王肯堂蠲痹汤加减如下。

生黄芪 30 克，当归 7 克，防风 15 克，赤芍 7 克，羌活 10 克，片子姜黄 10 克，桂枝 7 克，厚朴 10 克，甘草 3 克，生姜 3 片，大枣 5 枚。

二诊：上方服 7 剂，肩膊手臂痛减大半，颈项俯仰转侧不感觉强劲也，无其他不良反应，效不更方，嘱：原方再服 5～7 剂。

两次诊察，服药 14 剂，病痊愈。再嘱：此病原由夜露肩，风冷乘袭，须好自防护。一席话，病者欣喜，感激之至，医心怡悦。"医患情缘尽在此中系"（《中医三摩地》歌词中语）。

附记：

有颈椎骨移变者，病不在颈椎，多因颈项肌肉对颈椎固护失力引起，治疗改善颈项肌肉功能，再通过日常生活颈项俯仰转侧而复位者有之。

病案 11　湿邪留聚，气血瘀阻，手指节肿痛

钟××，女，52 岁，板杉铺人。

双手指关节肿痛，几经治疗，打针服药（解热止痛药＋泼尼松），即用即效，未几复如故。

诊脉弦紧，非数非迟。手指不红不烧热，亦不感觉阴寒凉冷。"不通则痛，不荣亦痛"，此属"不通则痛"，湿邪留聚，气血瘀阻为病机。治疗：温通或凉通为治则，分清阳热体质或阴寒湿体是关键，从手指局部无从分辨。乃从饮食便解生活习惯查，大便显结硬，小便有时感觉热黄，善食，食喜凉冷。知阳明气盛人也，阳明多气多血多火热。从丹溪上中下通痛风方与己撰四体复勤汤二方考虑，此阳明气盛人也，从浅近治，凉而行之，四体复勤汤如下：

桂枝 7 克，生石膏 50 克，赤芍 10 克，延胡索 10 克，羌活 7 克，乌梢蛇

30克，防风15克，威灵仙15克，僵蚕10克，徐长卿15克，厚朴10克，甘草3克，生姜3片，大枣5枚。

二诊： 上方服10剂，手指节肿痛消减过半。嘱：毋需更换方药，原方吃吃停停可也。

获悉：断断续续服药20剂，手指节肿痛消，屈伸自如。

病案 12　风寒湿邪流聚，足膝肿痛

肖××，女，54岁，仙霞乡人。

诉：病寒热头身困痛，多方面原因，未及时治疗。经旬日，寒热却，足膝肿痛，步履维艰。

诊脉弦紧，舌苔白腻，饮食乏味。察足膝肿痛烘热，皮色不变。思忖：湿盛体气人也。复感风寒，与湿邪合，未予治疗，病经旬日，寒热外证却，非外邪散解，风寒湿流聚腿膝关节，肿痛之所由起。处方仍需要在调理通体情况下，治疗腿膝局部，朱肱活人败毒散为主治方，加味如下。

独活10克，枳壳10克，羌活7克，桔梗10克，柴胡7克，大腹皮10克，前胡7克，川芎7克，茯苓15克，苍术10克，白芷7克，甘草3克，生姜3片，葱白7个。

二诊： 上方服5剂，身体觉轻舒也，腿膝肿痛消减过半，口味改善，乐喜进食。噫呀呀！好一个身体觉轻舒也，腿膝肿痛才能肿消痛减过半。诸多局部病，忘却整体调整，岂能有效。转方：五皮饮合神术散加味如下。

茯苓30克，陈皮10克，大腹皮10克，桑白皮10克，苍术10克，川芎10克，白芷10克，甘草3克，生姜3片，大枣5枚。

5剂服后，足膝肿痛除，肢体捷健也。

病案 13　湿热困脾，肢体关节酸软疼痛

黄××，男，40岁，株洲市人。

肢体关节酸软疼痛，拍打则舒。民间单方验方石黄荆煮鸡蛋食之有效，连服四五次之多，总觉得头脑昏晕不支，饮食减少，终非究竟。

诊脉虚弦数，面色少华，舌体淡，苔白黄腻。思之：肢体关节外病，得查脏腑寒热虚实内在情况，整体观念为中医特色。询悉：心中常感觉嘈杂似饥，饮食却又乏味，饭食量少，大便或溏或结硬，坠胀难下。月经超前或滞后，其来也，迁延时日，黄白带下腥膻。小便有时热黄。爰认定，此脾胃气虚，湿热困扰，外肢体关节失其血气营运，风邪湿气留着，故酸软疼痛。补脾胃，清湿热，除风湿，内外两治，东垣升阳益胃汤加减如下。

生黄芪 15 克，半夏 7 克，党参 15 克，陈皮 7 克，苍术 10 克，柴胡 7 克，川黄连 5 克，茯苓 15 克，黄芩 10 克，泽泻 10 克，赤芍 7 克，独活 7 克，厚朴 10 克，羌活 7 克，神曲 7 克，防风 10 克，甘草 3 克，生姜 3 片，大枣 5 枚。

二诊： 上方服 7 剂，非时饥饿感消失，饭食量有加，大便较前畅快，肢体关节疼痛轻减也。知前方已取得阶段效果。转方以仲圣防己地黄汤合吴鞠通中焦宣痹汤合裁如下：

汉防己 10 克，桂枝 7 克，生地黄 15 克，防风 10 克，薏苡仁 30 克，半夏 7 克，晚蚕沙 15 克，栀子 7 克，连翘 10 克，杏仁 10 克，赤小豆 10 克，滑石 10 克，炙甘草 3 克，生姜 3 片，大枣 5 枚。

三诊： 上方服 7 剂，可喜。肢体关节酸软疼痛外证除，纳食便解归正。患者要求再药调理，为防其病有反复。考虑：内外证皆因湿热困脾，续调脾胃，兼以疏畅血气治之，脾为阴土，喜燥恶湿，方以甘草干姜汤，胃为阳土常多火热，以通以降为顺，合栀子厚朴汤，更加仲圣红兰花酒以疏畅肢体关节气血，组合如下：

炙甘草 5 克，厚朴 10 克，干姜 3 克，枳实 10 克，栀子 7 克，藏红花 5 克，葡萄酒 1 杯。

四诊： 服 5 剂，诸症消除，一切良好。教以上方断断续续服三五剂，告之曰：此即善后之方。

病案 14　营卫失调，风寒乘袭，手臂疼痛

李××，女，50 岁，醴陵市人。

右手臂连肩膊疼痛。诉：因房屋装修劳累过度起。

诊脉虚弦。思忖：不因身体之虚，邪气不能独伤人，劳累过度，很可能是手臂痛原因之一。肢体外证，还得查内在脏腑寒热虚实阴阳盛衰情况。因询得知：食少，烦心渴饮，大便溏秘无常，小便热黄。此劳倦伤脾，湿热困阻胃肠，营卫失调，风寒乘袭也。升阳益胃汤加减 5～7 剂。

生黄芪 15 克，苍术 7 克，西洋参 7 克，柴胡 7 克，茯苓 15 克，黄芩 7 克，半夏 10 克，川黄连 10 克，橘皮 7 克，羌活 7 克，泽泻 10 克，防风 10 克，神曲 10 克，甘草 3 克，生姜 3 片，大枣 5 枚。

二诊： 大便归正也，手臂痛未减。营卫之气尚未恢复，阴旦汤加味如下。

桂枝 10 克，防风 10 克，赤芍 10 克，羌活 7 克，黄芩 10 克，乌梢蛇 30

克，炙甘草 3 克，神曲 10 克，生姜 3 片，大枣 5 枚。

三诊：上方服 7 剂，手臂痛大减，养血祛风除湿治之，九味羌活汤合焦三仙 5～7 剂。

羌活 7 克，生地黄 15 克，防风 10 克，黄芩 10 克，白芷 10 克，焦麦芽 10 克，苍术 10 克，焦山楂 10 克，甘草 3 克，焦神曲 10 克，生姜 3 片，大枣 5 枚。

胃肠病，手臂肩膊病一并除。

病案 15　湿热流注，腰髀脚痛

柳××，男，51 岁，醴陵市人。

诉：腰髀脚痛，痿软乏力。

诊脉弦弱，右寸关虚大数，舌体淡，苔黄腻。"经脉者，内属脏腑，外络肢节"，肢体病很有必要从内在脏腑寒热虚实诸多方面查究。因询得知，知饥欲食，食后胀闷不适；大便坠胀泄泻，日一二次，有时却又显结硬难下。此脾胃气虚而湿热困阻也。湿性下趋，流于肢体肌肉或经脉，故腰髀腿脚痛滞，痿软乏力。内外兼治，益气升阳，除湿清热，东垣升阳益胃加减如下。

白术 10 克，黄芪 15 克，苍术 10 克，西洋参 10 克，茯苓 15 克，泽泻 10 克，羌活 7 克，柴胡 10 克，独活 10 克，白芍 10 克，防风 10 克，半夏 10 克，川黄连 7 克，藿香 10 克，神曲 10 克，甘草 3 克，生姜 3 片，大枣 5 枚。

二诊：上方服 5 剂，腹胀满泄泻好转，腰髀脚痛亦随之轻减过半。无不良反应，效不更方，前方再进 5 剂。

三诊：上方共服 10 剂，食后无胀满不适，大便归正，腰髀腿脚痛除。患者要求善后之方，因告之曰：湿热之邪，流连难除，诸般症状虽然已不明显感觉什么，犹不可急切专一进补，祛邪务令使尽，邪去正可自复。患者然其说。四妙丸去牛膝加神曲如下，7～10 剂。言：此即善后之方也。

苍术 10 克，黄柏 7 克，薏苡仁 30 克，神曲 10 克。

病案 16　营卫两虚，风寒乘袭，肩膊痛冷

江××，男，40 岁，清泥湾人。

诉：右肩膊痛冷，足背连足趾间或感觉小有麻痹，似痛非痛。二三处就诊，悉称肩膊痛为颈椎病引起。关于足背连足趾小有麻痹微痛未作任何解答。

诊脉弦虚大，观神情气色察不出异常，能食，大便好。因答：手三阳经脉（太阳、少阳、阳明）悉经肩膊上颈项，故不排除肩膊痛冷与颈项强痉不适之相互关系，是肩膊病在先或颈项病在先，挖空强分，究实对治疗意义不大。然中医对肩膊突发疼痛，多为夜睡露肩，风冷乘袭所致，病名漏肩风。从临床上体会，营卫气血虚人多有病漏肩风者，阳盛火热体质人病此者少；至于脚背有时连足趾间或麻痹微痛，是否与肩颈病有关，不可说无，尚难具体分析。目今治疗：就上处取之，先治其肩膊颈项。患者虽不懂医，乐喜其说。王肯堂蠲痹汤加味如下。

黄芪30克，桂枝10克，防风15克，赤芍10克，羌活10克，当归10克，片子姜黄10克，甘草3克，生姜3片，大枣5枚。

二诊：上方服7剂，肩膊痛冷除，颈项舒，犹可喜者，足背足趾麻痹微痛亦未出现。处方：桂枝加芍姜参新加汤5～7剂以作善后处理。

桂枝10克，白芍15克，党参30克，炙甘草3克，生姜30克，大枣7枚。

附记：

至大椎经脉有手足三阳经（手阳明大肠经，手太阳小肠经，手少阳三焦经，足阳明胃经，足太阳膀胱经，足少阳胆经），督脉行脊里。

病案17 劳累伤筋，肘关节屈而不能伸

吕××，男，45岁，醴陵市人。

右手肘关节能屈不能伸，拔火罐治疗后硬强有加。

诊脉虚弦，肘关节外形无变化，无红肿烧热。询：无跌打撞击因由。患者问："关节脱臼耶，骨折伤耶，是否风湿，或骨质增生……请予决疑？"答：跌打伤病有句金石名言："屈而不能伸，其病在筋，伸而不能屈，其病在骨"。此病在筋不在骨，或因强力持重时间过长，复伤于风冷，未可知也。患者急答：月前持重装卸半个晚上。复诉：人言拔火罐对风寒湿以及伤病皆宜，已拔火罐治疗，为何反觉硬强有加？答：此病既属劳累伤筋，非风湿，非寒湿，更非血气瘀阻，拔火罐治疗，"火气熏灼，焦骨伤筋，血难复也"（《伤寒论》），非伤血，必然伤津，筋失津养，故硬强有加。并告以此病既属强力持久劳累伤筋，不可以强力体操运动治疗，应当静养恢复，加以调营卫气血内服方药。患者服膺其说，请予出方。复考虑局部病治疗，尤不离整体情况。进一步诊察，内在脏腑无偏盛偏衰，能吃能睡，大便不结硬，小便无热黄，非火热体质，处方以桂枝加芍姜参新加汤，再加味10～15剂，嘱：此方吃吃停停可以，或二三日一剂，一个月可望恢复。

桂枝7克，党参15克，白芍15克，当归7克，伸筋草10克，鹿筋15

克，炙甘草3克，生姜3片，大枣5枚。

二诊：一个月后，患者诉：前方15剂服完，病愈过半，求一纸补养之方。思之：此人本系壮实之人，骤然以补药，恐其呆滞，反生不美，书予柴胡疏肝散加当归，因告知：方书有言"六腑以通为补"，肝主筋，肝以疏泄为补，此即补养之方，愿君不以价格高低论药之优劣与补泻。患者聪敏人也，心领神会，执方唯唯而退。

柴胡10克，枳壳10克，白芍10克，当归10克，川芎10克，橘皮10克，甘草3克，香附10克。

获悉，上方断断续续服10剂，一个月过后，肘关节屈伸自如，无其他不良反应。

病案18　气虚湿陷，足膝痿软

苏××，女，48岁，社泉人。

诉：足膝痿软，踏步三楼，需要歇息两次；坐卧时间过长，腿脚麻痹。若说是虚，能吃能睡，大便好，半年来，体重陡增……

诊脉濡弱，观神色淡滞。查询得知，西医检查血压高，日服降压药已三年。思之：中医无高血压病名，究之西医检查所谓血压高，也只是一种现象，一个症状，从机体实质认定，非寒非热，非虚非实，质言之，也只是一种上盛下虚的表现。目今，一经检查，有血压偏高情况，无问其他，即服降血压药，一旦服用，终生不能停药。长期服药，莫不令中气虚陷，他症旋起。该妇女肥胖陡增，非痰即湿。湿聚即为痰，非火热体质，湿不从热化；亦非阳虚寒冷体，不可以阴冷寒湿论治，无疼痛痛掣，亦非风也。长期服用降血压药，令气机逆乱，湿邪陷下，此脚膝痿软之所由也。益气除湿，仲景防己茯苓汤合防己黄芪汤加味，5~7剂。

防己15克，茯苓30克，生黄芪30克，苍术10克，桂枝7克，甘草3克，牛膝10克，生姜3片，大枣7枚。

二诊：7剂服后，患者见好转，自持原方直服至10剂。以往头脑昏眩即服降血压药，旬日来不见有头脑昏晕情况，降血压药已停服一个星期，脚痿软大有好转。再思之，肥胖陡增，痰湿体质也，转方以玄门三合汤方5~7剂。

石黄荆30克，何首乌30克，黄荆蔸30克，乌药10克，生姜3片，大枣7枚。

获悉：效果良好，踏步三楼不需休息，降血压药停服，血压恒定BP

140/90 毫米汞柱。

病案 19　痰饮留着，膝关节疼痛

王××，80 岁高龄，丁家坝人。

右膝关节痛，外观不红不肿，抚之无热无寒，何气使然，莫解其故。猝闻患者二三声咳，痰声汩汩。窃思：膝关节痛或为痰饮留着也。进一步查究，左右膝比而观之，左膝眼显见，病脚膝眼平满，是无肿却有肿也；左右膝比而触抚之，病膝无热却有热。察脉沉滑而显数，滑为痰，数为热，脉书定论，爰认作痰饮留着治之，书予木防己汤凉而行之，合控涎丹驱痰逐饮。虽属高龄，体气尚且不算虚，应当不偾事。组合如下。

木防己 10 克，生石膏 30 克，桂枝 10 克，西洋参 7 克，白芥子 10 克，甘遂 1 克（研末泡），大戟 7 克，茯苓皮 30 克，生姜 3 片。

二诊：3 剂痛减，自持方服至 5 剂，病腿膝膝眼平满转见低陷，疼痛消除。患者要求再方调理。书予三子养亲汤合半贝丸，治胸膈间痰，更是治膝关节痛。笃信之家，遵服无疑。7 剂服后，膝病愈，咳嗽唾痰亦大减。

白芥子 10 克，半夏 10 克，紫苏子 10 克，贝母 10 克，莱菔子 15 克，生姜 3 片。

病案 20　血虚血热，风邪中经，肢体关节疼痛

叶××，女，42 岁，醴陵市人。

肢体关节疼痛，月经期痛楚尤甚。

诊脉虚弦数，定观面神气色，淡滞中显暗红。肢体痛无定处，口干渴，饮水不甚多。思之：月经期痛楚尤甚，有必要从月经查究。经期超前五六日，量少，夹有瘀块。爰断认：血热血虚为本体，肢体经脉风邪阻结为客邪，朱丹溪大秦艽汤祛风清热，兼养血活血适合，加减如下。

生地黄 15 克，秦艽 10 克，当归 10 克，羌活 10 克，赤芍 10 克，防风 10 克，川芎 10 克，独活 10 克，生石膏 30 克，白芷 10 克，白茯苓 15 克，白术 10 克，黄芩 10 克，杜衡 5 克，甘草 3 克，生姜 3 片，大枣 5 枚。

二诊：前方服 7 剂，肢体关节痛楚轻减过半，月经时日尚远，未可知晓。阴虚血热尤为本体，肢体经络风邪湿气阻结尤有未尽，张元素九味羌活汤加减如下。

生地黄 15 克，川芎 10 克，黄芩 10 克，细辛 3 克，羌活 10 克，白芷 10 克，防风 10 克，苍术 10 克，秦艽 10 克，甘草 3 克，生姜 3 片，大枣 5 枚。

三诊：上方服 3 剂，肢体关节已不感觉疼痛，月经至也，量偏少，血质显稠酽。养阴清热调经治之，傅青主二地汤加味如下，复重重叮嘱：月经正潮不可服用，月经过后五七日断断续续服用可以，5~7 剂为限。

生地黄 15 克，阿胶 15 克，地骨皮 10 克，白芍 10 克，泽兰叶 10 克，玄参 10 克，丹参 10 克，麦冬 10 克。

获悉，月经时日归正也，量亦有加，肢体疼痛除。

病案 21　历节风痛

周××，女，45 岁，株洲市人。

周身关节痛，西医称类风湿关节炎，服西药有感肠胃不适而停药，自取中药参、芪、归、地，数数服之，其痛未有明显增减，感觉关节僵硬有加。

诊脉沉弱，观形体消瘦，脸色晦暗。大便溏软，纳食尚可，口不干渴。思之，丹溪上中下通痛风方，治历节风病统诸痰湿血热寒证，千古名方也。患者消瘦，非痰湿证类；关节无暗红烧热，口不干渴，大便不结硬，当不属湿热流聚或阴虚火热类。寒凉药伤阳，湿燥药损阴；呆补有增血气壅阻，攻伐则伤气损血。踌躇再三，拟取仲圣血痹虚劳病篇黄芪桂枝五物汤，于寒热虚实不相违背，加味如下。

黄芪 15 克，防风 10 克，桂枝 10 克，延胡索 15 克，赤芍 10 克，乌梢蛇 15 克，川红花 3 克，生姜 3 片，大枣 5 枚。

二诊：7 剂服后，关节痛大减，方药既中，暂不更方，嘱：前方续服 7 剂。

三诊：病证续有好转，估计病去十之六七，黄芪桂枝五物汤加甘草，合当归补血汤并红兰花酒 7~10 剂。

获悉：关节痛除，身体轻舒也。

黄芪 15 克，桂枝 7 克，当归 5 克，赤芍 7 克，红花 3 克，甘草 3 克，生姜 3 片，大枣 5 枚，葡萄酒 1 杯。

病案 22　营血虚亏，肢体疼痛

罗××，女，43 岁，白关铺人。

诉：患红斑狼疮，经治多年，病情已有痊愈趋向。目前，唯肢体疼痛，屈伸劲强不利。

诊脉虚弦，气色淡滞，神情疲惫，终日困倦欲睡。食量一般，大便尚可。月经迟后，量涩少，无瘀阻，经期腹不痛。思量：凡施治，必先脏腑，后乃肢体，此情此况，脏腑平和，无沉寒积热瘀阻。又大凡肢体疼痛，有两种情况，不通则痛，实也；不荣亦痛属虚，此血气之虚，人参养营汤适合。尤虑者是，正值"四九"天时，寒温数变，"因天时而调血气"（《素问·八正神明论》），骤补恐其有失，乃书予桂枝加芍姜参新加汤先遣治之。

桂枝 10 克，人参 7 克，芍药 15 克，炙甘草 3 克，生姜 15 克，大枣 5 枚。

二诊：上方 5 剂服后，肢体疼痛轻减，困倦欲睡未有改善。补营卫气血不可再疑虑也，人参养营汤 5~7 剂，并嘱：服药期间，慎风寒感冒。

生黄芪 15 克，地黄 15 克，人参 5 克，当归 7 克，茯苓 15 克，白芍 7 克，白术 15 克，远志 3 克，橘皮 7 克，五味子 3 克，桂枝 7 克，炙甘草 3 克，生姜 3 片，大枣 5 枚。

一个月后，患者复来也。言：肢体疼痛除，气力有加，是否还需要服药？答：上二方相间断断续续服用可也，一个月为期，感冒勿服。

【四九天时】

中国历书记载：从冬至日起九（单日连冬起九，双日除冬起九），第一个九日、第二个九日……直至九九八十一日。意思言：冬至后这一段时期寒温变化大致规律。比如言："一九、二九热"，此段时期天气尚不寒冷；"三九、四九雪"，为冬季最寒冷时期；"五九、六九，沿河看柳"，指天气渐渐转暖，柳树开始发出新枝叶……

病案 23 营卫两虚，风寒乘袭，右肩膊连手臂痛

吴××，男，50 岁，王沙人。

诉：右肩膊连手臂痛。西医药"APC"，曾数数服之有效，但不能根治。

诊脉虚弦而紧，纳食、便解、睡眠好，知内在脏腑无病，肩膊手臂无特殊凉冷感觉，亦不感觉烧热，知非阳虚阴冷或阴虚火热体质，颈项无强硬不适，更不属颈椎引起。此病西医学称肩周炎，中医合漏肩风证也。原由营卫气血两虚之人，夜睡露肩，风寒冷气乘袭。王肯堂蠲痹汤补气益血、祛风散寒除湿，舍此无他求，加味如下。

生黄芪 15 克，防风 10 克，当归 10 克，羌活 7 克，赤芍 10 克，片子姜黄 10 克，延胡索 15 克，威灵仙 10 克，炙甘草 3 克，生姜 3 片，大枣 5 枚。

二诊：5 剂服后，病减大半。复听诉：右手小指、无名指麻痹，知小肠经脉之病与肩膊臂痛原为一体。查"天宗"穴有压痛。嘱：原方再服 7 剂。配合针灸疗法，收效更加捷速。于"天宗"穴施以埋藏针法。一周后，肩膊

臂痛、小指麻痹一并愈。

附记：

天宗穴：位肩胛骨下方当中，直对秉风，横平第五胸椎下（即横平肩贞）。又天宗、肩贞、臑俞形成等边三角形，治上肢不举第一穴。上肢风湿病本穴有压痛。

病案 24　营卫两虚，湿邪留聚，腿脚酸软胀痛

熊××，女，48 岁，醴陵市八里庵人。

腿脚酸软胀痛，击打捏捻则舒，足下觉凉冷。

诊脉弱小，神情气色淡，询二便清利。"拒按者为实，喜按者为虚"，方书定论。此营卫气血虚也，酸软胀痛，湿邪留聚有之，足下感觉凉冷，或非阳气之虚极，湿邪留聚，血气有失畅达亦可致足下凉冷。处方：桂枝加芍姜参新加汤温而不燥，补而无滞腻。将欲书方，学人提议：益气、调和营卫，此方无可非议，该病既然认定有湿邪留聚，是方除湿力不足，桂枝去桂加苓术汤可钦？因答：此方有文句传写之错，据《医宗金鉴》桂枝去桂应当是去芍。桂枝去芍加苓术汤绝妙。辨理既明，疑虑得释，书方如下。

桂枝 10 克，炙甘草 3 克，茯苓 15 克，生姜 3 片，白术 10 克，大枣 5 枚。

二诊：上方服 5 剂，腿脚酸软胀痛轻减也，复以桂枝加芍姜参新加汤，如下。

桂枝 7 克，党参 15 克，白芍 10 克，炙甘草 3 克，生姜 3 片，大枣 5 枚。

获悉：上方服之佳，患者自持方服 10 剂之多，腿脚酸软胀痛一并除。

病案 25　阳虚寒湿留聚，脚膝痿软疼痛

芦××，女，67 岁，七里山人。

左脚膝关节痛，痿软乏力。血压高（170/95 毫米汞柱），每日吃降血压药，头脑长日昏晕。

诊脉弦，大而迟；观面色口唇淡。膝关节无红肿，不烧热，大便不结硬，小便无热黄，睡眠可。从整体认定，不属阳盛火热体质。断认：此阳虚体，寒湿留聚，脚膝疼痛痿软。谨守中医理法，血压略高，可以不拿来作辨证分析，书予景岳三气饮加减 3~5 剂如下。

附子 15 克，当归 7 克，熟黄精 30 克，桂枝 7 克，杜仲 10 克，牛膝 10 克，茯苓 15 克，赤芍 10 克，狗脊 15 克，杜衡 7 克，苍术 10 克，甘草 3 克，生姜 3 片，大枣 5 枚。

二诊：5 剂服后，脚膝疼痛减，无其他不良反应，前方加减再进 5～7 剂。

附子 15 克，当归 10 克，茯苓 15 克，熟地黄 15 克，白术 10 克，桂枝 10 克，杜仲 10 克，千年健 10 克，川牛膝 10 克，鸡血藤 15 克，狗脊 15 克，赤芍 10 克，甘草 3 克，生姜 3 片，大枣 5 枚。

三诊：脚膝痛住，痿软振，头脑不觉昏晕，血压归正也。

再方处理，《内经》"五虚勿近"，虚证施用补法亦当谨慎行事，舍前方，书予仲圣千金生姜甘草汤加味，以调营卫血气 7～10 剂，嘱：吃吃停停。

生姜 3 片，党参 15 克，大枣 5 枚，当归 7 克，炙甘草 3 克

病案 26　热痹肢麻

肖××，女，31 岁，醴陵市人。

手足麻痹久矣！

诊脉沉，弱小中显数。听诉：月经常年两个月一至。考虑：月经常年三个月一次者称季经，两个月一次者称并月，此为生理性之特有情况，可不拿来作病证分析。手足麻痹分热痹、寒痹是关键。查询得知：能食，大便屡见稀溏，解出秽臭特甚，晨起盥洗漱口刷牙，牙龈出血为常有情况，此阳明火热气盛人也，胃强脾弱，水谷失其正常生成与运化，蕴结为湿热，故大便秽臭特甚；脉沉弱小，非血气之虚极，当属个体特异生理性之常态脉，非阳虚气弱也。据以上分析断认：此热痹肢麻。处方以木防己汤合芍药甘草汤加威灵仙、延胡索、乌梢蛇以助其通，法取凉而行之。牙龈出血，系上部出血症，凉而行之，当无所障碍。方如下：5～7 剂。

木防己 10 克，生石膏 30 克，桂枝 7 克，威灵仙 10 克，赤芍 10 克，延胡索 10 克，西洋参 3 克，乌梢蛇 30 克，甘草 3 克。

二诊：服之良好，患者自持方服至 10 剂，四肢麻痹消除，大便异常秽臭亦轻减，牙龈未见出血。防己地黄汤养血熄风除痹，加味用之，5～7 剂。

防己 10 克，桂枝 7 克，生地黄 30 克，防风 10 克，鹿啣草 10 克，龟甲 15 克，甘草 3 克。

7 剂服后，肢麻痹除，牙龈出血亦极少出现。

病案 27　中风后遗症，四肢麻痹，关节强劲

宋××，女，80 岁高龄，黄獭嘴人。

脑血栓中风，经治神志复苏，遗留四肢麻痹，关节强劲，屈伸维艰。

诊脉虚弦，神色暗淡，口中自觉痰涎黏滑，口气秽臭，口中干渴，却不喜饮水，食少，大便坠胀。窃思："阳明主润宗筋，束骨而利关节"（《内经》），此病当治在阳明，除却口中黏滑痰涎，并口气秽臭，恢复胃肠功能，能进食，营养不缺，血气充，经脉得养，然后四肢麻痹，关节强劲或可恢复。选方：竹皮大丸，药味平淡，从仲圣原文"安中益气"领会，胃强脾弱证分析，方中石膏泻胃中邪热，抑其强，扶脾弱即在其中；方中桂枝甘草二味，即桂枝甘草汤也，为补益心气之祖方，心气复，火土相生；白薇利阴气，清血热，兼除湿热，合竹茹可令痰涎不起，大枣脾之果也，补气益血，是方允当，加味如下。

姜竹茹 10 克，软白薇 10 克，生石膏 15 克，厚朴 10 克，桂枝 7 克，延胡索 15 克，炙甘草 3 克，生姜 3 片（约 30 克），大枣 5 枚。

二诊：上方 7 剂服后，口气秽臭除，口中黏滑减，口味渐开，饭量有加，大便亦畅。患者言：肢体关节仍僵劲。因答：年事已高，较难恢复，可以恢复，患者默然。处方：仲圣千金生姜甘草汤补益肺脾气，合韩懋三子养亲汤，降气化痰消食 7 剂。

生姜 3 片，北芥子 15 克，大枣 5 枚，紫苏子 15 克，太子参 15 克，莱菔子 15 克，甘草 3 克。

三诊：四肢麻痹见轻松，关节屈伸续有好转，思之：女以血为主，非无理也。又脑血栓中风原本由血气瘀阻，血行不畅。气行血行，血瘀气亦滞，转方以仲圣红兰花酒，日服之。

藏红花 3 克 ⎫
葡萄酒 1 杯 ⎭ 炖热服之

一个月后，关节僵劲续有好转，生活起居勉强能自行料理。全能恢复，实实难也。

病案 28　阳明热痹肢麻

杨××，男，60 岁，株洲市白关铺人。

诉：手食、中指麻痹，腿膝关节下连足背烧热痛痹，有时足掌底亦感觉热甚……

诊脉沉小难及，观形体壮实，脸色暗红。因询得知：大便见结硬，食后胀满不适，口干渴饮冷，牙齿时有疼痛，额侧连目胀，视物昏朦。从经脉循行分析："大肠手阳明之脉，起于大指、次指之端……入下齿中"；"胃足阳明之脉，起于鼻之交頞中，旁纳太阳之脉，下循鼻外，入上齿中，还出挟口环唇，下交承浆，却循颐后下廉，循颊车，上耳前，过客主人，循发际，至额颅……"（《灵枢·经脉篇》）。因断认此阳明热痹肢麻也。牙齿痛、额侧连目胀，亦阳明火热风邪上壅。脉沉小弱，非血气之虚，阳明经气痹脉亦痹，与大承气汤证有脉迟者同一理也。治疗：阳明多气多血，多火热，凉而行之，书予木防己汤，虽不属金疮，合王不留行散取其通瘀除痛之功，加减组合如下。

汉防己 10 克，王不留行 15 克，生石膏 30 克，蒴藋叶 10 克，桂枝 7 克，桑枝 15 克，西洋参 3 克，干姜 3 克，赤芍 10 克，黄芩 10 克，厚朴 10 克，花椒 3 克，甘草 3 克。

二诊：患者欣喜以告，上方服 7 剂后，指趾痛痹除，牙齿、额侧连目胀未起，食后胀满以及大便结硬均有好转。转方考虑：患者曾诉足掌底烧热一症，足掌少阴涌泉穴也，阳明火热有余，少阴阴虚乃必然，当下急速滋养少阴会带来气机滞阻，指、趾麻痹复起。然"壮水之主以制阳光"（《内经》），为调阴阳大法，亦定法也，不滋养少阴，以克阳明气盛产生火热，又不可以也。思之又思之从曲线进，肺为肾母，虚则补其母，母气充，子必受荫。吴鞠通沙参麦冬汤滋养肺胃阴、防己地黄汤养血以熄风除痹，合方如下。

玉竹参 50 克，天花粉 15 克，北沙参 30 克，桑枝 50 克，麦冬 10 克，生地黄 15 克，汉防己 15 克，桂枝 7 克，甘草 3 克，白扁豆 10 克。

三诊：上方直服至 10 剂，腿脚麻痹痛愈，牙齿并额头胀一并除。

病案 29　"神门"脉部位痛

神门脉部位为神门穴，手少阴心经所属也。尔来诊二例，均为神门脉部位痛。施以"金针"，取"纳子法"泻之，获得顺水推舟之效。

其一，刘××，40 岁，农民，清泥湾人。"神门"脉部位痛，不红不肿，患者疑为"点打"所伤。余曰：是否"点打"伤，姑置弗论。神门脉乃心经所属，心经与小肠经互为表里，小肠经之"天宗"穴必有压痛反应，查之果验。遂取"神门、天宗"二穴行纳子法泻之，一次痛减，二次愈。

其二为一家庭妇女，颜××，杜家冲人。"神门"脉部位痛，午夜发。查"天宗"穴亦有压痛，取"神门、天宗"二处，取纳子法泻之，二次愈。

针灸之法，由来久远，乃我神州国粹，盼中医界同仁，广为学用。

附记：

神门穴：位腕后横纹（第二横纹）豆状骨与尺骨的关节处，尺侧屈腕肌腱之桡侧。主治：心脏诸病，为治失眠第一穴。

天宗穴：位肩胛岗下方当中，直对秉风，衡平第五胸椎，又因经穴有异位者，附近压痛点亦属该穴。凡手臂痛或痹，本穴有压痛反应。

纳子法：脏腑气血流注与十二地支时间合，根据脏腑气血配合十二地支时间进行针刺，称纳子法。

心属午时（上午 11 点至下午 1 点）；《难经》"迎而夺之谓之泻，随而继之谓之补"，泻取午时 11~1 点，补取未时 1 点以后。

点打：仙道学运用"气功"可以不着肤的一种击伤术，有或无，不作认定。

30　中风病类

病案1　风邪中络，口眼㖞斜。

文××，男，40岁，株洲市人。

卒病口眼㖞斜，患者大怵，以为大病加临，担心半身不遂，或昏愦之发生，10日之内，三次更医。

诊脉弦紧，观神情气色晦暗，神识清，肢体活动好。窃思：患者目今情况，身病加心病，为治身病口眼㖞斜，有必要调理心态。为身病治疗开路。因释之曰：所患非大病，亦非小恙，属中风病类。中风有中脏、中腑、中经、中络之分，中脏者卒病神识昏愦，肢体瘫痪（有脱证与闭证之分，虚与实两大类）；中腑者或病晕倒，苏醒后发现半身不遂，语言謇涩，二便失禁或阻隔；中经者，亦卒病半身不遂；中络则为中风之轻症，仅出现口眼㖞斜，手足或小有麻痹。今所病属中络，为中风之轻症，可以治愈，但亦非三五七日或旬日内能完全恢复。一席话，察患者神情转安定也。治疗："夫百病之生也，皆生于风寒暑湿燥火以之化之变也"（《素问·至真要大论》），病在络，取宣散祛风，活人败毒散合牵正散先遣治之。

独活10克，枳壳10克，羌活10克，桔梗10克，防风15克，前胡10克，茯苓15克，柴胡10克，川芎10克，僵蚕10克，薄荷7克，全蝎3克，甘草3克，生姜3片。

二诊：上方服7剂，病侧面颊抓搔之已有知觉。定观患者面部气色转暗红。思之：面颊属阳明经，阳明其经也，多气多血而多火热，风寒暑湿之邪有化热之势，前方加石膏7剂。

三诊：续有好转。"邪之所在，皆为不足"（《灵枢·口问》），前方加生地黄益阴，桂枝通阳，取防己地黄汤养血熄风意，如下。

独活10克，枳壳10克，羌活10克，桔梗10克，防风10克，柴胡10克，川芎10克，前胡10克，茯苓15克，僵蚕10克，生石膏30克，全蝎5

克，生地黄 15 克，薄荷 7 克，桂枝 5 克，甘草 3 克。

连前三次医药，治疗约一个月，口眼喎斜正，无任何后遗症情况。

病案 2　痰阻心脾不语

李××之母，50 岁，湖谭村人。

卒病不语，四肢不能动弹；气息平，神色不脱。

诊脉极沉小，指下模糊，舌淡苔白腻，血压 150/90 毫米汞柱。思之"脾脉系舌体，散舌下"痰阻气机，故不能言语；"四肢皆禀气于胃，而不得至经，必因于脾气，乃得禀也"。今脾病不用，故四肢不举。不能言语与四肢不举，盖同一机制。脉极沉小，指下模糊，痰阻而脉不出也。涤痰开窍，助脾传输，书予涤痰汤加减。一剂声开能言，二剂手足能举动，三剂康复如常。

胆南星 7 克，茯苓 15 克，半夏 10 克，菖蒲 3 克，枳实 10 克，人参 3 克，橘红 10 克，竹茹 10 克，甘草 3 克，生姜 3 片，大枣 5 枚。

病案 3　风中阳明经络，面肌抽动

邹××，女，57 岁，神福港人。

左侧面肌抽动，频频眨眼。病起月余，以重价购取安宫牛黄丸服之，再服之，不感觉有些许效……

诊脉弦紧，观颜面神色黯淡，言：知饥饿欲食，食后饱胀不适，大便不结硬，亦非稀泻，长日肛门坠胀，睡眠欠佳，左手足麻痹。思之：中风有中脏、中腑、中经、中络之分，中脏者神志昏糊不语，中腑者神志恍惚或迷蒙，此则风中在阳明经络，安宫牛黄丸服之未引邪入心脑已经算是很幸运也。面色黯淡，非血气之虚，阳明经脉行于面，面部肌肉血气不营；非时饥饿欲食，胃中热扰也；食后饱胀，脾虚失其运化；睡眠欠佳，胃热扰心神。治疗：以重镇不可以制此抽动，阳明多气多血多火热。清热活络，兼以祛风解痉，竹皮大丸合玉真散再加味如下。

姜制竹茹 15 克，赤芍 10 克，桂枝 7 克，天南星 10 克，石膏 50 克，防风 10 克，软白薇 10 克，僵蚕 10 克，乌梢蛇 30 克，红花 5 克，甘草 3 克，生姜 3 片，大枣 5 枚。

二诊：上方服 7 剂，面部肌肉动掣止，非时饥饿感亦少减，睡眠未完全恢复，手足麻痹仍有感觉。病久入血，转方：大秦艽汤加减，7 剂。

秦艽 15 克，生地黄 15 克，羌活 7 克，生石膏 30 克，独活 7 克，黄芩 10 克，防风 10 克，当归 7 克，僵蚕 10 克，川芎 7 克，软白薇 10 克，甘草 3

克，生姜3片，大枣5枚。

三诊：睡眠好转，手足麻痹除。考虑阳明多火热，火热除，阴气虚，吴氏益胃汤以善后。7~10剂。

玉竹参50克，生地黄15克，北沙参50克，麦冬15克，冰糖30克。

病案4 风中经络，口眼㖞斜

刘××，男，50岁，横田村人。

卒病口眼㖞斜。

诊脉数实，舌红苔白黄，大便见结硬。中风之病，有中脏、中腑、中经络之分，此风中经络也。阳明之脉营于面，胃肠火热盛极，该脏腑所属经脉之血气入于胃肠以救焚，则外部颜面经脉虚空，邪风乘虚入中也。治疗：清泻阳明胃肠内在火热，宣散外在风邪，开通气机，防风通圣散加减3剂。

防风10克，荆芥15克，大黄10克，麻黄5克，黄芩10克，赤芍10克，栀子5克，川芎10克，僵蚕10克，白芷10克，薄荷7克，连翘10克，当归7克，甘草3克，生石膏30克，生姜1片。

二诊：大便通利，口眼㖞斜虽然尚未见好转，但面部肌肉冷暖触觉敏感度明显有改善。前方去大黄、麻黄，加乌梢蛇，5剂。

防风10克，赤芍10克，荆芥10克，川芎10克，僵蚕10克，当归7克，薄荷7克，乌梢蛇30克，白芷10克，生石膏30克，连翘10克，甘草3克，生姜3片。

三诊：颜面歪斜大有好转，眼开闭自如。上方加生地黄15克，5剂。

四诊：口眼正。火热风邪病后，养阴以善后，吴氏益胃汤加宣散风邪之薄荷5~7剂，作善后处理。

玉竹参30克，生地黄15克，北沙参30克，麦冬10克，薄荷10克。

病案5 中风后遗症，右边手足瘫软疼痛

周××，女，62岁，株洲市白关铺人。

诉：去年病中风，系左侧脑病。经治神志恢复，遗留右边手脚瘫软疼痛。人言：过花甲之人，身体功能状况，由盛极而趋于衰退，手足瘫软，很难恢复。来我处治疗试试看。

诊脉虚弦显数，观面色晦暗，舌体暗红，苔黄白腻。常感觉饥饿，善食，食后饱胀，大便泄泻，有时却又结硬。思之：脑中风，病在脑，①脑动脉出血耶！或血行不畅而血瘀梗阻，不可得知，论病机皆有虚亦有实；②脑为元

神之府，五脏六腑皆有其所属区域，脑与各脏腑虚实寒热干系甚重，调脏腑亦即治脑也。知饥善食，食后胀满，大便溏秘无常，舌红、苔白黄腻等情况分析，为胃肠湿热困阻，处方以李东垣升阳益胃汤调胃肠兼通表里治之。

苍术 10 克，黄芪 15 克，柴胡 10 克，西洋参 5 克，川黄连 7 克，赤芍 7 克，茯苓 15 克，半夏 7 克，泽泻 10 克，独活 10 克，防风 10 克，甘草 3 克，生姜 3 片，大枣 5 枚。

二诊：上方服 7 剂，食后胀满除，大便归正，手足活动微有起色。转方以防己地黄汤合红兰花酒加味如下。

防己 15 克，生地黄 15 克，桂枝 7 克，红花 7 克，防风 10 克，乌梢蛇 15 克，甘草 3 克，神曲 10 克，生姜 3 片，大枣 5 枚，葡萄酒 1 杯。

患者持此方，断断续续直服至 30 剂，欣喜手足痛痹除，瘫软恢复，日常生活能自理也。

有感焉！中风病在脑，实实在脑，调脏腑即所以治脑也。

病案 6　痰阻心脾，舌謇语涩

黎××，七旬老者，石羊村人。

卒病痰潮，舌謇语涩。

诊脉弦滑，舌苔白腻。无汗出、遗尿、口开、手撒、神昏、搐搦诸症。虽属高龄，证实脉实。人教以人参、阿胶蒸服，下咽即吐，入腹不多，幸矣哉！进一步查询，无热渴烦心，二便不阻隔。思之：舌乃心苗，又脾脉系舌本撒舌下，因断认为寒邪痰饮阻遏心脾气机，书予涤痰汤加减，能受纳，不见吐出。5 剂服后，痰消、语言畅。

天南星 10 克，建菖蒲 7 克，半夏 10 克，枳实 7 克，茯苓 15 克，橘皮 7 克，远志 3 克，僵蚕 10 克，甘草 3 克，竹茹 10 克，大枣 3 枚。

病案 7　风中经络，口眼㖞斜

李××，女，30 岁，花桥村人。

口眼㖞斜，病来卒发，风也。民俗以安宫牛黄丸最能祛风，重价购取二三颗，服之无效。逾月，来余处诊。

诊脉弦而迟，唇口暗红，纳食便解好。思之：颜面为阳明经脉之所循行部位，此风中阳明经脉，脉迟为邪风阻遏脉气，不作阳虚认定（舍脉从症）。安宫牛黄丸温病邪陷心包者宜，此病未及心脑，安宫牛黄丸不但无效，且有引邪入里之虞。阳明其经也，多气多血，无火热却有火热，治宜以清、以通、以疏。竹皮大丸仲圣治"妇人乳中虚，烦乱呕逆者"，亦阳明拨乱归正之方也。借用之，加减如下。

姜竹茹 10 克，僵蚕 10 克，桂枝 7 克，乌梢蛇 30 克，生石膏 30 克，赤芍 10 克，软白薇 10 克，红花 3 克，防风 10 克，荆芥 10 克，甘草 3 克，生姜 3 片，大枣 5 枚。

二诊：服 7 剂，好转。阳明多火热，火热势必伤阴，上方合防己地黄汤养血熄风治之。

姜竹茹 10 克，生地黄 15 克，桂枝 7 克，僵蚕 10 克，生石膏 30 克，乌梢蛇 30 克，软白薇 10 克，赤芍 10 克，防风 10 克，防己 10 克，荆芥 10 克，红花 3 克，甘草 3 克，生姜 3 片，大枣 5 枚。

三诊：二单 14 剂，口眼㖞斜正，吴氏益胃汤以滋养胃阴善后，5~7 剂。

玉竹参 30 克，麦冬 10 克，北沙参 30 克，生地黄 15 克，冰糖 30 克。

病案 8 血虚中风，左边手足瘫痪
凌××，女，50 岁，花桥村人。

卒病神志昏糊，左边手足瘫软，经住院治疗，神识恢复，手足瘫软未愈，转中医药治疗。

诊脉弦细数，舌红津干。察语言清，能食，渴饮喜冷，大便结硬，小便频数，夜尿七八次之多。思之：中风，病在脑，实不仅在脑，与脏腑气血阴阳密切相关。中风急症期，在不能口服药情况下，中医针灸好，然求一针灸术精湛者难（针灸应当加强继承发扬），西医打针，从血液进药堪佳，急症期过，中医药从脏腑寒热虚实以整体观念调治显优长。该病目今情况，能食，口干渴饮冷，大便结硬，系阳明气盛，火热必甚，夜间小便七八次之多，有虚实两般原因，一是少阴阴气不足，水津不藏虚也；二是阳明火热内扰，小肠之水液因热从小肠泌别入于三焦，从膀胱下泄，爰夜尿频多；又因小肠之水液失于传送至大肠，故大便干结。治疗：祛风清热，养血活络，丹溪大秦艽汤治中风不拘经者，加减如下。

秦艽 10 克，羌活 10 克，生地黄 15 克，独活 10 克，生石膏 30 克，防风 10 克，黄芩 7 克，赤芍 7 克，川芎 10 克，当归 7 克，僵蚕 10 克，甘草 3 克，生姜 3 片，大枣 5 枚。

二诊：5 剂服后，口干渴与夜间小便频数均有减少，唯大便仍显结硬，知津液尚未回归大肠。大秦艽汤加减合缪希雍更衣丸如下。

秦艽 15 克，防风 10 克，生地黄 15 克，独活 10 克，生石膏 30 克，当归

7克，黄芩10克，赤芍7克，僵蚕10克，川芎7克，芦荟7克，羌活7克，朱砂3克，甘草3克。

三诊：大便畅，手足瘫软有好转，能屈指微动。养血熄风，活络通经，大秦艽汤加减合仲圣红兰花酒。嘱：苟能相安，未出现不良反应，断断续续服10～15剂。

秦艽15克，乌梢蛇30克，生地黄15克，威灵仙15克，生石膏30克，延胡索15克，龟甲30克，赤芍10克，防风10克，当归7克，藏红花3克，甘草3克，葡萄酒1杯。

四诊：两个月后，患者复来也。欣喜以告，前方每日1剂或隔日1剂，直服至20剂，情况良好，手脚屈伸大有进步，已能自行穿衣脱衣。上方减味减量，再进10剂。

秦艽10克，龟甲30克，防风10克，当归7克，生地黄15克，赤芍7克，生石膏20克，乌梢蛇20克，甘草3克，红兰花3克，神曲10克。

共服药30余剂，调治约三个月，患者生活起居能自理也。

病案9 饥饿气馁，痰阻心脾不语

张××之妻，35岁，横田村人。

昨晚起，不能言语，口唾涎沫。

诊脉濡缓，观情绪低沉，伤感泪下。从旁获悉：饥馑之年，家中粮食断绝，无米下锅已两天，仅以黄菜叶充饥。阿弥陀佛，此饥饿气馁，痰阻心脾不语。书予涤痰汤，承亲友资助，1剂，即能说话。告之曰：谋就饭食，以营养为重要……

天南星10克，枳实10克，半夏10克，橘红10克，茯苓15克，人参3克，建菖蒲5克，炙甘草3克，竹茹10克，生姜1片，大枣7枚。

病案10 阳明风邪火热，牙颚关节强劲不张

宋××，女，46岁，火神庙人。

卒病右边面颊强劲，张口困难，查究非牙颚关节脱臼。善食易饥，进食困难，大便实，语言声洪，诊脉弦紧迟。思之：脉迟，乃脉气不行，不可作虚冷认证。综合分析：此阳明风邪火热，中在经脉。祛风解痉清热治之，陈实功玉真散合仲圣红兰花酒再加味如下。

天南星10克，红花7克，白芷10克，白附子10克，防风10克，乌梢蛇30克，羌活10克，僵蚕10克，赤芍10克，生石膏30克，天麻10克，

甘草 3 克，生姜 3 片，葡萄酒 1 杯。

二诊： 上方服 7 剂，面颊牙颚见轻松，无不良反应。效不更方，直服至 15 剂，面颊强劲解除，牙颚活动自如。

病案 11 风寒湿邪阻结，经气不舒，口眼㖞斜

文××，男，45 岁，石羊村人。

猝病口眼㖞斜，特意从上海归来治疗。出示前所服药：白附子、全蝎、僵蚕、蜈蚣……，牵正散加味也，效果不佳。

诊脉弦紧，苔白黄腻。询悉：食尚可，唯咬嚼困难，大便滞结难下，头身困重。思之："百病之生也，皆生于风寒暑湿燥火以之化之变也"（《素问·至真要大论》），此病头身困重，应当为辨证着意点。意见：风寒湿邪阻结，阳明经气不舒，与太阳、少阳不无关系。"善治者治皮毛"，处方：荆风败毒散合厚朴大黄汤如下。

防风 10 克，荆芥 10 克，枳壳 10 克，桔梗 10 克，前胡 10 克，柴胡 10 克，川芎 10 克，茯苓 15 克，独活 10 克，羌活 10 克，厚朴 10 克，大黄 10 克，薄荷 10 克，甘草 3 克，生姜 3 片。

二诊： 上方服 5 剂，头身困重轻舒也，大便畅，口眼㖞斜好转，进食咀嚼亦便捷。治疗，仍以宣散祛风，兼以解痉，方以李中梓祛风清上散去黄芩加石膏，合牵正散，如下。

羌活 10 克，白芷 10 克，防风 10 克，石膏 15 克，荆芥 10 克，川芎 10 克，柴胡 10 克，全蝎 3 克，僵蚕 10 克，白附子 10 克，甘草 3 克。

通过约半个月治疗，口眼正，完全恢复，欣喜登程再去上海工作也。

31　痉病与震颤病类

病案　风邪内动，口唇动掣

匡××，女，67 岁，花桥村人。

口唇动掣，手足震颤，无有停歇。十许年旧疾，一周来加剧。

诊脉沉小，语言断断续续，呼吸、气力、饮食、便解一如常态。十许年来之旧疾，一朝加剧原因，反复查询，外无寒热，非外感六淫风寒暑湿燥火引动，内无呕吐不食便尿阻隔或泄利等情况诱发，或许因七情恼怒，气机逆乱致旧病加剧为原因，言谈中察知老妪好强心态人也，病起情况不便究问，亦无需查究。处方以祛风、清热、重镇，书予仲圣风引汤加减 5～7 剂，并告知：治疗只可除其新近病症加重情况。

大黄 7 克，生牡蛎 15 克，桂枝 7 克，干姜 3 克，生石膏 30 克，僵蚕 10 克，寒水石 15 克，玳瑁 15 克，西滑石 15 克，天麻 10 克，紫石英 15 克，薄荷 10 克，龙齿 15 克，甘草 3 克。

二诊：好转，口唇动掣明显轻减。考虑：阳明多气多血亦多火热，火热生燥，需润养治之，吴氏益胃汤 10～20 剂。并告以人事纷争能使病证加重，恬淡虚无是第一药方。

玉竹参 30 克，生地黄 15 克，北沙参 30 克，麦冬 10 克，冰糖 15 克。

尔后获悉：口唇动掣，手足震颤均有轻减。叹，完全恢复，卢扁亦难也。

32 痹病类

病案 1 风寒湿三气杂至，合而为痹

钟××，男，40岁，官庄人。

卒病身体不能自转侧，手足瘫软痛痹。

脉浮缓而迟。询悉在军队服役多年，从未下水工作，归得家来，下冷水浣衣，时间过长，又因被盖单薄，夜睡受其寒冷，风邪寒气与湿合，留着在肌，营卫之气不利，故手脚瘫软痛痹，身体不能自转侧；纳食便解尚可，病在肌肉经腧，未及脏腑。书予桂枝芍药知母汤，3剂。

桂枝10克，赤芍10克，麻黄10克，白术10克，附子10克，防风10克，知母10克，甘草3克，生姜10克。

二诊：上方服之得数数汗出，风寒散，湿气泄，手脚痛痹除，身体亦轻舒也，转方以桂枝加芍姜参新加汤调营卫气血，并除余邪。嘱告之：此即善后之方也。

桂枝7克，人参3克，白芍10克，炙甘草3克，生姜3片，大枣5枚。

病案 2 热痹肢麻

刘××，女，40岁，大土村人。

诉：两手麻痹之甚，握持细小物件常不自觉掉落，夜睡每因手麻痹而觉醒，年许矣！

诊脉弱小而涩。询：痹而不痛，不感觉烧热，亦非凉冷。思之：痹证有风痹、湿痹、血痹……。寒痹、热痹尤为辨证关键。察脉弱小而涩，《内经》有"滑者阴气有余也，涩者阳气有余也"之文，仅凭脉亦难断认。"经脉者，内属于脏腑，外络肢节"（《内经》），尤宜从内在脏腑查寻，能食，大便屡见结硬。夜睡口干渴饮冷，乃从热痹肢麻认定。凉而行之，借用仲圣治膈间支饮喘满之方，木防己汤加味如下。

木防己 10 克，桂枝 10 克，生石膏 30 克，西洋参 7 克，延胡索 15 克，威灵仙 15 克，甘草 3 克，赤芍 10 克，生姜 3 片，大枣 5 枚。

二诊：上方服 7 剂，两手麻痹减半。思之：既属热痹，阴气必伤，原方加养血熄风之防己地黄汤 7 剂。

桂枝 10 克，延胡索 15 克，生石膏 30 克，防风 10 克，防己 10 克，乌梢蛇 30 克，生地黄 15 克，威灵仙 15 克，西洋参 7 克，赤芍 10 克，甘草 3 克，生姜 3 片，大枣 5 枚。

获悉：两单 14 剂，大便不结硬，口无干渴，四肢亦不感觉麻痹也。

病案 3 寒痹肢麻

文××，女，35 岁，珊田村人。

手脚麻痹，不感觉凉冷，亦不烧热。

诊脉弦滑，能食，大便好，睡眠欠佳，无咳嗽气喘，月经期色、质、量均显正常。思之，查不出内在脏腑寒热虚实诸般情况。姑以脉而论，弦为阴脉，"滑者阴气有余也"（《内经》），姑且从寒痹肢麻微药治之，桂枝汤加味，3 剂。

桂枝 10 克，威灵仙 15 克，赤芍 10 克，延胡索 15 克，防风 10 克，乌梢蛇 30 克，炙甘草 3 克，生姜 3 片，大枣 5 枚。

二诊：好转，仅间或小有麻痹感觉，益气和营卫，解肌祛风治之。桂枝加芍姜参新加汤再加味，3 剂。

桂枝 10 克，西洋参 3 克，白芍 15 克，威灵仙 10 克，乌梢蛇 15 克，延胡索 10 克，炙甘草 3 克，生姜 3 片，大枣 7 枚。

两次处方，服药 6 剂，麻痹不复见也。有感：凡肢体外症，内在脏腑无病者，治之非难。

病案 4 风气甚者为行痹

陈××，女，40 岁，板杉乡人。

手足肩背痛痹，无有定处。

诊脉濡数，舌体舌苔无别样。心闷心烦间或有之，纳食可，二便清利。思之：《素问·痹论》"风寒湿三气杂之合而为痹，其风气甚者为行痹，寒气甚者为痛痹，湿气甚者为着痹"，此可称行痹。外症久久，必病及内在脏腑，其心闷心烦不可不拿来考虑。风湿性心脏病尚不作肯定，不否定。仲圣"大风四肢烦重，心中恶寒不足者，侯氏黑散主之"，前岁治一女教师患风湿性心脏病，以侯氏黑散服药 40 余剂治愈，其病证与治愈机制（特别是以西医学述理）自惭说不清，道不明。今此病与女教师之风湿性心脏病相类，以侯氏黑散想当无隔山隔河之错，书方如下，5 剂。

甘菊花 10 克，当归 7 克，黄芩 10 克，川芎 7 克，桔梗 10 克，桂枝 7 克，白术 10 克，人参 3 克，防风 10 克，牡蛎 15 克，细辛 3 克，矾石 1 克，茯苓 15 克，干姜 3 克。

二诊：手足肩背痛痹轻减，心烦心闷舒。前方既中，不改弦易辙。嘱：续服 5 剂，隔日 1 剂。

尔后获悉，手足肩背痛痹除，心胸舒。

病案 5　风中在络，左臂肌肤麻痹

匡××，男，50 岁，木华村人。

夜睡朦胧中，左手臂感觉他人凉冷手一抹，觉醒后，手臂肌肤麻木，关节屈伸不利，患者惊惧有二，一者鬼魅作祟，二者脑中风之先兆来也。具酒礼求神消灾无效，请治于余。窃思：此病释疑治心病在先，因告之：中风有中脏、中腑、中经络之分。中脏者，神识昏愦，或昏愦；中腑者，神识时清时昧；中经络又有中经中络之分，经行为线状，络乃网络之意，成片状，中经则肢体麻木，或口眼㖞斜，中络病在肌，病犹轻。此病风中在络，关节屈伸不利，亦非病在关节，因肌病而影响关节屈伸不利。一席话，患者忧心顿释。进一步查询，无寒热外证，内无便尿异常，夜睡口干渴，睡眠欠佳，脉虚弦数，乃知阴虚火热体气人也。不因身体之虚，邪不能独伤人。血脉空虚，然后外风入中，为通常情况，丹溪大秦艽汤祛风清热，养血活络，风邪散见，不拘一经者宜，加减组合如下。

秦艽 10 克，生地黄 15 克，羌活 7 克，石膏 15 克，独活 7 克，川芎 10 克，防风 10 克，白芷 10 克，当归 7 克，白芍 10 克，茯苓 15 克，甘草 3 克。

小小病，上方直服至 20 剂，手臂肌肉麻痹消除。有感也，医生之医人，身病兼心病者，治心病在先。

病案 6　血气虚寒，手足麻痹

张××，男，50 岁，木华村人。

手足麻痹，夜间胸膺痛闷。

诊脉沉弱小数，神色暗淡，纳食便解尚可，劳作气力少差。《素问·痹论》"痹在于骨则重，痹在于脉则血凝不流，痹在于筋则屈而不伸，痹在于肉

则不仁"。思之：肢体非重着，起坐屈伸不感觉僵劲，痹不在骨，亦非在筋；肌肤触摸感觉灵敏，痹不在肉。心主血脉，四肢麻痹凉冷，原由血行不畅，痹在于脉，桂枝甘草汤补心阳、益心气，温通血脉除痹为正治之方，然药味单薄，恐其不能面面周详，当归四逆汤加味如下。

当归 10 克，桂枝 10 克，赤芍 10 克，细辛 3 克，木通 10 克，乌梢蛇 30 克，延胡索 15 克，炙甘草 3 克，生姜 3 片，大枣 5 枚。

二诊：上方服 5 剂，手足麻痹轻减过半，夜间胸膺痛闷亦未出现，更无其他不良反应。击鼓再进。

又 5 剂服后，手足麻痹除，夜间胸膺痛闷亦未发生，患者自购归脾丸服之，思忖：非不可以也。

33 痿软病类

病案 1 肝肾阴虚，两脚痿软

胡××，男，60 岁，广西糖厂工人。

两脚痿软，十趾麻木，久矣。

诊脉虚弦，舌体嫩红。此肝肾阴虚，筋痿不用也。兼食少倦怠，肝肾阴损及脾阳。舍虎潜丸无他求，加神曲以助脾进食，20～30 剂。

虎胫骨 30 克，熟地黄 15 克，龟甲 30 克，锁阳 10 克，橘皮 7 克，知母 10 克，白芍 7 克，黄柏 7 克，牛膝 10 克，干姜 3 克，神曲 10 克。

二诊：上方 30 剂服完。据患者诉，痿软大有好转。思之：《内经》有言"阳明主润宗筋，束骨而利关节也"。脾胃为后天之根本，气血生化之源，诸般慢性疾病，能从肠胃摄取营养为重要，考虑方中熟地黄，滞腻碍胃，拟加砂仁。又学人建议：既然食少，无需神曲化食，建议减除，至于胃肠消化问题，丹溪原制方已有考虑，方中干姜即可温脾护胃中生阳，不至减食或食停不化。余赞其说。前方加味如下，15～20 剂。

虎胫骨 30 克，熟地黄 15 克，龟甲 30 克，砂仁 3 克，橘皮 7 克，锁阳 10 克，白芍 7 克，牛膝 10 克，黄柏 7 克，干姜 3 克，知母 10 克，鹿筋 15 克。

半年后，从患者归来获悉，上方服之甚佳，自持原方购买 30 剂，制作丸药，早晚服用。脚痿软振，麻木亦不感觉也。

病案 2 肺病温热，殃及于脾，发为肌痿

汤××，男，54 岁，醴陵市人。

肢体痿软，眼睑下垂，久久服药，不见有效。出示前所服药，不出补中益气汤之类，黄芪用至 30～50 克之多。

诊脉虚弦数，舌体显淡，苔黄腻。无寒热外证，微咳，短气乏力，食少，大便日二三次，解下稀溏，有时却又粪便结硬。思之：此痿躄病类也。方书

有皮痿、肌痿、脉痿、筋痿、骨痿之名，五痿属于五脏，然五痿之发生，《素问·痿论》言"五脏因肺热叶焦而发为痿躄"。原由外感温热之邪，殃及他脏而形成五痿之病。又张子和言"大抵痿之为病，皆因客热而成"，复言："痿病无寒"。目今悉称重症肌无力，补中益气汤为常用方，不从源头上分析，舍却寒热辨证，治之十有九不效。兹从肺受温热，久久子病及母，累及脾胃，肌肉失养而痿躄病起，处方以补脾胃泻阴火升阳汤7～10剂。

生黄芪15克，柴胡10克，西洋参10克，升麻3克，白术10克，石膏15克，羌活10克，黄芩10克，炙甘草3克，川黄连3克，生姜3片，大枣5枚。

二诊：肢体痿软明显改善，气力有加，眼睑下垂亦有起色。既获效，更无其他不良反应。嘱：前方再进10剂。

患者忙于生计，不复来诊，自持上方直服至30剂之多，痿软振，眼睑下垂恢复十之八九。

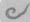

34　厥证病类

病案 1　阴阳二气不相顺按，手足厥冷

邹××，男，50 岁，醴陵市人。

诉：立冬日起，无分晴雨天气，手足背凉冷特甚，手足掌心则烧热汗出；立春节后一日，手足背凉冷解除，手足掌心烧热即止。多年来之怪疾，目今正值立冬节后，病显之时，未识能否治疗。

诊脉弦，非数非迟，据脉无从分辨。进一步查询：纳食便解无别样，睡眠欠佳，久久不能入睡，寐而易醒。思之：一年二十四节气，某日几时几分交接，历书有记载，确系中国古文化天文科学者也，"人与天地相应，与日月相参"（《内经》），其理至真至要，然该患者对节气之感应如此之敏感实属少见。姑认定为手足阴阳经脉之气不相顺接所致，睡眠欠佳亦为此而影响所及。处方：四逆散合栀子干姜汤，疏肝调心脾。思考：此稀少病类，在不偾事的前提下治之。

柴胡 10 克，枳壳 10 克，赤芍 10 克，栀子 7 克，甘草 3 克，干姜 5 克，生姜 3 片，大枣 5 枚。

二诊：上方服 7 剂，手足背寒冷与手足掌心烧热同步改善，既已获效，又未见其他不良反应，不更换方药。嘱：前方再服 5～7 剂。

三诊：诉"手足背与手足掌心已无异样感觉，睡眠亦佳"。自知原由体虚，请出以补益之方。思忖：补益之方药不比治病之方容易。诸多病之作，皆由气血壅滞不得宣通，既得宣通，补益亦不可偏废。该病原由机体对天时气候变化应对无及，阴经、阳经之气不相顺接。督脉者，总督诸阳经，任脉者，统任诸阴经，鹿胶补阳，龟胶补阴，王肯堂龟鹿二仙胶可谓是阴阳平补之剂，应当适合，加姜枣，方如下。

龟胶 15 克，人参 3 克，鹿胶 15 克，枸杞子 10 克，生姜 3 片，大枣 5 枚。

尔后获悉，上方断断续续服八九十剂之多，四时感冒亦很少发生，冬春季交接时日，手足背寒冷与手足掌心烧热之特殊现象亦未出现。

病案 2 血虚寒厥

梁××，女，48 岁，新阳乡人。

四肢凉冷之甚，有时也感觉麻痹，天时冷暖一个样。

诊脉细弱，舌淡苔白。食少，大便好，常困倦欲睡。思之：仲圣橘皮汤治胸膈气逆气不布，气不布兮四肢凉；四逆散治阳气内郁肢厥冷，俱不适合。综观此证，断认为血虚寒厥，方以当归四逆汤合黄芪桂枝五物汤，组合如下。

当归 10 克，黄芪 15 克，桂枝 10 克，杜衡 10 克，赤芍 10 克，木通 10 克，炙甘草 3 克，生姜 3 片，大枣 5 枚。

二诊： 上方服 5 剂，四肢麻痹轻减，凉冷却不见有明显效果。上方合甘草附子汤，组合如下。

生黄芪 15 克，桂枝 7 克，当归 10 克，芍药 7 克，附子 10 克，白术 10 克，炙甘草 3 克，生姜 3 片，大枣 7 枚。

三诊： 3 剂服后，腿膝关节凉冷轻减。思之，此方服之阳气壮旺，凉冷轻减，属一时性有效，阴阳互根互用，"善补阳者，必于阴中求阳"（张景岳），转方以三气饮。

熟地黄 30 克，杜仲 10 克，附子 15 克，牛膝 10 克，当归 7 克，枸杞子 10 克，桂枝 7 克，芍药 10 克，茯苓 15 克，细辛 3 克，炙甘草 3 克，生姜 3 片。

断断续续服 10 剂之多，四肢凉冷大有改善，长日困倦欲睡情况亦有好转。

病案 3 阴阳气逆，手足指趾血行不畅

王××，女，52 岁，新阳乡人。

手足指趾肤色数变，有时超常惨白，猝尔青暗，移时却又能自行恢复，日六七次出现，经治未效。

诊脉弱小数，观神情气色无别样，胸膈间憋闷常有之，纳食便解可。阅前医方药，当归四逆汤也，殆以血虚寒厥治之，亦理也，却不见有效，当另择方药。思忖：非大病，起居作息一如常态；亦非小恙，气血流注失常，日久或可影响心脏功能，心病所由生也。"手之三阴，从足入腹，足之三阳，从头走足"（《灵枢·经脉篇》），阴经、阳经交接在指趾，阴阳经气交接失畅，

故手脚指趾气色数变，患者纳食便解、睡眠查不出明显异常，唯胸膈憋闷常有之，仲圣橘皮汤理气通阳，治胸膈气逆气不布适合，然恐其力薄。肝失疏泄，带来气机不畅者恒多，书予橘皮汤合四逆散。猝尔思之，四逆散亦力薄，乃书予橘皮汤合柴胡疏肝散，组合如下。

柴胡 10 克，枳壳 10 克，赤芍 10 克，橘皮 10 克，川芎 10 克，香附 10 克，甘草 3 克，生姜 30 克。

二诊： 上方服 7 剂，胸膈憋闷开，手足指趾淡白与青暗数变未出现也。转方仍守疏肝理气，四逆散、橘皮汤小剂量缓缓调之。

柴胡 10 克，赤芍 10 克，枳壳 10 克，橘皮 10 克，甘草 3 克，生姜 30 克。

尔后，此情况未出现也。

35 中恶客忤与发痧

病案 暑月寒痧

陈××，女童，12岁，大石桥人。

炎暑六月，猝病腹痛，欲呕不能呕，欲泻未能泻；身肤似热非热，汗出时隐时现，唇淡神惨。有议进人参者，有议打止痛针、强心针者。家人、邻舍，目光投注医生。几分表证、里证，是寒是热，属虚属实，为施治关键，幼童娇体，不容有误。人多嘴杂，急中求准，乱中求定，考虑：身肤似热非热，汗出时隐时现，营卫不和，表未解也；猝病腹痛，有邪干也；欲呕泻不能，气机逆滞也，口唇舌淡，无渴饮，阴冷寒邪也，爰认定为暑月寒痧。人参会令气机阻滞有加；止痛针药与"不通则痛，通则不痛"悖谬；强心针药，使心动过速，由极而反，导致心衰，俱不可以。目前情况，唯有开通气机一法，气机一转，阴霾浊气宣通，估计腹痛可止，或缓解，届时呕泻一二次，能令气机舒；泻不可大过，过则伤津脱液。思维已定，急取陈修园书中急救经验良方所载，余平日已制就完好之雷击散3~5克，开水调，分多次服（一次服下，恐其呕吐）。庆幸，药后得融融小汗，腹痛轻松，呕泻定，神情安静。再方以藿香正气散外散风寒，内化湿浊，调理胃肠以正气。

翌晨，患儿精神恢复，朗朗读书声高。病来急骤，愈亦快速。人称：医生，依生，病时依托者也。深感己身职业，荣也，难也，任重也，不容我不挑灯夜读！

36　癫狂痫病类

病案　实热老痰，狂语骂詈

文少婆老，70岁，大土村人。

病发则肢体动掣，甚则暴跳狂语，骂詈不休。日再发，或二三日一发，无有定时。

诊脉来实，舌老红，苔黄滑，饮水多，时唾涎沫。此痰火乱其神明也。虽属高龄，证实脉实，泻火逐痰，滚痰丸加味治之，2剂。

酒大黄10克，天南星10克，黄芩10克，半夏10克，青礞石15克，菖蒲3克，沉香7克，黄连5克，薄荷叶7克，甘草3克，冰片0.15克，生姜11片。

未见相邀复诊，因出诊该处，从邻里人家获悉，老妪药后已双旬日，病证未起，神情安定。他日再发否，未可知也。医不叩门，不便劝其再药调理。家人不重视老人疾病，可能因恩怨纠结诉重。

37　健忘与癔病类

病例资料被毁于"文化大革命"时期，
憾！憾！憾！

38 痴呆与多动病类

病案 阳明气盛，多动毁物

文××，女孩，5岁，醴陵市人。

多动毁物，年许矣，西药安定剂罔效。

察神志清，语言非错乱，面色口唇红润，肌肤丰满，肢体捷健。与儿母话语间，患儿竟能以高敏动作摘下她母亲眼镜扔地；卒不及防，又将诊桌上小小时钟扔地。跳跃嬉耍，无暂停歇，亦不见倦乏气馁。进一步询求，儿母诉：善食多饮，几乎食不知饱足，较同龄儿童食量大二三倍，大便不结硬，亦非稀溏，睡眠一般。噫呀呀！应作何等分析，从何医治！病有万般，医者一心也，以一心而应万病，难者也！归纳寻求认定。西医安定剂，直线治疗不存在有长效，非解决办法。中医学理，无论外感内伤，六淫七情病，莫不联系脏腑探求，伤寒太阳证，温病邪在卫分，与手太阴肺关系密切，邪入阳明气分，离不开胃，内科杂病，岂可离脏腑盛衰诊治。此病无寒热外证，无咳喘，病不在肺，神志清，无关心脑。善食多饮，多举妄动，忆《素问·阳明经脉篇》有："病甚则弃衣而走，登高而歌……逾垣上屋，所上之处，皆非其素所能也……"；《素问·病能论》"有病怒狂者，此病安生"，岐伯曰："生于阳也……治之奈何？"岐伯曰："夺其食则已。"又《素问·至真要大论》"诸躁狂越，皆属于火"。因认定此病属阳明气盛，遂书予仲圣风引汤，抑阳明之盛气，清泻火热。思之：应当不偾事，先遣治之。

大黄7克，生石膏15克，干姜3克，紫石英15克，桂枝3克，白石英15克，龙齿15克，滑石10克，牡蛎15克，赤石脂10克，寒水石15克，甘草3克，薄荷7克，川黄连3克。

二诊：双旬日后，复来也，听诉："前方甚佳，服6剂后，未出现摔物情况，饭食量亦自知饱足，饮水量减少，因此持上方直服至10剂，目前情况，多动尚未控制……"考虑：既要纠正她过度食饮，又要保全能食。阳强阴必弱为常理。该病阳明亢旺气势煞，进一步以益阴制阳，书予吴氏益胃汤 7～10 剂。

北沙参 15 克，生地黄 15 克，玉竹参 15 克，麦冬 10 克，石斛 10 克。

三诊：后一个月，儿母诉"举止转文静，饮食符合通常情况，摔物从未发现"。业内人进言：该病既是阳明有余，阳明底面即是少阴，少阴不足乃为常理，景岳玉女煎恰当，钱乙六味地黄丸亦属可以，然乎?！答：理则理也，用则尤宜活泼行事，六味地黄丸直补肾阴，恐其陷邪，欲补肾，以五行相生之理补肾之母——肺，母旺子必受荫。至于景岳玉女煎，方中熟地黄恐其滞腻，非稳妥。遂书予吴氏益胃汤加龟甲，20～30 剂，嘱：可断断续续服用。尔后获悉，情况良好。

北沙参 15 克，生地黄 15 克，玉竹参 15 克，龟甲 15 克，麦冬 10 克。

39　肥胖与消瘦病类

病案 1　肝失疏泄，脾失运化，肥胖陡增

陈××，女，17 岁，学生，醴陵市人。

年来身体肥胖陡增，月经越年未至。

诊脉弱小，肢体肥胖之故，浮沉难别。食量一般，大便可，日常起居无别样。思之：肥胖症为当今人群多发情况。社会进步，体力劳动减少，物质丰富，营养物摄入量多，超机体负荷，排泄应对不及，营养物与非营养物体内积蓄为第一大原因；再者是市场荤蔬两类食品，多添加一种化学物品助其快速生长，人食之敝受其影响，肥胖由是而起。患者体态肥胖与月经停闭应该属同一原因。治疗：疏肝与助脾运化两相结合，柴胡疏肝散合平胃散加味 15～20 剂。

柴胡 10 克，厚朴 10 克，赤芍 10 克，橘皮 10 克，川芎 10 克，苍术 10 克，枳壳 10 克，延胡索 15 克，香附 10 克，矮地茶 15 克，生姜 3 片。

二诊：一个月过后，患者复来也。诉：月经至，量不甚多，肥胖情况不见有减退，但未增加。告知：月经为代谢产物排出之重要渠道之一，前方再服之，在无其他不良反应的情况下，坚持每月服 5～7 剂不为多。

尔后获悉，月经月月至，迟后亦不过四五日，肥胖未有明显减退，但未增加。盼中西医界同仁，共同携手攻克这个时代病。

病案 2　心脾气虚，形体消瘦

张××，女，22 岁，官庄人。

形体消瘦求诊。

诊脉弦弱小，观形体消瘦特甚，神色淡滞。询：体怠乏力，饮食量少，食后胀满，有时不食亦胀满，大便溏秘无常，月经迟后 7～10 日，量少。思之：瘦不欲露骨，胖不欲露肉，或瘦或胖，均要有精神为无病，此女子瘦骨

嶙峋，精神颓丧需要医药干预也。"心主血脉，脾主肌肉"（《内经》），脾胃为饮食营养摄入源泉，肌肤瘦削，月经量少，气血生化源乏。食后胀满病在胃，不食亦胀满病在脾，此病治疗难处就在于不食亦胀满也。至于引起脾病原因，"五志所伤……思伤脾"（《内经》），关于女子生活方面七情六欲诸多事，医生不便贸然询问，因告之曰：病在脾，非外感六淫（风寒暑湿燥火）所造成，古人言：思虑伤脾，本病治疗，一是药物调理已病之脾，再者是有诸多烦恼事纠结，建议梳理好，条理化，大事认定，适当坚持，小事多多放下。一席话，患者欣喜之色见于眉间，似乎很有领悟。处方以归芍六君子汤补脾益血，更加阿胶以直接生养血气，并佐以开郁舒气之品如下。

党参 30 克，当归 7 克，白术 10 克，白芍 10 克，茯苓 15 克，阿胶 15 克，半夏 10 克，香附 10 克，陈皮 7 克，甘松 7 克，炙甘草 3 克，生姜 3 片，大枣 5 枚。

二诊：上方服 7 剂，纳食增进，食后胀满与不食亦胀满均有轻减。再告知：欲其肌肤丰腴尚需要待以时日，特别是生活中烦扰之事，非原则大事多多放下。复考虑上方虽获效，年轻之人，心脾气损为一时性也，不可以呆补敛邪，仲圣薯蓣丸尤为稳妥，略作增减如下。

山药 30 克，当归 7 克，干姜 5 克，熟地黄 10 克，白术 10 克，白芍 7 克，人参 3 克，阿胶 10 克，桂枝 5 克，柴胡 7 克，防风 7 克，麦冬 10 克，桔梗 7 克，大豆黄卷 10 克，神曲 7 克，炙甘草 3 克，大枣 7 枚。

15 剂，共研细末，每服 30～40 克，开水泡，分多次温饮。三个月后，见患者气色明净，肌肤较前丰满也。

40　口腔与牙齿病类

病案1　胃肠浊气上逆，口气秽臭

文××，女，45岁，醴陵市人。

口气秽臭，大便遗泄。

诊脉濡弱，右寸关略显盛大。口腔舌色无别样，牙齿不痛。食少，大便排解乏力，有时却又不解自遗。此胃肠清气不升，浊气逆上。上病下病，升清降浊，"中焦如衡，非安不平"（吴鞠通），治在中焦。《颅囟经》平和饮子、钱乙泻黄散、仲圣大黄甘草汤再加味如下。

西洋参7克，大黄10克，茯苓15克，藿香10克，升麻3克，甘松7克，生石膏15克，栀子5克，防风10克，炙甘草5克，生姜3片，大枣5枚。

患者持上方服至5剂，大便无遗泄，口气秽臭除，无其他不良反应。

病案2　心脾痰热互结，舌上赘瘤

陈××，女，48岁，五里牌人。

舌面近根部赘瘤，大小如豆瓣，说话与吃饭感觉仅小有障碍，打针消炎罔效。西医人士称，唯有手术摘除，别无他法。

诊脉弦滑，察口腔、舌体与赘瘤物均不甚焮红，口津黏滑。因告之曰："医疗之事，不存在有承诺，既不愿手术摘除，可以中医药治疗试试看。"思之：舌乃心苗，又有五脏部位分属，舌尖属心，两侧属肝与肺，舌中部属脾，舌根属肾；又"脾足太阴之脉系舌本，散舌下"。方书有"重舌"之病，多生舌下，而此生舌面上。生舌上或舌下病机无大差异，心脾痰热互结为主要病因，其间热轻、热重却不可不明析也，此殆痰湿重而热轻者也。涤痰汤加减如下。

川黄连5克，防风10克，胆南星10克，僵蚕10克，法半夏10克，石菖蒲 3 克，陈橘皮 7 克，竹茹 10 克，茯苓 15 克，川蜈蚣 1 条，枳实 10 克，薄荷 7 克，甘草 3 克，生姜 3 片。

处方事毕，学人提问：据您所论，此间寒热不可不明察，此热轻者也，方中黄连苦寒重品也，宜乎？因答："舌乃心苗"，五行属火，无热却有热，故黄连既清热又解毒，必不可少，且在此方诸多偏温性药中，在所不忌。学人服膺其说。

二诊：上方服 7 剂，喜舌上赘瘤退，为剔除病根，杜其复起，学人同意前方再进。恐药过病所，减味、减量如下。

川黄连 3 克，僵蚕 7 克，胆南星 5 克，石菖蒲 3 克，法半夏 5 克，枳实 7 克，茯苓 10 克，薄荷 7 克，橘皮 7 克，甘草 3 克，生姜 1 片。

又 5 剂服后，赘瘤全然不见，其他无不正常。免针刀之苦，医患两家欢乐。

病案 3 胃热，廉泉开，口水多

彭××，男，60 岁，醴陵市人。

口水多多，唾吐不尽……

诊脉弱小，观口唇舌色红，口内无疱疮。"胃热则廉泉开"钱乙泻黄散准效；大便虽不甚结硬，坠胀难下，合栀子厚朴汤理气通肠。精神气力无虚，脉弱小属个体生理特异之常脉，不作体虚认证，自古有舍脉从证之法。五脏五液，脾为涎，口水多，不作脾虚不摄论治。二方组合如下。

藿香 10 克，石膏 30 克，栀子 7 克，防风 10 克，枳实 10 克，厚朴 10 克，甘草 3 克。

5 剂服后，口水收，大便畅。

病案 4 少阴阴虚，阳明湿热，牙龈出血

刘××，女，70 岁，横田村人。

牙龈出血，打针消炎，似效非效。

诊脉濡数，察牙龈红肿，口气秽臭。考虑：阳明湿热蕴伏，钱乙泻黄散诚佳，兼少阴阴虚，参合局方甘露饮加减如下。

藿香 10 克，生地黄 15 克，生石膏 15 克，玄参 10 克，黑栀子 7 克，茵陈 30 克，石斛 10 克，枇杷叶 10 克，黄芩 7 克，枳壳 10 克，甘草 3 克，防风 10 克。

二诊：5 剂服后，牙龈出血与口气秽臭均大减，方药既中，击鼓再进

5 剂。

三诊：两单 10 剂，口气秽臭除，牙龈出血间或仍有之。见效容易善后难为治疗常有情况，进一步思之：人身脏腑既有偏盛一面，必有偏衰一方，阳明底面即是少阴，泻阳明有余，补少阴不足，景岳玉女煎为正治之方，复考虑：湿热之邪不易速除，恐其犹有未净，局方甘露饮滋养少阴，清除胃中湿热，较玉女煎更稳妥，如下。

熟地黄 15 克，天冬 10 克，生地黄 15 克，麦冬 10 克，枳壳 10 克，枇杷叶 10 克，石斛 10 克，茵陈 30 克，黄芩 7 克，甘草 3 克。

断断续续上方服 7 剂，口气秽臭，牙龈出血一并除。

病案 5　脾胃湿热蕴伏，口舌生疮

邱××，男，14 岁，八步桥人。

口舌生疮，糜烂秽臭，久久矣！

诊脉弱小不数。学人言：明系湿热蕴毒之证，脉弱小不数，何其怪也。因释之曰：湿热蕴伏，日久伤气故不见数，弱小类濡脉，脉书有言，濡脉主湿，以此释怪可乎！获赞许，清脾胃伏火，芳香化湿浊，钱乙泻黄散加味如下。

藿香 10 克，防风 10 克，生石膏 15 克，白芷 10 克，栀子 5 克，薄荷 7 克，玄参 10 克，甘草 3 克。

月后，路遇其父，言：服药 5 剂，口疮愈，口气秽臭除。

病案 6　牙龈肿痛出血，误补益甚

刘××，男，49 岁，醴陵市人。

牙龈肿痛出血，口气秽臭，大便坠胀。

诊脉弱小迟缓，观神色晦暗。怪也！牙龈肿痛出血，为阳明火热，百无例外，何其脉弱小而迟缓，脉证不合，方书有舍脉从证法，然舍脉亦当有其理也。再究诘之，自购熟地蒸肉食之，牙龈肿痛益甚，大便坠胀有加，乃知气不利而脉不出也。治法：清胃中火热，更需要重用利气破滞之品，钱乙泻黄散合仲圣厚朴三物汤再加味，5 剂。

藿香 10 克，防风 10 克，栀子 7 克，厚朴 15 克，生石膏 30 克，枳实 10 克，大黄 10 克，白芷 10 克，甘草 3 克，连翘 10 克，神曲 10 克。

二诊：5 剂服后，牙龈肿痛出血、口气秽臭、大便坠胀均有减轻，但口中黏滞不快，干渴之甚，饮水却不多。思之，火热故令阴津伤，气滞而湿浊滞留，方以钱乙泻黄散、局方甘露饮、吴瑭五汁饮合裁，7剂。

藿香10克，防风10克，栀子7克，生地黄15克，生石膏15克，麦冬10克，枳壳10克，石斛10克，苇茎10克，茵陈15克，枇杷叶10克，佩兰叶10克，甘草3克，青荷秆50克，甜雪梨1个。

处方事毕，在坐有同业人诙谐言：观您平素用方遣药，药味少而分量轻，今效法韩信用兵多多益善耶！答：尤效法李东垣也。东垣立方药味恒多，然理法井然，余则惭愧之甚，难免杂乱重叠……

尔后获悉：5剂服之甚佳，患者自持原方直服至10剂，病痊愈。

病案7 阳明火热，牙龈肿痛出血

黄××，女，26岁，大障人。

诉：牙龈肿痛出血，兼鼻塞流涕，分娩已月余时间，前阴下血，断断续续。第一念思维：牙龈肿痛出血为阳明火热，鼻塞流涕多风寒、风热感冒，分娩后前阴下血断断续续月余不止，子宫功能未恢复完好。三病各别，将何分先后治之。

诊脉沉小数。能食，大便显结硬，阳明火热气盛，然脉非洪大而沉小，脉证不合；不咳嗽，无寒热外证，鼻塞流涕找不出外感风寒、风热见证；前阴下血，断断续续，月余未净，子宫功能未恢复完好，只是一种现象，病症机制尚无从分析。无奈也！从经脉循行思之，"胃足阳明之脉，起于鼻之交頞中，旁纳太阳之脉，下循鼻外，入上齿中""大肠手阳明之脉，起于大指次指之端……入下齿中，还出挟口环唇，交人中，左之右，右之左，上颊鼻孔"。又阳明多气多血，而多火热，故牙龈肿痛出血与鼻塞流涕可一同归属阳明；冲、任二脉均起于胞中（子宫）……上行环绕口唇，至目眶下，与阳明经气不无相通，阳明热流子宫，为子宫出血机制，故三般病症同属阳明火热夹湿邪蕴伏。脉数为热，今脉沉小当属个体生理性特异情况，方书有舍脉从证一法。姑且独从阳明治，钱乙泻黄散加味如下。

藿香10克，白芷10克，栀子7克，防风10克，生石膏30克，连翘10克，玄参10克，金银花10克，薄荷10克，甘草3克，白茅根30克。

二诊：3剂服后，三般病症，均有好转。教以前方再服二三剂。欣喜两次诊察，服药仅6剂，三般病同愈。有感："经脉者，所以能决死生，处百病，调虚实，不可不通。"苟不明经脉循行，此病治疗将如何也！

病案8 胃中阴虚，湿热邪盛，口疮口臭

张××，女，46岁，仙霞乡人。

诉：口疮溃疡，年来久矣。怪哉！月月发生，打针吃药治疗，或不予治疗，一周自愈。

诊脉弱小数，察口腔嫩红，舌苔黏腻，舌体却显暗淡；喜冷饮，极热汤亦乐受。大便日二三次，月经已停断，无黄白带下。年来生活习性畏寒怕冷特甚，血压偏低。窃思："人与天地相应，与日月相参"（《内经》），月经月月至，为应月盈亏之生理常态，今病口疮月月发生，不治亦能自愈，此应月盈亏之病症反应也。该妇女虽属接近停经年龄或者属月经停经过早，代谢产物未得到排泄，口疮月月发生，口气秽臭，为机体湿热之邪不能下泄而上也。又"久病必虚，久病必瘀"，此病无可否认虚也；口气秽臭，无可否认湿热邪实也；渴喜冷饮，极热汤亦乐受，生活习惯畏寒怕冷，阴损及阳。局方甘露饮治胃中阴虚，湿热邪盛加减适合，然阴损及阳情况不能不顾及，爰合甘草干姜汤以温脾阳。温凉相佐用，仲圣常法，非余杜撰（捏造）。嘱：此方口疮发时少服或不服，未发时多服。"无刺熇熇之热，无击堂堂之阵"，系《内经》针法，"敌进我退，敌疲我打"，为毛泽东军事策略，医道与治道通。5～7剂，即停药，以观疗效。

生地黄15克，枳壳10克，枇杷叶10克，天冬10克，石斛10克，麦冬10克，茵陈15克，黄芩7克，干姜7克，甘草5克。

二诊：口疮仍旧月月发生，然病发轻减。前方加减合仲圣红兰花酒再进。

生地黄15克，枳壳10克，麦冬10克，枇杷叶10克，黄芩10克，石斛10克，茵陈15克，厚朴10克，藏红花7克，干姜5克，甘草3克，红葡萄酒1杯（冲兑）。

三诊：患者欣喜告曰："月经复至，量不甚多，黄白带下些许，口疮未起，先生有返老还少之术耶！"因答：湿热之邪下泄，故黄白带下小现，口疮未起，月经复至者，原由湿热邪阻，血气生化受困。转方以景岳柴胡疏肝散加味，阴阳两不相碍，亦从此善后，非必以补养收场不可。

柴胡10克，枳壳10克，赤芍10克，橘皮7克，川芎10克，香附10克，玉竹参15克，甘草3克。

尔后获悉，口疮病愈，黄白带下亦未曾常有，月经能否月月至，不作许定。

病案 9 胃中阴虚，湿热邪盛，口疮并齿衄

刘××，女，70 岁，苏家冲人。

牙龈出血，并口疮，口气秽臭。能食，大便显结硬。此胃中阴虚，湿热蕴结也。钱乙泻黄散合陈自明四生丸加减 5 剂。

藿香 10 克，生地黄 15 克，栀子 7 克，侧柏叶 15 克，生石膏 30 克，青荷叶 15 克，防风 10 克，白茅根 15 克，甘草 3 克，仙鹤草 15 克。

二诊：口气秽臭减，血亦少住，方药既中，击鼓再进 5 剂。

三诊：口气秽臭除，牙龈出血仍断断续续出现，局方甘露饮加减如下，5 剂。

生地黄 15 克，枳壳 7 克，熟地黄 15 克，枇杷叶 10 克，天冬 10 克，石斛 10 克，麦冬 10 克，茵陈 15 克，黄芩 7 克，玄参 10 克，甘草 3 克。

四诊：口气秽臭除，口疮愈，牙龈出血住。善后之方考虑：六味地黄丸似乎可取，实不可以，呆板腻滞恐胃中湿热之邪，留而不去。景岳玉女煎滋少阴不足，泻阳明有余适合，加砂仁以防熟地黄腻滞，如下。

熟地黄 30 克，麦冬 10 克，生石膏 30 克，知母 10 克，川牛膝 10 克，砂仁 3 克。

病案 10 胃中火热，口流涎唾

凌××，男孩，3 岁，花桥村人。

口流涎唾，衣袄透湿。带胸巾则一日一夜换洗六七次。病起一月，饭食量减，消瘦特甚。

孩儿有流涎唾惯性者，虽属一种病症，但能吃能睡，无其他病况出现，卒尔不流涎唾则病也，及至稍长，流涎唾自愈。此原本无流唾情况，尔来发生已一周，兼见食少而消瘦。有议进四君子、六君子汤加益智仁补脾摄涎者。查患儿两颊并舌下焮红，经云："胃热则濂泉开"（舌下中间为廉泉穴，左右称金津玉液穴）。认定：补摄不可以，虽然食少消瘦，为涎唾流失，消化力弱。此属胃中火热流涎唾。处方以钱乙泻黄散合仲圣橘皮汤、生姜半夏汤 3 剂。服后，胃热除，流涎住，饭食增进。

藿香 7 克，防风 5 克，栀子 5 克，半夏 5 克，生石膏 15 克，橘皮 3 克，甘草 3 克，生姜 1 片。

病案 11 心脾积热，口唇肿满

陈××，男，农民，50 岁，流碧桥人。

口唇肿满，唇色紫暗。饮食说话均感困难，患者惶惶不安，虑其中风。

诊脉紧而数实，大便结硬，头脑困痛，微有寒热。此心脾积热，兼外感风邪。外宣散，内清泻，宣清合方表里兼治，防风通圣散加减5剂。徐徐愈。

防风 10 克，黄芩 7 克，连翘 10 克，桔梗 10 克，荆芥 10 克，川芎 10 克，薄荷 10 克，赤芍 10 克，麻黄 3 克，当归 7 克，栀子 7 克，生石膏 30 克，大黄 10 克，甘草 3 克，生姜 1 片。

病案 12　脾胃伏火，口气秽臭

陈××，男，45 岁，潘家河人。

诉：口气秽臭，自知为火热，取玄参、麦冬数数服之不效。

诊脉沉小弱，询：善食易饥，口干渴多饮，大便不结硬，小便无热黄，此脾胃伏火淫溢于经脉而逆上也。脉沉小弱，与症不合，情况有二：①患者肌肤丰肥，脉按之难及；②或为个体生理性之常态脉，非气虚血弱而脉沉小弱。舍脉从症，泻脾胃伏火，钱乙泻黄散大通至正，加味用之如下。

藿香 10 克，石膏 30 克，栀子 7 克，防风 10 克，茵陈 15 克，青蒿 10 克，甘草 3 克。

二诊：上方服 7 剂，口气秽臭大减，口咽干燥却未除。知脾胃火热势煞，而津伤未复。泻黄散、叶氏养胃汤合参如下。

藿香 10 克，玉竹参 30 克，生石膏 30 克，北沙参 30 克，栀子 7 克，麦冬 15 克，霜桑叶 10 克，白扁豆 10 克，甘草 3 克。

7 剂服后，口气秽臭除，口津回。

病案 13　脾胃湿浊停聚，口中黏滞不爽

刘××，男，44 岁，石羊村人。

口中黏滞不爽，略显干渴。

诊脉濡数，舌体淡，苔白腻。询悉，兼有咳嗽，咳甚则唾吐黏滑痰涎。思之：吴鞠通"温病津伤吐白沫黏滞不快者，五汁饮主之"，为温病热病伤津。"脾，其主涎也"《内经》，此为脾病失运，湿浊停聚，五汁饮非所宜也，再者病兼肺病风燥咳嗽，需要一并治之。仲圣橘皮汤合吴鞠通桑杏汤辛温燥湿与轻宣凉润合方，古无先例，或许贻笑大方！考虑不偾事，姑且试用之。

橘皮 10 克，沙参 15 克，生姜 10 克，贝母 10 克，霜桑叶 10 克，栀子 7 克，杏仁 10 克，甘草 3 克，甜梨 1 个（切片）。

5 剂服后，咳住，口中爽快也。叹：几十年临床治疗，病证万千，上二方合用，实为超离法外者也。

病案 14　肺胃阴虚，口津干燥

刘××，男，50 岁，新阳乡人。

年来口津干燥，夜间尤甚，却不喜饮水。

诊脉虚数，舌红无苔。窃思：首当分虚实。因询得知，口气不秽臭，牙齿不痛，大便小见干结，无坠胀，此无阳明火热实邪与气滞之类，系肺胃阴虚也，沙参麦冬汤、吴氏益胃汤再加味如下。

玉竹参 30 克，生地黄 15 克，北沙参 30 克，天花粉 10 克，麦冬 15 克，白扁豆 10 克，石斛 10 克，炙甘草 3 克。

二诊：诉"服 5 剂，口津干好转，唯终日不食不知饥饿"。"脾气不濡，胃气乃厚"（《内经》），脾病不能扬起激活胃受纳饮食之功能。脾为阴脏，喜温，上方减除生地合栀子干姜汤。

玉竹参 30 克，天花粉 10 克，北沙参 30 克，干姜 5 克，麦冬 15 克，栀子 7 克，炙甘草 3 克，石斛 10 克。

5 剂服后，口津干续有好转，无其他不良反应。患者自持原方直服至 15 剂，届时知饥能食，口津干燥病除。

病案 15　小儿板牙，脾经湿热结聚

杨××，男孩，岁余，东冲铺人。

发热（T 38 ℃~38.5 ℃），多啼哭，纳食可，大便溏软，气秽怪臭。

察舌时发现，右侧上、下牙龈黏膜下白疹点四五颗，形色如半截稻米，坚实状。古儿科书称"板牙"者，数日后，疹点可由白转黄，脾经湿热结聚所致。"板牙"可以挑破，再服药，三五日可愈。

（1）豪猪羽剑挑破（豪猪，又称刺猬）。

（2）泻黄散加味 3 剂。

藿香 7 克，栀子 3 克，生石膏 15 克，防风 5 克，连翘 5 克，玄参 5 克，甘草 3 克，薄荷 3 克。遵法治之果验。

病案 16　产后，口舌生疮

刘××，女，年 20 许，木华村人。

产后三日，口舌生疮，焮红糜烂，凉水噙之不休。

诊脉来数实，大便不结硬，亦非溏泻。徐灵胎有言："产后血脱，孤阳独旺，虽石膏犀角对证亦不禁用。"因书予泻黄散加味，重用石膏，一剂平平，二剂好转，三剂愈。若拘泥于产后血气俱虚，以及无寒却有寒之说，必偾事焉。

藿香 10 克，连翘 10 克，栀子 7 克，白芷 10 克，生石膏 30 克，防风 10 克，玄参 10 克，薄荷 7 克，甘草 3 克。

尔后反复思及：吾第一业师（景岳温补派）有言"产后无寒却有寒，无瘀却有瘀"之说，亦有其至理，此则为例外。有是证，用是药，才是活法圆机。

病案 17　胃中湿热氤氲，牙垢污秽

李××，女，30 岁，醴陵市人。

诉：每晨起与睡前漱口刷牙，何其牙垢旋起，污秽之甚也。曾就诊西医，打针消炎杀菌，似效非效。听人言：十个牙齿病九个是火热，爰自取石膏、栀子数数服之，亦不曾有效，且饭食量锐减，头脑昏晕失力……

诊脉濡弱显数，舌体暗红，苔白黄腻，口气秽臭。意见：此胃中湿气热邪氤氲，上结于齿。言菌，或许有之，消炎杀菌，菌灭旋生，改变菌生起之环境方称治本；湿为阴邪，火热诚有之，清热除湿两相结合，则湿可除，热可清。尤为重要的是几分湿几分热，湿重热轻，热重湿轻，或湿与热平等犹为辨证关键。此殆湿重热轻者也。不换金正气散加黄芩三五剂，并嘱告曰：中医自古有羔、丹、丸、散剂型之别，各有优长，此病此方研成粉末服用，一者是气味两全，二是药久留胃中，持久生效。

苍术 10 克，藿香 10 克，厚朴 10 克，半夏 10 克，橘皮 10 克，黄芩 10 克，甘草 3 克，生姜 3 片，大枣 5 枚。

5 剂共研粉末，每次服 10 克，每日 3 次。

服药旬日，口气秽臭除，牙垢未起。

病案 18　阳明火热风邪，牙齿跳掣剧痛

李××，男，32 岁，八步桥人。

下牙齿跳掣剧痛，日二三次发。发则势不可挡，乃至昏厥，良久方苏。牙齿痛见之多也，此情此况实属罕有。

诊脉来缓。据《灵枢·经脉篇》云"大肠手阳明之脉……其支者，从缺盆上颈贯颊，入下齿中"，是以下齿属大肠手阳明经。阳明其经也，多气多血，多火热。痛而跳掣者，风也，因断认此牙齿痛性质，属阳明火热夹风气之甚。然脉不见浮洪数之类，而见缓何也？思仲圣太阳伤寒脉浮紧，太阳中风脉浮缓，紧为寒，缓为风，殆阳明亦然也！又《濒湖脉决》歌云："寸缓风邪项背拘"，亦为缓脉主风邪。又该牙齿痛既属阳明火邪，脉不见数是何原因？盖风能助火炽甚，又风能使火失去火力，今阳明热兼风邪之甚，故脉不见数，与此同一道理。脉与症获得解释，书予风引汤加减如下。

大黄 10 克，生石膏 30 克，桂枝 5 克，寒水石 15 克，干姜 3 克，紫石英 15 克，龙齿 15 克，赤石脂 15 克，牡蛎 15 克，僵蚕 10 克，滑石 15 克，蒺藜 10 克，白芷 10 克，防风 10 克，甘草 3 克。

二诊：患者欣喜诉"前方仅服一剂，跳掣痛减，二三剂愈，请予再方，杜其复发"。考虑：阳明底面即是少阴。阳明既有余，少阴必然不足，方以景岳玉女煎加味，5～7 剂。

生石膏 20 克，熟地黄 30 克，知母 10 克，牛膝 10 克，麦冬 10 克，蒺藜 15 克，薄荷 10 克。

后一月得知，牙痛病愈。

病案 19　湿热口疮

刘××，女，15 岁，醴陵市人。

口舌生疮，流涎黏滑，自取石膏、栀子服之不效。

脉濡数，舌红苔黄腻。"胃热则濂泉开"（《内经》），石膏、栀子清泻胃中火热在所必用。流涎黏滑，病兼湿浊，自取石膏栀子服之不效者，治热而遗湿浊，是湿浊不除，热亦氤氲不去。化湿清热，泻黄散合橘皮汤、小半夏汤 6 剂，痰涎收，口疮愈。

藿香 10 克，橘皮 3 克，栀子 3 克，半夏 3 克，生石膏 15 克，生姜 7 克，防风 7 克，甘草 1.5 克。

病案 20　心脾积热，口舌生疮

何××，女孩，7 岁，新阳乡人。

口舌生疮，焮红糜烂。

医用导赤散不效，知病不属心火上炎。舌乃心苗，心火上炎发为舌疮，固属多见。然脾脉系舌本，散舌下，故舌病亦有多属脾者，再者是导赤散中生地黄腻滞，使脾胃气机呆滞，湿邪胶结。因拟作心脾积热，湿热氤氲，随经气而上，发为口舌疮。书予泻黄散加味。

藿香 7 克，玄参 5 克，防风 7 克，金银花 7 克，生石膏 15 克，连翘 7 克，栀子 3 克，薄荷 5 克，大青叶 3 克，甘草 3 克。

一次处方，服药三四剂，徐徐愈。

病案 21　风水夹热，妊娠舌黑

刘××，女，40 岁，八步桥人。

妊娠三个月，尔来发现舌色黑，怪之，求治也。

诊脉滑数，为胎孕常脉。观舌黑非深黑，亦非浅淡，辨不清为舌体或苔黑。黑而不腻，进食后略淡，良久黑色复起，因此认定应该是舌苔黑。口津显干，但非燥烈。思之：社会上善、恶诸般事，自然界情况变化万千，皆非单一原因出现，人身局部病症，莫不与整体失调有关。此病当细细查究，找出相关情况。观眼睑显浮肿，诘究寻之，头脑感觉昏闷重痛，虽不感觉有寒热外证，姑认定为外风邪，内有郁热，风水夹热证治，单从舌黑苔推究论治，无从下手，处方以越婢汤 3～4 剂。欣喜服后，头脑轻舒，眼睑肿消，舌黑退。

麻黄 3 克，甘草 3 克，生石膏 30 克，生姜 10 克，大枣 3 枚。

究之该病，舌黑非热极，亦非阴冷之甚，舌黑形成之机制，实难言说，俟来日问难业内高明。

病案 22　肾水上泛，口液味咸。

李××，男，40 岁，醴陵市人。

口液味咸，久矣。能食，大便稍见结硬，睡眠欠佳，醒后难于入睡。

脉象舌苔无甚变化。思之，五味归属五脏，咸属肾，口液味咸，通常从肾水上泛解释，理也。既然有肾水上泛之口液味咸，又睡眠欠佳，可称心肾不交，处方以交泰丸交通心肾。再考虑的是："肾，其主脾也"（《内经》），肾水上泛，肾气有失潜降，脾脏调节失职，或为原因之一，必须兼以调脾。又以能食，大便硬，属胃强脾弱，抑胃扶脾调肾，故拟加石膏，隔二隔三之治疗加味。药仅三品，医者已用心良苦也。笃信之家，知识界人士，应当不嫌药简价廉。

川黄连 3 克，肉桂 10 克，生石膏 30 克。

欣喜，服药仅 3 剂，口液味咸除。

41 咽喉病类

病案 1 肺胃阴虚，咽喉干哽

王××，女，30岁，醴陵市人。

咽喉干哽，清热泻火药芩、连、栀子数数服之，干哽有加。

诊脉虚数，舌红无苔。思之：外无寒热，不咳嗽，知非外感风热之类；口中干渴，不乐喜饮水，非实火实热之类；大便显结硬，非单一大肠火热。喉为肺系，咽连食管，此肺胃阴虚而津乏也。通常小病，准确认证，恰到好处治疗亦非易事。吴鞠通沙参麦冬汤、增液汤、郑氏养阴清肺汤合参如下。

玉竹参30克，玄参10克，北沙参30克，霜桑叶10克，麦冬10克，白菊花10克，生地黄15克，薄荷7克，甘草3克。

二诊：口干渴大减，大便畅，语音亦清润也。业内友人有议进六味地黄丸者。曰：不急从少阴治，肺为肾母，虚则补其母，母气旺，子必受荫。处方：玉竹参500克，每次用50克，煮水服之，不仅益肺，且能润养肌肤足可美容……女子大悦。

病案 2 少阴寒客，痰湿阻络，咽喉梗阻不适

陈××，男，59岁，板杉乡人。

诉：咽喉梗阻不适，吞咽食物不感觉障碍。慢性咽喉炎为通称，打针消炎罔效。

诊脉弱小，苔白显腻。以筷探喉视之，微肿不红。询悉：不甚咳，强咯吐有少许白色黏性痰液，食可，大便不结硬，小便无热黄。思之："妇女咽中如炙脔（吞之不下，吐之不出），半夏厚朴汤主之"（《金匮要略》），为七情抑郁，痰碍气滞所致，妇女有之，此则为男士，亦其类也；喉为肺系，肺主宣发，喜润恶燥，故治喉病多取宣散清润，然从经脉循行考虑，至咽喉经脉有手太阴肺经、手少阴心经、手太阳小肠经、足太阴脾经、足少阴肾经、足厥

阴肝经、足阳明胃经，故喉不仅属肺。再从寒热阴阳分析，口无干渴，大便不结硬，小便无热黄，咽喉无红肿，不存在有内外火热之邪兼杂，因断认此少阴寒客，痰湿阻络。观其气力无虚，脉弱小，为个体生理性之常态脉，不拿来作病证识辨。治疗：辛温开达为治则，半夏厚朴汤合半夏散及汤方加味如下。

厚朴 10 克，茯苓 15 克，半夏 10 克，桂枝 7 克，炙甘草 3 克，青果 10 枚，生姜 3 片，紫苏叶 10 克。

二诊：上方断断续续服 10 剂之多，喉间梗阻见轻松，咳吐痰涎较前滑利。思之：病已轻减，方药亦宜轻减，仲圣橘皮汤加味如下。

橘皮 10 克，青果 10 枚，生姜 15 克，龙脑香 0.5 克（分两次以药水泡服）。

10 剂服后，欣喜喉间梗阻除，气息畅也。

病案 3　胃肠火热，咽喉焮红肿痛

文××，女，45 岁，板杉乡人。

喉病一年，扁桃体发炎为通称。扁桃体红肿痛热，诚炎也。时代医疗，抗生素打针服药，重手出击，喉病犹迁延未愈。中、西医各有短长，西医从局部认症治疗，整体观念淡薄，扁桃体发炎既然久治不愈，遂割除扁桃体，讵料则咽喉通体上下焮红肿痛。患者精神颓丧，形体消瘦，家事坐废。

诊脉数，舌体暗红，胸膈热烦，时时呷饮冷水，知饥饿，食难下咽，大便坠胀结硬。尤有一特异情况是腿脚前边连足背感觉有火热流窜。思之：喉为肺系，咽连食管，下及于胃，此病自割除扁桃体后，喉病耶，咽病也，两不可分，从经脉循行认定有诸多经脉至咽与喉，从腿足前边至足背时时有火热流窜，认定为足阳明之火热流窜也。本病咽喉病原胃肠火热毒气循经而上于咽喉。处方以凉膈散上下并治，再从普济消毒饮中选味加入，组合如下，3 剂。

大黄 10 克，玄参 10 克，芒硝 15 克，牛蒡子 10 克，栀子 7 克，板蓝根 10 克，连翘 10 克，苏马勃 3 克，桔梗 10 克，薄荷 5 克，淡竹叶 7 克，厚朴 10 克，甘草 3 克，蜂蜜 1 匙。

二诊：药后得轻泻，胸膈热烦除，咽喉红肿痛减。续治胃肠火热毒气，解毒承气汤加减 3 剂。

大黄 10 克，厚朴 10 克，黄连 3 克，薄荷 10 克，栀子 7 克，西豆根 7 克，红花 5 克，牛蒙子 10 克，甘草 3 克，连翘 10 克。

三诊：大便畅，咽喉肿痛除，口咽仍感觉干燥，郑氏养阴清肺汤加减如下。

生地黄 15 克，浙贝母 10 克，玄参 10 克，牡丹皮 10 克，麦冬 10 克，赤芍 10 克，薄荷 10 克，甘草 3 克，青果 5 枚。

上方服 7 剂，口咽干梗除。

病案 4　风寒湿邪阻结，咽喉肿痛

张××，女，25 岁，新阳乡人。

咽喉肿痛，扁桃体发炎为通称，打针消炎三日，未有小效，转中医药治疗。

诊脉浮紧弦数，舌苔白腻。询悉：病始起恶寒发热，头身困重，目今寒热却，头身困痛仍有之。思之：扁桃体发炎，诚炎也。舍外证寒热、头身困重，单从扁桃体局部认治，不从整体综合分析，不考虑炎起炎因故治亦枉然。目今，虽病经一周，外证寒热已不甚显露，头身困重却仍有之，表仍未解也。喉为肺系，与肌表合，表病而肺气郁，故风寒湿邪阻结尤为咽喉肿痛第一原因。"凡治病，必察其下"（《内经》，下指大、小便），大便不结硬，小便非热黄，内在阳明火热不甚，活人败毒散外散风寒湿邪仍为首选方，加金银花、连翘称银翘败毒散，清热解毒散结更显优良，如下。

金银花 10 克，枳壳 10 克，连翘 10 克，桔梗 10 克，独活 10 克，前胡 10 克，羌活 10 克，柴胡 10 克，川芎 10 克，茯苓 15 克，甘草 3 克，薄荷 10 克，生姜 1 片。

二诊：上方服 3 剂，头身困痛转轻舒，咽喉痛减，暗红肿痛却仍有之。考虑：六淫邪感，风寒易散，风寒挟湿邪则难除，银翘败毒散仍属可取，咽喉红肿未消，仍为血气阻结。处方：银翘败毒散原方不变，再从王清任会厌逐瘀汤中选味加入如下。

金银花 10 克，枳壳 10 克，连翘 10 克，桔梗 10 克，羌活 10 克，前胡 10 克，独活 10 克，柴胡 10 克，茯苓 15 克，川芎 10 克，当归尾 10 克，红花 5 克，赤芍 10 克，薄荷 7 克，甘草 3 克，生姜 1 片。

三诊：前方缓服 3 剂，咽喉肿痛消退过半。然而月经时日至而未至，估量：亦病邪阻结影响所及，诸多病愈调理之方药，非必以归、地、参、芪为上好，余临证数十年体会弥深者此也。妇女以血为主，月经畅否尤关重要，仲圣红兰花酒"治妇人六十二种风，腹中血气刺痛"，所谓六十二种风，殆指诸多风邪病气，致血气不畅或腹中刺痛。月经不畅皆其证类也。处方：红兰

花酒、佛手散、般若丹三方合，如下，3~7剂。

红花 5 克，生姜 3 片，当归 10 克，大枣 5 枚，川芎 10 克，葡萄酒 1 杯。

获悉，迟后旬日，月经至也，诸症愈，精神复旧。

病案 5 热寒瘀结，咽喉肿痛

赵××，男孩，5 岁半，醴陵市人。

咽喉肿痛，打针消炎罔效。

以筷探喉视之，喉两侧肿大，既非白腐，亦不甚焮红，兼咳嗽唾痰。外无寒热、内无渴饮，饮食量少，大便略显干燥。考虑：西医称扁桃体发炎，中医称喉蛾。名称各别，辨明病证脏腑归属，表里寒热为重要。咳嗽病在肺，喉为肺系，故治咳嗽与咽喉肿痛二而一也。病证为寒热瘀结，泽漆汤加减 3 剂。药后咳嗽住，喉间肿痛消，食量有加。肺与大肠脏腑相合，肺病喉病愈，大便亦非干燥也。

紫菀 7 克（依据陈修园以代泽漆），半夏 7 克，西洋参 3 克，黄芩 10 克，白前 7 克，桂枝 5 克，甘草 3 克，生姜 10 克，皂角刺 7 克。

病案 6 外感风邪寒气，咽喉疼痛

李××，女，27 岁，醴陵市人。

咽喉疼痛，语声嘶哑。已三日，求治也。

诊脉浮紧弦，微咳，无痰唾。以筷探喉视之，微肿，不焮红。小有寒热，头痛不舒，大便不结硬，小便无热黄。思之：张宗良总方六味汤为治六淫外感咽喉病之通用方，可以随其风寒风热或风燥而加味，此外感风邪寒气者也，内无火热，爰合姜茶饮如下。

荆芥 10 克，桔梗 10 克，防风 10 克，僵蚕 10 克，薄荷 7 克，甘草 3 克，生姜 3 片，茶叶 3 克。

3 剂服后，咽喉痛住，语言声音亦清润也。小小病，本无需笔录存案；小小病，恰当处理，亦关系重大。

病案 7 肝胃气逆，咽喉梗阻不舒

郭××，女，31 岁，醴陵市红光村人。

咽喉梗阻不舒，常有气逆冲上。西医学检查有弥漫性胃炎，喉间梗阻，固是通称慢性咽喉炎者也。

诊脉缓弱，观神色淡滞，察咽喉不红不肿。询：咽食无碍，食少，不感

觉饥饿，心中懊恼不适。考虑：此病原本不在喉，乃肝气郁结，胃气上逆也。喉间梗阻，半夏厚朴汤适合；肝胃气逆，旋覆代赭石汤宜；脾寒胸膈间客热，心烦懊恼，栀子干姜汤为余临证治疗常胜将军，爰取三方合裁如下。

半夏 10 克，厚朴 10 克，茯苓 12 克，干姜 7 克，旋覆花 10 克，栀子 7 克，赭石 15 克，甘草 3 克，生姜 10 克。

二诊：气逆冲上平，喉间梗阻与心烦懊恼均见松舒。思之：此病原由七情气郁不舒引起，西医学所指弥漫性胃炎，亦非单纯饮食失宜所造成，莫不与情志有关。前方中则中，效已效，然欲收全治之功，情志之病，非单纯药物可为，有必要作心理疏导，然关于女子情志之事，余亦不便贸然提问。再方如下。幽幽丸加味，15～20 剂。

柏木香 10 克，佛手柑片 30 克，香附 10 克，玫瑰花 10 克，炙甘草 3 克，茶叶 3 克。

嘱告：生活中谁都有复杂难了之事，梳理好，条理化，大事适当坚持，小事多多放下……

病案 8　外感风邪燥气，咽喉干哽疼痛

李××，女，45 岁，株洲市人。

咽喉干哽疼痛，语言声咽（yè）。

诊脉浮虚数，苔薄白，舌咽津干，头痛微热，恶风冷吹。思之：时当春三月，多雨时节，然今岁与往常不同，久晴不雨，人处气交之中，外感风邪燥气而咽喉干哽疼痛，张宗良总方六味汤为治外感六淫咽喉诸病通用方。"因天时而调血气"（《素问·八正神明论》），从吴鞠通五汁饮中选味加入如下。

荆芥 10 克，桔梗 10 克，防风 10 克，僵蚕 10 克，薄荷 10 克，麦冬 10 克，甘草 3 克，甜梨 1 个（切片）。

上方服 5 剂，头脑轻舒，咽喉干哽疼痛除。尤可喜者，天公作美，久旱得雨，大气干燥改变。

42　鼻病类

病案 1　风邪火热鼻渊

刘××，男，30 岁，将军村人。

经常鼻塞流涕喷嚏，打针消炎罔效。

诊脉数，浮沉难别，鼻孔内黏膜微肿，略显嫩红。此名鼻渊，风寒、风热为辨证关键。先从脏腑查寻：鼻为肺窍，常病感冒咳嗽，咽喉干梗；据经脉循行认定："胃足阳明之脉，起于鼻之交頞中，旁纳太阳之脉，下循鼻外，入上齿中……大肠手阳明之脉，起于大指次指之端……入下齿中，还出挟口环唇，交人中，左之右，右之左，上挟鼻孔"（《灵枢·经脉篇》），二经皆至鼻。能食，大便不见结硬，却有时稀溏，粪便秽臭之甚，胃肠热也。阳明火热气盛，循经脉上至鼻，与肺受风邪合，结于鼻窍。因认定此风邪火热鼻渊也。处方：苍耳子散、桑菊饮、葛根黄芩黄连汤、红兰花酒四方合。嘱：一日一剂，连服一周，设鼻渊症状缓解，隔日一剂，一月为期。

苍耳子 10 克，桑叶 10 克，辛夷 7 克，菊花 10 克，白芷 7 克，桔梗 10 克，薄荷 7 克，杏仁 10 克，苇茎 10 克，葛根 15 克，黄芩 7 克，川黄连 3 克，藏红花 3 克，甘草 3 克，葡萄酒 1 杯。

二诊：逾月来诊也。患者欣喜诉：月内感冒未发生，鼻塞流涕喷嚏大减。处方：以沙参麦冬汤、红兰花酒再加味 7～10 剂。

玉竹参 30 克，霜桑叶 10 克，北沙参 15 克，天花粉 10 克，藏红花 3 克，白扁豆 10 克，甘草 3 克，薄荷 7 克，葡萄酒 1 杯。

尔后获悉，年来情况良好。

病案 2　阳明火热，间常鼻衄

黄××，男，12 岁，醴陵市人。

鼻衄，间常发生。

察：气息通，不咳嗽，无寒热外证，饮食可。唯大便小显结硬。《伤寒论》第47条"太阳病，脉浮紧，发热，身无汗，自衄者愈"；第55条"伤寒脉浮紧，不发汗，因致衄者，麻黄汤主之"，为表闭热郁，此则非是。"大肠手阳明之脉，起于大指次指之端，循指外廉，入合谷两骨之间……入下齿中，还出挟口环唇，交人中，左之右，右之左，上挟鼻孔；胃足阳明之脉，起于鼻之交頞中，旁纳太阳之脉，下循鼻外，入上齿中……"（《灵枢·经脉篇》），此病鼻衄，为阳明胃肠火热气盛循经逆上致鼻衄也。再者是近日鼻衄未起。思之：病非一时性，泻阳明火热非治本之计，唯滋养肺胃，平衡阴阳，乃为治本之策，书予吴鞠通益胃汤合沙参麦冬汤。

玉竹参15克，生地黄10克，北沙参15克，麦冬10克，霜桑叶7克，天花粉10克，白扁豆10克，甘草3克。

上方断断续续服20剂之多，大便畅，半年来鼻衄未曾发生。

病案3　风热鼻渊

陈××，男，25岁，黄毛村人。

鼻塞流涕，晨起眼眵累累。

诊脉浮数，探视鼻孔内微肿焮红，涕稠黏黄浊。思量："胃足阳明之脉，起于鼻之交頞中，旁纳太阳之脉，下循鼻外，入上齿中……；大肠手阳明之脉……交人中，左之右，右之左，上挟鼻孔"（《灵枢·经脉篇》），二经脉皆与鼻有直接关系。因询牙齿不痛，口无秽臭，大便不结硬，故今之鼻病，从阳明火热夹风邪上于鼻治证据不足。"膀胱足太阳之脉，起于目内眦，上额交頞……"（《灵枢·经脉篇》），结合晨起眼眵累累，太阳经气行身之表，又鼻为肺窍设想，爰从风热鼻渊认治，处方以翘荷汤合红兰花酒为主治方，从苍耳子散、辛夷散二方中选味加入，组合如下。

连翘10克，桔梗7克，薄荷10克，白芷7克，栀子7克，防风7克，辛夷7克，苍耳子7克，藏红花3克，绿豆50克，甘草3克，葡萄酒1杯。

5剂服后，鼻病减半，10剂病痊愈。晨起眼眵亦未曾有也。

病案4　阳明火热，经常鼻衄

汪××，女，12岁，醴陵市西山人。

间常鼻衄。

诊脉沉弱小。询：无寒热头痛、咳嗽喷嚏等情况。《伤寒论》第47条"太阳病，脉浮紧，发热身无汗，自衄者愈"；第55条"伤寒脉浮紧，不发汗，因致衄者，麻黄汤主之"，此类鼻衄，与此无关。"胃足阳明之脉起于鼻之交頞中，旁纳太阳之脉，下循鼻外……大肠手阳明之脉，起于大指次指之端……入下齿中，还出挟口环唇，交人中，左之右，右之左，上挟鼻孔"（《灵枢·经脉篇》），二阳明经皆与鼻连属，遂从胃肠查究。善食、口气秽臭，大便一次或间日一次，显结硬，有时却又稀溏秽臭。思之，既善食，并口气秽臭，大便结硬属胃肠火热，稀溏秽臭为胃肠湿热也；脉沉小弱，属个体生理性之常态脉，可以不拿来作病证分析，舍脉从症，从胃肠火热淫溢于经脉上于鼻治之。钱乙泻黄散、仲圣泻心汤合，从陈自明四生丸中选味加入，再加神曲免苦寒伤胃减食，方如下。

藿香 10 克，大黄 5 克，生石膏 15 克，川黄连 3 克，栀子 3 克，黄芩 5 克，防风 7 克，侧柏叶 15 克，生地黄 15 克，青荷叶 15 克，甘草 3 克，艾叶 3 片，神曲 10 克。

二诊：上方服 5 剂即停药，鼻衄未发生，口气秽臭亦除，大便归正也。吴氏益胃汤润养善后，7～10 剂。

玉竹参 30 克，生地黄 15 克，北沙参 15 克，麦冬 10 克，冰糖 15 克，炙甘草 3 克。

病案 5　肺气不固，鼻涕常流

欧阳××，女，24 岁，醴陵市人。

诉：经常流鼻涕，有时流出而不自觉，久久矣！不鼻塞，气息畅，不咳嗽，亦不感觉寒热头痛，说是感冒，非为感冒……

诊脉弱小数，纳食、便解、睡眠均好，亦无烦心渴饮。月经时日正，量少，色显暗红，质稀。考虑：鼻为肺窍，此营卫气弱，肺气失固也，玉屏风散为通常用方，桂枝加芍姜参新加汤亦属可取用者，然而令我踌躇者是，月经质稀暗红，恐血中有伏热，仍取玉屏风散加白薇、青蒿清血热更透散伏热，再加甘草，方如下。

生黄芪 15 克，防风 10 克，白术 10 克，软白薇 10 克，青蒿 10 克，甘草 3 克。

获悉：患者持上方吃吃停停，直服至 20 剂，效果良好。

病案 6　胃虚气逆，阳明经气不利，鼻塞流涕

李××，女，25 岁，浏阳人。

鼻塞，流清涕，晨起或有黄色稠酽涕。

观鼻孔略显㣭红，诊脉虚弦数。忖度：鼻病已越年，自是非风寒、风热感冒之类。询悉，不咳嗽，气息平。鼻为肺窍，无关肺也。"胃足阳明之脉，起于鼻之交頞中，旁纳太阳之脉，下循鼻外，入上齿中……大肠手阳明之脉，起于大指次指之端……上颈贯颊，入下齿中，还出挟口环唇。交人中，左之右，右之左，上挟鼻孔"（《灵枢·经脉篇》），手足阳明二经与鼻关系密切。乃进一步从阳明胃肠查究，食少，食后觉饱胀，嗳气，睡眠欠佳，夜睡龄齿，大便时有结硬，因认定该鼻病为胃虚气逆，阳明经气不利，致鼻塞流涕，书予竹皮大丸合般若丹，7~10剂。

竹茹15克，生石膏30克，桂枝7克，软白薇10克，炙甘草3克，生姜10克，大枣5枚。

病有百种，人有百般。诊疗事毕，患者问：悉称应变性鼻炎，是对什么过敏，饮食物过敏或是吸入空气中异气过敏，请给予开导，以便回避？因答：汝之病，过敏或许有之，以余愚拙之见，外因必须通过内因起作用，内因犹为决定因素，本方药以调内为主。复问：能否治愈？答：天下万种事物，有生必有克，是否已找到克的办法，本方药试试看。患者心存厉色问：阿弥陀佛！然则你的医疗，把我当小白鼠实验耶！答：非是！医学是一门存在很大未知数的学科，因此医疗上不存在有承诺，只能说试治之。患者聪慧通达，执方道谢而退。

数月后，患者来舍叙谈，欣喜以告，先生神也，说过敏，半年来，饮食与出行未作任何戒忌与回避，鼻病未起，看来过敏性鼻炎之说非是。因答：过敏或有之，内因犹为重要。

病案7 外感风寒表虚证，晨起喷嚏频作

仁××，40岁，醴陵市某寺庙比丘尼。

诉：寺庙常规，晨起漱洗毕，即上殿念佛诵经，一周来，苦于喷嚏频作，带来念诵不方便，有失运心观想，更影响他人念诵。

诊脉浮弱，舌苔薄白。询：微发热，啬缩恶风冷，内无渴饮。思之：喷嚏，为伤风感冒通常有之；喷嚏，为机体抗邪外出之生理性举动。晨起喷嚏者，晨为一日中阳气始旺之时，机体得阳气旺盛之鼓动起而抗病排邪，喷嚏乃频频而作。从虚实寒热分析感冒病证性质，此属外感风寒表虚证，处方以桂枝汤加辛夷3剂。

桂枝10克，辛夷10克，白芍10克，炙甘草3克，生姜10克，大枣5枚。

患者持上方服至 5 剂，晨起喷嚏不再起也，白天更无啬缩恶风冷情况。

病案 8　敬录针灸透天凉法，治鼻病例案

针灸，有"透天凉"法。听说手法到家，效如饮冰，余颇疑异。昨晚观尹国荣老师治彭女士鼻病一例，始信为真。

彭××，女，年 20 许，长沙市人。鼻病焮红烧热，尹老师取"三间"穴（手第二指掌关节拇指侧后陷中），行"透天凉"手法，凉感顿从手达鼻，并扩散致全身。

针后，学问："透天凉""烧山火"留针在何部位（或天或地或人部）？师曰：以发生凉感或热感为留针部位……

深有感也，针灸乃我神州医学瑰宝，应当好好继承发扬。

大肠手阳明之脉，起于大指次指之端（商阳穴），上行二间、三间、合谷……交人中，左之右，右之左，上挟鼻孔，终迎香穴。本经脉属肺，五行属金，二间属水，金生水，因此泻阳明取二间，然二间肌肉薄，不便于行补泻手法，可以取三间代之。

43　耳病类

病案 1　风寒湿邪感冒，气闭耳鸣耳聋

杨××，女，39 岁，醴陵市人。

猝病右耳鸣聋，右边头脑皮肉紧束不舒。

诊脉举按皆紧而数，舌苔微腻不黄，口津不干，能食，大便可。分析：脉举按皆紧而数，作浮脉认定；《内经》"邪气之来也紧而疾（数），谷气之来也徐而和"，据脉认证，此六淫外感为病因；能食，大便可，胃肠无病，病邪尚未入里，右边头脑皮肉紧束，系体表经脉受邪，入耳经脉有小肠手太阳之脉，三焦足少阳之脉、胆足少阳之脉。耳属肾，肾开窍于耳，诸多耳病，固是不可以悉从肾病论治。认定：此风寒湿邪感冒，气闭耳鸣耳聋也。处方：活人败毒散加味如下。

独活 10 克，枳壳 10 克，羌活 10 克，桔梗 10 克，防风 10 克，柴胡 10 克，川芎 10 克，前胡 10 克，蒺藜 10 克，茯苓 15 克，僵蚕 10 克，苍耳子 10 克，甘草 3 克，薄荷 7 克，生姜 3 片。

二诊：上方服 7 剂，右边头脑皮肉紧束舒松也，耳鸣耳聋轻减过半。进一步悉查风寒湿邪未从热化，未内陷入里，不需要更换方药，原方续进 7 剂。

一个月过后，患者复来也，诉：服药 14 剂，耳病痊愈。

链接：

忆昔幼年学医，第一业师门下四年，最有心得者是"善治者治皮毛"，以及《内经》"夫百病之生也，皆生于风寒暑湿燥火以之化之变也"。诸多耳病，原不可以贸然从肾虚论治。

病案 2　寒邪火热气闭，耳鸣耳聋

曾××，女，23 岁，长沙外语学院学生。

左耳鸣聋，时有痛掣，已一个月之久，多处求医未愈，"中耳炎"为通

称，抗菌消炎罔效。

诊脉数实。细细查询，耳外边前后，及耳上方头脑偶感痛掣不适，间或小有烧热，能食，大便好。思之：悉称"中耳炎"，炎诚然也，仅从局部认症，此病耳外边前后连耳上方头脑痛掣实为辨证关键，从伤寒六经认识，此关三阳经（太阳、少阳、阳明）外证，病证性质风寒火热气机闭阻为的候。处方以活人败毒散、芎芷石膏汤、苍耳子散三方合裁。

荆芥10克，川芎10克，防风10克，石膏20克，白芷10克，柴胡10克，枳壳10克，苍耳子10克，桔梗10克，石菖蒲3克，薄荷7克，辛夷10克，甘草3克，生姜1片。

服7剂，好转，复服7剂，耳鸣耳聋愈。

有感：此病最怕是贸然以耳属肾，从肾阴虚或气虚兼肾中邪热认治，方以六味地黄丸或益气聪明汤之类。

病案3 胃肠气陷，火热风邪上乘，耳鸣耳聋

文××，女，40岁，醴陵市人。

头痛眩，耳鸣聋，中西医药治疗五六个月之久，效果平平。

诊脉虚弦数，舌淡苔黄，口津干。检阅前所服药，殆为荆风败毒散、芎芷石膏汤、川芎茶调散、益气聪明汤、磁砵丸诸方加减。窃思：风寒火热，阳经气机闭阻，或为肾之邪火内扰，心肾不交耳鸣耳聋之类，前所服药，诚可谓大通至正。特别是荆风败毒散、芎芷石膏汤，于六淫诸邪，阳经闭阻之乍病耳鸣聋，余数十年医疗生涯获效比比皆是。而今诸方不效，须得再再查询。得知：患者长久食不甘味，饭食量极少，脘腹胀满，大便或稀溏，有时却又结硬，无论稀溏与结硬，坠胀难下。因思及《素问·通评虚实论》有言："头痛耳鸣，九窍不利，肠胃之所生也"，遂从肠胃治，处方以补脾胃泻阴火升阳汤加减如下。心想：设耳病不愈，能治愈肠胃病，亦不枉费医药。

黄芪15克，柴胡10克，党参15克，升麻3克，生石膏30克，羌活10克，川黄连3克，防风10克，黄芩7克，蒺藜10克，甘草3克，厚朴10克，生姜3片，大枣5枚。

二诊： 欣喜，5剂服后，口味渐开，食量有加，大便坠胀减，头痛眩晕及耳鸣聋均有好转。升阳益胃汤加减如下。

生黄芪15克，柴胡10克，西洋参7克，赤芍10克，茯苓10克，川黄连3克，陈皮7克，黄芩10克，羌活7克，防风10克，甘草3克，生姜1片，大枣3枚。

三诊：5剂服后，能食，便解归正，耳鸣耳聋一并愈。干姜黄连黄芩人参汤，加味小剂量，以巩固疗效，嘱：3～5剂为限。

干姜3克，川黄连3克，西洋参5克，黄芩7克，炙甘草3克。

病案4　风热表证，气闭耳聋

朱××，女孩，7岁，石羊村人。

卒病耳聋

诊脉浮数，舌红苔白。兼头痛发热，眼眵累累。从整体看局部，此风热表证，表闭热郁，气机不畅耳聋无闻也。处方以银翘散合麻杏甘石汤加苍耳子、建菖蒲，3剂。

金银花7克，薄荷5克，连翘7克，淡竹叶3克，桔梗7克，麻黄3克，荆芥7克，杏仁7克，牛蒡子7克，生石膏15克，苇茎10克，甘草3克，苍耳子7克，建菖蒲3克。

二诊：头痛发热少减，耳聋依然。有议进食补或药补者。余曰：食补不可，药补更不可。一是平素无恙，卒病耳聋，绝非因虚所致；再者是风热表证未除尽，气机未畅，故耳窍未通，不可以舍证据确凿之表证，无凭无证主观猜想治耳聋。服药未效，非方药不当，盖因药力尚未达，气机未畅。教以原方续服3剂。

前后6剂，经治一周，表证除，耳病愈。

病案5　肝胆气逆，耳鸣耳聋

宋××，女，42岁，花桥村人。

两耳蝉噪有声，听力大受影响，约半年之久远矣！

诊脉虚弦数，食可，大小便一般情况。进一步查询，月经迟后，其来也，滞下不爽。患者猝言："暂不治月经，目前令我烦心者是耳鸣。"因婉言以答："耳鸣耳聋一症，不能孤立辨认，有必要从整体找情况，综合诸症以求证……"患者颔首认可。再探查，病之始起外无寒热头痛，知非风寒风热感冒失治或误补引起；目今更无头目眩晕以及体惫乏力气馁等情况，知非中气下陷、清阳不升之类。耳属肾，与肝胆不无关系，故不可贸然单独从肾虚耳病论治。"厥阴与少阳气逆，则头痛耳聋不聪"（《素问·脏气法时论》），又"胆足少阳之脉，从耳后入耳中，出走耳前"（《灵枢·经脉篇》），合观之，月经迟后，滞下而迁延时日，与今之耳病，两种情况，殆一个病因，肝胆气逆，气机阻滞也。患者服膺其说，余则暗自思之有二，诊疗之事，某种情况，医者多说几句，一是使病者对己所患病心中有底；二是，除却病者心结，为治疗遣药开路护航。柴胡疏肝散加味如下。

柴胡 10 克，枳壳 10 克，赤芍 10 克，橘皮 7 克，川芎 10 克，香附 10 克，苍耳子 10 克，蒺藜 10 克，建菖蒲 7 克，甘草 3 克，生姜 3 片，大枣 5 枚。

二诊：上方服 7 剂，耳鸣轻减。前方加赭石 30 克，复服 7 剂，耳病痊愈，月经亦应期而至。

病案 6　气虚火扰，耳鸣耳聋

李××，男，27 岁，醴陵市人。

右耳鸣聋，年许矣！

诊脉虚弦，神色淡。无寒热外证，无肢体困重疼痛，纳食便解好，知非六淫外感气闭耳鸣耳聋之类。从入耳经脉考虑，足少阳胆经、手少阳三焦经。"从耳后入耳中，出走耳前"，无口苦，胸胁痛满，无耳后肩臑肘臂外侧痛；手太阳小肠经"由目锐眦入耳中"，无眼目红肿痛，无颈颔肩臑肘臂外后廉痛，无小便热黄等，耳鸣耳聋找不出经脉相关原因，下手诚难。学人提议：拟作气虚火扰耳鸣聋治，益气聪明汤可也。余曰：非此即彼耶！老子"道生一，一生二、二生三，三生万物"，又将是怎样解释的。非此即彼，应当有症为证，始可认定……患者聪敏，见此情况，即从坐起，系余以侧室，言："诚然虚也，几乎夜夜梦遗泄精，头不痛而眩晕，阅读书文时间稍长，眼目昏花……"恍然有误，年轻之人，梦遗泄精，肾中火扰也，精泄频频，中气必虚，设补益肾精，必助肾中邪火。补益中气兼清肾中邪火为良法，益气聪明汤适合，遂书予该方，5 剂。

生黄芪 15 克，葛根 15 克，西洋参 10 克，升麻 3 克，白芍 10 克，蔓荆子 10 克，黄柏 10 克，甘草 3 克。

二诊：耳鸣聋轻减，夜梦遗精亦稀少。思之：能治愈梦遗，耳鸣聋必愈。嘱；转换心思，致力于学问与事业，正其生活理念为重要。年轻之人，十天半个月偶有梦中遗泄或可称正常，夜夜遗泄则为病也。论治疗，需要方药中肯，更需要患者好自为之。处方以封髓丹合磁砟丸 5 剂。

黄柏 10 克，灵磁石 15 克，砂仁 3 克，朱砂 1.5 克，甘草 3 克，神曲 10 克。

处方事宜毕，不意患者猝然问：何独右耳鸣聋？噫呀呀！因答："天不满西北，故西北方阴也，是人左手足不如右强也；地不满东南，故东南方阳也，是人右耳目不如左明也"（《内经》）。天地间，四维上下，非完全对称一个样，构成人体，亦非上下左右一个样，比如右肾略低，左气管见横，肺叶略高，左气管、肺叶得病相对少，治之却相对难。邪因虚入，左手脚病痛相对恒多，右眼目耳病相对多。天地间，自然界，人体组织结构，生理、病理原如是也。患者服膺其说，执方唯唯而退。

后三月，出诊该地，患者欣喜，合十远迎，言：耳鸣聋病愈。

中夜寐觉思之，医生之魅力，不仅需要医药知识丰足，天地间，自然界，以及人事交往，诸多玄机，应当广为知晓。《内经》"上知天文、下知地理，中知人事，乃可以为医"。难、难、真难！阿弥陀佛！中医学实乃包涵自然科学和社会科学的一门大学科。

病案 7 风寒湿邪感冒，气闭耳鸣耳聋

陈××，男，54 岁，长坡口人。

诉：两耳鸣聋，头脑昏闷重胀。曾听医者言，耳属肾。天命之年，身体精力趋下，肾虚为通常情况，今耳病鸣聋，或为肾虚，亦理也……

诊脉弦紧，观神情气色无别样。查询得之，近来肢体困重，饮食乏味。因答：人体眼、耳、鼻、口、舌并前后二阴七窍各分属于五脏诚然也，然而七窍所发生病症，不可一概以所属脏腑认定，如耳出现之病症，入耳经脉有小肠手太阳、三焦手少阳、胆足少阳经；再者是人身各经通过络脉离、入、出、合联系已形成一个网络整体，更有奇经八脉之连属，故耳病不仅属肾。该病头脑昏闷重胀，并肢体困重，原由风寒湿邪之在肌表，猝两耳鸣聋，原感冒风寒湿邪令气机闭阻。治疗：不仅是六味、八味地黄丸不合宜，治耳鸣耳聋之通常名方，如益气聪明汤、磁朱丸俱不可以。除风寒湿，宣表散邪，活人败毒散大通至正。加味如下。

独活 10 克，枳壳 10 克，羌活 10 克，桔梗 10 克，防风 10 克，柴胡 10 克，川芎 10 克，前胡 10 克，石菖蒲 7 克，茯苓 15 克，苍耳子 15 克，甘草 3 克，薄荷 10 克，生姜 3 片。

二诊：上方 3 剂服后，肢体困重轻减，头脑清明也，两耳鸣聋随之大为好转。考虑：或有余邪未尽，前方既中，不需要更换方药。

又 3 剂服后，两耳清明，恢复往常情况。

44　眼科病类

病案 1　肝火浮肺，眼目白睛焮红

张××，女，72岁，木华村人。

眼目白睛焮红，眼睑色青微痒，多种滴眼药无效。

诊脉弦数，能食，大便好。从多方面考虑，无寒热头痛，不咳嗽，眼睑不浮肿，当不属风热外证；唇口舌色不见焮红，口无干渴，大便非结硬，不属阳明火热上于目。思之：眼目焮红，百不可离开火热认证治疗，眼目属肝，白珠属肺，因断认为肝火浮肺，眼睑色青，血气瘀阻也。钱乙泻青丸加减治之。服药一周，眼目白睛焮红退下，眼睑色青亦徐徐消除。

冰片 0.7 克，羌活 7 克，栀子 10 克，防风 10 克，川芎 7 克，藏红花 5 克，当归 7 克，薄荷 10 克，酒大黄 10 克，甘草 3 克。

病案 2　燥气化火，目赤痛痒

郭××，男孩，7岁，竹花山人。

目赤痛痒，别无其他。时值深秋，久旱不雨，"因天时而调血气"（《内经》），结合时令考虑，遵从吴鞠通"上焦燥气化火，清窍不利"之说，书予翘荷汤加味。可喜，3剂愈。小小病，恰当处理，亦非易事。

连翘 7 克，桑叶 7 克，薄荷 7 克，菊花 7 克，栀子 5 克，僵蚕 7 克，桔梗 7 克，甘草 3 克，绿豆 50 克。

病案 3　肝经风邪火热，目赤痛痒

刘××，男，70岁，木华村人。

眼目白珠红丝，痛涩瘙痒，时轻时重，半年之久矣。

诊脉弦数，眼睑非浮肿，不起眼眵，不咳嗽，外无寒热，知非风寒火热郁闭外证；能食，大便不结硬，无渴饮，亦非阳明火热上于目。小便显热黄，

寐觉口苦，因断认为肝经风邪火热，钱乙泻青丸加减。

半年之久眼目病，5～7剂愈，亦快事也。

龙胆 10 克，栀子 7 克，羌活 7 克，川芎 10 克，防风 10 克，当归尾 10 克，僵蚕 10 克，甘菊花 10 克，甘草 3 克，大黄 10 克，冰片 0.5 克，淡竹叶 10 克。

病案 4　风热目疾

林××，男孩，10 岁，××邮电所职工家属。

晨起眼眵累累，眼胞浮肿。自办绿豆、甘草、栀子多次服食不效。

余提笔仍书以绿豆、甘草、栀子，加薄荷、桔梗、连翘、荆芥。儿母立止之曰："请先生出以他方，此方不效，绿豆、甘草、栀子曾服食多次，不效，故来就诊。"因答："睡起眼眵累累，火热也；眼胞浮肿，风也。此上部风热，治法宜辛凉疏散。自办绿豆、甘草、栀子服之，徒以清凉，意图治热，而未以辛凉兼以散风。治热遗风，风与热均不能去。此乃吴鞠通翘荷汤加味，治上焦燥气化火，清窍不利者，以辛凉疏散立法，其中，薄荷尤为妙品，辛凉疏散风热，桔梗为舟楫之药，载药上浮，汝自办方药不效，余处方药必效。"儿母听之，颔首认允，执方唯唯而退。

3 剂服后，眼眵消，眼胞浮肿退。

连翘 5 克，桔梗 7 克，薄荷 7 克，荆芥 7 克，栀子 3 克，甘草 3 克，绿豆 30 克。

病案 5　风湿热寒阻结，两眼内眦角痛涩

俞××，男，37 岁，醴陵市人。

两眼内眦角痛涩，西医检查称泪管阻塞，经手术剔刮一时性好转，一月复如故。

诊脉弦紧，据脉无从分辨。定观两目无红肿，黑白睛无别样，频频眨眼，痛涩不舒之故。外无寒热，内无渴饮，纳食便解好，睡眠亦佳。思忖：应当不属内在脏腑失调之眼目病，亦非单一外感风寒风热之类。西医检查称泪管阻塞，仅从局部现象而言，未能从病症因由与病机说明，难、难、难！进一步查询：颈项强痉不适，背腰疼痛，手足麻痹。因思及："膀胱足太阳之脉，起于目内眦，上额交颠……"（《灵枢·经脉篇》），因认定膀胱足太阳经脉，风湿热寒阻结亦可致眼目内眦角痛涩不舒，西医检查称眼目泪管阻塞，殆此因此果也。从膀胱太阳经脉风湿热寒治，能治愈颈项强痉，背腰痛，手足麻痹，眼目病不愈，亦不枉费医药。麻黄佐经汤如下。

麻黄 5 克，茯苓 15 克，桂枝 10 克，葛根 30 克，羌活 10 克，川芎 10 克，防风 10 克，汉防己 10 克，甘草 3 克，生姜 3 片，大枣 5 枚。

二诊：上方 3 剂服后，背腰痛小有轻减，眼目内眦角痛涩未能好转，口鼻气热。考虑：风寒湿大有化热之势。仍守背腰痛以及手足麻痹治。四体复勤汤加减如下。

桂枝 7 克，生石膏 30 克，赤芍 10 克，乌梢蛇 30 克，川羌活 10 克，威灵仙 10 克，北防风 10 克，延胡索 15 克，僵蚕 10 克，徐长卿 10 克，厚朴 10 克，甘草 3 克，生姜 3 片，大枣 5 枚。

三诊：上方服 5 剂，背腰痛住，手脚已不感觉麻痹，尤可喜者，眼目内眦角痛涩轻减。仍守风湿热寒阻结治之，既然病证轻减，前方恐其药过病所，转方以银翘败毒散加味如下。

金银花 10 克，枳壳 10 克，连翘 10 克，桔梗 10 克，羌活 10 克，柴胡 10 克，独活 10 克，川芎 10 克，防风 10 克，茯苓 15 克，白芷 10 克，甘草 3 克，薄荷 7 克，生姜 1 片。

五六剂服后，眼目病愈，肢体亦捷健也。

病案 6 太阳风邪、阳明火热，眼目红肿痛痒

江××，女，50 岁，黄毛村人。

房屋装修，油漆过敏，两眼红肿痛痒。西药抗过敏并消炎药治之，非无理也，然而经治旬日不愈。

诊脉浮数，观两眼红肿，并颜面浮肿焮红。局部病局部消炎不愈，因询得之，口疮并牙齿痛常发，口气秽臭，大便坠胀。人身是一个统一整体，局部病应当从全身情况认定局部病性质。风邪，泛指一切外来致病因子，油漆过敏，不肯定，不否定，亦即所谓风邪也。口疮、口臭、牙齿痛，大便坠胀，属阳明火热，因认定为太阳风邪兼阳明火热并气滞，处方以银翘散、泻黄散、厚朴三物汤合方治之。

金银花 10 克，淡竹叶 5 克，连翘 10 克，薄荷 10 克，桔梗 10 克，苇茎 10 克，荆芥 10 克，厚朴 10 克，牛蒡子 10 克，枳实 10 克，大黄 10 克，藿香 10 克，防风 10 克，生石膏 30 克，甘草 3 克。

病经一周，7 剂服完，眼目红肿消，口疮、牙痛一并愈。

病案 7　阳明火热生风，不自主眨眼，并眼睑抽动

唐××，男，15 岁，醴陵市人。

不自主眨眼，并上下眼睑抽动。

察：眼目不焮红，不流泪，不起眼眵，眼胞无浮肿，外无寒热头痛，非风热、风寒之类；黑睛平正，视物精明，无关肝肾。进一步探求，月前曾病牙齿痛，未经治疗，牙痛虽住，大便犹显结硬。思之：此阳明火热生风，循经脉而上乘眼目也。清降熄风，仲圣风引汤加减或可愈，如下，3 剂。

大黄 7 克（酒洗），防风 7 克，僵蚕 7 克，桂枝 3 克，薄荷 7 克，生石膏 30 克，滑石 10 克，寒水石 15 克，紫石英 15 克，青龙齿 15 克，甘草 3 克，玳瑁 15 克，生姜 1 片，新竹沥口服液 2 支（分 2 次冲兑）。

二诊：眨眼并眼睑抽动稀减过半，前方既中，击鼓再进 3 剂。

三诊：眨眼并眼睑抽动住，纳食好，大便畅。患者要求补养之方以杜其复发。考虑：阳明底面即是少阴，清阳明，滋少阴，景岳玉女煎理则理也，犹恐寒热客邪尤有未尽，不敢冒昧，转方以三石汤合防己地黄丸原方配伍特点，重用生地黄。3 剂。

人中黄 3 克，杏仁 5 克，生石膏 15 克，金银花 7 克，滑石 10 克，白通草 5 克，寒水石 10 克，生地黄 30 克，防己 5 克，桂枝 5 克，防风 7 克，鲜竹沥口服液 2 支。

获悉：3 剂服后，病愈，无不良反应。

病案 8　阳明火热风邪上壅，眼角奇痒

江××，女，51 岁，黄毛村人。

两眼内眦角奇痒，带来视物昏朦。

诊脉数，右寸关盛大。定观眼目白睛无焮红，眼睑亦非浮肿。思之：些小外病，内服药治疗，有必要查内在脏腑情况。因询得知，肚腹微胀满，大便或溏或硬，坠胀难下。分析：眼目属肝，此无关肝病；白珠属肺，非肺风热风燥之类。"胃足阳明之脉，起于鼻之交頞中，旁纳太阳之脉，下循鼻外……"（《灵枢·经脉篇》）。意见：眼内眦角奇痒者，胃肠火热挟风邪而上壅也。复考虑的是凡事不可执一，胃足阳明之脉起于目内眦，旁纳太阳之脉，眼角奇痒，或有内外证兼，故亦不排除兼表有风寒风热之邪。治疗：清泄阳明兼宣散太阳风邪，厚朴大黄汤合总方六味汤再加味。

厚朴 10 克，荆芥 10 克，大黄 10 克，防风 10 克，枳实 10 克，僵蚕 10

克，薄荷 10 克，桔梗 10 克，甘草 3 克，蝉蜕 7 克。

处方事毕，业内友人半是质疑，半是嬉笑之意言：总方六味汤治咽喉病之方，能用以治眼目病耶？因答：一病有多方，一方能治多病，"谨守病机"（《内经》）为重要。

初服 3 剂，奇痒减半，患者自持原方直服至 7 剂，眼目奇痒愈，腹胀满除，大便畅。

病案 9 湿热聚结，眼眶黝黑

邓××，女，21 岁，醴陵市人。

眼眶黝黑，有损秀丽，求治也。

诊脉平，据脉无从分辨。定眼观之，眼眶四边黝黑，眼内黑白珠清明。询悉：晨起无眼眵结聚，外无寒热头痛。此不属风寒、风热之类，亦非内损诸般眼病。眼眶属脾，脾与胃合，胃足阳明之脉起于目内眦角，又冲脉上行至目眶下。大便不结硬，显坠胀，黄白带下有之。中医认证重点不在局部定位，而在整体联系，综合分析：此胃肠脾病，湿热蕴结，淫溢于经脉，上乘颜面，聚结于目眶。红袖女丹原治妇女黄白带下淋漓腥秽者，一病有多方，一方治多病，取用之，不违病机，想当有效，方如下。

柴胡 10 克，半夏 10 克，黄芩 10 克，泽泻 10 克，猪苓 10 克，桂枝 5 克，厚朴 10 克，土茯苓 15 克，苍术 10 克，西洋参 3 克，橘皮 7 克，甘草 3 克，生姜 3 片，大枣 5 枚。

二诊：上方服 7 剂，黄白带下有增多情况，目眶黝黑尚未有明显轻减。患者惊讶言：一病未愈，一病又起，前所服药是否差错？因答：带下有加，湿热之病气下泄也，目眶黝黑，指日可以淡减，目前尚未淡化，人身气机转化未及。嘱：原方再进 7 剂。

三诊：带下由多减少，眼眶黑黡退下也。患者要求再药调理。考虑：病已愈十之七，不可骤补留邪，不可过于泻邪伤正；脾为己土恶湿，胃为戊土易生火热，李东垣升阳益胃汤、补脾胃泻阴火升阳汤，恐药过病所。《颅囟经》平和饮子合平胃散，遵《医宗金鉴》加芩连治下颚疮方，组合如下。

党参 15 克，升麻 3 克，茯苓 15 克，苍术 7 克，厚朴 7 克，橘皮 7 克，黄芩 10 克，黄连 3 克，甘草 3 克，生姜 1 片，大枣 3 枚。

逾月，患者复来也，欣喜以告，前方服 7 剂，眼眶黑黡、带下白黄两病一并愈。定眼观之，已恢复天赋之秀丽。

45　妇科病类

病案 1　血热月经先期

黎××，女，29 岁，株洲市人。

月经先期五、六、七日，月月如是，求治也。

诊脉虚弦数，舌暗红中显淡滞。月经量偏少，小有瘀块。平时胁肋或乳房偶尔胀痛，心胸郁闷，每欲长呼气则舒，睡眠欠佳。思之：月经先期属热，傅青主清经汤为通常用方，然病兼肝气郁结者，丹栀逍遥散尤佳；今又血虚，师承三代二百多年之经验，四物逍遥散更显优良，其中苓、术补脾益气，统摄血气妙极，然先师习惯用药，殆以白术温补壅气、茯苓利水故去之，加姜枣调营卫，益脾胃无壅气之弊诚佳。姑且承旧日师训依样画葫芦，方如下。

生地黄 15 克，柴胡 10 克，当归 10 克，牡丹皮 10 克，白芍 10 克，栀子 10 克，川芎 10 克，薄荷 10 克，甘草 3 克，生姜 3 片，大枣 5 枚。

二诊：服 7 剂，月经时日归正也，经潮瘀块仍有之，上方合仲圣红兰花酒，更加香附、甘松。

生地黄 15 克，柴胡 10 克，当归 10 克，牡丹皮 10 克，赤芍 10 克，栀子 10 克，川芎 10 克，薄荷 7 克，红花 5 克，甘松 7 克，甘草 3 克，生姜 3 片，大枣 5 枚，葡萄酒 1 杯（冲兑）。

尔后获悉，上方服 7 剂，月经期色、质、量归正。

病案 2　湿热蕴结，带下淋漓

陈××，女，30 岁，板杉乡人。

产后月余，黄白带下淋漓，气秽腥膻。

诊脉濡数，苔黄白腻。纳食少，大便溏显坠胀。此湿热蕴结，清热泄湿，治在肝脾胃，书予柴陈胃苓汤 5 剂。

柴胡 10 克，陈皮 10 克，黄芩 10 克，西洋参 3 克，半夏 10 克，泽泻 10

克，茯苓 15 克，猪苓 10 克，苍术 10 克，肉桂 3 克，厚朴 10 克，甘草 3 克，生姜 3 片，大枣 5 枚。

二诊：带下减半，教以原方续服 3 剂。

三诊：患者复来也，言：带下净，病已愈，请再方作善后调理！窃思：病初愈，再方调理，比病时处方尤难，东垣补脾胃泻阴火升阳汤适合，似乎小题大做也。乃取仲圣三物黄芩汤养血清湿热，合般若丹补脾益气如下。嘱：此即善后之方，吃吃停停，7～10 剂即可。

生地黄 15 克，生姜 3 克，黄芩 10 克，大枣 5 枚，苦参 10 克。

病案 3　血气生化不足，月经量少

芦××，女，31 岁，黄獭咀人。

半年来月经量少，求治也。

诊脉弱，神色淡。查询：体怠乏力，常日畏风冷吹。月经时日正，前后一二日，色不娇红，亦非暗黑，稀薄得宜，无瘀块，不迁延时日，无黄白带下。考虑：脏腑清宁，更无血热、血瘀、气结气滞等情况。非实即虚，非热即寒，爰认定此血气生化不足而月经量少也。尤在泾有言："桂枝汤外证得之解肌和营卫，内证得之化气和阴阳。"思之：人事往来，人际关系以和为贵，疾病非寒热虚实急证期，亦以调和为上好。处方：桂枝汤合当归补血汤加阿胶，组合如下。并嘱：月经正潮时日勿服，月服 3～7 剂，三个月为期。

桂枝 10 克，黄芪 20 克，白芍 10 克，当归 7 克，阿胶 15 克，炙甘草 3 克，生姜 3 片，大枣 7 枚。

尔后获悉：药后一个月，月经量有加，三个月服药，已恢复旧有情况。

病案 4　胃热流入冲任，月经妄行

李××，女，39 岁，木华村人。

早餐后，前阴下血。一周来，日日如是。

诊脉数实，舌红苔显黄，纳食便解无别样。思之：早餐后，时当 7～9 点属辰时，据杨继洲《针灸大成》十二经纳地支歌云："肺寅大卯胃辰宫……"辰时胃足阳明经气血流注此时正旺；又阳明，其经也，多气多血，故凡所发生病证多属实证、热证。兹从下血时间与十二经脉气血流注时间联想，以及该经经气，病邪性质认定，为胃热流入冲任，动其经血为下血因由。拟泻阳明胃热，书予调胃承气汤为主治方，佐以白虎汤，再加薄荷以祛风散邪。

一剂血减，二剂愈。

大黄 15 克，芒硝 15 克，生石膏 15 克，知母 10 克，薄荷 10 克，炙甘草 3 克，粳米一撮。

病案 5 外感风邪，内有蕴热，产后汗出

陈××，女，20 多岁，夏平桥人。

产后旬日，汗出透衣。金以为产后血气俱虚，汗出为大忌，议进温补。

诊脉数实，舌老红，苔黄腻。头面浮肿，腹满犹未产，恶露不下，小便痛热。认定此外感风邪，内有蕴热，温补绝非所宜。发越阳郁，清其里热，处方以越婢加术汤合栀子厚朴汤加天仙藤。即时众口哗然，产后汗出，岂有再用麻黄发汗之理耶！余曰：越婢加术汤仲圣原文有云"内极热则身体津脱，汗大泄，厉风气下焦脚弱"。今汗出，虽属产后月内，证实脉实，非不可以也，汗出必不可用麻黄非是！麻杏甘石汤治热壅在肺，亦有汗出之症。姑予服之。

蜜麻黄 7 克，白术 10 克，生石膏 30 克，厚朴 10 克，生姜 10 克，栀子 3 克，大枣 7 枚，天仙藤 15 克，炙甘草 3 克。

二诊：一剂汗减，二剂住，三剂浮肿退，恶露下泄，腹满大有轻减。转方以疏气行湿清热，王孟英连朴饮加减。

黄连 5 克，石菖蒲 3 克，厚朴 10 克，栀子 3 克，半夏 10 克，天仙藤 10 克，茯苓皮 15 克，大腹皮 10 克，甘草 3 克，生姜 1 片，大枣 3 枚。

三诊：恶露续下，腹大满减，浮肿退，已能大碗进食。前方既中，击鼓再进 3 剂。

四诊：肿满全消，饮食倍增。嘱：饮食守清淡，忌呆补壅气食品，调理脾胃治之，丹溪保和丸加白术（大安丸），再加黄芩，3 剂。年轻人，精力充沛，此即善后之方。

山楂 10 克，茯苓 15 克，神曲 10 克，半夏 10 克，莱菔子 10 克，橘皮 7 克，白术 10 克，连翘 10 克，黄芩 10 克。

病案 6 脾弱胃强，带下淋漓

文××，女，20 岁，学生，清泥湾人。

素体肌肤丰腴，资质秀丽。讵料尔来三个月，病带下，黄白淋漓，气秽腥臭，肌肤日见消瘦，能食易饥饿。

诊脉来濡数，观形容憔悴，诉述时伤感泪下。思之：胃强故能食，胃中热扰故易感觉饥饿；脾弱，故饮食物不能化生精微以充养肌肤，转为秽浊走

冲、任下注胞宫，是带下淋漓所由也。治当清其胃热，补益脾气。脾胃病，法东垣，补脾胃泻阴火升阳汤治之。

生黄芪 15 克，生石膏 30 克，党参 15 克，黄芩 7 克，苍术 7 克，黄连 3 克，茯苓 15 克，柴胡 10 克，升麻 3 克，佛手柑片 30 克，炙甘草 3 克，生姜 3 片，大枣 5 枚。

二诊：服 5 剂，心中嘈杂似饥除，带下减半，前方加减再进 5 剂。

生黄芪 15 克，石膏 20 克，党参 15 克，黄芩 7 克，白术 10 克，黄连 3 克，茯苓 15 克，柴胡 10 克，泽泻 10 克，薏苡仁 15 克，炙甘草 3 克，莲须 10 克，生姜 3 片，大枣 5 枚。

三诊：黄白带下仍有些许，能食，肌肤略转丰腴。湿热瘀滞之邪，祛邪勿令使净。忆昔柴陈胃苓汤为第二业师治妇女带下病习惯用方，堪称临床常胜将军。略作增减如下。

党参 15 克，厚朴 10 克，柴胡 10 克，苍术 7 克，黄芩 10 克，茯苓 15 克，半夏 10 克，陈皮 7 克，川泽泻 10 克，莲须 10 克，甘草 3 克，生姜 3 片，大枣 5 枚。

数月后，因母病感冒伴诊来，欣喜以告，目前月经至，色、质、量好，带下净。病时面部瘀斑亦随之消失。余曰：胃肠阳明之脉荣于面，面上瘀斑皆胃肠病气盈溢于经脉，胃肠脾病愈，经脉之病气亦随之净也。

病案 7　产后湿热恶阻，子宫下垂

林××，女，29 岁，醴陵市人。

产后子宫下垂，玉门坠胀。产后血气俱虚为通常观念，子宫下垂补中益气汤为常用方。日服一剂，连服六七剂之多，全然无效，头脑昏晕却有加，饭食量减，困倦日甚，经友人介绍来诊也。

诊脉弱小数，舌暗红，苔白黄腻，大便显坠胀，小便热黄，前阴有黄白稠黏物流出。余曰：产后无寒却有寒，无瘀却有瘀，血气亦虚。《内经·六微旨大论》："天气下降，气流于地，地气上升，气腾于天，故高下相召，升降相因……"人身为一小天地，气机升降，互为因果，其理一也。今患者湿热恶阻，浊气不降，清气固不能升，子宫因之不能升举复位。脉弱小可视为个体生理性之特异脉，不作病证分析。脉书有舍脉从症法。患者认可其说。柴陈胃苓汤，组合如下。

柴胡 10 克，厚朴 10 克，黄芩 10 克，陈皮 10 克，半夏 10 克，苍术 10 克，生西党 15 克，茯苓 15 克，泽泻 10 克，桂枝 7 克，猪苓 10 克，甘草 3

克，生姜 3 片，大枣 5 枚。

二诊：上方服 7 剂，首服 5 剂，前阴下黄白物尤多。7 剂服完，黄白带下减少过半，大便已不坠胀，子宫犹未升举。升阳益胃汤加减如下。

党参 15 克，柴胡 10 克，生黄芪 30 克，赤芍 10 克，白术 10 克，川黄连 3 克，半夏 10 克，黄芩 10 克，陈皮 10 克，泽泻 10 克，防风 10 克，羌活 10 克，甘草 3 克，生姜 3 片，大枣 5 枚。

三诊：上方服 5 剂，精神有加，玉门坠胀解除，子宫缓慢升举也。思之：不可以骤补，调营卫气血，千金生姜甘草汤加味，作为善后处理。

生姜 30 克，党参 30 克，大枣 7 枚，当归 10 克，炙甘草 3 克。

获悉，7 剂服后，一切良好。

病案 8　血热月经先期

潘××，女，27 岁，浏阳市人。

妊娠流产后，迄今三个月，月经月月先期，两个月合三次。

诊脉弦数，观神色无虚，纳食便解好，月经量偏少，色暗红，小有瘀块，腹微痛，无黄白带下。考虑：言流产后病起，此不属产后恶露未尽气滞经乱之类，更不属陷经漏下。从血热月经先期认定。处方：傅青主清经散治血热月经先期，二地汤治虚热月经先期，二方均失却调经不忘调肝脾为常法，故不可取。丹栀逍遥散大通至正，加味如下。

生地黄 15 克，当归 7 克，白芍 7 克，柴胡 10 克，茯苓 15 克，白术 10 克，栀子 7 克，薄荷 7 克，牡丹皮 7 克，甘草 3 克，生姜 3 片，大枣 5 枚。

上方服 7 剂，月经归正也。

病案 9　虚热月经先期

文××，女，42 岁，醴陵市人。

诉：月经超前五六日，量少。有谓是更年期情况，真可谓是人生一世如驹过隙，或许是早衰乎……

诊脉细数，询悉经潮无瘀块，腹不痛。多年来睡眠欠佳，入睡时间少，辗转床箦，或坐起待旦。因释之曰：此非人体之生理常态，不是什么更年期表现。月经先期属热，有虚实之分，先期量少，无瘀块，腹不痛，当属虚热月经先期。睡眠之事，心藏神，肝藏魂，心肝血亏，神魂为虚热所扰……患者欣乐其说，对己身疾病情况心中有底。处方：傅青主二地汤合仲圣酸枣仁汤。犹恐二方药性阴柔，加生姜、大枣健脾和胃更以调营卫。

生地黄 15 克，麦冬 10 克，地骨皮 10 克，玄参 10 克，阿胶 15 克，酸枣仁 15 克，白芍 10 克，知母 10 克，茯神 15 克，川芎 7 克，炙甘草 3 克，生姜 3 片，大枣 5 枚。

二诊：前方服 7 剂，月经归正，睡眠好转。转方以天王补心丹合酸枣仁汤 7～10 剂。嘱：吃吃停停可以。

获悉：效果良好。

西洋参 7 克，麦冬 10 克，丹参 10 克，五味子 3 克，玄参 10 克，知母 10 克，生地黄 15 克，茯神 15 克，远志 3 克，当归 7 克，酸枣仁 10 克，柏子仁 10 克，桔梗 7 克，川芎 7 克。

病案 10　血虚经闭

黄××，女，34 岁，××区供销社干部。

月经迟后 10 日或半个月，渐渐两个月或三个月一至，血量逐渐减少，血色暗淡。近半年则完全闭阻不来，头脑昏晕，倦怠乏力，心动悸，纳食少。

诊脉来虚数，三五歇指，舌淡红少苔，此血亏经闭也。五脏有亏损，均能导致血虚。目今，心悸症状突显，益气养血，从心悸治之，书予炙甘草汤 7 剂。

炙甘草 5 克，人参 3 克，桂枝 3 克，麦冬 10 克，生地黄 15 克，阿胶 15 克，酸枣仁 10 克，生姜 10 克，大枣 5 枚。

二诊：心悸稍平，慢性疾病，方药既中，原方再进 7 剂。

三诊：心悸头晕均有好转，食量有加，唯月经尚未来。盖血之生成非几朝几夕之事，炙甘草汤合柏子仁丸 7 剂。

炙甘草 5 克，阿胶 15 克，桂枝 7 克，酸枣仁 10 克，麦冬 10 克，柏子仁 10 克，生地黄 15 克，牛膝 10 克，泽兰叶 10 克，续断 10 克，卷柏 10 克，生姜 10 克，大枣 5 枚。

四诊：尔来两日，小腹微痛，腰腿酸楚不适。或许月经将至也。上方加茺蔚子、延胡索 3 剂。

五诊：月经至，经期两日，量仍少。诉：目前，月经已过后第五日，感觉身心松舒。窃思："五虚勿近"（《内经》），经有明训，虚证用补，理当审慎，呆补不可以也。书予桂枝甘草汤加阿胶、当归、姜枣，嘱：每月服 7～10 剂，慎风寒，三个月为期，月经期勿服。

桂枝 7 克，阿胶 15 克，炙甘草 3 克，当归 7 克，生姜 10 克，大枣 5 枚。

尔后获悉，效果良好，心不悸，头不晕，月经期色、质、量正常。

病案 11 气郁，热瘀互结，月经暴下

文××，女，30 岁，清泥湾人。

上两个月，月经涩少。今来暴下，暗红色血块，兼鲜红色血液，其来也，感觉热灼，小腹疼痛。

诊脉弦数。思之：此气滞，热瘀互结也。血热宜清，瘀结宜下，生血宜固，矛盾，矛盾！近代上海名医朱南山经验方——将军斩关汤适合，加减如下。

熟军炭 10 克（大黄酒洗炒炭），当归 7 克，黄芪 15 克，生地黄 10 克，茯神 15 克，熟地黄 10 克，白术 10 克，黑栀子 7 克，阿胶 15 克（蒲黄炒成珠），川黄连 3 克，仙鹤草 10 克，焦谷芽 10 克，三七 3 克，藏红花 3 克，薄荷 7 克，红茶 3 克。

二诊： 2 剂服后，瘀血减，血少住。为进一步分析病机，寻找致病因由，细询得知，值"文化大革命"时期，遭委屈凌辱，气郁致血郁，转方以四物丹栀逍遥散 3 剂。

柴胡 10 克，牡丹皮 10 克，当归 7 克，栀子 7 克，赤芍 7 克，白术 10 克，生地黄 15 克，茯苓 15 克，川芎 7 克，薄荷 7 克，黄芩 7 克，甘草 3 克，香附 10 克，生姜 1 片，大枣 3 枚。

3 剂服后，血住，神情安和，窃思：情结未能解除，心情未得到释放，单凭药物，月经恐难以长久归正。

病案 12 子淋，表闭热郁证

袁××，女，20 岁，湾江山人。

妊娠 5 个月，小便淋漓痛涩。服知柏地黄丸痛涩益甚，转来诊治。

诊脉滑中见浮数，右寸关盛，头痛，身肤热。窃思，服知柏地黄丸真罪过也，有胎儿孕母两俱伤之虞，所幸服之不多。妊娠小便不利，通称子淋，仲圣犹有当归贝母苦参丸，和血开郁泻湿热，为病及血分湿热；更有葵子茯苓丸，滑窍利水通阳。从脉症分析，今小便不利为表闭而热内郁，以上二方俱不可。书予越婢汤加减，外宣内清。可喜一剂减，三剂愈。

麻黄 7 克，甘草 3 克，生石膏 30 克，生姜 10 克，黄荆子 30 克，大枣 3 枚。

病案 13 肝脾气郁，湿浊不化，带下淋漓

李××，女，26 岁，横田村人。

月经先期，色黑量少；黄白带下，淋漓腥秽；口中黏腻不爽，饭食量少，食后肚腹胀满，大便结硬，头脑胀闷，梳理头发时头皮牵扯作痛；四肢乏力，偶感麻痹；乳房萎缩干瘪，为半年来情况。询：曾服药否？答：听人说乌鸡白凤丸为妇人良方，自购服食甚多，不曾有效。

诊脉濡数，苔白黄腻。分析：月经先期色黑，血分有热也，量少，乃生化无及；黄白带下腥秽，为中焦湿热浊邪循冲任二脉下注入子宫；食少腹胀，脾失健运，肝失疏泄；大便结硬，肠燥失润；头脑昏闷，梳理头发时牵扯作痛，兼手足偶感麻痹，经脉邪阻，血行不畅，乌鸡白凤丸非为无益，实实有害。乳房萎缩，乃阳明脉气不荣，非一个虚字可补，亦非实证可泻，疏理肝脾清泄湿热为治疗总则，柴陈胃苓汤5～7剂。

柴胡10克，陈皮7克，黄芩10克，半夏10克，苍术7克，泽泻10克，厚朴10克，猪苓10克，茯苓15克，桂枝5克，西洋参5克，甘草3克，生姜3片，大枣5枚。

二诊：食后腹脘宽舒。初服3剂，黄白带下增多，五七剂后带下减少。告知：下次月经仍旧不会很多，因生化无及也。乳房干瘪有恢复可能，因年方少艾，生机蓬勃，但以六个月看效果。前方既然中的，击鼓再进三四剂，以除其余邪。

患者对余之医药学术崇信颇高，遵服无疑。半年过后，患者言：月经归正，白带仅少许，黄色液已不曾有，乳房确有丰满转机。

病案14 阳明热盛，赤白带下

文××，农妇，30岁，木华村人。

带下赤白，淋漓腥秽，四肢麻痹困重。

诊脉数实，舌暗红，苔黄腻，善食而气馁。此阳明热盛，饮食物不化为营养而变成浊物，流入冲任，下注子宫，赤白带下之所由也。营养缺失，经脉失养，故四肢麻痹困重。清泄阳明，养血通痹，竹皮大丸合防己地黄汤5～7剂。

竹茹10克，软白薇10克，桂枝7克，汉防己10克，生石膏30克，防风10克，生地黄15克，甘草3克，生姜3片，大枣5枚。

上方仅服3剂，患者复来也，诉：带下增多，此方不适合，请改用其他方药。究诘之，无其他不良反应，肢体麻痹稍有轻减，带下实实有增多情况。因告之：带下增多，气秽腥臭或有减少。湿热蕴结成带下，气秽腥臭，治疗只可以清泄，前方继续服用，决不偾事。一席话，患者会其意而退。

旬日过后，患者复来也，言：执原方直服至 10 剂，带下净，肢体麻痹亦除。祛邪务令使尽，带下虽止，犹不可骤补，柴胡疏肝散加生地黄 3～4 剂。

柴胡 10 克，枳壳 10 克，赤芍 10 克，香附 10 克，川芎 10 克，佛手柑片 30 克，生地黄 15 克，甘草 3 克。

获悉，药后带下除，肢体捷便。有感矣！此类情况，初服药带下必增多，渐渐减少，有失服药前交代。

病案 15 湿热下趋，黄白带下

陈××，女，38 岁，吴家墩人。

黄白带下，气秽腥膻。手足麻痹，背腰疼痛。

诊脉濡数，能食，大便好，睡眠欠佳，月经色黑有瘀块。胃为阳土多热，故能食；脾为阴土多寒，有失运化，胃热脾寒，饮食不能化生营养精微转变成湿热秽浊物；肝失疏泄，湿热浊邪乘冲任脉下流入胞宫，黄白带下所由生也。疏肝运脾清胃，柴陈胃苓汤 5～7 剂。

柴胡 10 克，党参 15 克，黄芩 10 克，苍术 10 克，半夏 10 克，厚朴 10 克，陈皮 10 克，茯苓 15 克，猪苓 10 克，泽泻 10 克，桂枝 5 克，甘草 3 克，生姜 3 片，大枣 5 枚。

二诊：诉"服药第二、第三日，黄白带下增多，第四、第五日，由多渐少，气秽减轻。肢麻痹，背腰痛尚未除"。手足麻痹并背腰痛原因有二：一是湿热浊物令气机阻滞经脉失畅；二是饮食化为湿热浊物，致令营养缺失，气血生化源乏，经脉失养。脾胃功能恢复，湿热除，血气充，肢麻背腰痛愈，尚需待以时日，诚不必补气益血为治也。转方为加强清热除湿通痹，凉而行之，前方合木防己汤如下。

柴胡 10 克，防己 10 克，黄芩 10 克，桂枝 7 克，半夏 10 克，生石膏 30 克，陈皮 7 克，苍术 10 克，茯苓 15 克，厚朴 10 克，党参 20 克，甘草 3 克，生姜 3 片，大枣 5 枚。

5 剂服后，肢痹，背腰痛，黄白带下一并除，月经期色、质、量归正。

病案 16 脾胃气虚，肝气郁结，月经不调

童××，比丘尼，27 岁，攸县灵龟寺人。

月经先后无定期，食少，气怯，朝暮课诵亦感觉难以坚持。

诊脉虚弦，唇口舌色淡，经潮超前或迟后，血色淡红量少，腹痛喜温喜按。此脾虚气寒，气血生化源乏，故月经量少而色淡；情志不舒，肝气郁结，

故月经期超前或迟后。"木郁达之"(《内经》),遂其曲直之性,局方逍遥散为通常用方,然补脾益气之力薄,处方以归芍六君子汤合柴胡疏肝散如下。

党参 15 克,当归 10 克,白术 10 克,白芍 10 克,茯苓 15 克,柴胡 10克,半夏 10 克,川芎 10 克,陈皮 7 克,枳壳 10 克,香附 10 克,甘草 3 克,生姜 3 片,大枣 5 枚。

二诊:5 剂服后,饮食量有加,精神好转,月经尚未至。考虑:此情此病,或许非单纯药可为,以共勉之言慰藉曰:你我皆出家之人,离俗修行者,宜会心释典,正其思维,法喜充满,气机自然调畅,月经可望归正……。处方仲圣千金生姜甘草汤合佛手散如下,嘱:月服 5~7 剂,月经正潮期勿服。

生姜 30 克,当归 10 克,大枣 5 枚,川芎 10 克,党参 15 克,炙甘草 3 克。

上方服之佳,月经归正,法喜充满。

病案 17　脾胃虚寒,妊娠恶阻

李××,年 30 许,木华村人。

呕吐清水,脘腹胀闷,口淡无味,倦怠乏力。

诊脉虚弱而显滑数,舌淡苔白。询悉经停二个月,此前月经期、色、质、量正常。意见:此妊娠恶阻也,无烧热,无烦渴饮冷,属脾虚气寒证类。温养脾胃,兼以理气降逆,书予干姜人参半夏丸加味,冀其食饮安和,以生血气,奉养胎元。肾气充,冲任脉气无逆上,则呕吐可望轻减。

干姜 7 克,人参 3 克,半夏 10 克,厚朴 10 克,茯苓 15 克,炙甘草 3克,生姜 1 片,大枣 7 枚。

一剂效,二剂呕吐减半。告知:完全不呕吐,尚需待以时日。

病案 18　肝胃气逆,妊娠呕吐

李××,女,25 岁,木华村人。

新孕一个月,呕吐剧甚,米水难下。家人以为是妊娠之常情,未予治疗。及至旬日,疲惫不支,乃延余诊治。

诊脉弦而滑数,寸盛尺弱,舌体焮红,唇口干燥,呕吐物为黄色液体并痰涎,味苦,心中烧灼饮冷,大便一周未解。思之:妊娠阴血趋于下以养胎,肝木之气偏旺,胆火随之升,肝脉夹胃气贯膈,木旺胃受其克,胃失和降而呕吐生,不急治之,胎亦难保。清降火热,养阴益胃,书予黄连温胆汤合麦门冬汤 3 剂。嘱:小口频饮,估计饮必吐,吐而复饮,药液既已入胃,吐不致罄尽,留胃药液,可产生功效。

川黄连 3 克，枳实 10 克，半夏 10 克，麦冬 10 克，竹茹 15 克，橘皮 7 克，西洋参 3 克，生姜 1 片，大枣 3 枚，甘草 3 克，粳米一撮。

二诊：上方 3 剂，吐失三分有二，仅一剂之效，呕吐住，渐能进食。胃阴伤残，吴氏益胃汤 3 剂。

玉竹参 30 克，生地黄 15 克，北沙参 30 克，麦冬 15 克，冰糖少许。

获悉：呕吐住，进食好，胎孕得以保全。

病案 19 生化不足，月经停闭

刘××，女，45 岁，新阳乡王家坪人。

诉：月经停闭已三个月，请解惑并予治疗。

"女子七七任脉虚，大冲脉衰少，天癸竭，地道不通，故形坏而无子"（《内经·上古天真论》）。指 49 岁月经停闭不来属通常情况。其有肾气强盛者，50 岁以后仍有月经。45 岁月经停闭非正常。月经停闭，原因有多样，证分虚实，一是生化不足为虚；二是瘀阻不下为实。又虚中夹实，实中有虚，纯虚纯实证者少，虚实兼杂者多。虚与实中又分阴阳寒热。兹从虚实寒热 正反推寻如下。

诊脉迟缓，神色淡滞。外无寒热，内无渴饮，饮食量少，肢体疲软乏力，无胁肋腹痛等，因断认此月经停闭非血气瘀阻，而为血气生化不足。再察其生活习惯常畏寒冷，脉迟弱，无热渴烦心，大便不结硬，小便亦非热黄等情况，知系阳虚寒体，处方以陈自明柏子仁丸合仲圣附子汤加当归。嘱：此方不需要连续服用，每旬日三四剂。设月经至，停药勿服。

柏子仁 10 克，卷柏 10 克，熟地黄 15 克，当归 7 克，牛膝 10 克，附子 10 克，续断 10 克，白术 10 克，泽兰叶 10 克，茯苓 15 克，炙甘草 3 克，党参 15 克，生姜 3 片，大枣 5 枚。

二诊：诉"前方共服 10 剂，上两个月月经如期来"。转方以人参养营汤。嘱：月服 5~7 剂，感冒勿服。

党参 15 克，远志 3 克，黄芪 15 克，五味子 3 克，熟地黄 15 克，陈皮 5 克，当归 10 克，肉桂 3 克，白芍 10 克，甘草 3 克，茯苓 15 克，生姜 3 片，大枣 5 枚。

尔后获悉，月经应期即至，量中等，饮食增进，精神复旧。

病案 20 产后血气瘀阻，湿热流聚，腰骶骨痛

匡××，女，32 岁，东冲铺人。

诉：腰骶骨痛，起坐维艰。产育后月内起，原因不明，久久矣！听人说，哺乳期间，服药影响乳汁清纯，故一直未予治疗；复有人言，产后月内发生之病，不急治，日后治疗艰难，聆听您老说法！因答：母病则子病，母安则子安，乳汁清纯与否，直接影响乳儿诸多方面。今母病，乳汁已失去清纯，必须治疗，主要是认证准确，方药无误，乳儿乳母一并受益。

诊脉濡弱显数，神色晦暗。食少，大小便无异常。思之：产后血气俱虚之说诚然，亦不可执。"产后无寒却有寒，无瘀却有瘀"亦金玉名言。患者能食，大小便正常，乳液丰足，腰骶骨部位痛而胀，七、八、九分非虚属实，血气瘀阻也。然而体质阴阳与血气寒热在所必究。复询得知，带下白黄，气秽腥膻，统而观之认定，该病腰骶骨痛为血气瘀阻，湿热流聚，处方以木防己汤合二妙丸再加味如下，5～7剂。

汉防己10克，西洋参3克，生石膏30克，苍术10克，桂枝10克，黄柏7克，延胡索15克，乌梢蛇30克，赤芍10克，甘草3克，生姜3片，大枣5枚。

二诊： 7剂服后，腰骶骨痛轻减过半，乳液多少一个样，乳儿呀呀嬉耍一样情况。为彻底清除湿热，畅通血气瘀阻，转方以柴胡疏肝散合二妙丸再加味如下。

柴胡10克，橘皮7克，赤芍10克，香附10克，川芎10克，苍术10克，枳壳10克，黄柏7克，延胡索15克，茯苓15克，甘草3克，生姜3片，大枣5枚。

三诊： 二单14剂服完，半个月治疗，腰骶骨痛愈，起坐转侧捷健，黄白带下除。嘱：病初愈，不可急于进补，日常油盐蔬菜饭是第一补丸。处方仍以柴胡疏肝散不寒不温药5～7剂。

此后，乳母身肢捷健，乳儿美胖有加。

病案21　子宫虚冷，月经滞后量少

欧阳××，女，40岁，株洲市人。

月经滞后半个月或二十日，量偏少。多处求医，悉以更年期称之，目为生命过程中之必然现象……

诊脉迟弱小，观神色淡滞。从方方面面探询得知，食少，大便可，腰间并小腹部位常觉寒冷之甚，血压偏低，长日倦怠乏力。思之：无六淫邪客，非七情气结气滞影响所及。此子宫虚冷，生化不足，故月经未能应月盈亏而下。"女子 …… 七七而任脉虚，大冲脉衰少，天癸竭……"（《内经·上古天真论》），月经正常停断当在 50 岁上下，更有天赋体魄强盛者，50 岁开外，月经仍正常有。患者年仅 40 岁，不属所谓更年期，月经不当滞后如此之久与量少。说什么更年期，对生命是一种伤残，爱正言以告，此非生命过程中之正常现象，月经滞后、量少可治疗归正。患者闻言欣喜也。处方以温经汤合附子汤，组合如下，嘱：需要稍长时间缓缓调之（据西医学子宫内膜增厚至 9 毫米，月经必至），月经期间勿服。

川芎 10 克，阿胶 15 克，当归 10 克，人参 3 克，芍药 10 克，吴茱萸 3 克，桂枝 7 克，半夏 10 克，牡丹皮 10 克，麦冬 10 克，附子 10 克，茯苓 15 克，白术 10 克，甘草 3 克，生姜 3 片。

二诊：上方服 5 剂，腰间与小腹寒冷减，月经距上次已 40 日仍然未至。思之：张景岳"善补阴者，必于阳中求阴；善补阳者，必于阴中求阳"，阴阳互根互用。处方以佛手散合胶姜汤加附子、熟地黄并茺蔚子 5～7 剂。

当归 10 克，阿胶 15 克，川芎 10 克，生姜 15 克，熟地黄 30 克，附子 10 克，茺蔚子 15 克。

服药 5 剂，喜月经至也，量亦有加。此后月经期前后亦不过四五日，量中等。

病案 22　阳明火热毒气，月经先期

杨××，女，32 岁，窑下湾人。

月经超前六七日，量多，色暗红，有瘀块，经期腹痛。

诊脉数实，观颜面疮疹焮红。询：善食，大便结硬。从月经情况，不难判断为血热、血瘀、气滞也，傅青主清经汤、陈自明牡丹皮散、仲圣下瘀血汤合裁准效。然而颜面疮疹焮红，善食而大便结硬为阳明火热毒气之甚，气分病也，按温病学卫、气、营、血层次分析，此情况单从血分治月经，会引气分热毒入血，不可以者也。气血两清，清瘟败毒饮加减如下，5 剂。

生地黄 15 克，牡丹皮 10 克，玄参 10 克，赤芍 10 克，川黄连 3 克，黄芩 7 克，栀子 7 克，桔梗 10 克，生石膏 15 克，金银花 10 克，知母 10 克，连翘 10 克，厚朴 10 克，薄荷 5 克，甘草 3 克。

二诊：颜面疮疹渐退，大便畅。月经足日停，再期尚远，本当教以暂停服药，待月经再来进一步观察，然病家未表同意。处方以傅青主清经汤加减合仲圣红兰花酒 5～7 剂，嘱：缓缓服之。

青蒿 10 克，茯苓 15 克，黄柏 7 克，生地黄 15 克，牡丹皮 10 克，赤芍 10 克，栀子 7 克，薄荷 7 克，藏红花 3 克，益母草 10 克，甘草 3 克，葡萄酒

1 杯（冲兑）。

3 剂，患者欣喜诉：月经应期复来也，血色已不是暗黑，亦非燉红，瘀块减少，经潮之初，腹痛仅小见。处方以四物汤合红兰花酒。嘱：待经停一周，缓缓调之，3～7 剂为限。

当归 7 克，生地黄 15 克，白芍 7 克，川芎 7 克，藏红花 3 克，葡萄酒 1 杯（冲兑）。

尔后，月经归正，面色转明净。

病案 23　湿热瘀阻，月经滞后

邓××，女，22 岁，窑下湾人。

月经滞后，10～15 日，量多，迁延时日。

诊脉濡数，舌体舌苔无甚变化。查询：黄白带下与月经杂下。能食，大便好，气力不减。思之：月经滞后，从量多以及神情气色分析，非体虚血气生化不足之类，迁延时日，亦非脾虚失统陷经漏下者，兼黄白带下乃湿热瘀结。治疗：清泄湿热，疏畅气机，调经与治带下两相结合，景岳柴胡疏肝散合丹溪二妙丸再加味如下。

柴胡 10 克，苍术 10 克，赤芍 10 克，黄柏 10 克，川芎 10 克，橘皮 10 克，枳壳 10 克，香附 10 克，黄芩 10 克，茯苓 15 克，甘草 3 克，生姜 3 片，大枣 5 枚。

二诊：5 剂服后，黄白带下大减，月经尚未至，嘱：原方续服 3 剂。患者猝言：请补益气血治之！因答：①湿热之邪犹未净，祛邪即以扶正，邪去正自复；②肝以疏为补，参、芪、归、地令湿热阻结，尚不可以。

三诊：黄白带下净，月经仍未至。处方佛手散合般若丹加茺蔚子、泽兰叶六七剂。

当归 10 克，泽兰叶 10 克，川芎 10 克，茺蔚子 10 克，生姜 3 片，大枣 5 枚。

获悉，药后，月经至也，黄白带下亦未曾出现。

病案 24　虚热月经先期

李××，女，32 岁，阳三石人。

月经先期，七、八、十日不等。

诊脉细弱显数，唇口舌色嫩红。查询：月经量偏少，色燉红，质稠酽，无瘀块，无黄白带下，心烦易饥饿，饭食量少，睡眠欠佳，大便尚可，此血热为的候。虚热耶，实热也？分别是关键。月经无瘀块，经潮腹不痛，大便非结硬，小便不热黄，应当不属实热，丹栀逍遥散，四物逍遥散为通常用方，余则以为当归苦辛温，于虚热月经先期不宜；柴胡劫肝阴之说不可全信，不可不信，此非肝经气郁，可以不用；二地汤治虚热月经先期属傅青主经验之撰作。加青蒿苦寒辛香健胃，并透散阴分伏热；加薄荷散血中风邪。并嘱：月经正潮期勿服，月服 5～7 剂为限，连服两个月。

生地黄 15 克，玄参 10 克，地骨皮 10 克，麦冬 10 克，白芍 10 克，阿胶 10 克，青蒿 10 克，薄荷 7 克。

此后月经月月归正，量亦有加，无其他不良反应。

病案 25 肝肾积热，月经淋漓不净

文××，女，43 岁，醴陵市人。

诉：月经停闭两个多月，今来也，已 20 多日，犹淋漓未净。小便热黄痛涩，腰酸软疼痛。

诊脉沉细数，舌红苔黄。查询分析有三：①月经两个月未至，而今至也，血色显暗红，小有瘀块，量多而时日偏长，属通常情况，然而淋漓不净，达 20 日之久，却非正常现象；②纳食便解好，无腹胀满痛，日常家务劳作，不表现有气馁短气乏力，脾胃肠无病，中气无虚，故月经迁延不收，不属中气虚陷，脾失统摄之证类；③小便热黄，由来久矣，月经前、月经期一样表现，结合舌红，脉数考虑，此肝肾旧有积热，热扰而血不归经，以清热凉血益阴治之，傅青主清经汤加味如下。

青蒿 10 克，生地黄 15 克，黄柏 10 克，白芍 10 克，牡丹皮 10 克，柴胡 10 克，地骨皮 10 克，黄芩 10 克，茵陈 15 克，栀子 7 克，甘草 3 克。

二诊： 5 剂服后，小便热黄减，月经收定。热病伤阴，邪热除，益阴为正法。远呆补腻滞，并佐以活跃气机，为法中妙义。二至丸、一贯煎合方如下。

女贞子 30 克，生地黄 15 克，墨旱莲 15 克，北沙参 15 克，麦冬 10 克，枸杞子 10 克，当归 7 克，川楝子 10 克，玫瑰花 10 克。

获悉，上方服 10 剂之多，尔后月经归正也。

病案 26 妊娠转胞，小便不利

袁××，女，26 岁，萍乡市人。

妊娠六个月，小便不利，小腹坠胀。其夫粗知中草药，自办"水灯芯"、

海金沙、木通等利尿药服之，小便胀闭尤甚，坐卧不安。

诊脉滑数而弱，舌淡，苔薄白。细察之：下无热灼，上无渴饮，此非妊娠子淋病类，系血气虚、中气陷、胞胎下坠，压迫膀胱尿道不通利，病名妊娠转胞。治宜升举胞胎，解除膀胱尿道压迫，小便自然通利，论内服药方，通常是以补中益气汤为内服药基础方。张锡纯治此尤具活法圆机者是：以升陷汤内服，药后一二小时以指探喉令吐，且将头部上身放低，下体抬高。遵法试之，旋即小便倾泄如注，小腹胀满除。家人大悦，医者欣喜。

生黄芪 30 克，柴胡 10 克，升麻 5 克，桔梗 10 克，知母 10 克。

病案 27　湿热瘀阻，清气下陷，子宫下垂

黄××，女，39 岁，株洲市人。

前阴坠胀，经妇产科查实系子宫下垂。"下者举之"，某教以服补中益气丸，亦理也，却不见有效。头脑胀懵，肢体困痛有加。

诊脉濡数，舌体红，苔白黄腻。知饥饿，不欲食，口干渴，不喜多饮，大便非结硬，却显坠胀，小便热黄，黄白带下，淋漓腥秽。综观分析，内脾肾湿热蕴伏，外肢体风寒湿邪留滞。前医贸然教服补中益气丸，非中医药专业人士，错谬有三：①会心局部现象，失却全身情况综合分析；②表里寒热虚实全然无分辨；③不理解升降互为因果之常理。处方：外宣散、内清泄，兼以升阳益气，东垣升阳益胃汤先遣治之。

黄芪 15 克，柴胡 10 克，党参 15 克，川黄连 3 克，茯苓 15 克，黄芩 10 克，苍术 10 克，独活 10 克，陈皮 7 克，羌活 7 克，泽泻 10 克，防风 10 克，甘草 3 克，生姜 3 片，大枣 5 枚。

二诊：上方服 5 剂，头脑昏懵清舒，肢体困重疼痛轻减过半，黄白带下以及前阴坠胀尚无明显好转。肌肤风寒湿邪已除，营卫气和，内在湿热蕴伏之邪未净，气机未畅。转方：柴陈胃苓汤，5 剂。

半夏 10 克，茯苓 15 克，苍术 10 克，泽泻 10 克，厚朴 10 克，猪苓 10 克，陈皮 7 克，桂枝 3 克，太子参 30 克，甘草 3 克，生姜 3 片，大枣 5 枚。

三诊：初服 2 剂，黄白带下增多，患者惊疑，驱车复来也。因告知：黄白带下有加，湿热蕴伏之病邪下泄也。前方照常服用，黄白带下必然减少，或许完全消除，子宫下垂可望升举复旧。

四诊：患者欣喜言，果如先生之言，带下干净也，前阴坠胀亦有轻减，估计子宫下垂已半升举，尚未全复位。考虑：人身湿热之邪不易速除，湿热不尽是从外受，人身脏腑失和，脾虚生湿，胃强生热，脾弱胃强而化生湿热者亦多。处方：补脾胃泻阴火升阳汤。

生黄芪 30 克，升麻 3 克，人参 3 克，柴胡 10 克，苍术 10 克，石膏 30 克，黄芩 10 克，羌活 7 克，川黄连 3 克，炙甘草 3 克，生姜 3 片，大枣 5 枚。

上方仅服 3 剂，黄白带下除，前阴坠胀消，子宫升举复位也。

病案 28　湿浊瘀血结聚，带下色黑

袁××，女，23 岁，中三洲人。

带下色黑，稀薄，夹有粘连成丝状或小瘀块物，气秽腥臊。月经涩少，超前落后，无有定期。窃思：带下病，黄白者多，黑色罕见。五色合五行五脏，黑色属水主肾，粘连成丝状或小瘀块，邪气之实也。因断认为子宫阴冷湿浊夹有少量丝状或块状物者，为残留之月经未畅而结聚也。该病之形成其中隐曲之情或为经正潮时日男女交媾撞击而经血瘀阻。医者不便究诘。消瘀化浊，运脾固肾，硝石矾石散治之。

火硝 0.5 克，皂矾 3 克。

薏苡仁（以代大麦）60 克煮粥成，入上药。

3 剂服后，微乎有效，无不良反应；7 剂服后，带下净。

附录：

硝石：即火硝，辛苦微寒，属火性外而疏利。涤除脏腑中积热痼冷邪气。

矾石：青矾、绿矾、皂矾原一物，煅赤者名绛矾，酸凉无毒，时珍曰："绿矾酸涌涩收，燥湿解毒化涎之功与白矾同而无差缓。"

病案 29　肝郁血热，月经先期

汤××，女，40 岁，教师，神福港人。

月经超前 5~7 日，血色暗红，食少，善大息（长欲呼气则舒）。

诊脉虚弦数，舌红。血热月经先期，傅青主清经散非不可以也，然从月经色暗红，善大息，因考虑兼肝气郁结者丹栀逍遥散疏肝解郁，并清血热较傅青主清经散更显优良。方如下，嘱：5 剂服后，即可停药观察。

当归 10 克，柴胡 10 克，赤芍 10 克，牡丹皮 10 克，茯苓 15 克，栀子 7 克，白术 10 克，薄荷 7 克，甘草 3 克，生姜 1 片。

二诊：患者复来也，诉"月经近也，色、质、量均有改善，要求再方服药以巩固疗效"。处方以四物丹栀逍遥散 5 剂，并婉言嘱告曰：病关情志郁结，需要心情开达，好自为之……

生地黄 15 克，柴胡 10 克，当归 10 克，丹皮 10 克，白芍 10 克，栀子 7 克，川芎 10 克，白术 10 克，茯苓 15 克，薄荷 7 克，甘草 3 克，生姜 3 片。

获悉，半年来，月经归正也。

病案 30　阳明火热，少阳枢机不利，月经闭阻

金××，女，44 岁，醴陵市人。

月经 2 个月未至，右耳胀气鸣响。

诊脉弦数，能食，大便见结硬。从入耳经脉考虑，有足少阳胆经、手少阳三焦经、手太阳小肠经。月经病、耳病、大便结硬综合分析，月经闭阻，原由阳明火热生化源乏；少阳经气不利；疏泄失职，大柴胡汤加味先遣治之。

柴胡 10 克，厚朴 10 克，半夏 10 克，大黄 10 克，赤芍 10 克，薄荷 10 克，黄芩 10 克，枳实 10 克，甘草 3 克，生姜 3 片，大枣 5 枚。

二诊： 上方服 5 剂，大便畅，耳鸣胀气轻减，月经尚未至。养阴益血，仍不忘疏肝理气泻热治之，四物汤、柴胡疏肝散、厚朴大黄汤三方合裁如下。

生地黄 15 克，柴胡 10 克，当归 10 克，枳壳 10 克，赤芍 10 克，陈皮 10 克，川芎 10 克，香附 10 克，厚朴 10 克，大黄 10 克，薄荷 10 克，甘草 3 克，生姜 3 片，大枣 5 枚。

三诊： 5 剂服后，耳鸣胀气除，月经尚未至。处方：四物汤、柴胡疏肝散、仲圣红兰花酒三方合治之。

生地黄 15 克，柴胡 10 克，当归 10 克，枳壳 10 克，赤芍 10 克，香附 10 克，川芎 10 克，橘皮 10 克，藏红花 3 克，甘草 3 克，生姜 3 片，大枣 5 枚，葡萄酒 1 杯。

上方服六七剂，月经至也。

病案 31　湿热蕴毒，前阴疮疹

汪××，女，29 岁，马蛮村人。

前阴疮疹瘙痒，西医称尿道感染引发湿疹，不反对其说，不完全认同。打针抗菌消炎，外用洗药、搽药罔效。

诊脉弱小，观舌体舌苔无变化，眼睑头面浮肿。询：小便热黄，解后有不尽意感，大便显结硬，口疮常发，能食，睡眠欠佳，口中干渴。窃思：前阴疮疹为求治唯一目的，更是患者诉述主症，论主症远不止此，小便热黄，大便结硬，口疮并口中干渴皆主症也。舍却全身诸多情况，单从局部认症治疗，不可能有效。脉来弱小，观神采奕奕，言谈举止气力不虚，脉弱小非血气之虚，更非湿热伤气之类，"脉弱由来是名姝"（《三指禅脉书》），可视为个体生理性之常态脉。可以不拿来作病证分析。综观之，表风邪火热，内湿热蕴毒，刘完素防风通圣散加减如下。

防风 10 克，麻黄 3 克，荆芥 10 克，栀子 7 克，赤芍 10 克，黄芩 7 克，金银花 10 克，生石膏 15 克，连翘 10 克，滑石 15 克，大黄 10 克，薄荷 10 克，芒硝 15 克，桔梗 10 克，甘草 3 克，生姜 3 片。

二诊：3 剂服后，大便畅，小便热黄减，疮疹并瘙痒随之减半，眼睑浮肿消，头面风热散也。转方续除湿热兼润燥养血治之，千金三物黄芩汤加味如下。

黄芩 10 克，生地黄 15 克，苦参 10 克，连翘 10 克，金银花 10 克，淡竹叶 5 克，甘草 3 克。

5 剂服后，前阴疮疹愈，一切正常。

病案 32　脾虚肝郁，带下淋漓

彭××，女，31 岁，阳三石人。

带下淋漓，稀薄色白。悉称子宫炎、宫颈炎，打针消炎，仅有短时期小效，未几复如故，诉述时，伤感泪下。

诊脉濡弱，观神色淡滞。询：饭食量少，食后胀满不适，大便溏软，偶沾风寒感冒即濡泻。生活习惯畏寒怕冷，喜食辛辣。听众多人言：辛辣食品上火，能使炎病更炎，故禁而不食。思之：带下为妇科一大病证，湿热带下者多，其气腥臭，色黄稠黏；阴冷湿浊带下者亦有之，带下物多稀薄色白，或淡黄，腥臭气少。此脾气虚寒体，肝气郁结情志人也。治疗以健脾疏肝，化湿止带，傅青主完带汤适合，加减如下，并嘱：目今饮食戒辣已成为时尚。"辛者，能散能润能横行"，《神农本草经》直指"能润"非必然助火热；"能散、能横行"应当是能排除代谢产物，促进人体新陈代谢，有温脾开胃助其运化之功，尤适宜于脾胃阳气虚寒之体，可以恢复吃辣。一席言谈，女士极为欣喜。

白术 10 克，党参 15 克，苍术 10 克，柴胡 10 克，茯苓 15 克，白芍 10 克，橘皮 7 克，山药 30 克，车前子 15 克，荆芥 10 克，香附 10 克，炙甘草 3 克，生姜 3 片，大枣 5 枚。

二诊：7 剂服后，带下大减，食量有加，精神不似以前委靡不振。益脾肾，收敛止带，张锡纯清带汤加味 3 剂。

山药 30 克，海螵蛸 15 克，龙骨 15 克，茜草 10 克，牡蛎 15 克，附子 10

克，炙甘草 3 克，干姜 3 克。

两单共服药 10 剂，带下除，方以归脾丸养心脾气血善后。

远志 3 克，当归 7 克，酸枣仁 10 克，木香 3 克，茯神 15 克，白术 10 克，党参 15 克，龙眼肉 15 克，黄芪 15 克，甘草 3 克，生姜 3 片，大枣 5 枚。

病案 33　心脾气虚，胃肠火热，月经淋漓不净

王××，女，30 岁，醴陵市人。

月经迁延时日，淋漓不净。

诊脉虚弦数，观舌体显淡，舌苔白黄。询：饭食量少，肚腹胀满，大便结硬，口干渴饮冷，四肢疲软，倦怠乏力。综观断认，月经迁延不净，虚实共见证也，此心脾气虚失统，胃肠火热内扰，李东垣补脾胃泻阴火升阳汤适合，加减如下。

生黄芪 15 克，川黄连 3 克，西洋参 7 克，黄芩 10 克，生石膏 30 克，柴胡 10 克，黑栀子 7 克，升麻 3 克，黑姜 3 克，炙甘草 3 克。

二诊：3 剂服后，月经收定，食量有加，肚腹胀满轻减。患者要求再方服药，守寒热并用，温清合方，干姜黄芩黄连人参汤合胶姜汤再加味如下，5 剂。

干姜 7 克，黄芩 10 克，川黄连 5 克，人参 3 克，阿胶 15 克，炙甘草 3 克，生姜 3 片。

此后，月经月月归正。

病案 34　气滞血瘀寒凝，月经迟后涩少

汤××，女，35 岁，东堡乡人。

月经迟后 7~10 日，量少，有瘀块，经潮小腹疼痛。

诊脉沉细涩，观神色淡滞。询：纳食可，大便略显坠胀，但非结硬。思之：月经量少，系生化不足，虚耶！非也。月经有瘀块，血中热火煎熬可致血瘀，寒凝而血行不畅亦可致瘀，血寒血热为该病辨证关键。内无渴饮，大便虽显坠胀，但不结硬，小便清澈，脸神淡滞，综观分析，非阳热体质之人，既非血热，无寒却有寒，姑从寒凝气滞血瘀证认治，书予严用和延胡索散加减 5~7 剂。

延胡索 15 克，乳香 7 克，当归 7 克，没药 7 克，赤芍 7 克，木香 3 克，川芎 10 克，厚朴 10 克，桂枝 10 克，甘草 3 克，片姜黄 10 克。

二诊：7剂服后，手足麻痹除，月经复至也，但依然量少。患者要求进补。余曰：不可！短时期月经生化未及。徐文仲佛手散加香附、乌药、茺蔚子5～7剂。

当归10克，香附10克，川芎10克，乌药10克，茺蔚子10克，葡萄酒1杯。

越月，月经复至也，量亦有加。尔后，月经月月至，无腹痛，经潮前后亦不过二三日。

病案35 外感风寒，月经涩滞不畅

陈××，女，22岁，枫树桥人。

月经正潮，猝尔涩滞不畅。少女原本喜读医药书者，要求破瘀通经治之，建议以桃红四物汤之类。

诊脉弦紧，右寸关略显盛大，舌苔白腻。症兼恶寒发热，头身困痛，咳嗽胸紧等症，处方以活人败毒散3剂。患者问：此方将何以治月经涩滞不行耶？因答：病有寒热，头身疼痛，咳嗽胸紧等外证，月经猝尔涩滞不行，原因外感，气机不利，排除干扰，经行必畅，若施以归芎桃红引邪入血，将变证百出。"伤寒不善治成痨"之说闻之否！少女聪敏，力赞其说。

独活10克，羌活10克，枳壳10克，前胡10克，桔梗10克，柴胡10克，川芎10克，茯苓10克，薄荷7克，甘草3克，生姜3片。

二诊：上方服3剂，外证寒热却，头身痛住，咳嗽减，月经欲来未畅，感觉气馁乏力。考虑：祛邪务令使尽，益气药可，归芎引邪入血尚不可以，处方：昝殷清魂散、局方香苏散合方如下。

川芎10克，橘皮10克，香附10克，泽兰叶10克，荆芥10克，西洋参3克，甘草3克，紫苏15克，生姜1片。

获悉，服1剂，月经畅；3剂，月经正常收定。

病案36 湿热瘀结，乳房肿块

陈××，女，45岁，黄塔咀人。

左乳房触之内有肿块，担心癌变求治。

诊脉来濡数，察乳房外无红肿，亦不感觉烧热。揣：既无红肿，又无烧热，当属湿毒阴证性质。"营气不从，逆于肉里，乃生痈肿"(《内经》)，排肿汤合王不留行散，通行营卫气血兼活血化瘀适合。复思念中医论治，局部病莫不关系全体，因复询：能食，大便滞结，小便热黄，黄白带下，淋漓腥秽。

知阳明有热，乳房属阳明，乳房肿物，乃阳明湿邪毒气阻结，尚未化热，阳明多火热，瘀阻日久，必然化热。上方加石膏、金银花、连翘等7~10剂。

生姜10克，王不留行15克，大枣3枚，陆英10克，桔梗10克，桑皮10克，甘草3克，厚朴10克，黄芩10克，干姜3克，赤芍10克，花椒3克，金银花10克，生石膏15克，连翘10克。

二诊：大便滞结畅，带下腥秽气减，乳房肿硬物稍见缩小。前方既中，击鼓再进，7~10剂。

三诊：乳房肿硬物全消，黄白带下住。方以仲圣红兰花酒10~20剂，拟作善后处理。嘱：忌进呆补药品、食品。

红花10克。

以热五粮液浸泡，饮无时。

病案37　寒凝气滞，月经不畅

陈××，女，49岁，周家冲人。

月经来已10日，犹淋漓未净，并腹痛绵绵。

诊脉弦迟。询：月经逾月而来，量一直不多，无瘀块，小腹疼痛。考虑：其月经量少者，已"七七"之年，"天地之精气皆竭矣"（《素问·上古天真论》。天地指男女，此指女），为肾气虚血气衰少之故。淋漓不净，气机阻滞，血行不畅也。血色非妖红，更无烦心热渴、小便热、大便结硬等情况，非血热也。非热即寒，无寒却有寒，无瘀却有瘀，正常月经来而不畅即瘀也，从而认定为寒凝气滞，经行不畅。魏之琇乌药汤，温而不燥，理气行瘀，想当适合，加味如下。

乌药10克，当归7克，香附10克，川木香5克，甘草3克，茺蔚子10克。

隔日来诊，诉：2剂服后，腹痛住，经行畅，量不多，目今月经已将收尾，其他无不正常。服药乎，或可以不再服药也！答："男子八八，女子七七"之年而肾气衰，只是一个通常情况，"夫道者，能却老而全形"，调养得宜，衰老可以延缓。月经期过，子宫恢复时期，药疗、食疗两相结合为重要。认定该女子系虚寒体质，乃书予当归生姜羊肉汤合胶姜汤3~5剂。嘱：服药期间慎风寒。

当归10克，阿胶15克，羊肉300克，生姜15克。

注：七七指女子四十九岁，约略之数；

八八指男子六十四岁。

病案 38 剖腹产育，创口刺痛

唐××，女，25 岁，木华村人。

诊脉弱小，观面神气色淡滞。查：创口无红肿，缝合完好。能食，大便畅。目今不在哺乳期，月经期色、质、量正常，无黄白带下，乳房、胁肋不痛。方书言：胀痛属湿或因气滞，掣痛为风，刺痛原由血瘀。意见：此营卫气血虚弱人，血行不畅，伤口血瘀（毛细血管、动脉、静脉血行不畅）。处方以仲圣桂枝加芍姜参新加汤，畅营卫气血为立方主旨，合红兰花酒再从王不留行散中选药加味如下。

桂枝 7 克，人参 3 克，赤芍 10 克，红花 5 克，蒴藋叶 10 克，花椒 5 克，厚朴 10 克，炙甘草 3 克，生姜 3 片，大枣 5 枚，葡萄酒 1 杯。

断断续续，服药一个月共 15 剂之多，创口刺痛消失，无其他不良反应。

病案 39 肝胃气逆，妊娠恶阻

龙××，女，22 岁，花桥村人。

停经近三个月，呕吐痰涎并水液，味苦；心惕惕然短气，烦乱易怒，头重眩晕。

诊脉滑弦数，舌苔黄腻。此前月经正常，意见：妊娠恶阻。呕吐痰涎水液味苦，少阳胆气逆也；心惕惕然易怒，肝风鼓荡，心受冲激。究之胆气逆、肝风荡，盖身体一旦受孕，血气趋下以养胎，肝木气升，胃气逆上，故呕吐生。仲圣干姜人参半夏丸为治妊娠恶阻名方，以脾胃虚寒者宜，此则非可以者。治以清泄肝胆火热，和胃降逆以定虚风，黄连温胆汤加味如下。

黄连 3 克，半夏 10 克，茯苓 15 克，竹茹 10 克，枳壳 7 克，橘皮 7 克，僵蚕 7 克，甘草 3 克，生姜 1 片。

二诊： 3 剂服后，呕吐减半。思之：妊娠恶阻，病证多样，此原由肾阴虚致肝胃气逆，以平肝气之逆上为治本之举，然而目前直补肾阴必生滞腻碍胎。虚则补其母，补肺胃阴即补肾。方以沙参麦冬汤去天花粉（必须去天花粉。天花粉能使胎盘绒毛膜滋养细胞变性坏死而流产），如下。

北沙参 30 克，麦冬 10 克，玉竹参 30 克，桑叶 10 克，白扁豆 10 克。

自后，情况良好。

病案 40 湿热蕴毒，乳房肿块

江××，女，27 岁，神福港人。

乳房肿块，手术割除，未几复起，已经三次手术割治。

诊脉濡数，能食，大便可。黄白带下，淋漓腥秽，或有或无。思之：乳房属胃足阳明经，亦关系肝与脾。脾为己土属阴，多寒生湿；胃为戊土属阳，原多火热；脾与胃有失运化，饮食物转化为湿热。"土得木而达"（《内经》），其间肝主疏泄功能至关重要。脾胃湿热蕴毒，淫溢于经脉，结于乳房，肿块所由生也；湿热从冲任下流于子宫，则为黄白带下。欲其乳房湿热毒不再结聚，肿块不起，得先清湿热。治疗：运脾清胃疏肝，柴胡疏肝散合平胃散加味如下。

苍术 10 克，柴胡 10 克，厚朴 10 克，赤芍 10 克，陈皮 7 克，川芎 10 克，枳壳 10 克，香附 10 克，茯苓 15 克，黄芩 10 克，延胡索 15 克，甘草 3 克，生姜 3 片，大枣 5 枚。

嘱告：肿瘤已成，内服中药，短时期很难消除，手术割除，为最佳方法。割除后，不复起，中医有优长。

二诊：上方服 5 剂，患者惊讶言：服上方黄白带下增多，如何一病未除，一病有加？因答：为得也！湿热之邪下泄，乳房肿块将不再增大。前方续服 4～5 剂。

三诊：黄白带下由多渐少也。红袖女丹加减 5 剂。

柴胡 10 克，陈皮 7 克，黄芩 10 克，半夏 10 克，人参 3 克，茯苓 15 克，厚朴 10 克，泽泻 10 克，苍术 10 克，猪苓 10 克，延胡索 15 克，甘草 3 克，生姜 3 片，大枣 5 枚。

尔后，黄白带下住，乳房肿块不复起。有感：中西医各有短长，中西医协作，对患者带来好处。

病案 41　湿热蕴毒，带下淋漓

文××，女，60 岁，合家湾人。

带下淋漓，气秽腥臭。江湖术士某，以为年老一切为虚，施以山、地、归、芍、龙、牡大剂。服之胸中憋闷不舒，湿热毒气乘阳明经脉之气上攻，遂致环口焮红肿痛。思之：口唇肿满病邪，从阳明来，使之从阳明去，防风通圣散清泄兼宣散，为表里两用方适合。然而再再思之，病不关系血分，其间归芍似乎不合宜。处方以汪昂双解散合仲圣厚朴大黄汤更适合，3 剂。

荆芥 10 克，栀子 7 克，防风 10 克，黄芩 10 克，连翘 10 克，麻黄 3 克，桔梗 10 克，厚朴 10 克，薄荷 10 克，大黄 10 克，生石膏 30 克，枳实 10 克，甘草 3 克。

二诊：口唇焮红肿痛减半。复考虑：冲任二脉起于胞宫，湿热毒邪实由胞宫乘冲任脉上，导之从冲任而下亦理也，设黄白带下复增多为得，由多渐少为目的。转方以柴陈胃苓汤5～7剂。

柴胡10克，黄芩10克，半夏10克，赤茯苓15克，陈皮7克，苍术7克，泽泻10克，厚朴10克，西洋参3克，陈皮7克，猪苓10克，石膏30克，甘草3克，生姜1片，大枣3枚。

三诊： 首服3剂，带下增多，气秽腥臭逐渐减轻。7剂服后，带下除。润养阳明治之，吴氏益胃汤加味3～5剂。

玉竹参30克，北沙参30克，生地黄15克，麦冬10克，山药15克，薏苡仁30克，炙甘草3克。

病案42　经潮感寒，月经不畅

宋××，女，30岁，七家坳人。

月经适潮，浣衣感寒，遂发热恶寒，头身疼痛，经行不畅。某以四物汤调经，加羌活、防风发表散寒，理亦理也。药后月经完全闭阻，且增胁肋小腹胀痛。

诊脉浮紧，舌苔白腻。此经水先至，后感于寒，邪未及血分，经行不畅因气机阻滞，理当外散风寒，疏理气机，可不涉及血分治。香苏散加味3剂。

香附10克，川芎10克，紫苏30克，羌活7克，橘皮10克，防风10克，甘草3克，柴胡10克，生姜10克。

二诊： 寒热却，头身并胁肋疼痛除，月经仍未至。余曰：干扰排除，气机无阻，不需要急服行血通经药，估计：近期月经必至。仍以香苏散加味3剂，嘱：月经已至未至均可服。越一日，月经果至。

香附10克，橘皮7克，紫苏30克，甘草3克，川芎10克，生姜3片，大枣5枚。

病案43　气机郁滞，月经迟后

彭××，女，30岁，清水江人。

月经迟后10～15日，迁延时日，淋漓不爽。

诊脉沉小涩。询：量中等，小有瘀块，腹不甚痛。是生化不足或血瘀、气滞；寒凝耶！血热也，还得从多方面查究。食可，大便两日一解，不结硬，显坠胀；睡眠欠佳，多梦纷纭；口不甚干渴，却喜冷饮；手足长日清凉。矛盾，矛盾！寒热共见，殆以气机郁滞为主要原因。月经迟后，非生化不足，四肢凉冷，气结气滞而阳气不能布达。"百病皆生于气"，诸症皆因气不调畅使然。中年妇女，情志之事，不便细问。处方以柴胡疏肝散、栀子厚朴汤、橘皮汤三方合治之。并嘱：月经期或非月经期均可服用，月经过后一周内勿服。

柴胡 10 克，枳实 7 克，赤芍 10 克，橘皮 10 克，川芎 10 克，香附 10 克，厚朴 10 克，栀子 7 克，炙甘草 3 克，生姜 3 片。

患者自持此方每月服五六剂，连服三个月，月经、大便、睡眠一切恢复正常。

病案 44　外感温燥，妊娠咳嗽

杨××，女，27 岁，醴陵市人。

妊娠五个月，病咳嗽。

诊脉浮数，舌红、苔薄白，口津显干燥，咳声干哽无痰，口微渴，外证微有寒热。思之：①此不属风寒痰湿咳嗽；②外感风温，春二三月多有之，银翘散、桑菊饮为正治之方。今值秋八月，大气干燥，此情此况，外感温燥名正言顺，清宣凉润，桑杏汤适合。进一步思之：入秋以来，日中燥热，早晚凉冷，"风为百病之长"，外感风冷、燥热之气内闭恒有之，"善治者治皮毛"，该病外证微微寒热，不忘宣表，桑杏汤合银翘散更为稳妥，组合如下。

金银花 10 克，连翘 10 克，桔梗 10 克，薄荷 7 克，荆芥 10 克，霜桑叶 10 克，牛蒡子 7 克，杏仁 10 克，栀子 7 克，贝母 7 克，南沙参 15 克，苇茎 10 克，甘草 3 克，甜梨 1 个（切片）。

处方事毕，患者家属提问，妊娠咳嗽，原有子嗽之名，此是耶，非也！妊娠期间，一人服药，二人得受，方中是否有碍胎之品，或加入护胎药可乎？因答：子嗽之名诚有之，原为阴虚之体，精血下趋以养胎，失于上承，肺虚而咳也，此则非是。妊娠服药与胎孕之事，总体来讲方药与病证符合，即可护胎，方药与病证不符，便伤胎。又朱丹溪有言：白术、黄芩为安胎之圣药，因胎气系于脾，脾虚兼湿热者宜，此非湿热，更不属脾虚，故不可取。目今情况，银翘散合桑杏汤，宣、清、润为治则，既治病，又可安胎也，至于参、芪、归、地切不可加入，以为安胎，必然带来阻气伤胎……。孕妇及其家人服膺其说，执方唯唯退下。

后旬日，路遇家人，欣喜告知，服药 5 剂，咳住，胎孕无任何不良反应。

病案 45　肝郁、血虚气弱，胎孕屡堕

易××，女，27 岁，醴陵市人。

已婚三年，三次流产，求一纸护胎保育之方。

诊脉弦弱小，观神情气色淡。思之：胎孕之事，调经在先；护胎保育，首当明察脏腑气血偏盛偏衰。因询得知：月经先期二三日，量偏少，小有瘀块，经潮少腹、胁肋、乳房胀痛，食少，常日倦怠乏力，大便有时结硬。睡眠容易被小声响惊醒，久久才能入睡，多梦纷纭。综观分析：此血虚气弱，兼肝气郁之人也。处方考虑有三：①补气血，补气以生血；②疏肝理气，远离破气行瘀之品；③设已孕，方药必须有护胎之功效。当归补血汤、柴胡疏肝散、保产无忧散三方互参如下，5～7剂。

生黄芪30克，柴胡10克，当归7克，香附10克，白芍7克，枳壳7克，川芎7克，橘皮7克，菟丝子10克，艾叶5片，炙甘草3克，厚朴7克，生姜3片，大枣5枚。

患者在远地工作，不复来诊，从旁获悉，已生育儿女也。

病案46 湿热阻结，清气不升，子宫下垂。

李××，女，27岁，醴陵市人。

产后逾月，子宫下垂，玉门坠胀。产后血气俱虚，中气下陷为通常观点，补中益气汤为通常用方。奈何天也！服药3剂，非但不效，增添胸中憋闷，短气不食……

诊脉弱小数，观颜面晦暗，无尘却似有尘，乳房似胀非胀，乳汁时有遗漏，乳儿吮乳啼哭尤多（乳液不畅之故）。思之：母病子病，母安子安，当急治之，再查询得知：黄白带下淋漓腥膻，大便则稀溏坠胀。综观分析：此湿热阻结，清气不升，子宫下垂。治疗之法"高下相召，升降相因"（《素问·阴阳应象大论》），欲升先降，湿热结聚不除，黄白带下不愈，子宫脱垂不能升举。处方以柴陈胃苓汤加减5剂。

柴胡10克，茯苓15克，黄芩10克，苍术10克，陈皮7克，泽泻10克，半夏10克，益母草10克，厚朴10克，肉桂3克，川黄连3克，甘草3克，生姜3片，大枣5枚。

二诊： 初服3剂，黄白带下增多，患者惊讶！余则曰：为得也，湿热病邪得以下泄。前方续服5剂，黄白带下物必然减少，毋需疑虑。

三诊： 柴陈胃苓汤连上次8剂服完，果然黄白带下除，玉门坠胀轻减过半。卧则子宫回收，站立时子宫仍有坠下感觉。"下者举之"（《内经·至真要大论》），补中益气汤用之是时机也，组合如下。

黄芪30克，白术10克，党参10克，当归7克，橘皮7克，柴胡10克，升麻 3 克，茯苓 15 克，甘草 3 克，生姜 3 片，大枣 5 枚。

5 剂服后，子宫复收，玉门坠胀除，乳房不感觉胀痛，婴儿吮乳更无啼哭。考虑：乳液畅也。

病案 47　心脾气郁，月经闭阻

左××，女，40 岁，某医院职工。

月经涩少迟后，渐至停闭，年许矣！自认为血气虚故，取当归、益母草、大枣炖鸡蛋，坚持日食之，达月余时间，体重增加，月经仍不见有。

诊脉弱小数，观气色晦暗，神情困乏，目光疑虑。复诉：肚腹内有气走窜，长呼气则舒（善大息）。忖：月经涩少，渐至停闭，不可以单一从虚认定，亦非瘀阻纯实证。经言："二阳之病，发心脾，有不得隐曲，女子不月。"患者或有隐曲之情，医者固是不便贸然究诘。书予仲圣竹皮大丸安中益气，景岳柴胡疏肝散疏肝解郁合治之。嘱：相安，服 5～7 剂。

姜竹茹 15 克，柴胡 10 克，桂枝 7 克，赤芍 10 克，白薇 10 克，川芎 10 克，石膏 15 克，枳壳 10 克，香附 10 克，橘皮 7 克，炙甘草 3 克，生姜 3 片，大枣 5 枚。

二诊：前方服 5 剂，月经至，量涩少。再教以月经停后三日，上方续服 5 剂。并告知曰：病可愈，服药时日尚短，不可能急切求全效。

三诊：未及一个月，月经复至，较上次量多，此非血热月经先期，上月涩少，月轮初转，气血未完全恢复。嘱：经后三日，前方续服三五剂。

四诊：月经复至，量亦有加。窃思：皆女士月经涩少，渐至停闭，非六淫邪干影响所及，原由心脾气郁，心情得不到释放，月经仍有错乱或停闭可能。意欲心理开导，但不可直言。爱谎称上月曾治一月经涩少渐至停闭者，原由心事纠结，教以大事理性坚持，小事多多放下，与人关系拮抗，以柔克刚，最为良法，更能显示自己的人格魅力。女子聪敏，心领神会，欣喜言：先生身病有药，心病有方，两类方药，当遵服也。

尔后，电话告知，承先生身病、心病两类药齐下，月经已非涩少，经至时日前后亦不过二三日。

病案 48　湿热瘀结，带下淋漓

刘××，女，23 岁，湾江山人。

黄白带下，气秽腥膻。月经期色、质、量均显异常，推前迟后，血色暗红，小有瘀块，量亦偏少。

诊脉濡数。询：能食能睡，大便可。小便显热黄。综观分析，此湿热瘀结，带下所由也。疏肝运脾清胃，书予柴陈胃苓汤，带下月经一并治。设以四物逍遥散之类治月经，带下月经两不能治，原因是病在气分，不可深入血分治。并告知：此以泻浊排邪为治，初服药，带下或多，气秽腥膻徐徐减轻，然后带下会逐渐减少，月经亦可归正。

柴胡 10 克，黄芩 10 克，半夏 10 克，猪苓 10 克，陈皮 7 克，厚朴 10 克，土茯苓 30 克，苍术 10 克，泽泻 10 克，西洋参 7 克，甘草 3 克，生姜 3 片，大枣 5 枚。

二诊：诉"初服三四剂，带下果然增多，后 3 剂，带下逐渐减少"。祛邪务令使尽，前方加减再进。7 剂

柴胡 10 克，厚朴 10 克，黄芩 10 克，苍术 7 克，半夏 10 克，茯苓 15 克，橘皮 7 克，西洋参 7 克，香附 10 克，泽泻 10 克，石莲子 15 克，炙甘草 3 克，生姜 3 片，大枣 7 枚。

获悉，黄白带下除，尔后月经亦归正也。

病案 49 气滞血瘀寒凝，经潮腹痛

吴××，女，37 岁，醴陵市人。

经潮腹痛求治。

诊脉沉紧而数，观神色暗淡。考虑：痛经之病，有虚有实。虚者少，月经后腹中疼痛大抵属虚；实者多，经潮前或正潮时腹痛。此月经潮前或正潮时腹痛，当属气滞血瘀实证。仅凭虚实认定尚不可以处方遣药，血寒血热犹为辨证关键。进一步查询：月经前后不过二三日，质清稀而夹有瘀块，无黄白带下，能食，睡眠可，大便不结硬，小便无热黄，因断认为气滞血瘀寒凝证也，仲圣桂枝茯苓丸合武之望乌药汤加减治之。嘱：月经未至期间可以服用，经正潮二三日亦可服用，经后一周勿服。

桂枝 10 克，延胡索 10 克，茯苓 15 克，砂仁 3 克，牡丹皮 10 克，赤芍 10 克，桃仁 7 克，乌药 10 克，香附 10 克，当归 7 克，甘草 3 克，川芎 7 克，生姜 3 片，大枣 5 枚。

二诊：诉"此次月经顺畅，腹痛未见，瘀块减少"。思之：百病无纯虚证，无纯实证。当归建中汤加味 3～5 剂，再嘱：不在经正潮之时日服用。

半年来，情况良好。

桂枝 10 克，香附 10 克，白芍 15 克，炙甘草 3 克，当归 10 克，生姜 3 片，大枣 5 枚。

病案 50 肝失疏泄，月经不畅

胡××，女，43 岁，横田村人。

月经小现，已一周时日，欲来不来。

诊脉弦滑，观神情气色不感觉别样。察：外无寒热头身疼痛等情况，不属风寒风热感冒阻结；纳食便解好，无胃肠病影响所及。思之：月经畅否与肝疏泄功能最关重要。虽不见有胁肋小腹胀满痛，疏肝行气活血治之，当无错谬。柴胡疏肝散合红兰花酒大通至正。并嘱：设月经畅，正潮时日可遵上方服药，经行收定停药勿服。

柴胡 10 克，枳壳 10 克，赤芍 10 克，橘皮 10 克，川芎 10 克，香附 10 克，甘草 3 克，藏红花 5 克，葡萄酒 1 杯。

3 剂服后，经潮畅。

病案 51 小产后，血气虚证

王××，女，20 岁，荷塘村人。

小产月余，呕哕不食，消瘦乏力。

诊脉弱小数，观神色淡滞，形体消瘦。询悉，心烦似饥而不欲食，困倦欲睡而不得眠。思之：小产与正常分娩一个样，无虚却有虚，大体宜补养气血，然而百般药补，不如饭补，既不欲食，先调理脾胃为第一重要。此脾胃气虚而胸膈小有邪热，栀子干姜汤合甘草干姜汤加西洋参七八剂。

栀子 7 克，西洋参 7 克，干姜 5 克，炙甘草 5 克。

二诊： 呕哕住，乐喜进食，睡眠亦有所改善。考虑：适当进补，正时机也。脾胃为后天之根本，气血生化之源，仍以栀子干姜汤合归芍六君子汤，小剂量缓缓调之。

栀子 7 克，干姜 5 克，当归 7 克，党参 15 克，白芍 7 克，白术 10 克，陈皮 3 克，茯苓 15 克，半夏 10 克，炙甘草 3 克。

三诊： 能吃能睡，面色红润，精神健旺。其家母言：唯形体消瘦未有改变。因答：小骨弱肉之禀体，瘦而有精神，不属病态。当归生姜羊肉汤，药膳疗法适合，3~7 剂不限。

当归 10 克，生姜 30 克，羊肉 100~200 克（加饮食通常辅料煮食之）。

病案 52 妊娠肝气郁滞，胁肋疼痛

李××，女，22 岁，教师，土珠岭人。

右胁肋下边痛，适当"期门"穴部位，无红肿烧热。

诊脉弦滑，舌体舌苔无变化。询悉月经两个月未潮，两个月以前月经期色、质、量正常，已婚，虽无妊娠一般择食、泛恶等反应，不排除妊娠可能。"肝左肺右"之说固有其至理，但在某些情况下，亦不可执。"期门"为肝之募穴，募者结募也，为经气集结之所，肝气郁故经气不舒，反应在肝之募"期门"穴部位隐隐作痛。发生原因，殆为情趣郁结气机不畅。医患仅一面之交，不方便亦不需要究诘。进一步查询无寒热外证，口苦干渴、溲便热等情况，疏肝行气，柴胡疏肝散加姜枣和营卫健脾胃，方药以不碍胎气为原则。

柴胡10克，枳壳10克，白芍10克，橘皮7克，川芎10克，香附10克，炙甘草3克，生姜10克，大枣5枚。

二诊：3剂服后，胁肋痛减十之八九。"无毒治病，十去其九"，疏肝行气药不可再进，进一步诊察，实实怀孕也。转方以宫廷十三大保。

白芍5克，枳壳3克，川芎5克，厚朴5克，当归5克，羌活3克，生黄芪7克，荆芥5克，菟丝子7克，甘草3克，贝母5克，生姜1片，艾叶3片。

病案53 阳明火热，少阴阴虚，月经量少

钟××，女，26岁，醴陵市人。

年来，月经量月月减少。

诊脉弱小数。询悉月经前后不超过二三日，色暗红，无瘀块，无腹痛，无黄白带下。牙龈经常出血，能食，大便显结硬。意见：此阳明火热有余，少阴阴血不足，故月经量少。泻阳明有余，补少阴不足，景岳玉女煎大通至正，合陈自明四生丸凉血止牙龈出血，更显优良，加味如下。

生地黄15克，知母10克，石膏30克，牛膝10克，麦冬10克，侧柏叶30克，青荷叶10克，炒艾叶3克，白茅根30克，骨碎补10克。

二诊：5剂服后，牙龈出血止。考虑：牙龈出血需要巩固疗效，阳明火热有必要续清，少阴阴血不足毋需急补，泻阳明有余，即是补少阴不足，前方加减再进。

生地黄30克，知母10克，石膏15克，川牛膝10克，骨碎补10克，麦冬10克，侧柏叶30克。

三诊：一个月后，患者复来也，言：月经量有加，牙龈未有出血情况，其他无不正常。患者要求再方服药，书予六味地黄丸直补少阴虚，合仲圣红兰花酒以活跃血气，5剂。

熟地黄15克，山药30克，山茱萸10克，牡丹皮10克，茯苓15克，泽

泻10克，藏红花5克，葡萄酒1杯。

病案 54 阳明湿热邪盛，月经先期涩少

傅××，女，40岁，五里牌人。

诉：月经先期，量少，经潮腰腿腹痛。人称当归活血补血，益母草调经，数数服之，不见有效；逍遥丸、妇科千金片也曾服用，同样无效……

诊脉濡数，略显盛大。定眼观之，颜面暗红，通脸疮疹。询：食可，大便显结硬，睡眠欠佳。思忖：主诉为月经失调，来诊目的治月经。妇人诸多情况，六淫、七情、饮食劳倦均能导致月经失调。通常情况，月经先期，热也；量少，生化不足，"中焦取汁，变化而赤，是谓血"（《内经》），月经生化，脾胃至重；经潮腰腿腹痛，离不开气结气滞，或风湿热邪阻结。阳明经脉营于面，阳明湿热毒气夹风邪上于面，结而为疮疹，治不从阳明，清泄湿热毒气，不可以者也！"善治者治皮毛，然后治经脉，治六腑、治五脏……知所先后则近道矣"（《内经》），先要正其来路。处方以银翘败毒散加石膏、白芷、合红兰花酒5～7剂。并嘱：当归、益母草、逍遥丸俱不可以服，引邪入血，反其不美；妇科千金片不痛不痒，服之无用。

独活7克，前胡7克，羌活7克，柴胡7克，枳壳7克，川芎7克，桔梗7克，茯苓15克，金银花10克，川红花3克，连翘10克，薄荷5克，生石膏15克，白芷7克，甘草3克，防风10克，生姜3片，葡萄酒1杯。

二诊：上方服7剂，颜面疮疹轻减，皮肤小显干燥，上方减味，从九味羌活汤会意加生地黄，又从千金葳蕤汤中会意加玉竹参，续服7剂。

防风10克，柴胡7克，金银花10克，川芎7克，连翘10克，茯苓10克，枳壳7克，生地黄15克，桔梗7克，玉竹参30克，生石膏15克，薄荷7克，白芷10克，甘草3克，红花3克，生姜1片，葡萄酒1杯。

三诊：颜面疮疹除，肤色荣润。月经尚未至。处方以柴胡疏肝散、佛手散、红兰花酒合，再加益母草5～7剂，疏肝泻邪益血治之。

尔后，月经时日归正，量亦有加。

柴胡10克，红花5克，赤芍7克，枳壳7克，川芎7克，陈橘皮7克，全当归7克，香附10克，甘草3克，益母草15克，葡萄酒1杯。

病案 55 胃热流入冲任，月经先期

芦××，女，37岁，八步桥人。

月经先期，量多。

诊脉数实，神情气色无别样，善食，口干渴多饮。第一念思之，先期属血热，薛立斋丹栀逍遥散，用于肝郁气滞血热者诚佳，此非所宜也；傅青主二地汤治先期量少为虚热者亦不适合；傅青主清经汤治先期量多属实热者适合。然而血热从何而来？进一步思之：善食，口干渴多饮，阳明热甚也，胃热流入冲任，气分热入营血。治疗：清血热更清阳明胃热，正其来路，清经汤合白虎汤加减如下。

青蒿 10 克，石膏 30 克，黄柏 7 克，知母 10 克，牡丹皮 10 克，麦冬 10 克，生地黄 15 克，赤芍 10 克，薄荷 10 克，甘草 3 克，粳米一撮。

二诊： 自持方服 10 剂之多。渴饮减，经潮时日接近正常。转方：续清气分热，补清结合竹叶石膏汤，再从清经汤中选味加入如下。

淡竹叶 10 克，麦冬 10 克，生石膏 30 克，西洋参 3 克，青蒿 10 克，生地黄 15 克，甘草 3 克。

六七剂服后，月经归正也。

病案 56 子宫虚冷，心脾血虚，月经迟后涩少

骆××，女，25 岁，五里牌人。

诉：两年前人工流产，此后月经迟后、量少，终日困倦欲睡，心中忐忑不适。医药业内人言，此子宫寒冷月经生化气弱，心胸郁闷系肝气郁结。是耶？非也，请先生明察并予治疗。

诊脉弱小迟，观神色淡。询：月经血色暗淡，无瘀块，腹不痛，无黄白带下。曰：子宫虚冷，心脾血虚为目前第一情况，肝气郁滞不排除不认定。患者认可其说。艾附暖宫丸、归脾丸合参如下。

艾叶 3 克，黄芪 15 克，附子 10 克，党参 15 克，当归 7 克，白术 10 克，川芎 7 克，远志 3 克，白芍 7 克，酸枣仁 10 克，续断 10 克，茯神 15 克，炙甘草 3 克，吴茱萸 3 克，生姜 3 片，大枣 7 枚。

二诊： 5 剂服后，眩晕正，精神有加，知方药中的，前方加阿胶 15 克，7 剂。嘱毋需天天服药，此方断断续续服用可也。月经正潮时日勿服。

三诊： 双旬日后，患者复来也，告曰：月经来也，血量有加，血色暗红，知为常色。考虑：药为补偏救弊，呆补阻气，过犹不及，药膳结合为适宜，当归生姜羊肉汤间常服食之。

全当归 10 克，生姜 10 克，羊肉 100 克，加通常饮食佐料。

尔后获悉，月经月月至，月经期色、质、量均显正常，面色红润，精神焕发也。

病案 57 肝郁血虚，月经迟后量少

何××，女，18 岁，某大学学生。

月经迟后 10～20 日，量少。

诊脉弱小，观神形气血不感觉什么，纳食、便解、睡眠一般情况。是虚耶，实也！血寒、血热或为气滞，必须找个佐证，否则不好处理；脉弱小，是个体生理性之常脉或为病脉，很难确认，有必要从起居作息以及在校学习等情况再查究。答：大学"大三"阶段，人生路上，处于关键时期，学习不容有半点松懈。小腹有些时候隐隐作痛，犹不及就医服药……"小腹时痛"一语，辨证来也，再细查得知，所言小腹，实指少腹部位。小腹属肾，少腹为厥阴肝之分野。爰初步认定月经迟后为肝经气郁气滞，涩少者，为肝郁血虚。因告知：小腹时痛与月经迟后量少可一并治之。心想：疏肝在先，肝以疏为补，益血随后，柴胡疏肝散加味先遣治之。

柴胡 10 克，枳壳 10 克，赤芍 10 克，橘皮 7 克，川芎 10 克，香附 10 克，益母草 10 克，甘草 3 克，生姜 3 片，大枣 5 枚。

二诊： 三个月过后，学子复来也，言：上方服 10 剂之多，小腹痛住，月经间隔时日缩短，经量尚未有增加。书予徐文仲佛手散加味 10 剂，嘱：为在校学习服用方便共研成粉末，每次 1 匙，15～20 克，开水泡，只饮药水，可以不吃药渣，日 1～2 次。

当归 10 克，茺蔚子 15 克，川芎 10 克，香附 10 克，甘草 3 克，生姜 3 片，大枣 5 枚。

假期归来言，月经期归正，前后亦不过二三日，量亦有加，小腹不感觉痛也。

病案 58 血热月经先期

杨××，女，42 岁，新阳村。

年来月经先期八、九、十日，恰如一个月两次。手脚掌心烧热。

诊脉弦数，观神情气色无虚。询悉：月经非涩少，色暗红，小有瘀块；能食，大便可，睡眠欠佳。思忖：此属血热月经先期，手足掌心烧热，不当从心肝血虚认证为血热淫溢而见于四肢。血热月经先期丹栀逍遥散为通常用方，四物逍遥散亦属可取。进一步思之：月经量多，方中归、芎苦辛温动血，傅青主清经汤更为适合，遂书予该方，3～5 剂。

青蒿 10 克，地骨皮 10 克，黄柏 10 克，生地黄 15 克，牡丹皮 10 克，白芍 10 克，白茯苓 15 克。

二诊：再思之"肝气郁结或有之，书予四物逍遥散5~7剂，去白术之壅气，加姜枣以调营卫，和脾胃"。

生地黄15克，柴胡10克，当归10克，茯苓15克，白芍10克，薄荷7克，川芎10克，甘草7克，生姜3片，大枣5枚。

尔后获悉，半年来月经归正也。

病案59 虚热月经先期

张××，女，44岁，株洲市人。

诉：月经超前六七日，年来月月如是。

诊脉虚细数，定观神情气色，亦姝红，亦寡淡。询：月经量偏少，无瘀结血块，腹不痛，无黄白带下，纳食少，便解好，睡眠欠深熟。分析：月经先期属热，虚热耶，实热也，为辨证关键。经量偏少，更无瘀结血块，饮食便解无实热实火诸般情况。此当属虚热月经先期。无黄白带下，无湿热兼症，傅青主二地汤加味如下。嘱：月经正潮时日勿服。

生地黄15克，阿胶15克，地骨皮15克，白芍10克，麦冬10克，薄荷7克，玄参10克。

二诊：上方服7剂，停药观察，经期归正。经量却未有增多。不惑之年，生命力在不知不觉中趋下。四物汤合当归补血汤加味如下。

生地黄15克，黄芪30克，当归7克，川芎7克，白芍7克，龟甲30克，炙甘草3克，生姜3片，大枣5枚。

尔后得知，月经归正，量亦有加也。

病案60 少阳枢机不利，月经闭阻

金××，女，44岁，醴陵市人。

月经两个月未至，黄白带下，淋漓腥膻，右耳胀气鸣响。

诊脉弦数，能食，大便显结硬。从虚实寒热考虑，此湿热实证，不属虚寒或阴冷寒湿。"经脉者，所以决死生，处百病，调虚实，不可不通"（《内经》）。从入耳经脉考虑："胆足少阳之脉……其支者，从耳后入耳中，出走耳前……三焦手少阳之脉……其支者，上项系耳后，直上出耳上角；小肠手太阳之脉……至目锐眦，却入耳中"（《灵枢经》）。月经闭阻并带下白黄腥膻。结合耳鸣胀气、能食、大便结硬分析，原由少阳枢机不利，兼阳明腑实湿热实邪不能下泄。虽不属正伤寒，诸多内科杂病，可参合伤寒六经病证治，大柴胡汤适合，书予该方4~5剂。

柴胡 10 克，赤芍 10 克，黄芩 10 克，枳实 10 克，半夏 10 克，大黄 10 克，生姜 3 片，大枣 7 枚。

二诊：上方仅服 3 剂，大便畅，右耳胀气鸣响轻减，唯黄白带下尤多也，月经尚未至。患者惊讶，曰：身体感觉轻舒，气力有加，可是月经仍然未有，且黄白带下增多，怪哉！因答：黄白带下有加，湿热浊邪畅下为得也，必然会由多渐少，月经尚未至，转化未及，必须待以时日，转方以柴陈胃苓汤合方减味，续清热除湿疏肝泻邪，5～7 剂。

柴胡 10 克，白参 3 克，黄芩 10 克，厚朴 10 克，陈皮 7 克，苍术 7 克，半夏 10 克，茯苓 15 克，泽泻 10 克，甘草 3 克，生姜 3 片，大枣 5 枚。

三诊：患者欣喜以告，月经至也，今日正潮，腹微微痛，瘀块少许。处方以柴胡疏肝散、佛手散、红兰花酒合，再加益母草 3～5 剂，嘱：月经停日，此方停服。

柴胡 10 克，橘皮 7 克，赤芍 10 克，香附 10 克，川芎 10 克，当归 7 克，枳壳 10 克，红花 3 克，甘草 3 克，生姜 3 片，大枣 5 枚，葡萄酒 1 杯。

尔后获悉，月经月月至，黄白带下除，右耳胀气鸣响亦未出现。

病案 61 胃强脾弱，生化不足，月经量少，白黄带下

丁××，女，23 岁，大土村人。

月经迟后量少，白黄带下。

诊脉虚弦，观肌肤瘦削，神色淡滞。诉：知饥饿，饭食量少，口气秽臭，倦怠乏力。此胃强脾弱，气血生化源乏。补清立法，李东垣补脾胃泻阴火升阳汤适合，加减用之如下。

黄芪 15 克，石膏 30 克，党参 15 克，黄芩 7 克，白术 10 克，黄连 3 克，柴胡 10 克，升麻 3 克，炙甘草 3 克，生姜 3 片，大枣 5 枚。

二诊：上方服 7 剂，口气秽臭除，黄白带下减。至于月经量少，肌肤瘦削，尚需要待以时日。仍以清补二字立方，前方加减再进，7 剂。

黄芪 15 克，石膏 15 克，党参 15 克，黄芩 7 克，白术 10 克，川黄连 3 克，柴胡 10 克，佛手柑片 30 克，炙甘草 3 克，石斛 10 克，生姜 3 片，大枣 7 枚。

三诊：黄白带下除，饮食增进，面色转红润。忖：邪去正虚也，景岳五福饮补气益血，有呆补腻滞之嫌，合仲圣栀子干姜汤温阳泻火，更具活法圆机。

人参 3 克，当归 7 克，白术 10 克，熟地黄 15 克，栀子 5 克，干姜 5 克，

炙甘草 3 克。

四诊： 上方服 7 剂，月经至，量亦有加，肌肤转丰腴，精神焕发也。

考虑：五福饮不可再服用。脾胃为气血生化之源，归芍六君子汤 5～7 剂。

党参 15 克，半夏 7 克，白术 10 克，陈皮 5 克，茯苓 15 克，当归 7 克，炙甘草 3 克，芍药 7 克，生姜 3 片，大枣 5 枚。

病案 62　肝脾气郁，湿热蕴结，带下白黄

郭××，女，43 岁，石塘庵人。

诉：黄白带下，通称慢性子宫炎，打针消炎，带下减少，未几复如故。三番五次治疗，一样情况，终非究竟……

诊脉濡数，观脸色晦暗。询，带下白黄，气秽腥膻，脘腹胀满，胁肋乳房时有疼痛。窃思：西医认定为子宫炎，诚炎也，是从局部认定与治疗。中医诊治，从整体出发，调理相关脏腑，注重产生炎证之因，治疗正本清源。综观分析：脾为阴土，有失运化，则饮食物化为湿浊；胃为阳土，常多火热，湿与热蕴结，从冲任二脉下流子宫，黄白带下所由生也。治疗考虑：张时彻樗树根丸、傅青主易黄散非不可以，从运脾清胃疏肝全面考虑，柴陈胃苓汤更显优良。书方如下，并嘱：首服三四剂，带下或许增多，不必惊疑，续服之，定会减少。

柴胡 10 克，西洋参 3 克，黄芩 10 克，厚朴 10 克，半夏 10 克，苍术 10 克，陈皮 10 克，土茯苓 30 克，泽泻 10 克，猪苓 10 克，肉桂 3 克，甘草 3 克，生姜 1 片，大枣 3 枚。

二诊： 患者欣喜诉"果如其言，首服三四剂，带下增加，六七剂服后，带下减少过半，腥膻气秽亦随之减轻"。因告知：祛邪务令使尽，前方续服三五剂不为多。

连前共服药 12 剂，黄白带下除，精神焕发也。

病案 63　脾虚湿热邪陷，带下淋漓

杨××，女，33 岁，大障村人。

诉：带下清稀，透巾湿裤。甚矣也，幸无腥膻秽气，月经超前 3～5 日，色、质、量无甚变化，唯月经期面部出现红色丹疹，经期过，丹疹即消退。

诊脉濡弱小，神色淡滞，食少腹胀，大便有时见结硬。思之：带下清稀量多，乃脾虚水湿失其运化，湿邪从冲任二脉流入子宫也。月经期间面部出

现红色丹疹者，乃阳明热邪毒气外现，带下物腥膻或许有之，因带下多而弗显。综观分析：不可以子宫虚冷治之，傅青主完带汤健脾化湿，疏肝止带，亦不尽合，柴陈胃苓汤既稳且当，尤为首选，5剂。

柴胡10克，厚朴10克，黄芩10克，苍术10克，半夏10克，泽泻10克，茯苓15克，猪苓10克，陈皮7克，桂枝5克，党参15克，甘草3克，生姜3片，大枣5枚。

二诊：此次月经来，面部丹疹未现，带下亦减少。再思之：此属湿重热轻者，脾虚失其运化为主要病症机制，傅青主完带汤健脾化湿疏肝适合，加味如下。

白术10克，荆芥10克，苍术10克，车前子10克，党参15克，橘皮7克，山药30克，赤芍10克，甘草3克，生姜3片，大枣5枚。

三诊：上方服7剂，带下不曾有也，纳食、便解、睡眠无不正常。患者在他乡工作，恐其病症复起，要求再方调理。补气益血，理气开郁散邪。补不滞邪，祛邪不伤正，薯蓣丸为补益立方之师适合。如下。

山药30克，白术7克，干姜3克，赤芍7克，桔梗7克，川芎7克，柴胡7克，防风10克，茯苓15克，麦冬10克，杏仁10克，太子参15克，白蔹7克，阿胶10克，当归7克，桂枝7克，大豆黄卷10克，神曲7克，生地黄15克，大枣10枚，甘草3克。

10剂，共为细末，每次服30克，每日2次。

病案 64　肝脾气郁，湿热瘀阻，乳房胀痛

殷××，女，31岁，蔑织街人。

诉：乳房肿瘤，经手术割除，年许矣，乳房胀痛，今又复起。

诊脉濡弱小，神色淡黄。月经先期二三日，量少，黄白带下时隐时现，饭食量少，睡眠欠佳。思之：乳房属胃，乳头属肝（男子乳头属肾），乳房与肝胃关系至要。此肝气郁疏泄失职，脾气陷，饮食不能生化血气，转化为湿热浊物，从冲任二脉下流入子宫，黄白带下时隐时现所由也；湿热结聚在乳房，发为肿瘤。虽经手术割除，肝脾气郁气结未有改变，乳房肿瘤可能再结。治疗：柴陈胃苓汤疏肝运脾化湿清热诚为良法良方，加减如下。

柴胡10克，赤芍10克，黄芩10克，陈皮10克，半夏10克，茯苓15克，泽泻10克，厚朴10克，党参15克，苍术10克，延胡索10克，桂枝7克，甘草3克，生姜3片，大枣5枚。

二诊：上方服7剂，黄白带下减，乳房胀痛间或小现。处方：柴胡疏肝散从机体宏观设想至稳至正，从微观分析，尤有多方面情况，加减如下。

柴胡10克，赤芍10克，川芎10克，橘皮10克，枳壳10克，香附10克，太子参30克，甘草3克，黄芩10克，生姜3片，大枣5枚。

上方断断续续服7～10剂，乳房胀痛除，带下仍小有之。因告慰：俗有"十女九带"之说，可以折衷理解，①妇女黄白带病多，②少许带下，润滑阴道，可以不从病症认识。

病案65　妊娠过食补品，大便坠胀难下

李××，女，23岁，新阳乡人。

诉：妊娠足月，产期临近，大便坠胀难下，虑其分娩带来困难，求治也。

诊脉滑数，观神情气色淡滞。因询得知，大便原本通畅，起居饮食一切安和，家人虑其分娩气力虚乏，特意以肉食加参、芪、归、地数数炖食之，致使胃肠气机壅阻，大便坠胀难下。治疗：下不可以，恐其牵动胎气，只能以微药疏畅气机。复考虑：值春三月，天时气候寒温数变，尔来一周，天气寒冷，该女子当下虽不见有寒热头痛等感冒外证，人处气交之中，无寒却有寒，"因天时而调血气"（《内经》），局方香苏散理气散邪而不峻烈为首选，加味如下。

香附10克，橘皮10克，紫苏梗70克，厚朴10克，甘草3克，神曲10克，生姜3片。

获悉：服之良好，大便坠胀减，无任何不良反应，自持方断断续续服7剂。旬日过，顺畅分娩也。

病案66　乳痈，半阴半阳证

傅××，女，66岁，土珠岭人。

乳痈已半个月，不溃破，亦不消退。漫肿无头，微痛而不甚痛，微焮而不热，微红而色淡。纳食便解无别样。余操中医内科业，外科痈疽诊治，自惭知之少。思之：此半阴半阳性质，王肯堂中和汤治痈肿半阴半阳证；陈实功透脓散、《医宗金鉴》托里透脓汤均治气血虚痈肿久久不能溃破者，均不敢以少试。余乐喜中医学高层理法方药，亦不小看民间单方验方，忆昔初学医时，曾在一位幼小时老师处得一治乳房痛肿家传方，有感方药配伍特异，并为之作歌记诵。而今在患者力请治疗的情况下，再再考虑不偾事，不妨一用，如下

内服：金银花10克，酒大黄10克，连翘10克，熟地黄10克，黑、白

二丑各 7 克，穿山甲 10 克，僵蚕 10 克，防风 10 克，蝉蜕 7 克，牛蒡子 10 克。

外敷：大黄 10 克，矮桃 10 克，田菊根 10 克，山菊花 10 克，酒曲 10 克，共研加米饭杵烂做饼外敷。

旬日后，患者复来也，欣喜言：3 剂服后，乳痈有所消退，服至 7 剂，外敷 3 次，痈肿全消，无任何不良反应。

46　儿科病类

病案1　风疹

李××，女，3岁，新阳乡荷塘村人。

风疹瘙痒，久则久矣，尚且能食，嬉耍自若。错服严用和当归饮子，该方中归、地、芍、芎、何首乌、黄芪一并使用，药后，瘙痒躁扰莫可名状。

察口唇舌色暗红，苔黄腻。风疹、风丹并见，身肤烘热，神情叫扰啼哭，咬人拽物，饮水则呛，涕泪双流。询悉平素大便滞结秽臭。思之：今丹与疹之发生皆非外染或什么过敏，悉发自内。疹突显在皮成点粒，内连属肺，丹在肌，成片状堆突，原出自胃；论治法，大抵疹宜宣清结合，丹重在清泄。今丹之出现原为误用当归饮子，归、地、芍、芎、何首乌、黄芪引邪内陷入营（所幸一剂犹未尽）。"初入营分，犹可透热转气"（叶天士）。目前情况，以外宣散，内清泄为治则，处方以银翘散为主治方，少佐以越婢汤加强宣散清泄之功，3剂。

金银花7克，麻黄1克，连翘7克，生石膏10克，桔梗7克，苇茎10克，荆芥7克，甘草1.5克，牛蒡子7克，生姜5克，薄荷5克，淡竹叶3克。

二诊：儿母欣喜以诉"2剂服完，神情转为安定，瘙痒亦减"。考虑：卫分风热疹，特别营分丹毒热邪需除之使尽，卫营同病，银翘散去豆豉加细生地丹皮大青根倍玄参方，3剂。

金银花5克，薄荷7克，连翘5克，鲜生地黄10克，桔梗5克，牡丹皮7克，牛蒡子5克，玄参7克，苇茎7克，大青叶5克，甘草3克，荆芥5克，淡竹叶3克。

3剂服后，疹与丹一并消除，食饮便解，睡眠正常，活泼嬉耍也。

病案2　伤食感寒

匡××，女孩，3岁，花桥村人。

呕吐，吐出物酸腐；泄泻，泻出为烂粪秽臭；外证发热，啬缩畏风冷吹。

一指诊脉弱小数，察口唇舌色淡，口渴，饮水不多。此伤食感寒病也，内无火热。丹溪保和丸为治伤食之通常用方，既经吐泻，胃肠陈腐已除，方中曲、楂消化食物，无食可化，则克削胃肠脏器实体，特别是孩儿胃肠嫩薄，很不适合。局方藿香正气散外散风邪，内化湿浊大通至正。再思之：通过吐泻、自体排邪举动，目前孩儿神情安定，故不过度治疗，亦不放弃治疗为原则，藿香正气散加减轻剂量微药调之，如下。

藿香 7 克，厚朴 5 克，茯苓 10 克，半夏 3 克，白术 5 克，陈皮 3 克，大腹皮 5 克，桔梗 5 克，连翘 5 克，甘草 1.5 克，生姜 1 片，大枣 1 枚。

3 剂服后，孩儿跳蹦嬉耍自若。

病案 3　阳明火热，夜寐汗出

黄××，女孩，岁余，新阳乡人。

儿母诉：夜寐汗出，湿衣透枕，消瘦……

诊察：善食，饮水多，大便不结硬，显秽臭，牙牙学语，嬉耍自若，精神不减。儿母虽不属正式医生，却喜欢阅读医药书籍，要求对孩儿病症解说。因答：小儿生机蓬勃，发育旺盛，夜寐汗出稍多，属正常现象，今汗出湿衣透枕则为病态。"自汗阳虚，盗汗阴虚"，此不可以拿来论证。今此情况，乃阳明（胃肠）火热气盛，"阳加于阴谓之汗"（《内经》）。阳指火热，阴指津液，夜睡卫气入里，外失固护，胃肠火热气盛阴液被扰故汗出。消瘦情况，脾主肌肉，胃气强盛，脾相对弱，故肌肤瘦薄。以西医学解说，为分解代谢过极，合成代谢减弱，故消瘦也。儿母乐喜其说，处方：竹叶石膏汤加味如下。

西洋参 1 克，淡竹叶 5 克，生石膏 10 克，龙齿 10 克，麦冬 7 克，浮小麦 7 克，甘草 3 克。

二诊：上方服 5 剂，夜寐汗出减少，无其他不良反应。肌肉消瘦固不可几日或旬日改变。嘱告：上方续服之，隔日一剂，三五剂为限。

月后，儿母复来也，言：孩儿一切良好，唯形体不见丰胖。因答：身体丰胖或单薄，天赋体质体形各异，需要者是，精神气色好。

病案 4　痰热郁肺，咳嗽声重

陈××，男孩，岁余，横燕村人。

观唇口舌色暗红，苔黄，口内痰涎黏滑；听咳声重浊，哭声不扬；便解滞结；试表体温偏低（36.8 ℃）。思之：痰涎痞塞，故气不布，气不布兮热不达，故体温表测试偏低。然从望、闻、问得之，痰热郁肺，证据确凿，中医临证，当不为仪器检查所惑；经训"病痰饮者，当以温药和之"（《金匮要略·痰饮咳嗽病篇），为治痰饮常法，常中有异，姑且超法外处理，清热化痰调气，吴昆清气化痰丸加减2剂。

胆南星1克，茯苓5克，半夏2克，枳实3克，瓜蒌皮3克，厚朴3克，黄芩5克，陈皮2克，甘草1.5克，鲜生姜3克。

二诊：听咳声稍畅，大便爽。儿母诉：吮乳时乳头感觉黏滑减少。前方加人工牛黄0.7克，再进一剂。

三诊：诸症续有好转，欣喜见孩儿呀呀嬉要。追溯黏滑痰热产生因由，原为乳母系阳明气盛而善食者，日常生活油脂食品过多，生湿生热，气滞痰结，致使乳汁虽丰足而失去清纯。建议乳母适当减少油脂厚味，欲营养不缺，只宜味薄清补之品，目前情况，若能斋戒旬日尤妙。处方以半贝丸合栀子厚朴汤二三剂。

川贝母3克，厚朴3克，半夏3克，枳实3克，栀子3克，生姜3克。

病案 5　麻疹病后，倦卧不食

文××，男孩，4岁，大土村人。

麻疹收靥三日，倦卧不食。

一指诊脉弱小，舌淡，不烧热，不口渴，大便非溏泻，亦不结硬。麻乃温病，病后阴伤热渴者恒多，此则例外，系脾胃气虚，四君子汤本属通常用方。进一步推敲，四君子方中白术健脾燥湿，"脾恶湿"欲健脾，燥湿固是通常理法，然该病毕竟属温热病后，虽不见阴液大伤，但似乎亦无湿可燥。忆《古颅囟经解密及临床应用》书中平和饮子与四君子汤俨然相类，亦为补脾胃之方，不同在于以升麻易白术，升麻升举"脾欲升（胃欲降）"，升举脾气，不乃益脾乎！又升麻托邪托毒，于此病后能剔除风邪毒气之残留。是方既远燥湿，而补益脾气更为适合，乃书予该方3剂。

患儿很快恢复进食，活泼嬉要。

西洋参5克，升麻3克，茯苓10克，炙甘草3克。

嘱：饮食守清淡，忌黏滑油腻物品。

病案 6　脾疳

文××，女，2岁，石羊村人。

专爱吃糖伴饭，油盐蔬菜并肉类食品一概拒之不食。

观形体消瘦，神情呆钝，舌苔白腻。"甘入脾，味过于甘，脾气不濡，胃气乃厚"，"阴之所生，本在五味，阴之五宫，伤在五味"（《素问·生气通天论》），经训不可不讲究也。所谓"脾气不濡"，指脾气（功能）不能布达运化；"胃气乃厚"，指胃气（功能）呆钝。此可称脾疳，疏泄脾胃，畅其气机，仲圣橘皮汤适合；又"酸胜甘"，加乌梅一二颗，4~5剂。

橘皮 7 克，鲜生姜 10 克，乌梅 2 颗。

二诊： 好转，已遏止糖伴饭，开始接受油盐蔬菜并肉类食品。唯午夜啼闹，察舌尖偏红。小儿真可谓是易寒易热，易虚易实者，意见胸膈邪热扰也，上方合栀子生姜豉汤。药简价廉，必须多作解说：药不以价格高低论优劣，对症者良。3~5 剂。

橘皮 7 克，栀子 3 克，鲜生姜 10 克，薄荷 3 克（代淡豆豉）。

尔后获悉，饮食偏嗜完全纠正，睡眠好，便解好。

病案 7　脾疳

匡××，男孩，2 岁，木华村人。

纳食少，饮水多，大便溏秘无常，解出恶臭，夜睡不宁。日已久矣，消瘦特甚，疳病成也。

儿父问："疳病从何得之？"因答："饮食不当可得之；感受风寒邪气，失于治疗或治疗失当，病邪入舍肠胃可得之；乳母病寒热，乳液非清纯，可使儿得之，《颅囟经》云：'小儿瘦疳，盖他人之过也'，即指此类也。"五疳以脾疳者多，究从何得之，可不作重要探索，唯综合现在症，明辨寒热虚实为重要。综观此病，可称脾疳，症状表现关系胃肠。食少，饮水多，亦寒亦热；大便溏秘无常，解出恶臭，亦虚亦实；夜睡不安，胃不和则卧不安，寒气热邪内扰心神。治疗：温脾寒，清胃肠热，黄芩汤合栀子干姜汤 3 剂。

黄芩 7 克，栀子 5 克，赤芍 7 克，干姜 3 克，炙甘草 3 克，大枣 1 枚。

二诊： 食量增加，饮水减少，夜睡宁静。处方以栀子干姜汤加玉竹参润肺胃燥，使干姜之辛温而趋于平和，3 剂。

栀子 5 克，干姜 3 克，玉竹参 15 克。

病案 8　鸡胸

李××，女孩，3 岁，黄獭咀人。

咳嗽哮喘，难间几日不发，渐渐胸骨高实。某医院诊断为佝偻病，诚然。

日服维生素D配合葡萄糖钙片达半年之久，胸骨高突未有改变，咳嗽哮喘依然，食少消瘦。

诊脉弱而数，舌体显红，苔薄黄。论其佝偻病（鸡胸）为胸骨肋骨交接部位骨质生成障碍，据西医学理维生素D缺乏为重要原因，然而造成维生素D缺乏绝大多数非饮食物中不含该素，实为机体对该素不能消化、吸收、利用之故。患儿哮喘常发，肺病也，肺热胀满攻于胸膈，日久胸骨高突，为鸡胸病发生原因，脾土虚弱，土不能生金，又为肺病之因。目今哮喘正发，滋肺阴，清肺热，宣肺利气，千金葳蕤汤加减先遣治之，3～5剂。

蜜麻黄3克，玉竹参15克，杏仁7克，青木香3克，生石膏15克，白薇草7克，枇杷叶10克，紫菀7克，炙甘草3克。

二诊：哮喘见轻松，肺病咳嗽哮喘缓解时期，助脾进食，培土生金，保和丸加减，3～5剂。

神曲3克，陈皮3克，山楂3克，白术5克，桔梗5克，连翘5克，山药15克，焦谷芽3克，炙甘草3克。

三诊：饮食稍有增进。考虑：保和丸终为克削之剂，服之饮食虽有增进，是此方药能直接对食物有发酵、消化之作用，然必欲脾胃功能自强而消食乃为良图。转方以薯蓣丸加减小剂量缓缓服之。并嘱：慎风寒、风热感冒，必其哮喘不作，脾肺功能恢复，诸多方面保持一个良性的生长发育，鸡胸可愈。

西洋参1.5克，桂枝3克，山药10克，杏仁5克，白术3克，柴胡5克，干姜1.5克，防风5克，当归3克，鳖甲10克，芍药3克，麦冬10克，地黄10克，阿胶7克，黄豆卷5克，大枣1枚，炙甘草3克。

年来获悉，前方一剂分两日服用，直服至15剂，服药期间，小有感冒，即停药一周。目前情况，能食，神情活泼，随着身体各方发育良好，胸部高突已不显见。

病案9 *夜啼症*

刘××，女孩，岁余，某瓷厂工人家属。

夜寐易醒，醒后啼哭，久久不能入睡。儿父听人言，写下打油诗一纸，贴在十字路边墙壁上，说是令人读念，能使孩儿睡眠安好。其文曰："天皇皇，地皇皇，我家有个夜啼郎，过路君子念一念，一觉睡到大天亮。"其父问：可有效否？因答：真市井美文也，但不可放弃医药治疗。"我家有个夜啼郎，过路君子念一念"，社会也，需要相互关爱，疾病来讲，更需要医者关爱……

察指纹淡，唇口舌色显淡，苔薄黄，食少，大便溏薄。此脾寒、胸膈有邪热，热扰心神，故静夜啼闹。处方以栀子干姜汤合甘草干姜汤加莲子心。

栀子 5 克，炙甘草 5 克，干姜 2 克，莲子心 5 克。

3 剂服后，夜睡宁静，饮食、便解亦趋正常。

病案 10　痰阻心脾不语

陈××，男孩，2 岁，清泥湾人。

父诉：平素呀呀多言，今晨起呼之不语，神情不似往常欢笑，但亦不哭闹，懵懵乎。

诊察外无寒热，无咳喘，不呕泻，不啼闹，神志非昏糊，脉搏不乱，缓慢中显滑。丹溪有言："百病皆因痰作祟"，怪病多痰。然痰有寒痰、热痰、风痰、湿痰、燥痰……有在脏腑，在经络之别。进一步查询，唇口舌色非燉红，不渴饮，更无烦心啼哭，平素大便亦非结硬，故不存在有痰热，姑认作风痰阻心脾脉络致语声不出治之，书予涤痰汤加减 2 剂。

天南星 3 克，橘红 3 克，半夏 3 克，枳实 3 克，茯苓 10 克，建菖蒲 3 克，远志 1 克，竹茹 5 克，甘草 1.5 克，生姜 7 克，冰片 0.3 克。

上午一剂服完，下午 3 点即能言说，嬉耍如常。嘱：第二剂仍需服用，以彻余邪，缓缓进之可也。

病案 11　热泻利

陈××，男孩，3 个月，凌家湾人。

大便泻利，多啼哭，吮乳尚可。听闲杂人言论，孩儿"聚恭"有早有迟，此"聚恭"迟者，不妨事，未予治疗（旧时礼仪语，解大小便称出恭，分大恭、小恭）。

询悉有时泻下如水样，排出急迫，肛门略显燉红。《素问·至真要大论》病机第 19 条"诸呕吐酸，暴注下迫者，皆属于热"；再者肛门显燉红。因告之：初生儿"聚恭"迟有之，因肛门括约肌在短时间发育未臻完善，排解非急迫，唯次数频密而已，此则排解势急，又肛门显燉红，并结合多啼哭等情况，此为热泻利，非"聚恭"迟之事。儿母听其言，即答，本人大便素有结硬火热情况，儿食其乳，势必带来火热。认识统一，处方以仲圣黄芩汤，方中黄芩清肠中热，芍药敛阴气，甘草大枣补中。尤考虑更有火热从胎孕带来，再合钩藤药茶方如下。

钩藤 10 克，蝉蜕 3 只，土茯苓 10 克，僵蚕 3 支，金银花 5 克，大腹皮 3

克，连翘 5 克，防风 3 克，通草 1.5 克，荆芥 3 克，淡竹叶 1.5 克，薄荷 1.5 克，黄芩 5 克，白芍 5 克，甘草 3 克。

3 剂服后，腹泻住，吮乳好，睡眠安定。

病案 12　脱奶疳

刘××，女孩，岁余，木华村人。

青气入贯山根（两眼之间），大便溏秘无常，神情淡漠，不思饮食。

察舌体淡，苔显黄腻。从断奶起，病名脱奶疳，类乎脾寒肠热证。治疗：温脾益气，清肠中热，以干姜芩连人参汤为施治立方意，另选药组合如下，嘱：多行呵护，婴幼儿于母乳，既是生活生命所需，又是降生后一种精神依附，突然断除母乳，在断乳前未作饭食训练，胃肠功能应对无及，加上心情上伤损。患儿神情淡漠，有病理、心理上双重因素。

太子参 10 克，莲叶 10 克，黑栀子 3 克，拜山条 10 克，生姜 1 片，炙甘草 3 克，大枣 2 枚。

二诊：3 剂服后，渐渐能食，活泼嬉耍也，知断奶成功。教以山药、薏苡仁、莲子、大枣、早稻米煮粥，间常食之。学人有议进保和丸加白术名大安丸者。因答：无食可化，则克削胃肠；白术呆滞，小儿生机蓬勃，无脾虚泄泻与食积情况，令气机阻滞，俱不可以。

病案 13　外感凉燥，咳嗽与腹泻并见

张××，男，岁余，宋家冲人。

咳不甚剧，泻非量多，轻有寒热，唇口舌色亦非嫩红。小可之疾，着手治疗，非小可之事。考虑：咳为肺病，泻为肠病，肺属脏，大肠属腑，以调理脏病在先，治脏即所以治腑也，轻宣肺气，肺得清肃，肠病或可自愈。值深秋季节，外感凉燥，杏苏散为正治之方，加减 2 剂。

杏仁 3 克，橘红 3 克，紫苏 7 克，枳壳 3 克，紫菀 3 克，桔梗 3 克，甘草 1.5 克，生姜半片，大枣 1 枚。

2 剂服后，咳住泻止，嬉耍自若。

病案 14　脾寒肠热，呕泻并见

张××，男孩，岁余，荷塘村人。

始起呕吐，继而泄泻，日三五次，已三日。

观气色淡滞，目神呆钝，舌淡苔黄腻，泻出物恶臭，此脾寒肠热证也。

补虚泻实，寒热并调，书予甘草泻心汤，很快脾功能激活启动，肠热清除，呕吐泄泻一并愈。

炙甘草 3 克，干姜 1 克，黄芩 3 克，半夏 3 克，黄连 1.5 克，大枣 1 枚，西洋参 1 克。

病案 15　秋感燥气咳嗽

文××，男孩，岁余，石羊村人。

咳嗽一周。

听咳声清亢无痰，观唇口舌色并鼻窍略显焮红。结合时令气候分析：此感秋燥之气病在肺，体温表测试 36.8 ℃，居低不高，不可以作虚冷治，或为气阴与津液虚，正气不能即起与病邪抗争。治疗：孙真人葳蕤汤滋阴、清热解表其法可取，组方药味不可以，幼小孩儿小题大做也，俞根初加减葳蕤汤、吴鞠通桑菊饮合裁，微药调之，3 剂。

玉竹参 10 克，菊花 5 克，桑叶 5 克，杏仁 3 克，桔梗 5 克，枳壳 3 克，薄荷 1.5 克，连翘 5 克，甘草 1.5 克。

3 剂服后，咳住，活泼嬉耍也。

体温表测试，数字高低，不代表病证寒热。中医执业，关于西医学仪检结果，只能用来作参考，谨守中医四诊八纲辨证为重要。

病案 16　痰热郁肺，肺失肃降，大便不畅

江××，男孩，2 岁，板杉乡人。

便秘，服西药（一轻松）得通而复秘。每用肥皂切成小条状插入肛门，须臾即解，终非究竟。

察指纹紫滞，舌苔微黄腻。听咳嗽有痰，意见：痰热郁肺，大肠与肺脏腑相合，"魄门（肛门）亦为肺所主"（《内经》），肺失清肃，肺气不降，致魄门（肛门）气滞不利，故大便不畅。清热化痰、理气治肺，处方以清气化痰丸加减 3 剂。

胆南星 1.5 克，枳实 5 克，半夏 5 克，厚朴 7 克，瓜蒌皮 7 克，橘红 5 克，杏仁 5 克，黄芩 7 克，薄荷 5 克，甘草 3 克，生姜 1 片，紫苏子 10 克。

3 剂服后，咳嗽愈，大便畅也。

有感：见大便秘，即以泻下，肺病咳嗽必然加重，大便亦不能畅。

病案 17 心胆虚怯，痰热内扰

芦××，男孩，8 岁，七里山人。

时时泛恶欲吐，无端恐惧，甚或悲伤啼哭。睡眠欠佳，常睡中惊醒。食少，不甚渴饮，大便一般情况。

诊脉数（为小儿常态脉），舌体淡红，舌根部苔略显黄腻。观神色淡滞，目光疑虑。此种情况，成年人有之，小儿实属罕见。从西医学观点认定，无疑是归属为脑神经病类。中医识见，病原不在脑，此心胆虚怯，属体质禀赋，痰热内扰为客邪，王肯堂十味温胆汤加减，以观效验。

川黄连 3 克，茯苓 10 克，半夏 5 克，橘络 7 克，远志 3 克，建菖蒲 3 克，酸枣仁 5 克，西洋参 1.5 克，姜竹茹 7 克，枳壳 3 克，甘草 1.5 克，生姜 7 克。

二诊： 5 剂服后，呕吐未起，睡眠好转，无端恐惧悲啼未出现。告知：生物体愈高级愈脆弱，孩儿机敏人也，幼小神智嫩弱，避免突然刺激，多作壮胆励志训导。心性多疑虑，此关禀赋，非药物可改变，然而随着年龄增长，及至成年人，社会接触多，分析力增强，疑虑可以减少。转方：养阴清热，益气安神，以百合知母汤加味治之。嘱：无外感寒热时，吃吃停停，7～10 剂。

百合 15 克，玉竹参 15 克，知母 5 克，金钱橘饼 15 克。

尔后获悉，无端恐惧啼哭未出现。

病案 18 胎黄

张××，男婴，初生 7 日，醴陵市人。

儿生下身肤色黄，市医院住院治疗 5 日，黄色未退，建议到省医院作全身换血治疗。家人踌躇未决，来我处听起说法，或者试治之。

查：身肤黄，色非晦暗；白睛黄，眸子亮丽，小便黄，不浑浊；大便色黄而畅，吮乳好，气息匀，睡眠宁静，啼哭声扬，知婴儿内部脏腑完好，特别是大便色黄，黄为脾土之正色，知脏腑完好，知胆液能正常输转入肠中，不反流入血。在胎时入血之胆汁并湿热之邪能通过肝的疏泄功能消退。因告之曰：儿内脏功能完好，只需要微药调之，身肤黄染，通常约 15 日可望消退。儿父母服膺其说，乃处方以自古相传婴儿生下即服用解胎毒胎热胎风之钩藤药茶方（又称婴儿开口凉茶）如下。

钩藤 10 克，通草 3 克，土茯苓 10 克，蝉蜕 3 只，金银花 5 克，僵蚕 3

条，连翘 5 克，枳壳 3 克，防风 3 克，大腹皮 5 克，荆芥 3 克，薄荷 3 克，甘草 3 克，淡竹叶 3 克。

5 剂服后，日龄 15 日，身肤黄染消退也。吮乳、便尿、睡眠一切正常。

病案 19　疰（zhù）夏，食少，饮水多

匡××，女孩，岁半，花桥村人。

不欲食，饮水多，大便稀溏黏滑，小便黄，汗多，外无寒热。儿母问：此为何病？答：病名疰夏，"夏至"节前后孩儿常有之。斯时天时气温升高，幼小者机体为应对天时之热，腠理疏松，汗出多，津液外泄，体内阳气涣散，气阴两虚，调脾胃、补而清为治疗总则。儿母服膺其说，处方：竹叶石膏汤合般若丹再加味如下。

董竹叶 5 克，西洋参 1.5 克，生石膏 10 克，半夏 3 克，麦冬 10 克，藿香 7 克，炙甘草 3 克，生姜 1 片，大枣 2 枚。

5 剂服后好转，服至 5 剂，食量有加，饮水减少。

病案 20　太阳、阳明合病，呕哕腹泻

王××，男孩，3 岁，大屋垅人。

发热（体温 38.5 ℃），无汗，呕哕，腹泻。

恶寒否，孩儿不能言说，究诘其母，孩儿蜷缩而卧，两手内收，不揭拒衣被，不烦心啼哭，殆发热而非恶热也；呕哕，哕而不呕，无物吐出，非正式呕吐；腹泻，日二三次，量不多；肛门非焮红。综观分析：太阳表证未解，阳明里证微见。太阳阳明合病耶！并病也，此时此证毋需深究。"有者求之，无者求之"（《内经》），唯须考虑者是：阳明热泻利，葛根芩连汤证，证据不确凿。爱书予葛根加半夏汤 2 剂。

葛根 15 克，赤芍 3 克，麻黄 2 克，半夏 3 克，桂枝 3 克，炙甘草 3 克，生姜 3 克，大枣 1 枚。

2 剂，表解里气和，发热、呕哕、腹泻一并除。

病案 21　慢惊风证

杨××，男，岁余，黄獭咀人。

搐搦，日发六七次，不搐则蜷卧。西医学固是称脑膜炎者。西医药既久治不效，家人要求转中医药治疗。噫哦呀！非不难也。

察指纹模糊，寒热莫辨。观唇口舌色暗淡，体温低下，试表 36.5 ℃。一派虚寒阴冷，可以归属慢惊风证治疗，处方：庄一夔逐寒荡惊汤加味如下。

母丁香 1 粒，胡椒 3 粒，肉桂 1.5 克，干姜 1.5 克，天麻 5 克，钩藤 7 克，僵蚕 3 克，甘草 1.5 克。

伏龙肝 30 克，开水泡，取水煎药。

二诊：隔日，搐搦大减，仅时有小见，已不终日昏睡。唯有时啼闹，此阳气阴液两虚，互失维绪。首诊处方难，今病已有好转，再方一样难上难也。温养脾肾之阴，庄一夔有理中地黄丸一方，无一二同业人赞襄实不敢书予。建议复转请西医学人或以补钙、补液、补维生素治疗。

坚守观察，经西医治疗，逐日好转。10 日、20 日、一个月，儿神情、饮食、便解、睡眠情况，日日有进步，最后完全康复。叹，中医、西医各有短长。中西医结合，从理论上汇通，尚不可能；中西医协作，对患者带来了好处。

病案 22　肠热泻利

杨××，女孩，5 岁，某医院家属。

微咳，气息平，喉间有痰声，气管炎为通称，诚炎也。腹泻，日二三次，大便恶臭，肛门焮红，此肠热泻利也。治宜清泄以止泻，黄芩汤为治热泻利之主方。喉间有痰加半夏生姜，即黄芩加半夏生姜汤，亦类乎半夏泻心汤简略剂。

黄芩 7 克，半夏 3 克，芍药 3 克，生姜 1 片，炙甘草 3 克，大枣 1 枚。

3 剂服后，腹泻住，喉间痰声若失。有感也，仲圣之方，加减变通有无穷之妙用。老子道生一，一生二，二生三，三生万物。叹，目今经方习用者少。

病案 23　脾虚湿困，食量减少

陈××，男孩，岁余，仙霞乡莫家咀人。

儿母诉：孩儿旬日来饭量减少，嬉耍跳跃一个样，但发现他较往常气馁乏力，虑其因营养摄入量不足……

观唇口面色显淡，舌中心连舌根部位白苔厚腻。察外无寒热，不咳嗽、无鼻塞流涕；内无渴饮，大便不结硬，亦非稀溏泄泻，睡眠可。进一步查询，生活习惯，喜食辛辣食品。断认：此阳虚禀体，脾虚湿困，吴昆六和汤健脾和胃化湿适合，然而幼小孩儿似乎小题大做也，四君子、六君子、钱乙异功散亦理也，但近乎呆补，书予甘草干姜汤，遵仲圣原方配伍比例，炙甘草用量为干姜之二倍，以减干姜之辛燥，而变为甘温，佐以橘皮、藿香除湿化浊。

炙甘草5克，藿香7克，干姜2克，橘皮5克。

3剂服后，舌上白苔除，食量很快恢复。

病案24　伤乳腹泻

李××，女，7个月，大土村人。

腹泻稀溏，量不甚多，日二三次。乳母诉：泻出物秽臭。

观口唇舌色淡，肛门非焮红。手足温，外无寒热，不鼻塞流涕，母乳丰足，吮乳好。儿科疾病，虽有指纹诊法，究实很难从指纹认定表里寒热虚实。清代儿科名医夏禹铸提出诊察儿科六字诀"观颜色，审苗窍"，诚为金玉名言，余临证几十年，表里寒热虚实悉从此中认定。此病腹泻，结合神色苗窍观察，不属胃肠热泻。乳母诉：泻出物秽臭，秽臭属热，此殆为泻出物酸腐也，酸腐多寒。又伤乳腹泻，十有七八离不开兼伤风冷，或乳母伤于风冷，带来乳汁非清纯；"小儿瘦疳，盖他人之过也"（《颅囟经》）良有以也。藿香正气散加减，大通至正，较保和丸犹具活法圆机。

藿香10克，半夏10克，茯苓15克，桔梗10克，橘皮7克，紫苏梗30克，甘草3克，生姜1片，大枣3枚。

嘱：母子同服此方，母服十之七八，儿服十之一二。2剂服后，腹泻住。有感，通常小病，能依理有法，恰到好处处理，亦非易事。

病案25　从母腹中来，胎热胎气，腹大满

左××，月内女婴，黄毛村人。

诉：腹大满，多啼哭……

观唇口、面部、身肤色暗红。询：大便多滞结，小便色深黄，乳食丰足，吮乳好。此种情况，中医学人习称胎热胎气也。"小儿瘦疳，盖他人之过也"（《颅囟经》），从胎孕时或出生后乳食中来。我国自古相传婴儿生下即服钩藤药茶方二三剂（称开口茶），以解胎热胎毒胎风。目前在医院分娩，西医人士对婴儿生下服钩藤茶传统事不理解、不主张，中医人亦随和而忽略，惜乎痛也。书予钩藤药茶方合五磨饮子3剂。

钩藤5克，蝉蜕3个，土茯苓5克，枳壳1.5克，金银花3克，大腹皮3克，连翘3克，僵蚕3条，通草1克，防风3克，薄荷1克，荆芥3克，淡竹叶1克，甘草1.5克，槟榔1.5克，乌药3克，沉香1.5克，川木香1克。

药后，腹满大轻舒，便解畅，啼哭减少。

病案 26 奇恒之腑脑病——外风入陷

张××，女孩，岁余，茶山岭人。

颈项强硬，手微微动掣，低热，汗出。西医检查称结核性脑膜炎，并言：怎么治疗，也会有后遗症。家人认为，既然认定有后遗症，决定转中医药治疗。

察指纹隐隐不显，舌淡无苔，搐搦日二三发，不发时能吮乳。忖：柔痉乎！奇恒之腑脑病也？总由外风入陷。从中医经络学说并寒热虚实分析，俨然太阳中风之变证，方以栝蒌桂枝汤加味，以桂枝汤调和营卫，天花粉清热解毒生津，加羚羊角、僵蚕定风止痉。商治于同业人，某曰：中药治疗，当以中医学理论证，此方服后设营卫和，津液复，经脉得养，不能全治亦能缓解。遂书予该方。

天花粉 10 克，羚羊角 3 克，桂枝 3 克，僵蚕 5 克，赤芍 5 克，甘草 3 克，生姜半片，大枣 1 枚。

二诊： 上方服 2 剂，颈项强、手足动掣均有减轻，转方以清热熄风重镇，风引汤加减 2 剂。

大黄 2 克，龙齿 5 克，桂枝 3 克，牡蛎 5 克，生石膏 7 克，滑石 5 克，寒水石 5 克，僵蚕 3 克，紫石英 5 克，羚羊角 1.5 克，生地黄 7 克，薄荷 3 克，甘草 1.5 克，生姜 5 克。

三诊： 手足仍有短时间动掣，神情未见明显好转，考虑：奇恒腑脑病，非通常之疾，乃毅然决定偕儿母抱往浏阳市中医院钟荣益医师处请诊。钟老处方以小定风珠加味，服药 10 余剂，徐徐愈，半年后，儿神志清，肢体恢复，无后遗症。

生龟甲 15 克，淡菜 15 克，阿胶 7 克，羚羊角 3 克，冰片 1 克，薄荷 3 克，鸡蛋黄 1 个（冲兑）。

病案 27 肠热泻利

陈××，男孩，2 岁，上坪村人。

腹泻三日，体温测试 36.5 ℃，略低于正常。再查询：泻出物秽臭，肛门显焮红，口干渴饮，肠热泻利确凿有据，中医临治，寒热虚实辨证，不当以体温表测试数字高低执一认定，书予黄芩汤，再加藿香外散风寒内化湿浊犹显活法也。

黄芩 7 克，藿香 7 克，白芍 3 克，炙甘草 3 克，大枣 1 枚。

二诊：服 2 剂泻利减少过半，无其他不良反应。考虑：邪热犹有未净，教以原方缓服 2 剂。

三诊：泻利住，口干渴却有之。观神情倦怠，体温表测试仍偏低（36.5 ℃）。窃思：病本肠热泻利，《内经》"寒伤形，热伤气"或为体温表测试偏低原因。而今肠热既除，调中益气治之非不可以也，《颅囟经》平和饮子，益气而远温燥，当适合，少少加味如下。

白参 1.5 克，升麻 1.5 克，茯苓 10 克，炙甘草 3 克，孩儿茶 3 克。

获悉：上方缓服 2 剂，一切恢复正常。

病案 28　气滞，大便不畅

钟××，20 日男婴，黄毛村人。

大便排解不畅，以肥皂切成条状插入肛门，即时可以解下。小便好，吮乳与睡眠均正常。思之：此亦初生婴儿屡有情况，原因大体有三：一是初生儿肛门括约肌启闭功能暂时性发育未臻完善（属个体情况，不是普遍现象）；二是从胎内带来火热，或从乳母过多吃煎炒油炸食品，大便见结硬或不结硬而秽臭特甚；三是气滞，亦多来自乳母食壅气物品或药品。从乳母究诘得知：乳母食用壅气物品过多，爰分析认定，此病大便排解不畅，气滞为主因，亦不排除肛门括约肌启闭功能发育未臻完善，再者是婴儿晨起眼眵累累，唇口焮红，火热二三分有之。处方以钩藤药茶方、五磨饮子、厚朴三物汤三方合裁加减，其中大黄以药液泡，意在多取其气而少取其味，畅其气机而非为泻下实体物。

钩藤 7 克，僵蚕 3 条，土茯苓 7 克，防风 3 克，金银花 5 克，荆芥 3 克，连翘 3 克，薄荷 3 克，蝉蜕 3 个，厚朴 5 克，枳壳 3 克，乌药 3 克，大腹皮 3 克，甘草 3 克，大黄 3 克。

上方 3 剂，吃吃停停，大便畅。

病案 29　寒饮挟热，咳嗽哮喘

李××，男孩，3 岁半，醴陵市人。

咳嗽哮喘，西医药治疗，打针吃药一周未效。

察：外无寒热。忖：病不在太阳经表，而在肺经气分之表；内无渴饮，从口唇面色暗红，知内有郁热；咳声非高亢，知内有痰饮。因断认此寒饮挟热，病在肺经气分。处方：撒开网思忖，咳声哮喘类方有。

（1）射干麻黄汤，宣肺化痰，清热力不足；

（2）定喘汤，治肺寒膈热，内热煎熬，稠痰胶结；

（3）木防己汤，治饮邪夹热，喘满面黧，气闭之甚也，宣散力逊；

（4）小青龙加石膏汤，治外感风寒，内有水饮夹热，太阳经表证明显；

（5）厚朴麻黄汤，痰饮夹热，外无寒热，太阳在经之表证无，肺经气分之表证却有之。

以上五方比而观之，厚朴麻黄汤适合，遂书予该方如下。

厚朴 7 克，杏仁 5 克，麻黄 1.5 克，半夏 5 克，生石膏 15 克，南五味子 1.5 克，干姜 1.5 克，杜衡 1.5 克，甘草 1.5 克。

二诊： 2 剂服后，哮喘减，咳嗽有加。儿母言：咳嗽有加，前方不效。因答："哮喘见轻松，咳嗽有加，为通常情况。咳嗽既属病症，亦为机体生理性排邪举动，前因哮喘，欲咳不能畅，今哮喘减，肺之排病举动得以伸舒，故咳嗽有加，乃一时性也。目前治咳，仍需要宣肺清热调其气机，帮助咳嗽排邪为手段，止咳为目的，继续服药，病邪排除，咳可止。"儿母疑虑得释。转方思之，经言"咳而脉浮者，厚朴麻黄汤主之；咳而脉沉者，泽漆汤主之"（《金匮要略》），前服厚朴麻黄汤，肺经气分表证已解除，仍咳拟作里证治之，处方以泽漆汤加减如下。

泽漆 5 克（据陈修园以紫菀代之），黄芩 5 克，半夏 3 克，桂枝 1.5 克，白前 3 克，西洋参 1.5 克，杏仁 3 克，甘草 1.5 克，生姜 5 克。

3 剂服后，哮喘咳嗽一并愈。

病案 30 乳泻，从乳母得受

刘××，男孩，10 个月，何冲村人。

腹泻，日二三次。

察：乳食丰足，吮乳好。口唇舌色无异常，嬉耍自若。内无渴饮，外无寒热，知此不属感冒风寒风热病邪传变之类。热泻或寒泻为当下辨证关键。清代夏禹铸"观颜色，审苗窍"为儿科诊察六字诀，进一步查究，肛门嫩红，知为热泻也。热从何来！《颅囟经》"小儿瘦疳，盖他人之过也"。从乳母查究，得知乳母善食而大便结硬，故知乳儿腹泻从乳母乳热得受，乳母因热而大便结硬，乳儿因热而大便泄泻。儿父问：既同为火热，为何母大便结硬，儿大便泄泻，同一病因，病症各异，怪哉！因答：乳儿所食乳汁为液体，乳母所食为固体食物。儿父及在座者认同其解说。治乳儿腹泻，必兼正其病之来路，乳儿、乳母分别药方如下。

（1）乳儿药方：黄芩汤，2 剂。

黄芩 5 克，白芍 3 克，藿香 5 克，薄荷 3 克，甘草 1.5 克，大枣 1 枚。

（2）乳母药方：增液承气汤加减，3 剂。

生地黄 15 克，大黄 10 克，玄参 10 克，火麻仁 10 克，麦冬 10 克，厚朴 7 克，甘草 3 克。

获悉，各服药后，乳儿泄泻住，乳母大便畅。

病案 31　胃肠湿热，发为肌肤丹疹

左××，男孩，岁半，宋家冲人。

肌肤丹疹，嫩红成片，稀疏出现。

观唇口舌淡。询：食量减少，口气秽臭，大便稀溏中见结硬粪便，小便色黄。此胃肠湿热毒气淫溢于经脉，发在肌肤，非外染细菌病毒之类也。唇口舌淡，饭食量减，湿热之邪蕴结伤及脾阳（胃肠功能）。治疗：胃肠湿热毒气宜清，苦寒药有伤脾阳，温脾益气，又将使胃肠火热有加。"万物土中生，万物土中灭"，脾阳恢复为解毒排毒第一重要，湿热毒邪宜清，脾阳不可不复，温清合方，为仲圣常法，朱丹溪亦有温清丸一方，六一散加干姜者。兹以甘露消丹减味合甘草干姜汤应当不为同业人所贻笑。

黄芩 5 克，滑石 5 克，连翘 5 克，藿香 5 克，茵陈 7 克，薄荷 3 克，射干 2 克，干姜 1 克，贝母 3 克，甘草 2 克。

二诊：上方服 3 剂，肌肤丹疹消减过半，饭食量有加。考虑，脾阳有所恢复，干姜温燥，不可再进也，甘露消毒丹减味治之。

黄芩 3 克，滑石 5 克，连翘 5 克，金银花 5 克，藿香 5 克，薄荷 3 克，通草 1 克，甘草 1.5 克。

3 剂服后，肌肤丹疹消退也。

病案 32　阳明火热，肌肤丹毒

丁××，男孩，3 岁，木华村人。

丹毒，腹、腰、背部稀疏出现。

察：色嫩红，成大小片状见于皮下肌里，非疹点突显于皮上。无寒热外证，无咳喘。窃思：丹与疹有别，丹发在皮下肌里成片状，疹发突显皮上成点粒，抚之碍手。肺主皮毛，脾主肌肉，故丹毒内关脾胃肠，疹出自于肺。此丹毒也，《颅囟经》有名"天火丹"，原为阳明火热夹湿毒之邪迫于营血而发于肌里，失治将遍及全身。因询得知，大便滞结，粪便恶臭。清泄阳明，兼以解毒，取解毒承气汤意，另组方谴药如下。

大黄 5 克，厚朴 5 克，金银花 7 克，玄参 5 克，连翘 7 克，紫草茸 5 克，生石膏 15 克，薄荷 5 克，甘草 3 克。

二诊：3 剂服后，大便数数解下，恶臭异常，肌肤丹毒退减大半，孩儿活泼嬉耍也。嘱：前方续服 2 剂。

三诊：已七日，丹毒消退，观其口津略显干，但饮水却不甚多，叶氏养胃汤加味二三剂善后。

玉竹参 10 克，北沙参 10 克，金银花 5 克，麦冬 7 克，连翘 5 克，霜桑叶 7 克，甘草 3 克。

病案 33 风邪火热，眼睑浮肿

李××，女孩，5 岁，醴陵市人。

眼睑浮肿求治。儿母言：别无其他。思之：别无其他，当有其他，不从其他查找，怎能求证眼睑浮肿表里寒热虚实耶！？

观儿嬉耍自若，鼻流清涕，唇口舌色暗红。诘询之，微微咳嗽，夜睡喉间小有哮鸣音，能食，饮水多，大便秽臭。此胃肠火热内伏在先，复伤风冷，风邪火热在肺经气分，风气犹盛，故令眼睑浮肿也。清胃宣肺散风，银翘散力薄，汪昂双解散方中芩、栀寒凉过极，恐其阻遏气机亦不适合。仲圣越婢汤宣散清降脾胃，方中石膏虽属大寒，然性味兼辛甘，不失宣散，爰处方以越婢汤合姜茶饮。3 剂服后，眼睑浮肿消，咳嗽亦愈。有感，些微小恙，恰到好处处理，亦非易事，故笔录留案。

麻黄 3 克，茶叶 3 克，生石膏 15 克，生姜 7 克，甘草 3 克，大枣 1 枚。

病案 34 表闭热郁，大便泄泻

李××，男孩，3 岁，醴陵市人。

腹泻稀溏，日二三次，口干渴，饮水多。

察：舌红苔白，肌肤烘热。意见：表气闭拒，胃肠内热泄泻也。《伤寒论》太阳阳明热利，葛根黄芩黄连汤为正治之方。进一步思之，此方治阳明热利，清里热力甚，解表力弱，爰处方以越婢汤，此方虽不在该病主治内，解表清里亦不违其理。欣喜仅服两剂，身肤热退，腹泻亦止。

静夜思之，石膏辛甘大寒"辛者能散能润能横行"（《神农本草经》），又汪昂曾有言：石膏纹理似肌，故能解肌。虽属大寒之品，于表闭热郁无有障碍。

麻黄1.5克，生姜5克，生石膏15克，大枣1枚，甘草1.5克。

病案35 风温咳嗽

杨××，女孩，1岁半，醴陵市人。

儿母诉：咳嗽频频，说是感冒，数数汗出，何其风寒不散也；设为火热，打针消炎不觉有效……

观唇口脸色红，听咳声高亢。询：食少，无大渴饮，大便首解显结硬随后稀溏。思之：咳声紧，肺气郁闭失宣；咳声高亢，内无痰湿；肌肤无大热而汗出，病不在卫表，而在肺系；无大渴饮，非关阳明火热。类乎风温咳嗽，桑菊饮适合，但恐该方宣肺力薄，爰合麻杏甘石汤。书方毕，尚未责任签字，业内友人提议：麻黄发汗、石膏大寒，路人皆知，此病汗出，无大热，宜乎？因答：《伤寒论·太阳病篇》第63条云："发汗后，不可更行桂枝汤，汗出而喘，无大热者，麻黄杏仁甘草石膏汤主之。"汗出用麻黄，无大热用石膏，仲圣有先例。此肺气郁闭，麻黄辛温伍以石膏之大寒不会致大汗出，因汗出故肌表不觉有热，里热尤甚，且石膏辛甘大寒，"辛者能散能润能横行、甘者能补能和能缓"，故寒而无伤。友人赞许其说，签字也。

桑叶7克，苇茎7克，菊花5克，薄荷5克，杏仁5克，麻黄1.5克，桔梗5克，石膏15克，连翘5克，甘草3克。

二诊：2剂服后，咳声松舒，汗出减少。上方去麻黄、石膏。

2剂服后，一切恢复正常。

病案36 颜面疮疹，从母乳中得受

文××，男婴，4个月，醴陵市人。

颜面疮疹，焮红瘙痒。疮疹发生，从出生后月内起。查询：无寒热外证，不咳喘，小便黄，大便黏稠。乳母分娩后，恶露淋漓，未予治疗，迄今白黄带下，淋漓腥秽，致使乳汁失去清纯，儿食母乳，疮疹所由生也。正本清源，治儿病兼治母病，儿病、母病分别药方如下。

（1）儿服钩藤药茶方加减，5剂。

钩藤10克，蝉蜕3只，土茯苓10克，僵蚕3条，金银花5克，防风3克，连翘5克，荆芥5克，通草5克，薄荷3克，大腹皮3克，桔梗5克，淡竹叶3克，甘草3克，灯心草5支。

（2）母服柴陈胃苓汤加减，7剂。

柴胡10克，陈皮7克，黄芩10克，半夏10克，厚朴10克，泽泻10

克，苍术 10 克，猪苓 10 克，茯苓 15 克，太子参 15 克，甘草 3 克，生姜 3 片，大枣 5 枚。

二诊：听诉"儿母始服 3 剂，带下增多；7 剂服后，带下减少过半。孩儿 5 剂服完，颜面疮疹徐徐退也"。嘱告：儿停药，母续服 5 剂。

尔后获悉，儿病、母病均愈。

病案 37　感冒发热，表里热盛

李××，男孩，2 岁，醴陵市人。

发热，体温测试 39 ℃～40 ℃。金以为西医药退热比中医药快速，诚然，上午服药、打针，10～15 分钟即大汗出而热退，讵料傍晚烧热复起，又服药退热，旋即热退，后半夜烧热复起。吃药打针，热退复起已 2 日，儿母认定，终非究竟，转来我处。

察指纹迟滞，四肢温，面神舌色显暗红。烧热无汗，微咳，气息平，饮水偏多，烦心啼哭。平时善食，大便显结硬，解出秽臭，今则 2 日未解。思之：高热，退热首当重要，免生他变。然而退热方法有多样，"体若燔炭，汗出而散"（《内经》），发热无汗，取汗退热为常法，亦良法也，比凉冷湿毛巾甚者冰袋按敷物理退热法高十、百、千倍。然而此病高热，取汗退热，热退旋取，病非寻常。思之有三：①"小儿温热，皆因气热搏胃气使然"（《颅囟经》），指出通常感冒发热，为正气起而抗病排邪反应，不可抑其生理之机以退热；②取汗退热，固为良法，"令微微似有汗者益佳，不可令如水流漓，病必不除"（《伤寒论·桂枝汤服用法》），过度汗出，会使人体津液丧失，正气亦随之挫伤；③人是一个有机整体，里气通，则表气和，内外表里，关系密切。该病平素善食，大便见结硬，解出秽臭，今则又 2 日未解，说明阳明气盛，胃肠火热结聚，表里病兼，清里解表，两不可缺。处方：外台石膏汤，汪昂双解散立法诚可取，然而孩儿嫩弱，为避免药过病所，改用《医宗金鉴》五虎汤、吴鞠通银翘散、仲圣厚朴大黄汤三方合裁，如下。

麻黄 1.5 克，杏仁 5 克，生石膏 15 克，金银花 5 克，厚朴 5 克，连翘 5 克，枳实 3 克，桔梗 5 克，大黄 3 克，荆芥 5 克，牛蒡子 5 克，淡竹叶 3 克，甘草 1.5 克，薄荷 3 克，生姜 1 片，茶叶 1.5 克。

二诊：越日，儿母抱孩儿来也，欣喜以告：上方服一剂，是夜身得微微汗出，烧热退下，晨起解下大便，秽臭盈室，早上饮稀薄米粥一大碗，今日嬉耍气力虽不如往常，牙牙学语一个样，请再方服药。考虑：表里三焦热寒病气余邪未能尽除，宣清犹为立方原则，栀子生姜豉汤加减如下，并嘱告：

不以处方药简价廉而轻贱之。

栀子 5 克，藿香 10 克，生姜 7 克，甘草 1.5 克。

3 剂服后，烧热不复起，纳食便解归正，嬉耍自若也。

病案 38　泻而腹满甚者

黎××，男孩，岁余，板杉铺黄善冲人。

呕泻三日，呕自止，泻依然，日八、九、十次，腹满大不实，体温低下（体温 36.5 ℃），四肢凉冷，神色淡滞。俨然脾胃虚寒泻利，附子理中汤非不可以少少与之，但病重年龄太小，或许难操必胜之权，且同业人有不赞许者，设不效，恐以大事责难。恰醴陵市干部疗养院一位主任医师（西医）下放来我院，遂转请该主任医师协同我院洪某治疗。经多方抢救，腹胀满而数减数起，一周死去。是儿疾恶，医者亦煞费苦心也。真可谓是"泻而腹满甚者死"（《内经》）。

链接：

（1）西医缺乏一个寒性辨证。

（2）中、西医为两种不同的理论体系，从理论上结合诚难，或者说不可能。中西医在治疗上能充分协作会给患者带来好处。

（3）群众感受中医，相信中医。只是有很大一部分西医学人，不能理解中医……

（4）经言："泻而腹满甚者死"（《内经》），祈盼中、西医协作能攻克此一情况。

病案 39　气机不利，小便不畅

荣××，女婴，3 个月，醴陵市人。

儿母诉：孩儿小便每每在排解过程中，猝然停住不下，搂动腿脚旋即又注下也。怪哉！亦非正常现象，可调治否？

观孩儿形体丰胖，气色明润。询悉：小便清澈，无热黄，吮乳好，大便不结硬，小有坠胀；尤有一特殊情况是，呃逆时有发生。思之：小便猝尔停聚不下，此非尿道热邪阻结，更不是肾气发育未全排解乏力。原由呃逆气上，气机不降，故小便猝尔停聚不畅。上病呃逆，下病小便不畅，"交阴阳者，必和其中也"（《内经》）。疏利中焦胃肠治之，严用和四磨汤去人参加木香、枳壳，亦即沈与龄五磨饮子适合。

乌药 7 克，槟榔 3 克，沉香 3 克，枳壳 5 克，川木香 3 克。

3 剂服后，小便畅也，上气呃逆亦未出现。日后是否再度发生，固不可知晓。

病案 40 寒邪痰饮，哮鸣咳嗽

雷××、雷××，双胞胎，二女孩，7 个月，黄獭咀人。

母诉：夜睡发现，喉间有哮鸣音，晨起咳嗽有痰。吮乳好，大便正常，其他不感觉什么，牙牙学语，嬉耍活跃，两个人，一个样。窃思：论情况，小病也，治疗给药，却非小可之事。

观形体丰胖，察口唇舌色显淡。外无寒热，内无渴饮，综观认定非风寒、风热感冒之类。乃从饮食查询，得知乳母从产后月内至今，背脊寒冷如掌大，有时咳唾白色稠黏痰液，察乳母脉沉滑，舌暗淡，苔白滑，能食，大便不结硬，小便无热黄，知母病寒邪痰饮伏匿久矣，致使乳液失去清纯。母病则子病，母安则子安，认定二乳子病从乳食中得受，必须治其母病，清其来路，令乳汁清纯，兼以微药调其儿病。儿母认可其说。处方：枳实薤白桂枝汤加味 3 剂，嘱：母服十之八九，儿服十之一二。

枳实 7 克，厚朴 10 克，薤白 10 克，桂枝 7 克，瓜蒌皮 10 克，半夏 10 克，甘草 3 克，生姜 3 片，大枣 3 枚。

获悉，母病、儿病一并愈。

病案 41 大肠液亏，大便结硬

刘××，男孩，1 岁半，黄毛村人。

大便不通、结硬。每二三日不解，必须用肥皂切成条状插入肛门助通。此法终非究竟，每日吃凉茶，亦不见有效，小便多而且清长。

观口唇舌色不焮红，察肚腹非硬满，饭食量少。告知：此非胃肠火热实邪所致，亦非婴幼儿腹肌与肛门启闭发育迟步而排解力乏之类。乃大肠津液虚乏，便粪失润所致。不可以长久吃凉茶，致使小肠水液泌别从小便排出过多，大便因而更干燥，通常清热利尿药故不可长时间服用。思忖：既不属大肠实热实火，通泻大便非良法，增液润养才是正理，吴氏增液汤、增液承气汤尤非绝好。下病上取，肠病治胃，吴氏益胃汤尤佳，加枳壳宽肠利气，组合如下，3～5 剂。嘱：少吃肉类食品，多吃蔬菜。

玉竹参 10 克，生地黄 7 克，北沙参 7 克，麦冬 7 克，枳壳 3 克，冰糖 15 克。

获悉，持上方断断续续服 10 剂之多，大便归正也。

病案 42　热利（泻）气滞

何××，女婴，3 个月，醴陵市南乡人。

腹泻日三四次，泻出物半带黏冻，有时带血。经市医院住院一周未效。建议到省级医院做肠镜检查，家属表示不去，来我处中医药治疗试试看。

观口唇、脸色、身肤色红润；四肢温，气息平，睡眠可、吮乳好，不呕吐，亦不甚渴饮，唯便时坠胀啼哭。夏禹铸儿科诊察六字诀"观颜色，审苗窍"，教揭开尿巾视之，肛门显暗红。综观分析：因断认为热利（泻）气滞也。仲圣黄芩汤为热利正治之方，然热利兼气滞者，升麻黄芩汤更适合。复考虑，襁褓中婴儿，胃肠热毒之气从胎内带来可能性尤大，处方以钩藤药茶方，再从升麻黄芩汤中选味加入，3 剂。

钩藤 7 克，僵蚕 3 支，土茯苓 7 克，防风 3 克，金银花 5 克，荆芥 3 克，连翘 5 克，薄荷 3 克，枳壳 3 克，黄芩 5 克，大腹皮 5 克，赤芍 3 克，厚朴 5 克，通草 1 克，甘草 3 克。

药后，泻利住，神情安定。"无毒治病，十去其九"（《神农本草经》），嘱：可以不再服药，乳母力戒火热壅气食品。

病案 43　气阴两虚，渴饮不食

文××，男孩，2 岁，蔑织街人。

口干渴，饮水多，小便多，汗出亦多，不食日久，肌肤瘦削固不待言也。

观口唇红，面色却显淡。脾虚不能生化津液故渴，气虚卫表失固故汗出多，肾气失于摄纳故小便多。儿科此病多发在"夏至"节前后，古称疰夏病者是，虚弱小儿，入夏天时气温转热，机体失于应对。治疗：又补又清，补清结合，处方以竹叶石膏汤补而清，合般若丹调营卫，健脾胃，如下。

淡竹叶 3 克，西洋参 1.5 克，生石膏 10 克，麦冬 10 克，炙甘草 3 克，粳米 10～15 克，生姜 1 片，大枣 1 枚。

二诊：3 剂服后，渐渐进食，口干渴减少。前方缓进，从玉液汤中选味加入如下。嘱：感冒发热勿服。

山药 10 克，麦冬 5 克，生黄芪 3 克，葛根 7 克，西洋参 1 克，五味子 1 克，生石膏 10 克，淡竹叶 1 克，知母 2 克，炙甘草 3 克，粳米 10～15 克，生姜 1 片，大枣 1 枚。

3 剂服后，一切恢复正常。

病案 44 脾寒膈热，饮食减少，夜睡不宁

李××，女孩，1岁半，新阳乡荷塘村人。

饮食减少，夜睡不宁，逾月矣！

察口唇舌色淡，苔显白黄腻。外无寒热，内无渴饮，不咳嗽，无痰涕，大便溏软。思之：此非急病大证，乃小病也。治大病难，治小病能找准病症发生之机制，依理有法恰到好处治疗非易事。乃撤开网查询得知：儿月前病感冒，打针治疗一周而热退，随后饮食减少而夜睡不宁。因忆及《伤寒论·太阳病篇》第82条"伤寒医以丸药下之，身热不去微烦者，栀子干姜汤主之"之经义，苦寒泻下之丸药留中伤及脾阳。此儿病虽非苦寒丸药下之过，而是一味以消炎退热治之，不从疏表散热，表邪入陷，脾阳受困，饮食减少，邪热留于胸膈，热扰心神，故夜睡不宁。此脾寒膈热证也，书予栀子干姜汤合甘草干姜汤。意以干姜温脾阳，栀子清胸膈邪热，炙甘草补中，并以协和栀、姜寒凉与温热对立之性，意想药虽简而立法严明，无须再加味也。

栀子7克，干姜3克，炙甘草5克。

欣喜，3剂服后，夜睡宁静，食量有加也。

病案 45 太阳阳明合病，咳嗽与腹泻并见

李××，男孩，3岁，木华村人。

发热无汗，咳嗽并腹泻。肺病、肠病并见，肺与大肠脏腑相合，先治脏病后治腑病为常法，治肺病发热咳嗽即是治肠病腹泻也。然亦不可拘，设腹泻严重，当先治肠病，腹泻住，肺气不陷，咳易治，或可自愈。孩儿由老奶奶携来诊，关于腹泻一日次数，每次量多少，情况不明。开通电话联系儿母得知：腹泻日一二次，每次量不甚多，非暴注下迫情况。乃决定先治肺入手，孩儿无啼哭烦渴，口唇舌色亦非焮红，非肠热泻利之类，乃书予葛根汤，3剂。

葛根15克，赤芍3克，麻黄1.5克，桂枝3克，炙甘草3克，生姜1片，大枣1枚。

不复来诊。后旬日，路遇其母，告曰：仅服药2剂，发热退，咳平泻住。儿母欢悦，医者欣喜，"医患情缘，尽在此中系"（《中医三摩地》歌词中语）。

病案 46 肺气不降，大便不畅

易××，女，10个月，马恋村人。

原本大便日日解，一周来大便不畅，每以肥皂切成条状插入肛门导解。

察：肛门非焮红，大便不结硬。尚未断奶，乳母无病，孩儿吮乳好，嬉要自若。考虑：此不属新生婴儿肛门括约肌启闭功能短时间未完善情况，更非肠道火热大便结硬者也，便时孩儿更不表现努争，故亦非肠道气滞之类。原本小病，必须探究原因，依理有法处理。西医学者靠仪器检查，中医靠望、闻、问、切获取资料。综观分析，踌躇难决间，猝闻孩儿喷嚏一声，流出鼻涕。急问：儿咳嗽否？答：早几日小有发热，目今咳嗽，间或咳而吐乳，夜间咳嗽尤多。因悟：肺与大肠脏腑相合，肺失肃降，故大便不畅。肺病已不发热，病已离卫表，仅有咳嗽，病在肺系，桑菊饮加厚朴二三剂。

霜桑叶 7 克，苇茎 10 克，菊花 5 克，连翘 5 克，桔梗 5 克，薄荷 5 克，杏仁 5 克，厚朴 5 克，甘草 1.5 克，前胡 5 克。

3 剂服后，咳住，大便畅也。

病案 47　肠热泻利

汤××，女，3 个月，板杉乡人。

腹泻，日五六次，呼吸短促，不吮乳，甚矣哉！金以为不起。

察舌苔略显黄腻，口津干，唇口焮红，肛门亦显焮红，身肤热，体温表测试 38 ℃。考虑：气息短促、不咳，非肺本脏病，因泻而中气虚陷，气怯而短促，非喘也；身肤热，此时不需要着意表证有无认定，更不可以行发散，里证急，当急救里，里气和表气可通。此肠热泻利也，仲圣黄芩汤为治热泻利之祖方，尤考虑的是肠热泻利之因，在胎内或出生后乳食不无关系，爰处方以初生儿钩藤药茶方加黄芩如下。

钩藤 7 克，土茯苓 10 克，金银花 5 克，蝉蜕 3 只，连翘 5 克，僵蚕 3 支，防风 5 克，黄芩 5 克，荆芥 5 克，大腹皮 3 克，淡竹叶 3 克，通草 1.5 克，甘草 3 克，薄荷 3 克。

3 剂服后，腹泻归正也，气息匀。医、患两家欢悦。

病案 48　鸡胸病，胸骨与肋骨交接处高突

贺××，女孩，8 个月，贺家桥人。

胸骨与肋骨交接处高突，前囟门较通常情况开显大（前囟通常在出生后12~18 个月闭合）。西医诊断为佝偻病类，中医或称鸡胸。察乳食、便解好，嬉要自若，不咳嗽，气息平，唯睡眠时间较同龄孩儿少。佝偻病为骨质生长发育病类，缺钙为通称，补钙为常法。直接补钙非不可取，调整内脏偏盛偏

衰，达到能从饮食中吸纳钙为治本。肾主骨，幼小孩儿，直接补肾，不敢冒昧。六味地黄丸为儿科之圣钱仲阳（钱乙）撰制，原为治小儿禀赋不足肾阴虚者，褓襁中嫩苗或弱小孩儿很难确认属肾阴虚或肾阳虚，故该方流传至今，用治小儿者少。肺为肾母，从补肺入手，金生水，肺气充，肾受荫，爰从润养肺胃，改善睡眠治之，书予沙参麦冬汤合百合知母汤加减7～10剂，嘱：不需要每日吃药，可以吃吃停停，月后再联系。

北沙参7克，百合7克，玉竹参7克，知母3克，炙甘草3克，洁白官燕窝3克。

约两个月后，患者复来也，儿母言：前方已服15剂，睡眠时间已接近同龄孩儿，无其他不良反应。告知：鸡胸病非一二个月可获全效者，上方可续服7～10剂，睡眠完全转好，即可停药。原西医补钙药方照用，但不可超剂量服用。

尔后获悉，前囟闭合完好，胸肋交接处高突平。其他部位骨骼发育无异常。

附记：

囟门：位于顶骨与额骨之间，呈棱形，婴儿出生后12～18个月闭合。后囟门在矢状缝合之后端，后头骨与颅顶骨之间，即三角缝合部，婴儿出生后2～4个月闭合，部分出生时已闭合。

病案49　感冒，泻利、呕哕

李××，女，7个月，新阳乡人。

泻利呕哕，兼咳嗽。泻出物量不甚多，有无灼热感，孩儿不能言说，从肛门嫩红知为热泻利；呕哕，胃气逆也。兼咳嗽，肺气不宣。综观分析：肺病肠病，殆从感冒得之。医疗业中有句常言"宁愿治十男人，不愿治一妇人，宁愿治十妇人，不愿治一小儿"。一是小儿有哑科之称，自己不能诉述病情；二是机体嫩弱，药物不容有少许差错，且虚实寒热易生变故。综观分析本病目今病不算严重，尤当考虑有二：一是出现喘促气急，邪热壅肺，西医所指为肺炎者；二是腹泻加重，导致伤津脱液，西医所指为肠炎脱水者。把握辨证治疗是关键。以《伤寒论》六经分辨，虽然外无发热，仍不可排除太阳表证，少阳枢机不利，太少合病，黄芩加半夏生姜汤适合，无需加减。

黄芩5克，半夏3克，芍药3克，鲜生姜5克，炙甘草3克，大枣1枚。

欣喜，2剂服后，呕哕泻利住。小可之病，非小可之理法与方药，爰录之……

病案50 脾虚气弱，感冒发热，久久不退

钟××，女，4个月，本地长坡口人。

发热一周，时起时落，体温表测试38 ℃～39 ℃。在省医院住院治疗一周，X光透视、血检、大小便检，乃至抽脊髓检查未有结论，打针退热，数数热退而复起，用物理退热法，用冰袋作枕热更热。有人提议，转中医药治疗，遂来我处。

观口唇舌色非嫩红而显淡，舌苔白。发热无汗，微咳，气息平，乳食减少，乳后间或呕哕，大便稀而粪便色淡黄。思之，发热无汗、不渴饮、口唇舌色淡、苔白，此病发热非火热内生，属表证发热，久久不退，必有里因。心肺无病，肝肾功能好，忆古《颅囟经》有云："小儿温热，皆因气热搏胃气使然"。经文中所言温热，非指温病、热病之类，乃指一般感冒发热，"气热搏胃气使然"，人以胃气为本，胃气亦即正气，言发热既是一个病症，实为生理性正气与病邪抗争。治疗不可以见发热而单一退热，会挫减正气。需要帮助人体正气抗邪，达到正胜而热退。此病发热，久久不退，原脾虚气弱，正不胜邪，处方以仲圣越婢汤。婢：女之卑者也，脾为至阴之脏，故婢即脾也，乃文字用词之活法玄机；越者，原为超越，扬起之意，越婢为扬起激励脾脏功能之意，乃书方如下。

蜜麻黄3克，生姜7克，生石膏15克，大枣1枚，炙甘草3克。

二诊： 3剂服后，烧热退下，咳嗽有加，且流鼻涕。告知：为得也。咳嗽亦为肺生理性之排邪祛病反应，鼻涕，原称"天河水"，流鼻涕，天河水未竭。肺恶燥，肺无干燥，正可胜邪。处方以四气调神散加味。

茶叶1.5克，栀子3克，生姜7克，橘皮7克，炙甘草3克。

3剂服后，烧热未起，咳亦渐住，孩儿呀呀嬉笑也。

深有感，中、西两种医学各有优长。中医学人可以学西，但不可忘中，一味追新学西。

病案51 胃失和降，气逆吐乳

文××，男婴，40日，新阳乡人。

诉：吐乳，无时间性发生，或食后吐，或睡醒后吐，出生后月内常有之，今月后依然吐乳。

观唇口舌色暗红，大便秽臭，虽不见结硬，坠胀难下，小便显热黄。儿母喜读医药书者，力请解说病症因由与病发机制。因答：出生婴儿常有吐乳者，原由食管喇叭口形状，上大下小，再者是食管与胃口连接处中医称贲门

（括约肌）发育尚未完善，关锁不全，饱食或饱食后即时平卧，或食后身躯摇晃动荡则吐乳，月后贲门（括约肌）渐臻完善则不吐也，今吐乳非此类情况，应当别有原因。胃以降为顺，据大便异常情况，可视为胃失和顺，气逆吐乳。儿母认同其说。处方：清热通降为治则，仲圣厚朴大黄汤与栀子厚朴汤均属可取者。再思之，小便显热黄，栀子清泻三焦之郁火优长，乃取栀子厚朴汤加薄荷以散风邪，加甘草协和各药，如下。

栀子 2 枚，枳实 3 克，厚朴 5 克，薄荷 3 克，甘草 3 克。

3 剂服后，吐乳徐徐住，大小便情况亦有所好转。嘱：可以不再服药。

附记：

七门四海——

七门，又称七冲门，见《难经》44 难。唇为飞门，齿为户门，会厌为吸门，胃上口为贲门，胃下口为幽门，大小肠交界为阑门，下极为魄门（肛门）。

四海，脑为髓海，胃为水谷之海，冲脉为血海，膻中为气海（《灵枢·经脉篇》）。

病案 52　湿热蕴伏，月内婴儿吐乳

陈××，月内女婴。黄毛村人。

吮乳后，俄而倾囊吐出，已三日，消瘦不堪。家人惶急，求医药急切有效。

察：口唇略显干红，苔黄黏滑，小便黄，大便黏稠秽臭。此与新生儿贲门（胃上口）发育未完善而吐乳者有别。意见，为胃肠湿热病邪氤氲胃气逆也。月内婴儿钩藤药茶方（习称开口凉茶）原为清胎内带来热气毒邪至稳至当，合栀子厚朴汤，再从吴鞠通中焦宣痹汤中选味加入如下。

钩藤 7 克，金银花 3 克，土茯苓 7 克，连翘 3 克，荆芥 3 克，蝉蜕 3 只，防风 3 克，僵蚕 3 支，薄荷 1.5 克，大腹皮 3 克，淡竹叶 1.5 克，晚蚕沙 3 克，滑石 5 克，杏仁 3 克，栀子 1 枚，厚朴 5 克，甘草 1.5 克，枳实 3 克。

3 剂服后，已不吐乳也。

病案 53　胃强脾弱，感冒发热

曾××，女，7 个月，黄毛村人。

诉：发热，体温 39 ℃～40 ℃，呕吐不食。打针退热，即时汗出热退，到后半夜又发热，已三日。

观神色淡。询：平素食可，唯大便稀溏。意见：此胃强脾弱为本体病感冒发热也。古《颅囟经》云"小儿温热，皆因气热搏胃气使然"。文中"温热"二字，非指温病热病之类，乃指通常感冒发热；"胃气"，人以胃气为本，亦即正气；"气热搏胃气使然"，明确明朗指出此类发热是人体正气与病邪抗争的反应，故治疗总则以帮助胃气（正气）抗邪而达到正气胜邪而热退，非单一以退热为手段，始称合法。再者是汗出退热只能"令微微似有汗者亦佳，不可令如水流漓，病必不除"（《伤寒论》）。故治疗本病以宣表清热强脾为法。选方：仲圣越婢汤原治风水挟热者，宣清结合，能激励扬起脾脏功能起而抗邪。此病用此方，虽有超出原方主治范围之嫌，然病机合，衷法内，超法外非不可以者也。复进一步思之，恐此方宣散力不足，爰合吴鞠通银翘散加强辛凉宣表之功。经方、时方合，谅不为同业人贻笑。

蜜麻黄 2 克，金银花 3 克，生石膏 15 克，连翘 3 克，桔梗 3 克，荆芥 5 克，牛蒡子 3 克，薄荷 5 克，苇茎 7 克，淡竹叶 1.5 克，甘草 3 克，生姜 1 片，大枣 1 枚。

隔日复诊：烧热退下，已不呕吐，开始进食。嘱告：孩儿既是嫩弱之体，易寒易热，易虚易实，又是清纯之体，生机蓬勃，正气易复，可以不再服药，着意寒温护理为重要。

病案 54　邪热壅肺

文××，男孩，2 岁半，东步冲人。

喘息、汗出、烧热，并咳嗽。

察：指纹浮紫，唇口焮红，舌苔薄黄。此邪热壅肺，处方以麻杏甘石汤加紫菀，2 剂。方中石膏清肺热，并解肌而不陷表邪，麻黄宣肺平喘，杏仁利气平喘，甘草协和诸药，加紫菀温润苦泄，化痰散结。

蜜麻黄 3 克，石膏 15 克，杏仁 5 克，甘草 1.5 克，紫菀 5 克。

二诊：喘息少减，咳嗽增加，家人问其原因？因答：此通常情况，咳嗽既属病症，实为生理性排病反应。咳有多种情况，治外感肺病咳嗽之法，通常以帮助咳嗽为手段，止咳为目的，若一味镇咳止咳，则咳声紧迫，逆其生理之机，诚不可取。儿母服膺其说，转方以桑菊饮加紫菀并少量石膏。仍取辛凉宣散，内清外散。

霜桑叶 7 克，苇茎 5 克，菊花 5 克，连翘 3 克，桔梗 3 克，薄荷 3 克，杏仁 3 克，紫菀 5 克，生石膏 10 克，甘草 1.5 克。

2 剂服后，盖小儿生机蓬勃，病愈亦速，喜见孩儿学舌嬉耍也。

病案 55 肺胀，咳嗽哮喘

张××，男孩，3 岁，大土村人。

哮喘、汗出，并咳嗽痰潮。

察指纹浮滞，舌红苔黄水滑。《金匮要略·肺痿肺痈咳嗽上气病篇》云："肺胀，咳而上气，烦躁而喘，脉浮者，小青龙加石膏汤主之。"理解：经中言"肺胀"一语，殆指痰热水饮阻肺也。此证殆合，此方允当。学人提问：有汗出之症，麻黄可乎？答：此汗出为咳喘气馁之汗，究之麻黄本证之汗未曾出也。且汗出用麻黄，古有先例，麻杏甘石汤、越婢汤均有汗出之症，方中均重用麻黄，是麻黄不专为发汗也。解说既明，遂书予该方。

麻黄 1.5 克，杏仁 3 克，桂枝 3 克，半夏 3 克，生石膏 15 克，生姜 3 克，赤芍 3 克，甘草 1.5 克，南五味子 1 克（杵破内核）。

二诊：咳喘减，汗出亦随之少住。清金化痰汤加减 3 剂，徐徐而愈。

桑白皮 5 克，知母 3 克，栀子 3 克，贝母 3 克，黄芩 3 克，茯苓 5 克，桔梗 3 克，橘皮 1.5 克，麦冬 3 克，甘草 1.5 克，生姜 3 片。

病案 56 肺感风邪，咳嗽哮喘

陈××，女，10 个月，黄毛村人。

哮喘病 2 日，又添腹泻，打针吃药未效。

观唇口舌色焮红，口津略干。此肺病兼肠病。考虑：肺为脏，肠属腑，脏病较肠病重要。设肠病急，当肺、肠同治；肠病肺病缓急等同，治肺为先。今腹泻虽然日二三次，但每次量不甚多，当以治肺病哮喘为先，肺病好转，肠病可以减轻或渐渐愈。综观分析，为阴虚火热体，肺感风邪而咳嗽哮喘者，千金葳蕤汤加减，3 剂。

玉竹参 10 克，生石膏 10 克，麻黄 0.5 克，白薇 3 克，杏仁 3 克，僵蚕 3 克，甘草 1.5 克。

二诊：哮喘肺病愈，腹泻亦住。婴幼之儿，脏腑清宁，生机蓬勃，不需要再用偏寒偏热之药物治疗，只需要乳母无病，乳汁清纯、丰足不缺即可也。

病案 57 外感温燥咳嗽

袁××，男孩，5 岁，新阳乡人。

咳嗽，微呕哕、腹泻。

一指诊脉数，观舌苔薄白津干，身肤热无汗。听咳声亢而显嘶哑，口干渴，饮水少。思定：肺病咳嗽，胃病呕哕，肠病腹泻，呕哕与腹泻不甚。肺主呼吸之气，又主全身之气，目今当以治肺病咳嗽为主。方书载：秋八九月，暑热之气犹存，燥气为盛，人感之而病咳嗽，名外感温燥，桑杏汤为主治方；初冬十月秋燥之气犹存，天时寒气加凌咳嗽者称外感凉燥，杏苏散为通常用方。心想"因天时而调血气"（《内经》），此时合外感凉燥。书予杏苏散加减如下。

紫苏叶10克，枳壳5克，杏仁5克，桔梗5克，橘红5克，前胡5克，甘草3克，生姜1片，大枣1枚。

二诊：次日，母携儿复来也，诉：上方仅服一剂，呕哕、腹泻平平，咳嗽却有加，口干渴尤甚，上方是否可以再服或换以他方。思之：十月天时气温本当渐渐凉冷，然而依然燥热少雨，《内经》所指"至而不去"（凉冷天时至而燥热不去）即此情况。"持脉之道，虚静为宝"（《内经》），听患者诉述，亦当"虚静为宝"前方未中，当急转弯为是，舍时从证，拟作外感温燥治之，书予桑杏汤加减，再从五汁饮中选味加入2剂。

霜桑叶10克，南沙参10克，杏仁5克，瓜蒌皮7克，麦冬10克，苇茎10克，栀子3克，甘草3克，甜梨1个（切片）。

三诊：2剂服后，咳减也，口干渴仍有之。嘱：前方再服2剂，饮食力戒油炸烧烤之物。

四诊：母携儿复来也。诉：已不咳矣！口干渴亦不感觉有，饭食量比往常减少。思之："保胃气，存津液"为仲圣《伤寒论》一贯精神，阴伤及阳亦为常有情况，转方以般若丹合雪梨浆应当不为业内人传为笑语！

生姜1片，大枣2枚，甜梨1个（切片），共蒸食之。

3剂服后，食量复旧，咳亦未起。有感也，此本属普通病，始初忽略以症求证，治疗几经周折，所幸急转弯，痊愈也。

47　皮肤毛发病类

病案 1　风邪热毒，身肤疮疹

刘××，男，24 岁，醴陵市人。

身肤疮疹，头面尤多。

诊脉浮数，舌苔薄黄。观疮疹色嫩红，肌肤烘热，能食，口气秽臭，大便不结硬。此风邪热毒病在肌肤，清热解毒为治疗大法。清气分热不忘宣表，清营分热透出气分为法中法，银翘散去豆豉加细生地丹皮大青根倍玄参方加石膏适合，如下。

金银花 10 克，淡竹叶 7 克，连翘 10 克，薄荷 7 克，桔梗 10 克，生地黄 15 克，荆芥 10 克，牡丹皮 10 克，牛蒡子 10 克，大青叶 10 克，生石膏 15 克，苇茎 10 克，玄参 10 克，甘草 3 克。

二诊：3 剂服后，肌肤烘热退下，疮疹消减过半。仍守清气分热兼宣表，清营透邪转出气分法。转方改用银翘汤加味治之。

金银花 10 克，麦冬 10 克，连翘 10 克，生地黄 15 克，淡竹叶 7 克，石膏 15 克，薄荷 7 克，甘草 3 克，玄参 10 克，大青叶 10 克。

3 剂服后，疮疹消退也，无其他不良情况。

病案 2　肠胃湿热，淫溢经脉，上唇黑黡

王××，女，25 岁，七里山人。

上唇黑黡，远观俨然男子胡须，近看如涂锅黡。已半年，多治不效。

诊脉弦数，舌苔白黄。此病实属罕见，从何分析，思之良久，上唇乃手阳明经所循行部位，其经也，内属大肠，因询得知，大便滞下不爽，日已久矣。查"天枢"穴（脐旁开二横指，大肠之募穴）有压痛阳性反应，盖上唇之黑黡或为肠间疾患，湿热蕴结阴霾之气淫溢至本经脉，上乘阳位所致。姑从肠病试治之，设黑黡不退，肠病能愈，亦不枉费医药。遂以辛开苦降，调

理肠病入手，取用《伤寒论》生姜泻心汤。

欣喜 5 剂服后，黑黡淡减大半。既中，不改弦易辙，教以原方再服 5 剂。黑黡全消，肠病亦愈。

生姜 10 克，黄芩 10 克，干姜 3 克，黄连 3 克，半夏 10 克，人参 3 克，甘草 3 克，大枣 3 枚。

体会：

（1）某些病不得其解，中医经络学说实为探源求证论治之最可取法者，俞嘉言有言："经络者，所以能决死生，处百病、调虚实，不可不通。"

（2）此例肠病何以能致上唇黑黡，生姜泻心汤何以能治愈，从经络学说解释可说是完满也。然而西医学理将怎样解释，不得而知。

附记：

大肠手阳明之脉，起于大指次指之端（示指商阳穴），循指上廉，出合谷两骨之间，上入两筋之中（阳谿穴），循臂上廉，入肘外廉，上出于柱骨之会上（后项大椎），下入缺盆络肺，下膈属大肠。其支者从缺盆上颈贯颊，入下齿中，还出挟口，交人中，左之右，右之左，上挟鼻孔（迎香穴）。

天枢：位腹旁二横指，大肠之募穴，常用来诊断肠病，以有压痛为阳性反应。

病案 3 卫气不畅，营血瘀滞，颜面黝黑

袁××，女，63 岁，醴陵市人。

颜面黝黑，月内渐渐出现。

诊脉弱小，思之，皮肤外证，得查内部脏腑情况。能食，大、小便好，常困倦乏力，肢体偶感麻痹。得知内在脏腑尚无大的偏盛偏衰情况。卫气不畅，营血瘀滞，颜面黝黑所由也，不排除外感风邪寒气为诱发之因。调和营卫，疏畅血气治之，散风邪寒气亦在其中，桂枝汤合红兰花酒，组合如下，5～7 剂。

桂枝 10 克，红花 3 克，白芍 10 克，炙甘草 3 克，生姜 3 片，大枣 5 枚，葡萄酒 1 杯。

二诊：面部气色好转，肢体麻痹未出现也，困倦乏力情况仍有。此营卫血气虚弱情况，局方十全大补汤、人参养营汤、景岳大补元煎恐生腻滞。桂枝加芍姜参新加汤、当归补血汤、红兰花酒三方合，7～10 剂。

桂枝 10 克，当归 7 克，芍药 15 克，黄芪 15 克，人参 3 克，红花 3 克，炙甘草 3 克，生姜 3 片，大枣 5 枚，葡萄酒 1 杯。

药后，气力有加，颜面气色复旧也。

病案 4 胃肠湿热蕴毒，热逼阴营，腿脚丹疹

张××，女，学生，13 岁，醴陵市人。

腿脚丹疹，曾就诊于二三家医院，有称紫癜者，经治未能获急切疗效，转来我处。

诊脉濡数，舌红，苔白显黄腻。饮食减少，腹微微痛，大便稀溏恶臭，小便热黄。丹疹发在肌，突显于皮，先发者紫黯，后起者嫩红，部分在皮下成片状，腿脚微痛。思之：此胃肠湿热蕴毒，热逼阴营，发为丹疹也。湿热趋下，故发在腿脚。其母焦虑恐惧，因释之曰："一切疮疹，自内出外者，均为佳候。几经治疗未获速效，非医药不力，原湿热氤氲，不易速除……"治疗：①清胃肠湿热，整合胃肠功能，黄芩滑石汤可取；②部分湿热毒气已入阴营，发为丹疹，清营分热毒之邪透出气分而解，清营汤为正治之方；银翘散去豆豉加细生地丹皮大青根倍玄参方宣肺泄热，凉营透疹可共相佐用，数方参合如下。

金银花 10 克，川黄连 3 克，连翘 10 克，黄芩 10 克，生地黄 15 克，厚朴 10 克，牡丹皮 10 克，茯苓皮 15 克，大青叶 10 克，通草 10 克，薄荷 7 克，藿香 10 克，滑石 10 克，橘红 10 克，甘草 3 克。

二诊：上方服 7 剂，腿脚丹疹原发者淡减，复有新起者稀疏出现。原方再三斟酌，不需要加加减减，教以再服之。

三诊：上方共服至 14 剂，大便已非稀溏，舌苔白黄厚腻亦淡减也，腿脚丹疹却仍有新起者。思之：丹疹之新起，固因营分受湿热之邪扰而血溢脉外，续清胃肠气分以及营分湿热为施治立方根本固不可移，而肌肤毛脉血溢之情况，亦可附加止血药而不敛湿热之邪者，爰以前方略减味而加白茅根，侧柏叶、仙鹤草如下。

黄芩 10 克，大腹皮 10 克，黄连 3 克，茯苓 15 克，通草 7 克，金银花 10 克，生地黄 15 克，连翘 10 克，淡竹叶 7 克，大青叶 10 克，白茅根 15 克，仙鹤草 15 克，侧柏叶 15 克，甘草 3 克。

四诊：上方服 7 剂，丹疹少发也，唯腿脚微肿。此胃肠久病，气虚湿陷，杏仁滑石汤合防己黄芪汤并五皮饮中选味加入，如下。

杏仁 10 克，生黄芪 20 克，滑石 10 克，防己 10 克，川黄连 3 克，苍术 7 克，黄芩 7 克，半夏 7 克，厚朴 10 克，茯苓皮 15 克，通草 7 克，大腹皮 10 克，橘红 7 克，甘草 3 克，生姜皮 7 克，大枣 3 枚。

五诊：腿脚肿消退，丹疹仍有如晨星三五颗小现。大便已归正，舌苔退下，纳食好转。清营汤合二妙丸加薏苡仁。

六诊：上方服10剂之多，腿脚丹疹已不再现也，其他一切归正。嘱：山药、薏苡仁煮粥食之，7～10剂不为多。

本病连前医治疗约三个月之久，共服药70多剂获痊愈。回忆前医处方殆以吴鞠通五加减正气散合化斑汤，其功不可没。

病案5 风邪火热，遍身瘙痒

陈××，女，77岁，夏平桥人。

从头到脚遍身瘙痒。抓搔之出现红色条状片状肿块。

诊脉弦数，能食，食后腹胀满，大便坠胀显结硬。思之：十二经脉唯太阳、阳明、少阳从头到足，通达身躯上下。再者丹与疹有别，疹突显在皮属肺，丹在肌属胃。此太阳经气郁闭宜宣，阳明火热宜清泄。外宣散、内清泄，少阳风邪无火热附着，可自行消退。刘完素防风通圣散解表通里、疏风泻热理则理也，不甚适合，其中归、芍恐其引邪入血，汪昂双解散显优胜，合仲圣厚朴三物汤，并红兰花酒如下。

荆芥10克，麻黄3克，防风10克，生石膏30克，连翘10克，栀子3克，桔梗10克，黄芩5克，薄荷10克，厚朴10克，大黄7克，枳实10克，僵蚕10克，藏红花5克，甘草3克，生姜3片，葡萄酒1杯（冲兑）。

二诊：3剂服后，腹胀除，大便畅，瘙痒肿块减。取消散清泄，从太阳阳明治，海上风丹方加减气血两清，5～7剂。药后，瘙痒病愈。

金银花10克，赤芍10克，连翘10克，当归尾10克，荆芥10克，僵蚕10克，防风10克，石膏30克，羌活5克，大黄7克，桂枝5克，厚朴10克，甘草3克，灯心草7根。

病案6 暑热夹湿，郁于肌肤，发为丹疹

兰××，女，17岁，仙霞乡人。

肌肤丹疹瘙痒，抓搔成片。

诊脉浮数，观肌肤丰腴，气色红润。询悉：能食，口干渴饮。值此盛夏，感暑热湿邪郁于肌肤，发为丹疹也。丹疹抓搔成片状，病不仅在皮表内关于肺，更在肌里内关阳明胃。治疗：外辛凉宣散并凉营透疹，内清泄火热，银翘散去豆豉加细生地丹皮大青根倍玄参方、清络饮、三石汤三方合裁如下。

金银花10克，荆芥10克，连翘10克，薄荷7克，生地黄10克，牡丹

皮 10 克，桔梗 10 克，大青根 10 克，牛蒡子 10 克，玄参 10 克，苇茎 10 克，清荷秆 30 克，生石膏 15 克，丝瓜络 15 克，寒水石 15 克，扁豆花 10 克，滑石 15 克，杏仁 10 克，甘草 3 克，西瓜翠衣 50 克。

二诊：一剂有效，三剂丹疹消减过半，五剂痊愈。患者要求再方，以杜其复发，书予清络饮加味，嘱：当此盛夏，可以间常服用。

清荷秆 30 克，白扁豆 10 克，金银花 10 克，淡竹叶 7 克，丝瓜络 30 克，西瓜翠衣 50 克，薄荷 7 克，人参叶 3 克，甘草 3 克。

病案 7　风邪火热毒气，头部疮疹瘙痒

苏××，女，48 岁，三洲人。

头部疮疹瘙痒，西医学人以抗生素针治一周，似效非效，转中医药治疗。

诊脉紧而疾，右寸关显盛大。颜面暗红，能食，大便结硬，此风邪火热毒气上结于头部，发为疮疹也。祛风散邪、清热泻火解毒为施治原则。从古之成方撒开网考虑：刘完素防风通圣散解表散邪、泻下清热力峻，有病轻药重之嫌；局方凉膈散、外台黄连解毒汤缺少宣散祛风俱不可取；荆风败毒散、银翘败毒散、硝黄败毒散合参祛风散邪、清热解毒泻下平和稳妥，加减组合如下。

独活 10 克，枳壳 10 克，羌活 10 克，桔梗 10 克，防风 10 克，前胡 10 克，荆芥 10 克，柴胡 10 克，薄荷 10 克，川芎 10 克，僵蚕 10 克，茯苓 15 克，金银花 10 克，大黄 10 克，连翘 10 克，芒硝 10 克，甘草 3 克，生姜 3 片。

二诊：3 剂服后，大便畅，火热气降，疮疹轻减过半，银翘败毒散加减合五疫宣化丹，7 剂。

金银花 10 克，枳壳 10 克，连翘 10 克，桔梗 10 克，柴胡 10 克，川芎 10 克，栀子 7 克，茯苓 15 克，贯众 10 克，薄荷 7 克，独活 10 克，僵蚕 10 克，羌活 7 克，甘草 3 克，生姜 3 片。

7 剂服后，疮疹退下也。体会："善治者治皮毛"，临床医疗，六淫诸病，里证突显者，犹当考虑表证之有无。

病案 8　肾囊湿热疮疹

李××，男，50 岁，醴陵市人。

肾囊连左侧胯部疮疹瘙痒，搔破渗出黄液，胶黏秽臭。某教以服龙胆泻肝汤，连服半个月，不曾有效。

诊脉沉细数，察疮疹不甚燃红，亦非干燥。窃思：从肝经湿热实火论治，龙胆泻肝汤为通常用方，非全然无理。前车之鉴，既不效，不深入营血治之或许能有效。处方：①二妙丸合柴胡疏肝散加味内服，15～20剂。②苦参汤加味煎水洗浴，七、八、十次，或隔日一次。

内服药方：

苍术10克，柴胡10克，黄柏10克，赤芍10克，川芎10克，橘皮10克，枳壳10克，香附10克，甘草3克，生姜3片，大枣5枚。

外用洗浴方：苦参50克，柚树叶100克，黄荆枝100克，樟树枝30克。

月后，患者言，通过内外合治，疮疹消退也。

病案9　热风疮疹

李××，女，45岁，大土村人。

皮肤疮疹，腹、腰、四肢稀疏出现，色红微痒，部分融合成片。每年入夏即发，至秋凉自行收退。

诊脉浮数，纳食便解好，月经正常。意见：血液湿邪毒气蕴伏，随天时炎热，腠理开疏，从血络中泄出也。习称热风疮疹，究之亦有其新旧远近原因。治疗：助其消散清泄为立方原则，吴鞠通清络饮适合，加减如下。

清荷秆50克，金银花10克，西瓜翠衣50克，大青叶10克，丝瓜络30克，白扁豆15克，鲜生地黄30克，玄参10克，淡竹叶7克，甘草3克。

七八剂，未及秋凉，丹疹消退也。

病案10　风邪暑热中络，肌肤丹疹瘙痒

温××，女，40岁，醴陵市人。

头面、胸腹、背腰、四肢，抓搔之即出现条状肿起，燃红瘙痒，移时又能自行隐退。

肌肤丰肥，诊脉浮沉难别。询："夏至"节后渐起。忖：日间在外劳作，备受暑热，归得家来，即时进入凉冷空调房间，冷暖突变，热气内闭，已离经之汗液，留聚于肌肤分肉之间，累及络脉。人身经脉，经者径也，成线状分布；络者为经脉之细小分支，成片状网络分布，故经络伤而遍身丹疹瘙痒。处方：以吴鞠通清络饮为主治方，合白虎加苍术汤、仲圣红兰花酒，组合如下。

青荷叶30克，生石膏15克，丝瓜络30克，知母7克，淡竹叶7克，苍术7克，薄荷叶7克，藿香10克，扁豆花10克，西瓜翠衣50克，藏红花3

克，甘草 3 克，葡萄酒 1 杯。

二诊：上方服 7 剂，肌肤丹疹少发也。嘱：暑热天气，户外劳作归来不急以凉水洗浴，不即时入空调凉冷室内。转方：银翘散去豆豉加细生地丹皮大青根倍玄参方合仲圣红兰花酒 5～7 剂。

金银花 10 克，大青叶 10 克，连翘 10 克，玄参 10 克，生地黄 15 克，桔梗 10 克，牡丹皮 10 克，荆芥 10 克，牛蒡子 10 克，淡竹叶 7 克，薄荷叶 7克，藏红花 3 克，甘草 3 克，葡萄酒 1 杯。

月后相见也，言肌肤丹疹未发生，一切良好。对上次所嘱咐暑天劳作，与休息之注意事项甚表服膺，一直遵从。道谢不已。

病案 11　热郁阴营，肌肤丹疹

王××，女，50 岁，石子岭人。

诉：每遇天时风冷突变，则肌肤出现丹疹瘙痒，以被褥温覆睡眠一夜或半日时日，丹疹瘙痒能自行消退。一直以为是个体生活中特异现象，些小情况，未予治疗，然终非究竟……

诊脉弱小数，纳食便解好，唯睡眠欠佳，多梦纷纭，月经年来或多或少，先后无定期。思之：此热伏阴营，丹疹外发也。天时晴好，营卫调和，腠理开疏，热不郁，营气畅，故肌肤无丹疹；突然遇天时风冷，则卫气闭，血行不畅，血与热结，丹疹外现。调和营卫，令卫气开闭得宜，兼清营中邪热以安其血络。处方：以阴旦汤（即桂枝汤加黄芩），再从清营汤中选味加入如下。

桂枝 7 克，金银花 10 克，赤芍 7 克，连翘 10 克，黄芩 10 克，玄参 10克，川黄连 3 克，生地黄 15 克，淡竹叶 7 克，丹参 10 克，甘草 3 克，生姜 3片，大枣 5 枚。

断断续续，直服至 15 剂之多，虽遇天时风冷突变，肌肤丹疹未出现也。

病案 12　湿热下逐，腿脚疮疹

苏××，女，22 岁，醴陵市人。

腿脚疮疹瘙痒，腰部腹部小有。

诊脉濡数，脸色淡滞少华。思之：从饮食便解逐一查询。患者复言：诸多方面好，月经亦正常，只是黄白带下气秽腥膻，目今唯一影响生活工作者是腿脚疮疹瘙痒，以后治带下白黄。因告知：腿脚疮疹与带下一并治之可乎！患者言：恐不能吧！答：试试看，处方以柴陈胃苓汤合三妙丸 5～7 剂。

柴胡 10 克，陈皮 7 克，黄芩 10 克，半夏 10 克，茯苓 15 克，苍术 10 克，泽泻 10 克，黄柏 10 克，厚朴 10 克，牛膝 10 克，甘草 3 克。

二诊：患者欣喜以告，腿脚疮疹愈半，黄白带下首服二三剂，小有增加，迄至 7 剂服完，带下十减有八。先生神也乎！答：非可谓神，腿脚疮疹与带下病源同为湿热，唯以湿重热轻、或热重湿轻、湿热平等为辨证治疗关键，此湿热平等也。转方以千金三物黄芩汤养血清湿热两全并少少加味如下，嘱告：愿女士不以药简价廉而贱视之。

生地黄 15 克，黄芩 10 克，苦参 10 克，厚朴 10 克，土茯苓 15 克，甘草 3 克，生姜 3 片，大枣 5 枚。

月后，女子因护送他人复来也，言：第二次处方服 7 剂，情况良好，疮疹并带下两样病均获痊愈。

病案 13 营卫失和，风邪乘袭，腹皮白斑

钟××，女，20 岁，醴陵市人。

腹部皮肤，以肚脐为中心大面积乳白色斑块，出现已二三个月；两眼眶黑魇圈明显，由来更久矣。曾咨询过多家医院，未道出肯切病名。对肚腹色白情况，支支吾吾，说什么局部皮肤色素退脱。少女惶恐，怕白斑延及颜面及其他皮肉外露部位。求急切治疗，并究诘病发原因与确切病名。

诊脉来弱而缓，观神色晦暗，面部似有尘垢并稀疏暗红色疹点。询悉月经量少，色殷红，小有瘀块，超前落后不定。余曰：眼眶黑魇为女科中常见，眼眶属脾，脾与胃脏腑相合，阳明胃肠湿热浊气溢于经脉上于头面，为眼眶黑魇圈及面色晦暗并稀疏殷红疹点之由也。至于肚腹白斑情况临床少有，说什么局部色素退着只是一种现象描述，病之机制未道出，于治疗毫无意义，关于白驳风斑病名之说，暂时亦不需要定妥。以余之见：肚腹皮肉大面积白斑，为营卫失和，风邪乘袭所致，与面色晦暗，眼眶黑魇圈并月经期色、质、量异常有相关机制，可以一并治之。安中益气，调营卫，清热行瘀祛风为治则，处方以竹皮大丸合红兰花酒 5 剂。并嘱：每次吃药后酌量饮红葡萄酒或稻米酒以助药力。

竹茹 10 克，白薇 10 克，桂枝 10 克，红花 7 克，生石膏 30 克，炙甘草 3 克，大枣 5 枚，生姜 1 片，葡萄酒 1 杯。

一周后来诊，眼眶黑魇圈消退，面部暗红稀疏疹点若失，肚腹部白斑淡减。因告之曰：前方不需要加加减减，续服五六剂。会意：此系富贵之家少女，乐好价格高贵之补养品，为药疗开路，先给以心疗，告语："此方中石膏

不寒，桂枝不温，是方组合，仲圣人有原文指出'安中益气'；红花非破血伤血，此间为养血之用，可以遵服不疑；且药不以价格高低论优劣，世间之物，价格不等于价值……"患者欣喜领悟，执方唯唯而退。

三诊：观患者目光炯亮，面色亮丽，肚腹白斑全退。此次月经来潮质、色、量均有改善，转方以桂枝加芍姜参新加汤五六剂，教以吃吃停停，6 剂药十日为期。

桂枝 10 克，炙甘草 3 克，芍药 15 克，生姜 3 片，西洋参 3 克，大枣 5 枚。

病案 14　热伏阴营，肌肤丹疹

陈××，女，26 岁，七里山人。

产后月内起，肌肤出现丹疹瘙痒，夜间尤甚。悉称荨麻疹，发生原因，有道是食物或接触物过敏者。西医药抗生素加激素治疗，即用即效，当晚即不出现，烦扰不眠觉有加……

诊脉弱小数，丹疹未出现时，肌肤光洁滑润，抓搔之即时出现条状肿起，色焮红，短时间内又能自行消退。例行通体情况查询：食少，大便显干结，小便间或热黄，月经超前二三日，量中等，色暗红，黄白带下少许。分析：此邪热伏留营分，透出气分则丹疹外现。丹疹之发生，究实属机体生理性之抗病排邪反应，抑其不出，是逆其生理之机。丹疹夜间出现犹多者，"卫气日行于阳，夜行于阴"，夜间卫气入而营阴被扰，邪热外出也。治疗：既清又宣，清宣合用，使伏匿营分之邪热透出气分为正法，吴鞠通清营汤为正治之方，银翘散去豆豉加细生地丹皮倍玄参方亦属可取，二方合裁大通至正，组合如下。

金银花 10 克，生地黄 15 克，连翘 10 克，玄参 15 克，荆芥 10 克，牡丹皮 10 克，牛蒡子 10 克，川黄连 3 克，大青叶 10 克，薄荷叶 7 克，淡竹叶 7 克，甘草 3 克。

二诊：上方服 3 剂，疮发轻减过半，7 剂服后，丹疹即不复起。营、血之病，无余邪却有余邪，不骤补，续清余邪是，银翘汤加味如下。

金银花 10 克，生地黄 15 克，连翘 10 克，麦冬 10 克，淡竹叶 7 克，紫草茸 10 克，薄荷 7 克，甘草 3 克。

3 剂服后，丹疹未复见。

病案 15　暑热伤络，肌肤丹疹

肖××，女，33 岁，石子岭人。

肌肤丹疹，肢体颜面稀疏出现。炎暑六月，偶尔外出，热烦简直不堪耐受。

诊脉虚弱浮数，观形体丰腴，肤色淡白。纳食便解好，头不痛，无寒热外证，口津显干，却不喜饮水，此暑热之邪入舍络脉，发为丹疹。银翘散去豆豉加细生地丹皮大青根倍玄参方合清络饮如下。

金银花10克，生地黄15克，连翘10克，牡丹皮10克，桔梗10克，大青叶10克，牛子10克，玄参10克，淡竹叶7克，丝瓜络30克，薄荷叶7克，扁豆花10克，青荷秆50克，西瓜翠衣100克，甘草3克。

二诊：5剂服后，丹疹隐退过半，唯觉口中干苦，饮食乏味，上方减味加藿香、青蒿运脾化湿除秽。

金银花10克，苇茎10克，连翘10克，大青叶10克，青荷叶30克，玄参10克，淡竹叶7克，西瓜翠衣50克，薄荷叶7克，丝瓜络50克，藿香10克，青蒿10克，甘草3克。

三诊：肌肤丹疹消退也，口中苦涩除，口味开，饮食归正。患者要求再方，以杜其复发。窃思：病初愈，又时当盛夏，补阴补阳皆所忌也。书予清络饮加味，并嘱：炎暑未退，间常服用，此即防病、保健两结合之方药。

清荷秆30克，金银花10克，丝瓜络30克，白扁豆15克，淡竹叶7克，西瓜翠衣50克，藿香7克，甘草3克。

获悉，患者持此方不忒自己服用，并教诸多友人服用，反应良好。

病案16 风邪暑热湿气，郁于肌肤，发为丹疹

黄××，女，22岁，黄獭咀人。

身躯四肢无定处丹疹，焮红热痒。从云南（南疆热带）归来，近日发生。

诊脉浮数，定观气色亮丽。查询：纳食便解好，月经无别样，更不存在有黄白带下淋漓腥秽等情况。思之：此女子脏腑清灵，无其他痼旧疾病，猝尔肌肤丹疹焮红热痒，病不发自内，应当是从肌肤外受。从云南归来，路途遥远，旅途期间，天暑炎热，必然汗出，偶尔冷风吹拂，湿邪热气滞留肌腠分肉而发为丹疹也。治疗：辛凉宣散，银翘散合新加香薷饮，再加石膏、玄参、大青叶之属，所合非化斑汤而又类化斑汤。嘱：服3～5剂，不需要各类洗浴涂搽药。

金银花10克，苇茎10克，连翘10克，薄荷7克，荆芥10克，淡竹叶7克，桔梗10克，厚朴10克，牛蒡子10克，白扁豆10克，香薷3克，石膏15克，玄参10克，大青叶10克，甘草3克。

5 剂服完，一周内丹疹悄然消退也。

病案 17 暑热伤肺，肌肤丹疹

肖××，女，32 岁，醴陵市人。

肌肤丹疹瘙痒。

诊脉浮数，舌体淡，苔薄黄，身肤烘热，头脑胀闷微痛，少气眩晕，饮食量少，大便不结硬，小便小显热黄。思之：盛夏六月，天气炎热，此天之暑热湿邪伤肺经气分，淫溢于络脉。内无渴饮，不咳喘，大小便可。治疗：解暑清肺，吴鞠通清络饮合仲圣红兰花酒以活跃血气，再加藿香除内外湿邪以正气，5~7 剂。

青荷秆 50 克，薄荷叶 7 克，丝瓜络 30 克，淡竹叶 7 克，金银花 10 克，藏红花 3 克，扁豆花 10 克，西瓜翠衣 100 克，藿香 10 克，甘草 3 克，葡萄酒 1 杯（冲兑）。

7 剂服后，丹疹消退，头脑胀闷痛一并除，精神自是有加。患者敬仰此方绝妙，不忒治愈丹疹，且正眩晕，自持方直服至 15 剂，一切良好。

病案 18 营卫两虚，浊邪弥漫，肌肤黧黑

袁××，女，63 岁，醴陵市人。

诉：非我自矜，素体肌肤白净莹洁，尔来通体黧黑，无尘却似有尘。能食，大小便好，睡眠亦佳，何其来怪病也。

诊脉弱小，内无渴饮，外无寒热，唯肢体显困重，倦怠乏力。窃思：五色五脏，黑色属肾，《金匮要略》有黑疸病名者，又称女劳疸，男士有之，属房劳醉饱得之，硝石矾石散为主治之方。今内在脏腑查不出偏盛偏衰，黑疸非是也。花甲之年，月经不在问诊之列。姑从营卫气血两虚，浊邪瘀阻弥漫认治。尤在泾有言："桂枝汤外证得之解肌和营卫，内证得之化气和阴阳"。仲圣红兰花酒"治妇人六十二风，腹中血气刺痛"（《金匮要略》），泛指治诸多风邪病证，活血除瘀滞之功，取二方合，再加味如下。

桂枝 10 克，白芷 10 克，赤芍 10 克，藏红花 7 克，玉竹参 50 克，炙甘草 3 克，生姜 3 片，大枣 5 枚，葡萄酒 1 杯（冲兑）。

二诊：上方 10 剂服完，颜面黧黑淡化。效不更方，击鼓再进 10 剂。嘱：断断续续服用可。

三诊：一个月过后，服药 20 剂，肌肤黑魔续有淡减。上方合当归补血汤 7~10 剂。

桂枝 10 克，白芷 10 克，白芍 10 克，藏红花 7 克，玉竹参 50 克，当归 7 克，生黄芪 15 克，炙甘草 3 克，生姜 3 片，大枣 7 枚，葡萄酒 1 杯（冲兑）。

病案 19　血虚风邪，皮肤瘙痒

刘××，女，24 岁，新阳乡人。

诉：哺乳期间，肌肤瘙痒，人言，吃药会影响乳液清纯，殃及乳儿，究之能否服药治疗？因答：哺乳期患病，乳液已失去清纯，需要治疗，可以服药。然药以对症者良，苟能对症，能使乳液转为清纯，有益无害。皮肤瘙痒之病，以抗过敏药单一止痒，绝不可以，会影响乳液，殃及乳儿，必须从调整整体出发，以治其瘙痒。儿母乐喜其说，请予出方治疗。

诊脉沉细，观神色淡。皮肤显枯燥少润泽，抓搔之无斑块疹点，亦不见焮红，纳食一般，大便稍见结硬，睡眠欠佳，乳儿吸吮时间过长，则心中慌乱。知此非外感风邪湿气瘙痒，亦非内证火热。大便显结硬，为产后精血虚乏，特别是新产妇女之常有情况。综观分析：此血虚风邪瘙痒，肌肉有失营润所致。处方：严用和当归饮子加减，3～5 剂。并嘱：乳儿有风寒、风热咳嗽等情况，应立即停药勿服。

生地黄 15 克，生黄芪 15 克，当归 10 克，生何首乌 30 克，白芍 10 克，荆芥 10 克，川芎 10 克，防风 10 克，僵蚕 10 克，蒺藜 10 克，甘草 3 克，生姜 3 片。

二诊：3 剂服后，肌肤瘙痒大减，大便结硬改善，乳液较前更丰足也。上方加乌梅 10 克，缓服二三剂。嘱：设肌肤瘙痒，十去其八，可以不再服药，小痒抓搔亦能散风排毒。

月后见面也，诉：肌肤瘙痒除，大便润畅，孩儿亦未出现任何不良情况。

病案 20　阳明火热毒气，颜面疮疹

王××，女，40 岁，夏平桥人。

颜面疮疹，暗红、瘙痒。言：是否细菌、病毒感染，或食物过敏……

诊脉濡数，寸部脉显盛大。观神情气色无虚。思之：阳明经脉营于面，首当问牙齿、口腔、饮食便解等胃肠情况。得知：牙齿微痛，口气秽臭，善食，大便显结硬坠胀，睡眠欠佳。告知：此病原发自胃肠，火热毒气淫溢于经脉而上于头面，不存在外界细菌病毒感染，至于食物过敏引发，不排除、不认定，现症现治，清泄胃肠湿热蕴毒为第一着，兼以辛凉宣散祛风。钱乙泻黄散、吴氏银翘散合裁如下。

藿香 10 克，金银花 10 克，栀子 10 克，连翘 10 克，生石膏 30 克，桔梗 10 克，防风 10 克，荆芥 10 克，牛蒡子 10 克，薄荷 10 克，厚朴 10 克，甘草 3 克。

二诊： 上方服 7 剂，疮疹消减过半。转方考虑：续从胃肠治，利湿化浊，清热解毒，叶氏甘露消毒丹更臻完善。加减 5 剂。

黄芩 10 克，薄荷 10 克，连翘 10 克，滑石 10 克，浙贝母 10 克，通草 10 克，茵陈 15 克，藿香 10 克，石菖蒲 3 克，甘草 3 克。

5 剂服后，疮疹隐退也。回思：气化生菌，气化杀菌；万物土中生，万物土中灭，设为细菌或病毒感染，治法无二。

病案 21　阳明在经火热湿邪蕴结，肌肤丹疹

薰××，女，23 岁，醴陵市人。

肌肤丹疹瘙痒，焮红成片。

诊脉濡数，舌红，苔黄腻，善食，多渴饮，大便尚可。月经期色、质、量正常。此阳明火热气盛人也，值此盛夏季节，复感暑邪湿气，郁于肌肤，发为丹疹。宣清合方，黄连香薷饮、吴鞠通新加香薷饮，三石汤合裁如下。

香薷 3 克，川黄连 3 克，厚朴 10 克，金银花 10 克，白扁豆 10 克，连翘 10 克，生石膏 30 克，杏仁 10 克，寒水石 15 克，淡竹叶 5 克，滑石 15 克，薄荷叶 5 克，甘草 3 克。

二诊： 5 剂服后，丹疹隐退也。转方考虑，丹疹初退，湿热氤氲之邪未能尽除，急进滋腻之品，必然偾事，窜入营分些许病邪，犹宜透出气分而解，银翘散去豆豉加细生地丹皮大青根倍玄参方主之。

金银花 10 克，生地黄 15 克，连翘 10 克，牡丹皮 10 克，荆芥 10 克，大青根 10 克，牛蒡子 10 克，玄参 10 克，淡竹叶 5 克，薄荷 10 克，甘草 3 克。

四五剂服后，一切良好。

病案 22　血虚风燥，皮肤疮疹瘙痒

张××，女，26 岁，醴陵市人。

皮肤疮疹瘙痒，夜间尤甚，几经治疗，反复发作。

诊脉沉细数，舌体淡。疮疹色焮红，搔破亦不见化脓溃烂。纳食少，口津干却不喜饮水，睡眠欠佳，午夜寐觉即难入睡。月经前后亦不过二三日，量偏少，无黄白带下。此病时下通称湿疹，然湿疹亦有多样分别，此血虚风燥，皮肤风疹瘙痒也。养血活血，祛风止痒，严用和当归饮子合胡僧扶桑丸，再加味如下。

生地黄 15 克，何首乌 30 克，当归 7 克，蒺藜 10 克，白芍 7 克，黑芝麻 30 克，川芎 7 克，桑叶 15 克，连翘 10 克，僵蚕 10 克，荆芥 10 克，赤芍 7 克，防风 10 克，全蝎 3 克，炙甘草 3 克，生姜 3 片，大枣 5 枚。

二诊：上方服 5 剂，瘙痒少减，肢体感觉困重麻痹，前方加乌梢蛇等，减除何首乌。

生地黄 15 克，连翘 10 克，当归 10 克，荆芥 10 克，赤芍 10 克，防风 10 克，川芎 10 克，僵蚕 10 克，乌梢蛇 30 克，全蝎 5 克，蒺藜 10 克，黑芝麻 30 克，苍耳子 10 克，桑椹 30 克，炙甘草 3 克，生姜 3 片，大枣 5 枚。

三诊：上方服 5 剂，疮疹瘙痒大减，手脚麻痹亦不感觉也。进一步思之：血虚生热，热则生风为常理，滋阴养血则风可熄瘙痒不起。局方四物汤、胡僧扶桑丸、仲圣红兰花酒三方组合如下。

生地黄 15 克，黑芝麻 30 克，当归 7 克，桑叶 10 克，白芍 7 克，红花 3 克，川芎 7 克，葡萄酒 1 杯。

断断续续，服 10 剂之多，皮肤疮疹消退，肢体亦不麻痹。

病案 23 血虚，风湿热邪阻结，肌肤疮疹

李××，男，40 岁，醴陵市人。

肌肤疮疹瘙痒，色红，抓搔之有如云片斑块者，搔破渗出黄色液体。

诊脉浮数有力，舌红，苔白黄腻。纳食一般，大便尚可。此血虚，风湿热邪阻结在肌，发为疮疹也。陈实功消风散为通常用方，可谓是大通至正者也。幼年承师授，尔后若许年用于临床，效验确切，加减如下。

防风 10 克，知母 10 克，荆芥 10 克，生石膏 30 克，苍术 10 克，胡麻仁 15 克，蝉蜕 7 克，牛蒡子 10 克，僵蚕 10 克，连翘 10 克，当归 7 克，金银花 10 克，生地黄 15 克，苦参 10 克，薄荷 7 克，甘草 3 克。

二诊：上方服 3 剂，好转，患者自持方服至 7 剂，疮疹消退也。患者要求再药调理。考虑有二：①有余邪未净，不可急切呆补；②血虚宜润养益血，当归苦辛温，在血虚、风湿热邪甚时消风散中不忌，此时不再取用为是，血虚补血，只宜润养益血。处方：银翘散去豆豉加细生地丹皮大青根倍玄参方。

金银花 7 克，生地黄 15 克，连翘 10 克，牡丹皮 10 克，荆芥 10 克，大青叶 10 克，牛蒡子 10 克，玄参 10 克，淡竹叶 3 克，桔梗 10 克，薄荷叶 3 克，苇茎 10 克，甘草 3 克。

3 剂服后，疮疹消，无不良反应。

病案 24　风邪病毒，颜面疮疹

黄××，女，22 岁，黄獭咀人。

颜面疮疹，暗红微痒。

例行诊脉，无从分辨。手足阳明经脉营于面，习惯从胃肠所属诸多方面查究。牙齿不痛，口腔无溃疡，能食，腹不胀满，大便不结硬，亦非稀泻坠胀，此不属胃肠火热毒气淫溢于经脉上于头面之病类。乃从营卫气血不畅，风邪病毒留滞于面部治之，银翘败毒散加减合仲圣红兰花酒 5～7 剂。

独活 7 克，桔梗 7 克，防风 7 克，柴胡 7 克，羌活 7 克，川芎 7 克，枳壳 7 克，茯苓 15 克，白芷 10 克，薄荷 7 克，金银花 10 克，藏红花 5 克，连翘 10 克，玄参 10 克，甘草 3 克，生姜 3 片，葡萄酒 1 杯。

二诊：颜面疮疹消退过半。思之：见效容易善后难，万物土中生，万物土中灭，欲除湿邪毒气，不从脾胃肠治，非其治也。不换金正气散加减小剂量缓缓调之。

苍术 7 克，半夏 7 克，厚朴 7 克，藿香 10 克，陈皮 7 克，金银花 10 克，甘草 3 克，连翘 10 克，白芷 7 克，黄芩 7 克，生姜 1 片。

上方缓缓服 7 剂之多，颜面疮疹除，气色转明润。嘱：玉竹参每次 50～70 克，炆水食之，可以助其润养而不碍邪。

病案 25　湿热毒气风邪，颜面疮疹

旷××，女，22 岁，贺家桥人。

颜面疮疹。时代新兴美容师职业人施以外搽药并贴敷均不见有效。

例行诊脉沉小弱。观疮疹暗红，眼睑浮肿。思之：面部属阳明经脉之所循行部位，首当问牙齿口腔，并食饮大便。得知：牙齿不痛，口气秽臭，大便显结硬坠胀。认定：颜面疮疹系胃肠湿热毒气淫溢于经脉，聚结于面部。又"面肿曰风，足胫脚曰水"（《内经》），眼睑浮肿挟太阳风邪也。脉沉小弱，与症不合，周学霆《三指禅》脉诀书有言："沉居关脉调匀，允称秀士；沉居寸脉圆活，定是名姝（shū，美女）"。故脉沉小弱，可视为个体生理性之常态脉，不拿来作病证分析。舍脉从症论证，宣散清泄，银翘败毒散加减如下。

独活 10 克，枳壳 10 克，羌活 7 克，桔梗 10 克，防风 10 克，柴胡 10 克，金银花 10 克，川芎 10 克，连翘 10 克，茯苓 15 克，厚朴 10 克，石膏 30 克，白芷 10 克，甘草 3 克，薄荷 7 克，生姜 3 片。

二诊：5 剂服后，面部疮疹消减过半，眼睑亦不见浮肿也。口气秽臭除，大便畅。定观患者肌肤消瘦，不属痰湿体质。路行弯处得转弯，半取清热除

毒，以彻其余邪，半取润养，更要避其滋腻，五疫宣化丹加玉竹参，组合如下。

贯众 10 克，薄荷 7 克，金银花 10 克，玉竹参 30 克，栀子 5 克，甘草 3 克。

患者自持上方服至七八剂，面部疮疹全部消除，气色明润也。

病案 26　胃肠湿热蕴毒，颜面疮疹

旷××，女，22 岁，大障乡人，在省外语学院读书。

颜面黝黑，疮疹暗红，久矣！

诊脉濡数。察：外无寒热头痛或胀重，非表闭湿热郁毒之类。大肠手阳明、胃足阳明二经脉荣于面，从胃肠查究。能食，大便虽不甚结硬，往往二三日一解，有时却又显稀溏。月经期色、质、量可，白黄带下淋漓腥秽。断认：此胃肠湿热蕴毒，淫溢于经脉，上于颜面，发为疮疹。治疗：运脾化湿，清胃泄热，兼以疏肝理气，柴陈胃苓汤 5～7 剂。

柴胡 10 克，半夏 10 克，黄芩 10 克，陈皮 10 克，厚朴 10 克，茯苓 15 克，苍术 10 克，泽泻 10 克，太子参 30 克，猪苓 10 克，肉桂 5 克，甘草 3 克，生姜 3 片，大枣 5 枚。

二诊：颜面疮疹小减，大便归正，带下情况，初服二三剂增多，7 剂服后大有减少。继续调中治之，安中益气，兼以清降，竹皮大丸加味如下。

竹茹 15 克，软白薇 10 克，桂枝 7 克，金银花 10 克，生石膏 30 克，连翘 10 克，炙甘草 3 克，白芷 10 克，生姜 3 片，大枣 5 枚。

三诊：上方 5 剂服后，颜面疮消，气色明净也。思之：肝以疏、胃肠以通为顺，中焦湿热不聚，颜面疮疹可以不再起。处方以柴胡疏肝散加江海上焦三仙合仲圣红兰花酒。嘱：每月断断续续服 5～7 剂，3 个月为限。

柴胡 10 克，枳壳 10 克，赤芍 10 克，焦麦芽 10 克，川芎 10 克，焦山楂 10 克，橘皮 7 克，焦神曲 10 克，香附 10 克，红兰花 7 克，甘草 3 克，葡萄酒 1 杯。

暑假归来，获悉疮疹未起，气色明净也。

病案 27　阳明火热湿毒，发为丹疹

江××，男，26 岁，黄獭咀人。

诉：肌肤瘙痒，红肿块散发成大小片状。有称过敏性皮炎，或风丹、风疹者。打针治疗止痒有效，立竿见影，惜乎只是当日有效（24 小时内）隔日

复如故。

诊脉迟小紧，舌色暗红。丹块突显皮下肉里，色焮红，亦有色暗红者（先后出现）。余曰：打针治疗止痒，原于直线治疗，自然界、天地间，本来无一条真正纯一直线，医疗上直线救治某些急症情况诚佳，中医原有急则治标，缓则治本之论。本病不会是即时危及生命，治当寻其病起之源。至于过敏性皮炎之说诚有之，此则非是也。再者是风疹与风丹有别，疹发在皮，有疹点突起，抚之碍手，丹发在肌，成大小片状，抚之不碍手。"肺主皮毛，脾主肌肉"，疹源自肺，丹发自脾、胃、肠。因询饮食便解情况。答：能食，大便日日有解，只是苦风丹奇痒。窃思：怪也！此病与胃肠必然有关，再究诘之，大便虽日日有解，而显坠胀，且粪便结硬而色老黄，能食，口干渴，饮水多，喜凉冷。忖：青壮年人，胃肠气盛，尚未造成功能损害。其脉迟，非血气之虚，气机滞阻也，大承气汤证亦有脉迟者。消散清泻，从阳明治，海上风丹方加减适合。

金银花 10 克，生石膏 30 克，连翘 10 克，大黄 10 克，荆芥 10 克，厚朴 10 克，防风 10 克，桂枝 5 克，赤芍 10 克，藏红花 5 克，当归尾 7 克，僵蚕 10 克，甘草 3 克。

二诊： 3 剂服后，丹毒未新起，瘙痒大减，无其他不良反应，乃自持原方直服至 7 剂。顽固性风丹痊愈，求一纸善后之方。考虑有二：一是热病后胃肠阴液虚乏，二是余邪未了，处方以吴氏益胃汤合三石汤 3～5 剂。

玉竹参 30 克，生石膏 30 克，北沙参 30 克，寒水石 15 克，生地黄 15 克，滑石 10 克，麦冬 10 克，杏仁 10 克，金银花 10 克，通草 7 克，竹茹 15 克，甘草 3 克。

病案 28 阳明火热毒气，颜面疮疹

刘××，女，40 岁，大土村人。

颜面疮疹，焮红烘热，瘙痒脱皮。

诊脉数实，能吃能睡，神情可，大便非结硬，且有时见稀溏。思之：舍阳明火热毒气无他求。能吃能睡，气力无虚，甭管大便结硬或稀溏，清热解毒，清泄肠腑为治疗第一着，书予黄连解毒汤合白虎承气汤再加味。不意患者执方见大黄一味，曰：大便不结硬，且有时稀溏，方中大黄泻下可欤？因答：无妨，能食、阳明气盛，大便不见结硬者，因火热上于头面也。平衡上下，气机条畅，泻与止泻悉在于斯。患者执方唯唯退下。

黄连 3 克，栀子 7 克，黄芩 7 克，大黄 10 克，黄柏 7 克，石膏 15 克，

知母 10 克，枳壳 10 克，厚朴 10 克，薄荷 10 克，金银花 10 克，连翘 10 克，甘草 3 克。

二诊：服 2 剂，大便果然见泻下，再服之，大便却未见泻，颜面焮红烘热退，疮疹大有退减之势。考虑：①苦寒反燥；②恐其药过病所。黄连解毒汤不可再服。转方以银翘散去豆豉加细生地丹皮大青根倍玄参方如下。

金银花 10 克，生地黄 15 克，连翘 10 克，牡丹皮 10 克，牛蒡子 10 克，大青叶 10 克，苇茎 10 克，玄参 10 克，薄荷 10 克，淡竹叶 7 克，桔梗 10 克，甘草 3 克。

三诊：5 剂服后，火热毒气降，颜面疮疹消退也。处方以沙参麦冬汤养肺胃阴善后，7~10 剂。

沙参 15 克，桑叶 10 克，玉竹参 15 克，天花粉 10 克，麦冬 10 克，白扁豆 10 克，甘草 3 克。

病案 29　血虚风邪，皮肤瘙痒

陈××，古稀老妪，醴陵市人。

诉：皮肤干燥瘙痒，四时发生，入秋尤甚。久闻先生医术高明，百治百效。因答：古人有云"上工者十全九，中工者十全八，下工者十全六七，本人操医疗职业，向十全八多点求"。

诊脉沉细数，舌淡苔白。察：皮肤无丹疹出现，从头到脚遍身瘙痒，夜间尤甚，白天少气眩晕，大便干燥，饮食量少。因拟作血虚风邪瘙痒治之，严用和当归饮子加味如下。

生地黄 15 克，黄芪 15 克，当归 7 克，生何首乌 30 克，芍药 7 克，荆芥 10 克，川芎 7 克，防风 10 克，僵蚕 10 克，火麻仁 15 克，蒺藜 10 克，厚朴 10 克，甘草 3 克，生姜 3 片，大枣 7 枚。

二诊：5 剂服后，瘙痒轻减过半，上方加乌梅 7 枚。

5 剂服后，皮肤瘙痒住，患者持方复服至 7 剂，无不良反应。

病案 30　暑热伤络，肌肤丹疹

罗××，女，45 岁，醴陵市人。

肌肤丹疹热痒，轻轻抓搔，即出现焮红条状抓搔痕。

诊脉浮数，能食，大便好，不咳喘。思忖：皮肤瘙痒，轻轻抓搔，即时出现红色条状抓痕。肺主皮毛，此病不关系在肺；脾主肌肉，亦不关系脾与胃肠，病不发自内，病在腠理分肉之间。再从生活工作方面查询得知，盛夏炎热，推三轮车经营水果业，肌肤直受其热，与汗液蕴结，积滞肌腠分肉之间。此病内无关脏腑，外不在经，病在络脉，吴鞠通清络饮名实相符，合鸡苏散以利水府兼散风邪，加红兰花酒畅行血气，组合如下。

清荷秆 50 克，丝瓜络 50 克，金银花 10 克，淡竹叶 7 克，扁豆花 10 克，薄荷叶 7 克，滑石 15 克，西瓜翠衣 100 克，甘草 3 克，红花 3 克，葡萄酒 1 杯。

七八剂服后，肌肤丹疹大有减少。嘱：天时暑热尤盛，工作仍旧，上方宜断断续续服之。此除病与保健两用之方也。

病案 31　血气不荣，指趾甲燥裂

左××，女，48 岁，醴陵市人。

手足少润滑，指趾枯燥易裂断。其来也渐，二三年之久远矣！尔来脚转筋，夜间数数发生。

诊脉沉小弱。询：饮食量少，大便好，小便多，睡眠可。观神形气色淡滞，爪甲者，筋之余，肝主筋。此殆精血亏虚，有失荣润也。补气益血舒筋，处方：当归补血汤合芍药甘草汤。思之：指趾甲燥裂固是一时难效，设能令脚转筋不发生，亦为医药之有效也。

生黄芪 30 克，白芍 10 克，当归 10 克，炙甘草 3 克。

二诊：3 剂服后，脚转筋未出现。"形不足者，温之以气，精不足者，补之以味"（《内经》），此精血亏虚，补之以血肉有情之品为上好。转方以龟鹿二仙胶加味，10～15 剂。并嘱：此方吃吃停停可也。

龟胶 15 克，枸杞子 30 克，鹿胶 15 克，人参 3 克，泽兰叶 15 克。

三诊：上方以一个月时间，服药 20 剂，观指趾甲有转荣润气色。上方合红兰花酒以活跃血行，再加般若丹调营卫，和脾胃，利于药物吸收，10～15 剂。

龟胶 15 克，枸杞子 30 克，鹿胶 15 克，人参 3 克，泽兰叶 10 克，红花 3 克，炙甘草 3 克，生姜 3 片，大枣 5 枚，葡萄酒 1 杯。

四诊：三个月后，患者复来也，欣喜言，指趾恢复荣润，精神气力亦有加，求善后之方，或此方可以继续服用？考虑：病已基本获愈，龟鹿二胶不可再服，恐生滞腻。处方以上古天真丸 10～15 剂，并嘱：断断续续服用，此即善后之方。

灵芝 10 克，当归 7 克，兰草 10 克，何首乌 30 克，人参 3 克，佛手柑片 30 克，黑豆 30 克，炙甘草 3 克。

病案 32 胃肠湿热蕴毒，颜面疮疹

苏××，女，32岁，株洲市人。

颜面疮疹，久矣，时轻时重。

诊脉濡数，观疮疹色暗淡，身躯四肢无。思之：此不属外部感染，或食物过敏之类。"皮毛者，肺之合也"，不咳喘，且时日久矣，与肺无关，手足阳明二经脉营于面，从胃肠查究，得知：牙齿常感觉似痛非痛，口中黏滞不快，微渴喜热饮，大便二三日一次，虽不结硬但觉坠胀。月经暗红，迁延时日，黄白带下淋漓腥膻，手足麻痹常有之。综观分析：颜面疮疹发生根由，乃胃肠湿热蕴毒，先调治胃肠。非阳盛火热体质，病属湿重而热轻者。清胃肠湿热有多方：吴鞠通杏仁滑石汤、黄芩滑石汤俱宜于湿热并重者，均不可取，三仁汤治湿重热轻适合，然而疮疹在经脉在颜面肌肤，亦可谓在表也，藿朴夏苓汤更臻完善，加减用之如下。

藿香10克，泽泻10克，厚朴10克，猪苓10克，半夏10克，薏苡仁30克，茯苓15克，连翘10克，杏仁10克，豆蔻壳10克，白芷10克，金银花10克，甘草3克，荠菜30克。

二诊： 上方服3剂，口中黏滞不快少减，颜面疮疹尚无明显轻减。湿为黏滞之邪很难速除，前方再进3剂，并嘱告，以热水洗擦，日三四次，以活跃面部营卫血气。

三诊： 又3剂服完，颜面疮疹犹不见明显减退。定气思之：天下事物，无一静止者，不进则退，既无不良反应，守前方加减再进。

藿香10克，杏仁10克，厚朴10克，连翘10克，半夏10克，金银花10克，茯苓15克，白芷10克，泽泻10克，猪苓10克，薏苡仁30克，黄芩10克，葛根30克，甘草3克。

四诊： 又3剂服后，颜面疮疹隐退过半。为消除疮疹愈后瘀斑，原方减味合仲圣红兰花酒如下，3剂。

藿香10克，杏仁10克，厚朴10克，茯苓15克，连翘10克，泽泻10克，金银花10克，葛根15克，黄芩10克，薏苡仁30克，白芷10克，藏红花5克，甘草3克，生姜3片，大枣5枚，葡萄酒1杯。

获悉，4次诊察，服药15剂，疮疹退，面色明净也。

病案 33 胃肠湿热毒气，上于颜面，发为疮疹

潘××，女，40岁，石子岭人。

颜面疮疹，焮红瘙痒，兼见手足掌心奇痒，肚腹胀满，大便滞结，久矣！

曾就诊于多个医院，湿疹为通称。过敏性皮炎之说亦有之。并言脉极弱小，原为血气虚之甚也。先生您将怎样分析，并请予治疗。因答：湿疹与过敏性皮炎之说，不排除，不认定。此病绝非直接外界感染酿成，原发自胃肠，火热湿浊之邪，循经脉而上于颜面；手足掌心奇痒，手掌心为劳宫穴，属厥阴心包络经，足底掌有涌泉穴，属足少阴肾经，可不从心肾认定，原脾主四肢，胃肠湿热毒气流于四肢，见于手掌足底。神情气力可，脉极弱小，不从血气虚认定，可以舍脉从症认证。患者认同其说。李东垣枳实导滞丸加减如下。

枳实 10 克，土茯苓 15 克，大黄 10 克，泽泻 10 克，川黄连 3 克，厚朴 10 克，黄芩 10 克，金银花 10 克，神曲 10 克，连翘 10 克，薄荷 10 克，甘草 3 克。

二诊：3 剂服后，大便数数稀溏，解出秽臭之甚，腹胀满除，面部嫩红淡减，疮疹愈半。转方：叶氏甘露消毒丹 5～7 剂。药后颜面疮疹愈，手足掌心奇痒亦除。

黄芩 10 克，茵陈 15 克，连翘 10 克，石菖蒲 3 克，金银花 10 克，薄荷 7 克，藿香 10 克，川黄连 3 克，白芷 10 克，甘草 3 克。

病案 34　风温痧疹

文××，女，学生，12 岁，醴陵市人。

母诉：昨晚身肤烘热，咳嗽频起，睡卧不安。晨起身热少退，遍身肌肤出现疹粒，微痒……

诊脉浮数，舌红，苔白微黄，咳声亢，气息尚平，食少微渴。分析：疹色红，大小如栗，突显在皮，抚之碍手，非丹之成片在皮下肉里者，此风温痧疹也。一切丹疹疮毒，自内出外为佳好。昨晚发热，邪正抗争，今晨起热退，皮疹出现，病气与邪热在肌表。治疗：辛凉宣散，清热解毒为治则，吴鞠通银翘散可，缪希雍防风解毒尤佳，加味如下。

防风 10 克，金银花 10 克，荆芥 10 克，连翘 10 克，枳壳 10 克，石膏 15 克，桔梗 10 克，知母 10 克，蝉蜕 7 克，薄荷 7 克，僵蚕 10 克，淡竹叶 7 克，甘草 3 克。

二诊：上方服 3 剂，皮疹少减。察舌体红，口干渴却不喜多饮。续清解卫分气分邪热更清营分治之，银翘散去豆豉加细生地丹皮大青根倍玄参方主之。

金银花 10 克，生地黄 15 克，连翘 10 克，牡丹皮 10 克，荆芥 10 克，大青叶 10 克，薄荷 7 克，玄参 10 克，苇茎 10 克，甘草 3 克，牛蒡子 10 克，桔梗 10 克，淡竹叶 7 克，甘草 3 克。

3 剂服后，皮肤疹点隐退，口中津干润，一切恢复正常。

48　痔疮与脱肛病类

病案 1　大肠湿热阻结，肛门脱垂

杨××，男，67岁，醴陵市人。

大便稀溏，有时却又显结硬。稀溏或结硬，但总感觉坠胀难下。努争则肛管脱出，便后通常能自行回收，有时需要以手托理复位。

诊脉弦数，舌淡红，苔白黄腻。能食，口津干，不甚饮水。此大肠湿热阻结，气滞为重。仲圣厚朴大黄汤理法井然适合，然而组方药味单薄，合升麻黄芩汤，如下。

厚朴 10 克，升麻 5 克，大黄 10 克，黄芩 10 克，枳实 10 克，川木香 7 克，槟榔 10 克，茯苓 15 克，陈皮 10 克，香附 10 克，赤芍 10 克。

二诊：上方服 7 剂，大便稀溏或结硬，双向好转，尤以便解时肛门坠胀见轻松，肛门脱出情况仍有出现，便解后能自行回收。转方考虑：中气虚陷诚然，补中益气汤为通常用方，然而犹恐大肠湿热之邪阻结未净，骤补必带来气滞，古《颅囟经》平和饮子适合，加味如下，5 剂。

党参 15 克，升麻 3 克，茯苓 15 克，黄芩 10 克，厚朴 10 克，甘草 3 克，生姜 3 片，大枣 5 枚。

三诊：大便畅，肛门脱垂情况未出现也。探索病起因由，患者常常酒肉饱餐，《内经》"饮食自倍，肠胃乃伤"，正其类也。再嘱告："肥肉厚酒，务以自强，命曰烂肠之物"（《吕氏春秋》）。调其饮食，始可杜其复发。处方仍以平和饮子为基础方，从保和丸中选味加入如下，3～5 剂，缓慢服之。

党参 15 克，升麻 3 克，茯苓 15 克，山楂 10 克，连翘 10 克，神曲 10 克，橘皮 7 克，莱菔子 15 克，甘草 3 克。

获悉，年来情况良好。

病案 2　湿热结聚，痔疮肿痛

文××，女，37 岁，蒾织街人。

诉：肛门赘生物体，人言是痔疮，自忖亦痔疮也。往常大便后能自行回缩……

诊脉沉细数。询大便非结硬，却坠胀难下，肛门并肿物热灼。思之：本人非痔疮科专业人，目前，只作痔疮消肿回缩处理，内痔耶，外痔也！不属辨证重点，认准寒热虚实性质为重要。此湿热并气滞血瘀阻结所致，痔疮不能回缩非中气下陷原因。《医宗金鉴》止痛如神汤、升麻黄芩汤二方合裁如下。

当归尾 10 克，桃仁 10 克，赤芍 10 克，茯苓 15 克，黄柏 10 克，厚朴 10 克，苍术 10 克，黄芩 10 克，花槟榔 10 克，泽泻 10 克，秦艽 10 克，大黄 5 克，皂角子 10 克，升麻 3 克。

二诊：上方服 3 剂，痔疮肿物消减过半，托推可上，坠胀未全然消失。再度思忖，局部病，尤有必要作全身调治，祛风湿，清湿热，益脾胃，东垣升阳益胃汤加减如下。

苍术 7 克，柴胡 7 克，白术 7 克，赤芍 7 克，西洋参 5 克，川黄连 3 克，生黄芪 15 克，黄芩 10 克，独活 7 克，羌活 7 克，防风 7 克，半夏 7 克，橘皮 7 克，泽泻 7 克，厚朴 10 克，甘草 3 克，生姜 3 片，大枣 5 枚。

5 剂服后，大便畅，便后痔疮能自行回收也。

病案 3　下焦湿热，肛门疮疹

彭××，女，54 岁，醴陵市人。

肛门疮疹瘙痒，烧热肿痛。

诊脉弱小数，大便坠胀，能食，气力尚可。甬管脉弱小，舍脉从症，不从下焦湿热治，夫复何求！虽非痔疮，与痔疮肿痛烧热治同。《医宗金鉴》止痛如神汤，八九分在握，加减如下。

当归尾 10 克，秦艽 10 克，黄柏 10 克，泽泻 10 克，苍术 10 克，花槟榔 10 克，熟大黄 7 克，桃仁 7 克，皂角刺 10 克，刺猬皮 15 克，土茯苓 30 克，甘草 3 克。

二诊：5 剂服后，肛门疮疹愈半，嘱：前方续服 5 剂。

三诊：诉"前方 5 剂，病愈过半，复服 5 剂，病症同前，未见续有好转"。考虑：脉不可舍，殆因湿热盛而伤气，涤除邪气，冀其正气复。续服不效者，气虚而湿热陷也，必须益气举陷以除湿热，遂书予东垣补脾胃泻阴火升阳汤合丹溪二妙丸。

生黄芪 10 克，黄芩 7 克，西洋参 7 克，川黄连 3 克，升麻 3 克，黄柏 7 克，柴胡 10 克，苍术 10 克，生石膏 30 克，刺猬皮 15 克，炙甘草 3 克，白术 10 克，生姜 3 片，大枣 5 枚。

7 剂服后，肛门疮疹除，无不良反应。

病案 4 湿热结聚，痔疮肿痛

汤××，女，54 岁，西塘坪人。

肛门指头大小肿物随大便脱出，便后有些时候不能自行回收，需要以手托理而上。少量出血，血色暗红。

诊脉沉弦数，口唇脸色暗红。诘询：脱出物光滑，非旋状皱折体，估量非脱肛，属痔疮病类。辨治，首当问大便。大便虽不甚结硬，却坠胀难下，便后肛门烧灼，小便热黄。意见：此湿热结聚，非气虚陷脱之类证。破气行瘀，泄湿热，通便治之。《医宗金鉴》止痛如神汤合仲圣当归贝母苦参丸加味，组合如下。

当归尾 10 克，大黄 10 克，焦苍术 10 克，桃仁 10 克，黄柏 7 克，槟榔 10 克，酒黄芩 7 克，苦参 10 克，秦艽 10 克，贝母 10 克，泽泻 10 克，皂角子 10 克，厚朴 10 克，刺猬皮 15 克。

2 剂好转，5 剂服后，大便畅，痔疮未见脱出也。考虑：根治犹难。嘱告：如再行脱出，建议手术割除，割除后，仍需要作全身调整，服药治疗。

49　外科痈肿疮疖病类

病案 1　热毒上攻，头疖丛生

王××，男，30岁，杨家湾人。

头疖丛生，大小二十余颗，颈项瘰疬，累累过十。

诊脉数实，大便结硬。通其大便，泻下热毒，是乃常法，亦为良法。前医用陈实功内疏黄连汤非无理也，大黄用至 30 克之多，石膏、栀子、芩、连一派苦寒并投，连进 3 剂，大便仍结硬，头疖有增无减。乃从《内经》"营气不从，逆于肉里，乃生痈肿"句悟出，外科痈疽成因，不仅是热毒，更重要是营卫经脉血气壅阻，单从苦寒泻下，营卫之气不行，故头疖有增无减，大便亦不能通。处方以风引汤加金银花、连翘、黄连，方中桂枝意在行营卫，干姜温其气一并施用，大黄仅用 10 克，3 剂。

大黄 10 克，黄连 3 克，桂枝 7 克，生石膏 30 克，干姜 3 克，寒水石 15克，金银花 10 克，紫石英 15 克，连翘 10 克，滑石 15 克，龙骨 15 克，牡蛎15 克，赤石脂 15 克，甘草 3 克。

二诊：一剂服后，大便畅解，三剂头疖减半。转方仍以调营卫、通行气血兼清热解毒治之，排脓汤合黄连解毒汤加金银花、连翘、薄荷。3 剂服后，头疖消除，精神康复。

生姜 10 克，黄连 3 克，大枣 5 枚，黄芩 10 克，桔梗 10 克，栀子 10 克，甘草 3 克，黄柏 7 克，金银花 10 克，连翘 10 克，薄荷 10 克。

病案 2　无名肿毒，随经施治

郭××，农妇，30岁，横燕冲人。

鬓疽生鬓角，勇疽生太阳穴部位，俱属少阳经之病。此生"下关"穴处，故不为鬓疽，亦非勇疽，不属少阳经。按"下关"乃阳明经穴；又查患侧阳明经之俞——"陷谷"穴有压痛，亦为该经病之征验，据此，从阳明经拟治。

昔年，从江海上拾得风丹方，从阳明消散清泄治风丹者，甚是灵验，今借用之，书予 3 剂内服，如意金黄散 1 剂外敷。欣喜痛肿很快消退也。

内服：连翘 10 克，赤芍 7 克，金银花 10 克，归尾 7 克，荆芥 10 克，陈皮 3 克，防风 10 克，生石膏 30 克，羌活 7 克，大黄 10 克，桂枝 3 克，甘草 3 克。

外敷：大黄 10 克，厚朴 10 克，黄柏 7 克，陈皮 5 克，天花粉 10 克，苍术 7 克，白芷 10 克，天南星 7 克，黄芩 10 克，甘草 3 克。

研末，老茶水调敷。

病案 3　发际疮

刘××，男，20 岁，木华村人。

后项发际生疮，初起如豆大，顶白肉赤，坚硬痛痒。因捏破之，红肿益甚，疼痛尤剧。

诊脉数实，舌体红，无苔。非无苔，殆因进食擦落。此名发际疮，火毒湿邪结聚生成。《医宗金鉴·外科》云："顶白肉赤初易治，肥人肌厚最缠绵"（肥人原因痰湿体质）。莫谓小可之疾，当速治之，否则溃后不易敛口，经年不愈者恒有之。诸凡痈疽疮毒，总以表气不闭者为贵。防风通圣散，宣表散邪，通下泻毒，为外科疡毒第一方，且无须论其有无表证以及大便结硬与否咸宜。书予该方，3 剂服后，肿消痛止。

防风 10 克，生石膏 30 克，荆芥 10 克，滑石 10 克，麻黄 3 克，当归 7 克，连翘 10 克，川芎 7 克，桔梗 10 克，薄荷 7 克，大黄 10 克，赤芍 10 克，芒硝 10 克，黄芩 10 克，栀子 7 克，甘草 3 克，生姜 3 片。

病案 4　耳根毒

袁××，女，11 岁，木华村人。

头疖数颗，脓血淋漓；能食，便解好。昨起恶寒发热，头疖急速退减，继而耳后漫肿坚硬，状如伏鼠。此感风邪寒气束表，三焦风火毒气不上头而结聚耳后，病名"耳根毒"。时值深秋，大气肃杀，不可任其成脓，否则溃后新肉不易生长，疮口难以愈合，流脓数月不愈者有之。治宜外散风寒，内以清以破，银翘败毒散合五味消毒饮，3 剂。

独活 5 克，柴胡 5 克，羌活 3 克，川芎 5 克，枳壳 5 克，茯苓 7 克，桔梗 5 克，金银花 7 克，前胡 5 克，连翘 7 克，薄荷 3 克，紫花地丁 5 克，野菊花 5 克，天葵子 3 克，蒲公英 5 克，甘草 3 克。

二诊：寒热外证却，肿毒大势煞住，且有消退趋向，上方减其制再进3剂。

　　欣喜肿毒完全消退。

　　荆芥5克，柴胡3克，防风5克，川芎3克，金银花5克，蒲公英3克，连翘5克，紫花地丁3克，菊花3克，天葵子3克，薄荷3克，甘草3克，桔梗5克。

　　病案5　燕窝疮

　　杨××，女孩，4岁，木华村人。

　　下颏生疮，初起二三颗如栗，色红、热痒微痛，渐至破溃流黄水，浸淫成片。《灵枢·经脉篇》云："胃足阳明之脉起于鼻之交頞中……挟口环唇，下交承浆，却循颐后下廉……"此病原由胃肠湿热淫溢于经脉酿成。《医宗金鉴·外科》名燕窝疮，用平胃散加芩、连治。遵用之，2剂速愈。

　　苍术5克，黄连3克，厚朴5克，黄芩5克，陈皮3克，生姜1片，甘草3克，大枣2枚。

　　按：此病常见于小儿，医者通常用金银花、连翘等清热解毒之品，非不可以，然而见效慢，甚或不效。苟不明经络之所循行部位，不从胃中湿热淫溢于经脉认定，是不可能理解平胃散加味治此之理。

　　病案6　锐毒

　　李××，男孩，10岁，何家冲人。

　　右耳后红肿痛，恰当"窍阴"穴部位。

　　方书言："左为夭疽，右为锐毒。"夭者，夭也；锐者，锐厉之谓也，俱言病非轻浅，然非不可治愈，以消散为贵。否则脓成从耳内出者有之，缠延难愈，甚或耳聋失聪。处方：以柴胡清肝汤加减内服，如意金黄散外搽或敷。

　　内服：柴胡3克，栀子3克，黄芩3克，生地黄5克，牛蒡子3克，当归尾3克，防风3克，川芎3克，金银花5克，赤芍3克，天花粉5克，连翘5克，甘草3克。

　　外用：大黄10克，黄柏5克，天南星3克，白芷5克，厚朴3克，陈皮3克，姜黄1克，甘草3克。

　　共研末，老茶水调，搽或敷。

　　3剂服后，欣喜消散也，盖幼童时期脏腑清宁，生机蓬勃之故。

病案 7　湿热毒聚，肩背疮疹

宋××，男，15 岁，株洲市人。

肩背疮疹，瘙痒，不甚焮红，疹点似乎坚实结硬；面部些许一样情况。

诊脉弱小而迟，舌体舌苔无变化。询：不欲食，亦不甚渴饮，大便滞结，睡眠情况一般。疮疹，湿热毒聚也。此非外部感染，从内而出，既非焮红，属湿重而热轻，不欲食，大便滞结，脾寒肠热。万物土中生，万物土中灭。调理脾胃，令能食，大便畅为治疗第一着。处方以栀子厚朴汤合栀子干姜汤加金银花、连翘、野菊花 7~10 剂，头剂加番泻叶。

栀子 10 克，厚朴 10 克，干姜 3 克，枳实 10 克，金银花 10 克，连翘 10 克，野菊花 10 克，甘草 3 克。

二诊：大便畅，口味开。食量有加，疮疡减半。告之曰：湿性氤氲黏滞，热毒夹湿邪不易速除，况乎湿重而热轻者，需要坚持服药，保全能食，大便畅。为解毒除疮第一重要。转方以平胃散加芩连、银翘、野菊花。5~7 剂服后，肩背疮疹消除，面部亦滑润光洁。

苍术 10 克，金银花 10 克，厚朴 10 克，连翘 10 克，川黄连 3 克，野菊花 10 克，黄芩 10 克，橘皮 10 克，甘草 3 克，生姜 3 片，大枣 5 枚。

病案 8　风邪火热，疮疹瘙痒

何××，女孩，7 岁，海南人。

疮疹焮红瘙痒，肚腹腰骶部位尤多。

医以疏风散邪，荆、风、银、翘、蝉、蚕、牛蒡等品治之未效。患儿爷爷问：前医方不效何也？答：《医宗金鉴》"诸疮皆是火毒生"，疮疹色焮红，前医方疏风散邪大通至正，唯失却清其火热之故。复问：悉以疮疹有虫，先生以为若何？答：西医化验镜检，或许有虫（菌），且有传染性。问：先生今之方药能否杀虫？答：能杀虫灭菌。非以毒药直接杀虫，但以能破坏疮虫（菌）生存环境与繁殖条件为手段，即可杀虫灭菌；再者是调整机体阴阳气血达到正气抗邪灭菌。中医学理历来有气化生菌，气化杀菌之说。小儿爷爷无以再问，处方以陈实功消风散合仲景黄连粉方加减 2 剂。嘱：每日一剂，煎取头汁内服，复煎取汁加明矾少许洗浴。

荆芥 7 克，生石膏 15 克，防风 7 克，知母 5 克，金银花 7 克，牛蒡子 5 克，连翘 7 克，川黄连 3 克，蝉蜕 5 克，玄参 5 克，僵蚕 5 克，薄荷 5 克，甘草 3 克。

一周后，儿爷爷欣喜相迎，曰：疮疹十愈其七。前方加生地黄 2 剂，收全治功。

病案9 气血虚弱，疮口久久不敛

陈××，男，40多岁，大石桥人。

右腿痈肿，脓成。手术切开排脓泄毒后，每日换消毒纱布，达半个月之久，疮口一直不愈合，转请中医治疗。

诊脉虚大，以探针入疮口测之，约3厘米深，流清稀脓水。此气血虚弱，不能自体生肌修复之故。书予托里消毒散，一剂服后，疮口深仅1厘米；服二剂，疮口平满，三剂愈，何其速也。有感排毒耶，杀菌也！人体正气能起而排之、杀之是根本。

白术10克，茯苓15克，黄芪30克，当归10克，党参30克，白芍7克，金银花10克，川芎7克，白芷10克，皂角刺7克，桔梗10克，甘草3克。

有感：痈肿脓成不溃，用托里透脓汤，或可免针刀之苦。溃后亦不致久不敛口。

病案10 腘窝疮疹

沈××，男，19岁，醴陵市人。

腘窝（膝后窝）疮疹，搔破后流黄色稠酽水液。数数搽、敷药均不见有效。

诊脉沉小数，纳食好，大小便正常。"肾有邪，其气流于两腘"（《内经》），此肾病湿热，肾与膀胱脏腑相合，经脉互为表里，肾湿热之邪，流聚膀胱经之合（经脉穴有井、荥、俞、原、经、合之分）。不意患者究诘问：既属肾中湿热，何其小便清长，毫无热黄浑浊等情况？窃思：此难缠之患者一例，需要圆满解答，甭管他能否懂医学道理，医者思维由概念到条理化亦佳也。因答：设肾中湿热能从小便泄排，则不流注经脉。腘窝称委中穴为足太阳膀胱经穴之合，为经气聚会之所，亦为病邪集结之处。半响，患者复诉：口气秽臭。因复有所悟，阳明底面即是少阴，肾与膀胱脏腑合，膀胱经脉湿热来路，原自阳明。医者思路既明，患者疑虑获释，处方如下。

钱乙泻黄散合丹溪二妙丸加味内服：

藿香10克，防风10克，栀子7克，苍术10克，生石膏30克，黄柏7克，连翘10克，金银花10克，甘草3克。

外搽药：巴脱唯 30 克
　　　　矾石 5 克　｝共研末，外搽。

二诊： 上方服 3 剂，口气秽臭除，腘窝疮疹亦见轻减，二妙丸加味再服。

黄柏 10 克，连翘 10 克，苍术 10 克，土茯苓 30 克。

服 7 剂，腘窝疮疹消除也。

附记：

委中穴：位膝后腘窝中央，属足太阳膀胱经之合穴。

阳经有井、荥、俞、原、经、合。

阴经有井、荥、俞、经、合。

"荥俞治外经，合治内府"（《针灸大成》）。

病案 11　肠胃湿热，淫溢于经脉，颜面疮疹

左××，男，28 岁，黄毛村人。

颜面疮疹，西药打针消炎抗病毒治疗罔效。言：每日上午疮疹热痒焮红，下午疮疹色黯淡，痒亦轻减。能吃能睡，别无其他。

诊脉濡数。观形气壮实人也。思之：阳明经脉营于面，上午疮疹突显，5~7 点卯时正是大肠阳明脉气循行气旺时刻，接下来 7~9 点辰时是胃足阳明脉流转时。面部疮疹根由，有必要从胃肠究诘查询：患者善食，食后腹胀满不适，大便坠胀，口气秽臭，知颜面疮疹为胃肠湿热淫溢于经脉，上结于颜面，从肠胃治当无所误。方药配伍，气行而湿热畅，六分理气破滞。通畅气机，四分解毒除湿热，以厚朴三物汤为基础方，合五疫宣化丹虽不能算是丝丝入扣，大体不相悖谬，再加味如下，3 剂。

厚朴 15 克，枳实 7 克，大黄 7 克，金银花 10 克，白连 10 克，连翘 10 克，贯众 10 克，栀子 7 克，薄荷 10 克，甘草 3 克。

二诊： 腹胀满减，大便坠胀除，颜面疮疹亦轻减。仍然是上午疮疹突显。转方书予白虎加地黄汤，再加味如下。

生石膏 30 克，生地黄 15 克，知母 10 克，白芷 10 克，金银花 10 克，厚朴 10 克，连翘 10 克，甘草 3 克。

7 剂服后，颜面疮疹除，无其他不良反应

病案 12　火热毒气风邪，头面疮疹

陈××，男，60 岁，理发工，横田村人。

头面疮疹，密密麻麻。外证小有寒热。

诊脉数实，舌苔薄黄。口渴饮冷，二便俱热。此火热毒气风邪上攻头面。外宣内清为治则，银翘散合黄连解毒汤外宣内清，理则理也，可则可以。然宣散力犹恐不足，书予深师石膏汤加减。

3 剂服后，外证寒热却，疮疹消减过半。患者未要求再方服药……

生石膏 30 克，麻黄 5 克，黄芩 10 克，荆芥 10 克，黄连 3 克，薄荷 10 克，栀子 7 克，金银花 10 克，白芷 10 克，连翘 10 克，甘草 3 克，生姜 3 片，茶叶 3 克。

病案 13 胃肠湿热蕴毒，淫溢于经脉，下颏溃疮

刘××，女，4 岁，木华村人。

下颏生疮，溃烂流黄水。

察：无寒热外证，能食，大便略显溏软坠胀。"胃足阳明之脉，起于鼻之交頞中……下交承浆。""大肠手阳明之脉，起于大指、次指之端……入于齿中，还出挟口……"（《灵枢·经脉篇》）。此胃肠湿热蕴毒，淫溢于经脉，聚结于下颏，发为溃疮，非外界病毒、细菌感染所为。观前所服药方，黄连解毒汤加金银花、连翘，理则理也，然而苦寒清热力过之，除湿力逊，湿不除，热难以清，湿与热互结互蕴。爰处方以平胃散加芩、连毋需外用搽或敷药。

苍术 5 克，黄连 3 克，厚朴 5 克，黄芩 10 克，橘皮 5 克，甘草 3 克，生姜 1 片，大枣 3 枚。

一剂势煞，二剂疮愈过半，三剂竟获痊愈。病愈如此之速，一是方药中的，再者是小儿生理蓬勃之故。

病案 14 营卫失和，痈肿手术后久不敛口

刘××，男孩，6 岁，醴陵市人。

颌下，结喉上方痈肿，经西医院两次手术治疗，疮口久久不能愈合。形成漏管。称再次手术，亦难保痊愈，遂转诊于余。

诊：以消毒桑皮纸作条状探视之，深约 2 厘米，脓水悠悠外溢，晨起显稠醲胶黏。疮口不甚焮红，能食，大便不结硬，亦非稀溏，其他不感觉什么，日间嬉耍自若，夜睡酣熟。窃思：西医学以发炎称之，固非指火热也，而中医人不从寒热虚实辨认则无从下手。"痈疽原是火毒生"（《医宗金鉴》），又疮口久久不敛，脓水既清稀又稠醲，疮口不甚焮红，综观之，此既虚又实，既热又寒，此营卫血气失和，故久不敛口，病不在脏腑，却关系脏腑，万物土中生，万物土中灭。疮口久久不敛，脾胃虽不表现有大的病证，仍是从调脾

胃入手，安中益气。使毒从阳化是关键。遂书予仲圣竹皮大丸合排脓汤加味。

姜竹茹 7 克，白薇 7 克，桂枝 5 克，桔梗 7 克，生石膏 15 克，石长生 7 克，炙甘草 3 克，矮地茶 7 克，生姜 1 片，大枣 3 枚。

二诊：上方服 5 剂，疮口愈合过半，仅浅表有少量渗出脓液。教上方续服 5 剂，间服陈实功托里消毒散 2 剂。旬日收全治功。儿父有感言：西医治在局部，直接杀菌，中医调整体，指挥人身正气抗菌。余则曰：中、西医各有优长，愿中、西医学人各自不存门户之见。

生黄芪 7 克，金银花 5 克，西洋参 2 克，连翘 5 克，白术 5 克，白芷 5 克，茯苓 10 克，桔梗 3 克，当归 5 克，白芍 3 克，川芎 5 克，皂角刺 3 克，甘草 3 克，生姜 1 片，大枣 3 枚。

病案 15　颧疡

陈××，女，60 岁，横燕大队人。

右边面颊颧骨部位红肿痛热。

诊脉数实，纳食便解好，神情无别样。思之：属阳明经脉热毒聚结，方书称此为颧疡，不急急消散可以成脓，消散清泄为治则，借用拾自江海上风丹方。

金银花 10 克，赤芍 10 克，连翘 10 克，当归尾 10 克，荆芥 10 克，陈皮 10 克，防风 10 克，生石膏 30 克，羌活 10 克，大黄 10 克，桂皮 5 克，甘草 3 克。

3 剂服后，喜清散也。老妪乐，医者乐。

病案 16　湿热毒聚，前阴疮疹

陈××，男，27 岁，长沙市人。

前阴阴茎疮疹，暗红破溃，渗出黄色黏稠液体。（起因或有隐曲之情，不便细问）已年余时间，西药治疗抗生素消炎杀菌，中药清热燥湿杀虫。亦非完全无效，一直保持疮面未扩大加深，只是未能根治痊愈。

诊脉沉弱小数，凭脉无从分辨。观神情气色亦无别样，食可，大便显稀溏而坠胀。思之：《内经》云："前阴者，宗筋之所聚，太阴阳明之所合也。"肝主筋，是前阴属肾，亦关系在肝；"太阴阳明之所合也"言与脾胃肠相关。治疗：肝主疏泄，排除湿热毒气在肝；万物土中生，万物土中灭，脾失运化为病起之源，疏肝运脾兼以清湿热毒聚，处方如下。①内服：柴胡疏肝散合平胃散，苦参汤，再从前医诸方中选味加入。②外用：除湿灭毒药搽。

内服：柴胡10克，枳壳10克，赤芍10克，橘皮7克，川芎10克，香附10克，苦参10克，厚朴10克，土茯苓30克，苍术10克，金银花10克，连翘10克，甘草3克，生姜3片，大枣5枚。

外用：巴脱唯，涂搽。

二诊： 上方服7剂，大便仍见稀溏，坠胀却大减，阴茎疮面尚未缩小，渗出液减少。既无其他不良反应，嘱：前方再服5~7剂。

三诊： 疮面干结暗红。考虑：肝宜疏，燥湿不当再用。四逆散合红兰花酒五、六、七剂小剂量。日一剂或间日一剂。

三次诊察，约一个月治疗，服药20剂。前阴阴茎疮疹顽疾获愈也。

病案17 湿热下趋，腿脚疮疹

王××，女，37岁，黄獭咀人。

右脚小腿大面积疮疹，焮红瘙痒。搔破流黄液，消炎杀菌针治罔效。

观形体丰肥，诊脉沉小难及。善食，睡眠好，月经量多，黄白带下，淋漓腥秽。知此为湿热病邪流于下体。学人提议用当归拈痛汤。因答：非不可以，但腿脚经脉无痛痹。可以不涉及血分治疗。处方以中焦宣痹汤合二妙、三妙、四妙丸如下。

汉防己10克，蚕沙10克，薏苡仁15克，连翘10克，滑石10克，栀子7克，赤小豆10克，半夏10克，杏仁10克，牛膝10克，苍术10克，黄柏10克。

二诊： 服5剂好转，自持方服至7剂。腿脚疮愈过半，黄白带下亦减少。考虑：腿脚疮疹外证易愈，黄白带下内证难根除，傅山易黄散合四妙丸如下。

山药30克，苍术10克，芡实10克，黄柏10克，白果10克，车前子15克，牛膝10克，薏苡仁30克。

七八剂服后，不忒腿脚疮疹病愈，黄白带下亦除。

病案18 热毒疮疹，充斥遍体

曾××，女，78岁，醴陵市人。

遍身疮疹，焮红瘙痒，溶合成片者亦有之。

诊脉数实，舌暗红。察：言谈举止气力无虚，口渴饮冷，能食，大便显结硬，小便热黄。此疮疹热毒充斥遍体。忆昔年我地李某，业中医外科，治痈肿疮疖，颇有声名，多以陈实功内疏黄连汤治痈肿疮疖。今病不属痈肿毒聚一处，而是充斥遍体。考虑：不忘寒热虚实辨证，仿效用此方，再加吴鞠通化斑汤，组合如下。

黄连 3 克，大黄 10 克，黄芩 10 克，槟榔 10 克，当归 10 克，连翘 10 克，赤芍 10 克，石膏 30 克，薄荷 7 克，知母 10 克，玄参 10 克，桔梗 10 克，木春 3 克，水牛角（以代犀角）15 克，甘草 3 克，蜂蜜 1 匙（冲兑）。

二诊： 3 剂服后，疮肿明显淡减。慎思之：服前方精神气力不减，击鼓再进 3 剂。

三诊： 疮疹平伏，瘀斑有之。口中干渴，饮水却不喜多，养肺胃阴兼以活血化瘀。吴氏益胃汤合仲圣红兰花酒，再加味如下。

玉竹参 30 克，北沙参 30 克，生地黄 15 克，天花粉 15 克，麦冬 10 克，紫草 10 克，玄参 10 克，大青叶 10 克，藏红花 3 克，甘草 3 克，葡萄酒 1 杯。

上方服 10 剂之多，肌肤疮疹完全平伏。疮疹黑魇大有消退之势。嘱告：不再服药，三个月黑魇会自然消退。

病案 19　风邪热毒，头疖丛生

李××，男，30 岁，农民，新阳乡人。

头疖丛生，烘热瘙痒。

诊脉数实，苔白黄腻。大便稀溏中夹有结硬粪便，此风邪热毒上攻于头。考虑：银翘败毒散，硝黄败毒散宣散祛风有余，清热解毒力不足；内疏黄连汤清热解毒力甚，且活血破气宜，然宣散祛风力不足，亦不适合。爰处方以防风通圣散加减如下。学人提议：《伤寒论》第 87 条云：疮家虽身疼痛，不可发汗，发汗则痉。"此病头疖丛生，方中麻黄、荆芥、防风是否宜！？"因答：麻黄、荆芥、防风在大队清热解毒药中不存在有劫津伤液动风之虞，认识统一，乃书方如下。

防风 10 克，金银花 10 克，荆芥 10 克，连翘 10 克，麻黄 3 克，僵蚕 10 克，薄荷 7 克，黄连 3 克，生石膏 15 克，栀子 7 克，川芎 10 克，大黄 10 克，桔梗 10 克，当归尾 10 克，甘草 3 克，生姜 1 片。

二诊： 上方服 3 剂，火热气降，头疖颇有轻减之势。神情气色可。考虑：续一以清热解毒，不需要更多宣散祛风。王肯堂如金解毒汤加味三四剂。（苟不加味，恰似一塘冰冻死水，亦非所宜）

黄连 3 克，黄柏 10 克，黄芩 10 克，栀子 10 克，桔梗 10 克，金银花 10 克，薄荷 10 克，连翘 10 克，玄参 10 克，甘草 3 克。

又 3 剂服后，头疖愈，神情可。纳食便解归正，未有痈肿疮毒陷逆情况出现。

病案 20　湿热流聚，腿脚疮毒

刘××，男，50岁，木华村人。

左腿脚红肿痛，破溃流水。

诊脉数实，神情健旺，能食，大小便无别样。此湿热流聚，腿脚疮毒外证，察内在脏腑无诸虚不足。治疗：清热除湿，升散与清利结合，东恒当归拈痛汤加减合二妙丸，如下。

当归10克，黄芩10克，羌活10克，泽泻10克，防风10克，苍术10克，葛根30克，黄柏10克，升麻3克，苦参10克，金银花10克，连翘10克，甘草3克，生姜3片。

二诊： 上方服5剂，疮毒轻减。转方以当归贝母苦参丸赤豆当归散，二妙丸合方治之。

当归10克，苍术10克，浙贝母10克，黄柏10克，苦参10克，赤小豆10克。

三诊： 5剂服后，效果不显。脚肿胀依然。思之：病之重点不在血分，而在气分，湿热流聚。三石汤、五皮饮、二妙丸合方再加味如下。

生石膏30克，茯苓皮30克，寒水石15克，橘皮7克，滑石15克，大腹皮10克，金银花10克，桑白皮10克，连翘10克，黄柏7克，甘草3克，苍术10克，生姜3片。

5剂服后，腿脚疮毒消退也。

病案 21　缠蛇丹毒

张××，女，58岁，株洲市人。

疮毒发生在右髂嵴部位，如绿豆、黄豆大小疱疹形状，累累如串珠，嫩红疼痛，成带状蔓延，兼见腿足暗红肿痛，此名缠蛇丹毒。西医称带状疱疹，为病毒感染。中医认定有内外因素，心脾湿毒火热酿成为主要原因，治疗有失，即使外在疱疹愈，余毒内窜入经络掣痛不易速除。前医黄连解毒汤加金银花、连翘、玄参，非无理也，然未能速效原因。一是化瘀通泻之力不足，再者是足胫红肿痛，阳明热毒气盛也。兼清泄阳明火热力逊，因仍书予黄连解毒汤合木防己汤加减3剂。

川黄连3克，黄芩10克，玄参10克，金银花10克，木防己10克，连翘10克，生石膏50克，红花7克，桂枝5克，栀子7克，大青叶10克，甘草 3 克。

二诊：3 剂服完，足胫红肿消，疱疹减少，上方加减再进 3 剂。

三诊：疱疹续减，疮疤见干燥。口干渴不喜多饮，考虑：丹毒余邪尚有，津液虚乏不可不顾及。再方，银翘散去豆豉加细生地丹皮大青根倍玄参方。

金银花 10 克，桔梗 10 克，连翘 10 克，牛蒡子 10 克，大青叶 10 克，荆芥 10 克，生地黄 15 克，薄荷 7 克，牡丹皮 10 克，苇茎 10 克，玄参 10 克，甘草 3 克，淡竹叶 7 克。

5 剂服后，疱疹病愈。

50 跌打伤病类

病案 1 血瘀头痛

曾××，女，38 岁，醴陵市人。

跌伤右侧头颅骨，经治骨伤部位恢复完好。神智清，思维无障碍，遗留左半侧头痛连颠顶。外伤急症期对症治疗为常法。今非急症期，属后遗症情况，下手治疗，有必要辨明体质阴阳寒热，及脏腑血气盛衰。

诊脉平平，能食，大便好，睡眠好，无渴饮烦心，知无寒热客邪，脏腑平和，无偏盛偏衰情况。爰从血络瘀阻治之，通窍活血汤加减三五剂。服之效果平平，患者自持原方直服至 30 剂，头痛徐徐愈。

人工麝香 0.15 克，苏方木 10 克，桃仁 10 克，刘寄奴 10 克，红花 10 克，徐长卿 10 克，赤芍 10 克，生姜 10 克，川芎 10 克，大枣 5 枚，青葱 3 支。

病案 2 跌伤肩关节部位，血气瘀阻疼痛

匡××，女，70 岁，花桥村人。

跌伤肩关节部位，连手臂疼痛。

诊脉弦紧。跌伤部位无红肿青紫，应当无淤血停聚；手臂能伸举，不存在有骨折或关节脱移等情况。虽属局部外伤，内服药治疗，体质阴阳，血气寒热，脏腑偏盛偏衰，以及有无旧病宿疾不可不察。乃进一步查询，气息平，无咳喘，饮食可，大小便正常，更无热烦渴饮，知体气平和人也。再从跌打伤病考虑，不是伤骨，便是伤筋；不是伤血，便是伤气。伤科病治疗，行气活血为大法，亦为常法。肝藏血，肝主筋，肝以疏泄为用，爰伤科病治疗，八九不离疏肝，紫胡疏肝散加味如下。

柴胡 10 克，枳壳 10 克，赤芍 10 克，橘皮 7 克，川芎 10 克，香附 10 克，延胡索 15 克，甘草 3 克，生姜 3 片，大枣 5 枚。

二诊：7剂服后，伤痛徐徐而愈。窃思：病已愈，老者既然来也，必有再药调理之意。处方以徐文仲佛手散加味，活血补血并安抚之意也，3～5剂。

当归10克，全株紫苏1支，川芎10克，鸡蛋2枚，甘草3克，生姜3片，大枣5枚。

病案3　胸部伤病疼痛，兼面部疮疹

吴××，男，23岁，醴陵市人。

诊：撞击右胸肋部位，伤病疼痛，伸手举臂维艰。服药未愈，据医者言：所服药方名桃红四物汤。

诊脉数实。定眼观之，颜面疮疹焮红。不咳嗽，气息平，饮食便解如常。患者问：据诊脉伤病重乎!? 因答：一般跌打伤病，不从诊脉认定。例行诊脉，为察体质阴阳，体气寒热，血气盛衰，以及脏腑有无旧病宿疾兼杂。今观颜面疮疹焮红，脉应之数实，病兼湿热毒气在先，单一行气活血疗伤，或许旧病火热毒气有加，伤病亦不能愈。中医以整体观念为辨证原则，个体化为治疗特点。患者领悟并服膺其说。进一步思之，诸多伤病，弗论其部位，以疏肝理气为常法，柴胡疏肝散合吴氏银翘散去豆豉加细生地丹皮大青根倍玄参方，伤病、疮疹一并治之，组合如下。

柴胡10克，金银花10克，赤芍10克，连翘10克，川芎10克，生地黄15克，枳壳10克，牡丹皮10克，桔梗10克，大青根10克，橘皮10克，玄参10克，香附10克，荆芥10克，牛蒡子10克，苇茎10克，薄荷10克，甘草3克。

二诊：上方服7剂，胸部伤病、面部疮疹均轻减过半。思之：前医处方桃红四物汤，诸多跌打伤病。在无其他兼杂情况下，亦属大通至正之方药。今复以该方加疏畅气机药并清热解毒药，组合如下。

生地黄15克，金银花10克，当归10克，连翘10克，川芎10克，桔梗10克，赤芍10克，枳壳10克，桃红10克，化橘红10克，红花7克，甘草3克。

服药五七剂，胸部伤病、面部疮疹一并愈。

病案4　跌伤踝关节，气阻湿聚

张××，男，55岁，醴陵市人。

跌伤左脚踝关节部位，经X线片检查，无骨折、骨移位等情况。肿胀疼痛，服药未效……

诊脉沉紧弦数，受伤局部微肿不红，内证纳食、便解好。

索观前所服药方，殆桃红四物汤之类。分析：此病不在骨，痛在筋，不在血在气，气阻而湿聚。处方以鸡鸣散、王不留行散合裁。组合如下，并嘱：能在后半夜五更时服药最佳，不尔，日间半空腹时亦可。

橘皮 10 克，王不留行 10 克，槟榔 10 克，蓢蘛叶 10 克，吴茱萸 3 克，花椒 3 克，桔梗 10 克，厚朴 10 克，黄芩 10 克，赤芍 10 克，甘草 3 克，紫苏 50 克，生姜 3 片，大枣 5 枚。

二诊：上方服 7 剂，肿消痛减。四妙丸，芍药甘草汤，橘皮汤合用之。

苍术 10 克，牛膝 10 克，黄柏 10 克，薏苡仁 30 克，赤芍 10 克，橘皮 10 克，甘草 3 克，生姜 3 片。

复服 7 剂，跌伤抱病半年，竟获痊愈也。

病案 5　撞伤足腿皮肉，疮口久不愈合

匡××，女，27 岁，石塘冲人。

左脚小腿前边被摩托车撞伤皮肉，久久不愈，无有疼痛，亦不化脓，只是感觉伤口凉冷之甚，以衣物覆盖则舒。打针消炎，外用敷药，搽药护疮生肌罔效。一个月、两个月过去，疮口一样情况，不扩大，不缩小，无有进退。

察疮口无红肿烧热，略显紫暗，更不见有脓水溃烂（不存在有细菌感染）。纳食便解好，日常生活劳作无倦怠乏力。窃思：诸般内科疾病，离不开寒热虚实阴阳辨证，外科亦如是也。再三思之，此亦虚亦实，称疳疮者乎！治疗以陈实功托里消毒散，王肖堂中和汤，又似乎小题大做也，且未免适合。有感大病难治，治愈此小病亦非易事。借故起坐登厕，猛思之，创伤部位为"足三里"下一寸，"上巨虚"穴部位，足阳明经脉之所循行也。归坐复查，该经之俞穴"陷谷"压痛明显，猛然有悟。此非虚，为阳明经脉脉气瘀阻也，处方以王不留行散合红兰花酒 3 剂：

王不留行 15 克，桑白皮 10 克，蓢蘛叶 15 克，平姜 5 克，厚朴 10 克，黄芩 10 克，花椒 5 克，赤芍 10 克，红花 5 克，甘草 3 克，葡萄酒 1 杯（冲兑）。

二诊：患者欣喜告曰"服 3 剂好转，自持方服至 5 剂，疮口结痂脱落，局部亦不感觉凉冷，是否需要再方巩固？"书予千金生姜甘草汤合红兰花酒，二三剂服后，一切良好。

生姜 15 克，大枣 5 枚，太子参 30 克，甘草 3 克，红花 3 克，红葡萄酒 1

杯（冲兑）。

病案6　肺气不利，伤病不愈

匡××，男，60岁，花桥村人。

胸肋轻度撞伤，久治不愈。

撞伤部位无红肿青紫，俯仰转侧牵引作痛，兼见咳嗽唾痰。患者问：伤病通常依年龄一岁一日可愈，今三个月整，又服乳、没、归、芍、红、桃、三七等伤药不愈何也。答："伤病也未必需要一岁一日始可愈，轻度伤病，更毋需除瘀大剂。气为血帅，唯气不可不利，肺主气，既主呼吸之气，又主全身之气。您之伤病治疗，当以咳嗽唾痰，疏理肺气为先。"患者犹半信半疑，但以伤病久治不愈，请处方。泽漆汤加减3剂。

紫菀10克（据陈修园以代泽漆），半夏10克，白前10克，黄芩10克，桂枝7克，西洋参7克，杏仁10克，甘草3克，生姜10克。

二诊：咳唾减，胸肋痛见轻松。"大毒治病，十愈其七"（《内经》），泽漆汤虽非大毒，然以往桃、红、乳、没、三七破血伤血服之甚多，又系年逾花甲老夫，今病已愈七遗三，不可再行攻治，亦不可遽进壅补。处方以千金生姜甘草汤调营卫气血3~5剂。

生姜10克，太子参30克，大枣7枚，炙甘草3克。

后旬日，家人欣喜诉：老父伤病咳嗽均获痊愈。通常小病，本无虚笔录留案。有感中医各科，咸得以内科为基础。不通内科，无专科良医。目今医院，特别是西医院分科太细，等于割裂脏腑。把一个人体有机整体，撕得支离破碎。

病案7　气不通利，关节肿痛

简××，男，40岁，醴陵市人。

骑车跌伤，右手肘关节肿痛逾月。经X光透析非关节脱移，更无骨折情况。桃红四物汤确系跌打伤病有名方剂，为通常习用，连服10余剂罔效。本人操中医内科执业，此属跌打伤病科，既然患者登门来也，在情理上还得为他诊治。

查：右手肘关节连手臂上下肿大，屈伸障碍，皮色不变，无烧热，更无刺痛与掣痛，唯胀痛而已。分析：此非血瘀阻，为气不通利，气不通利则湿邪滞留，方以桂枝汤调营卫，加理气通利之品如下。

桂枝10克，槟榔10克，赤芍10克，乌药10克，炙甘草3克，生姜3

片，大枣 5 枚。

7 剂服后肿胀消，屈伸利。本病前后用药，不效与效，仅在一个血与气辨证施治。

病案 8　膝关节扭伤积液

苏××，女，19 岁，长沙农业大学学生，篾织街人。

体育运动时，右膝关节扭伤，已三个月时间，吃活血化瘀药未愈。

诊脉平平，舌略显淡滑，腿膝关节微肿不红，不烧热，尚能平步走路，坐起屈伸疼痛。考虑：此非骨质扭伤，亦不属淤血阻结，扭伤在筋，气行失畅，湿邪停聚也。处方：仲圣芍药甘草舒筋，合王肯堂鸡鸣散行气泄湿，再少少加味如下，并嘱：半空腹时服药。（原制方意后半夜鸡鸣时服药）

橘皮 10 克，赤芍 10 克，桔梗 10 克，槟榔 10 克，吴茱萸 3 克，茯苓皮 30 克，木瓜 10 克，甘草 3 克，生姜 3 片，紫苏 1 株。

7 剂服后，腿膝肿消。坐起亦不感觉痛也。回忆前所服药，殆为桃红四物汤加䗪虫、三七、牛膝……叹：中医各科莫不以内科为基础，全然不通内科，无有专科良医。

病案 9　击伤脑后边枕骨部位

张××，男，18 岁，姚家坝人。

玩"铁流星"失慎，击伤脑后边枕骨部位。此后逢阴雨变天发痛，周身胀痹乏力，久治不效。

查：击伤部位适当枕骨"强间"穴后一寸半"脑户穴"。此膀胱足太阳经与督脉之会。《针灸铜人》载：此穴禁针禁灸，针之令人哑；又《龙门拳术秘诀》有"脑户脑户，一点去世"之说。回忆数年前冬季，天寒冰冻，张某路滑仰倒，伤脑后枕骨部位，未及就医，即时身亡。今患者能吃能睡，神情可，实实幸运也，因击伤部位属脑户穴上下稍有偏离。治疗：督脉伤病，余无经验良方。在不违寒热虚实阴阳辨证的情况下，书予王海藏督脉病方如下，3 剂。

（1）羌活 10 克，乌头 10 克，独活 10 克，附子 10 克，防风 10 克，苍耳子 10 克，荆芥 10 克，细辛 3 克，川芎 10 克，黄连 3 克，藁本 10 克，大黄 10 克，甘草 3 克，生姜 3 片。

（2）制番木鳖（马钱子又称伏水）0.7 克，一次服用。

服下约 15 分钟后，周身筋肉动掣，击伤部位掣痛尤剧。约一时许，动掣住，神情定。

此后脑枕骨部位伤病愈。

有感也，制"伏水（番木鳖）"为治诸多跌打伤病良药。①病者有诸虚不足者（高血压、心脏病）不能用。②制炼不达者不能用。

附录：

（1）督脉病方（王海藏）：羌活、独活、防风、荆芥、川芎、藁本、乌头、附子、细辛、苍耳子、黄连、大黄、甘草、生姜。

（2）番木鳖，俗称马钱子，又称伏水。味辛、苦，性温，有剧毒，水浸刮去外边皮毛，切片，童便炒制，研末，每次 0.7～0.9 克，治跌打伤病。诸虚以及高血压、心脏病者不宜用。

51　虫蛇及动物咬伤病类

病案　蛇伤，湿热流聚，疮口久久不愈

刘××，男，50 岁，横田村人。

左脚近踝关节处被蛇咬伤。几经民间"蛇医"治疗，蛇毒症状已消除，只是疮口长久不愈，脚肿胀不消。又从发炎、感染认定，西医药打针抗菌消炎治疗一周，仍不见有效。无奈也，家事坐废，田园荒芜。犹可笑者是打算设坛以酒礼祭祀蛇神，祈求冤债消除，孽缘解脱。一日，因天气晴和，患者一拐一跛来我处，目的是咨询，也可说是闲散，活动活动。见疮口以"薄膜"（一种农用不透气的物件）捆扎。掀开视之，疮口略显暗红，有非稠酽、亦非纯清稀水淫溢。询悉能食，大便稍感坠胀，小便显热黄。思之，患者非不信任余之医药，只因蛇伤，相传习惯均是民间蛇医治疗，余亦自认为论蛇伤医疗的确属外行，然而此则已非蛇毒未除情况，爰率直以告，此已非蛇毒留滞，乃身体固有之湿热流聚也，更不需要祭祀蛇神。如果是孽缘宿债，它已经讨债完毕远去也。患者原本咨询而来，转而执意请治，医者亦不当执意推却。

下肢湿热流聚，有东垣当归拈痛汤、丹溪二妙丸，更有仲圣木防己汤等多个方剂。进一步思之，当归拈痛汤中当归虽有活血养血之功，然而病不关系血分。当归引邪入血，反其不美，故不可取。遂书予二妙丸合木防己汤加减如下，并嘱：不可用薄膜包扎，闭其湿气。

黄柏 10 克，防己 10 克，苍术 10 克，生石膏 30 克，桂枝 10 克，甘草 3 克，土茯苓 15 克，槟榔 10 克，石长生 10 克，薏苡仁 15 克。

后一周，患者欣喜复来也。言上方服 5 剂，脚肿消退，疮口愈合过半。嘱：上方续服二三剂，巴脱唯外用撒疮口，疮口不需要任何贴敷与包扎。

又一周，疮口完全愈合，脚肿全消，步履捷便。

52　寄生虫病类

病案 1　厥阴证吐蛔

刘××，男孩，7 岁，唐家冲人。

腹痛吐蛔，渴饮烦心。始以黄连汤加川楝子、花椒、雷丸，似效不效。再诊思之：脉微、舌淡、苔黄腻而腐，四肢凉冷，证属寒热虚实兼杂，乃认定为伤寒厥阴证蛔上入膈（入胃），乌梅丸为千古名方，舍此无他求。遂书予该方，辅以西药哌嗪，再教以香葱炒鸡蛋敷肚脐。1 剂呕吐定，腹痛缓减，渴饮少住。2 剂肢凉转温，并解下蛔虫。设不急转用乌梅丸，说不定铸成大错。忆昔师训：医者，依也，患者生命之所依托者也——不容常日不挑灯夜读。

乌梅 10 克，花椒 3 克，桂枝 3 克，当归 3 克，附子 3 克，细辛 1 克，人参 1.5 克，厚朴 3 克，川黄连 3 克，川楝子 3 克，黄柏 3 克，雷丸 3 克，干姜 2 克。

附方：（1）哌嗪 0.5 毫克×4 片。

（2）香葱炒鸡蛋敷肚脐。

香葱炒鸡蛋，师传经验方。

用法：敷肚脐（不可以敷上腹）。

功效：安蛔。

主治：蛔虫腹痛，或蛔上入胃而吐蛔。

病案 2　厥阴证吐蛔

宋××，女孩，13 岁，八步桥颜家冲人。

心中痛热，呕吐蛔虫。

诊脉弱小数，舌淡，苔黄腻而腐，四肢凉冷。意见胃热肠寒之吐蛔证，欲取用黄连汤加驱虫药。学人提议：与厥阴证吐蛔类似，清热、补虚、杀蛔，直取乌梅丸可乎？遂舍黄连汤书予乌梅丸，辅以西药直接驱杀蛔虫。

（1）乌梅丸2剂：乌梅10克，当归5克，肉桂3克，党参10克，附子7克，黄连3克，细辛1克，黄柏5克，花椒3克，干姜3克。

（2）哌嗪0.5毫克×4片。

二诊： 2剂服后，呕吐住，心中热痛除，解下蛔虫。转方以清上温下，安和胃肠，干姜芩连人参汤3剂收全治功。

干姜5克，黄芩5克，川黄连3克，党参10克，炙甘草3克。

病案3 感冒，并发蛔虫病腹痛

刘××，男孩，9岁，板杉乡人。

腹痛，按之有如索状物。外证寒热，热多寒少。再查询，平常大便偶下蛔虫，或腹痛，心中嘈杂似饥。思之：值饥馑岁月，饭食犹不足，油脂食品更是严重缺乏，诊疗所见，肠道蛔虫病多"无足之虫，见油立毙"（李时珍），油脂食少，故肠蛔虫病多。此肠蛔虫病腹痛也，外感风寒、风热诱发。（蛔虫寄居在肠，吸挂在肠壁，窃取肠内饮食营养物，一旦肠内环境改变则不安而窜动）。治疗：必须外宣散寒热，内驱蛔、杀蛔两相结合，方如下。

（1）石膏阿司匹林汤：复方阿司匹林0.42毫克×1片，石膏30克。

用法：先取石膏煎汤待温，加入蔗糖少许。

与阿司匹林同时服用。

（2）哌嗪0.5毫克×4片，另取温水吞服。

移时寒热却，次日解下蛔虫10许条，腹痛住。有感：蛔虫病腹痛，必有诱发之因。必须驱杀蛔虫，与治病发之因相结合。若单一驱杀蛔虫，必将变证百出。

组成用法：石膏30~50克，煎水，加入蔗糖少许。阿司匹林随年龄小儿或成年人1片或2片，先服下，少时再服石膏蔗糖水。

此方出自清代张锡纯《衷中参西录》，为中西药合用第一张处方。

53　癌病类

病案 1　热寒胶结，燥湿相混，卵巢癌

汪××，女，59 岁，醴陵市西山人。

诉：卵巢癌，已经手术割除，求一纸调理方药。

诊脉弦数，舌根部苔白黄厚腻。寐觉口苦干，心脘胁肋隐隐作痛，有时无端头汗淋漓，手足指趾麻痹，间或僵硬不能伸舒。思忖：癌病成因，中医观点，原本热寒胶结，燥湿相混酿成。下手治疗，需要在热、寒、燥、湿、邪未胶结时期。可以寒热并用，温润合方，消散清泄防治，及致邪气集结胶着时，温则增热，凉则凝寒，润则阻湿，温化生燥，治疗诚难。目今卵巢癌已经手术割除，全身癌病基因仍然存在。卵巢癌居少腹部位，属肝之分野，寐觉口苦干，"胆热则口苦"（《内经》），胆液不能经胆管流入胃肠以乳化脂肪，逆流入血，责在肝失疏泄；无端头汗淋漓，为肝阳上亢；手足指趾麻痹僵硬，肝主筋，筋气不舒。综上认识，癌病割治后，仍以疏肝为治疗总则，柴胡疏肝散合红兰花酒再加味如下，嘱 10～20 剂不为多。

柴胡 10 克，枳壳 10 克，赤芍 10 克，橘皮 7 克，川芎 10 克，香附 10 克，藏红花 7 克，青蒿 10 克，甘草 3 克，白花蛇舌草 15 克，葡萄酒 1 杯。

二诊：越月，患者复来也。言：胁肋胀胸痛除，无端头汗亦未曾发生，口苦消失，口干仍有之，上方加减再进 10～20 剂。

柴胡 10 克，枳壳 10 克，赤芍 10 克，橘皮 7 克，川芎 10 克，香附 10 克，栀子 7 克，川红花 7 克，青蒿 10 克，西洋参 5 克，甘草 3 克，白花蛇舌草 15 克，葡萄酒 1 杯。

尔后，与患者多次见面，言：年来一切良好。暗自思忖，癌病割除是否不扩散转移，不可能作出承诺。复考虑：人，是最具思维的生物体，心理因素，精神作用之大，为地球上一切生命体之最。爰复告言：先有良好的心态，才有健康的身体，保持心地乐观，精神舒畅，肝气不郁。卵巢癌已割除，可

以不复发。天下一切一切，有生必有克。

学人感言：医生之医人，应当与教育家育人一个样，因人施教。某些情况，身病与心病两相结合治疗，才算是最完美的医疗。

病案2 卵巢癌，胃气衰败不食

李××，女，54岁，醴陵市人。

诉：已通过多项检查认定，所患为糖尿病、卵巢癌。糖尿病犹可，一时治不好，死不了，每日吃药等同吃饭，一日也不可间断；卵巢癌则非通常之疾，乃恶厉之病……

诊：脉紧而疾，舌体淡。查询得知，曾服中药，三棱、莪术、白花蛇舌草、半枝莲……一派时俗所谓抗癌药，每剂达0.5千克之多，服药30多剂，体力疲惫，目今全然不思食。思之：前医从癌变局部定位治疗。人是一个统一体，一个部位，一个脏腑病与其他脏腑有着千丝万缕的联系，某个脏腑对其病症之发生与痊愈有着决定性因素。卵巢癌经手术割除后复发与扩散比比皆是。"五脏皆禀气于胃，胃者五脏之本也；有胃气则生，无胃气则死"（《内经》），血肉之躯，有病无病均需要从饮食摄取营养。癌病固不可能急切治愈。目今胃气衰败，已久不能进食，首先建立中州气进食为重要，处方平和饮子加味如下。

党参30克，升麻5克，茯苓15克，干姜3克，清炙甘草3克。

二诊：上方服10剂之多，饮食小有增加，精神尚无多大改善。万物土中生，万物土中灭，坚守建立中州气，上方用巴脱唯泡水澄清，取水煎药。续服10剂，饮食量增加，气力转好。思之，局部病灶攻坚，建议卵巢癌手术割除是时机也。尔后得知，手术割除后，三年来情况良好。

病案3 肺癌手术后，胃气衰败不食

匡××，男，71岁，湖潭村人。

请你看一下病!?

您哪里不舒服？（属通常问话）

我哪里不舒服，请你诊脉呀！（非尊重语）

答：单从诊脉不能知道病症全局。西医诊病需要多种仪器检查、X光透视、化验等；中医诊病需要望、闻、问、切四诊合参……也可先诊脉。

诊脉紧而疾，观舌色樱红，舌体胖大，舌质光嫩，无苔。惊思之："邪气之来也紧而疾，谷气之来也徐而和"（《素问·平人气象论》），病久之人，脉非虚弱，非吉祥之脉，观舌更险（病情凶险）。舌红，因客邪火热者泻火，属阴虚火热者滋阴；舌体胖大与瘦瘪，是病情严重的两个方面，阳虚者温阳，阴虚者滋阴；舌质光嫩为胃气衰败也；无苔者，毫无生机之泥土不长草。"人以胃气为本，人无胃气曰逆，逆者死"（《素问·平人气象论》）。此病从诊脉与察舌认定为难治，或者说不治之证类也。今病者既不言，医者怎能知病证全局。爱直言以告，曰："病有千般难治！"病者猝然开言也，言："肺癌，经西医大院手术治疗后，全然不思食，将如之奈何也？"绝症患者，需要抚慰。因答："天下万物，有生必有克，找到克的办法为重要。'人以胃气为本，有胃气则生，无胃气则死'（《素问·平人气象论》）苟能恢复胃气进食，一线生机在此。"处方：以培土生金为立方总则，补阴救阳共相佐用。吴鞠通益胃汤，仲圣栀子干姜汤，甘草干姜汤组合再加味如下。

玉竹参 30 克，黑栀子 7 克，北沙参 30 克，干姜 5 克，生地黄 15 克，佛手柑片 30 克，麦冬 15 克，炙甘草 3 克，洁白官燕窝 30 克，冰糖 15 克。

上方服 30 剂之多，效果不显，每日进食少许，出于勉强。又半年后，胸部出现剧痛，每以强烈麻醉止痛。最后身肤干瘪而亡。

病案 4 脾肾衰败，病邪胶结

文××，男，59 岁，醴陵市人。

诉：全然不思食，困倦乏力，久久矣。

诊脉强劲有力，察目光呆钝，唇口面色寡淡。思之：神情气血一派衰败见证，脉却强劲有力，脉症不合，知此非一般病。复究诘得知，经西医大院检查认定，所患为白血病，又称血癌者，属再生障碍性贫血。患者问，可治否？窃思：不可令患者心理负担再加重，医生亦不可以作硬性承诺，因答："万物有生必有克，属自然界通常情况，找到克的办法为重要，医学同样是一门非全能性学科，很多情况正处在探索中前进。"治疗从何处入手，"脾胃为气血生化之源"，"中焦取计，变化而赤是谓血"（《内经》）。从调脾胃建立中州为起点，又癌之病，绝非单一个虚字所能认定。处方：借用吴昆六和汤加减，益气健脾和胃化湿先遣治之。

藿香 10 克，杏仁 10 克，厚朴 10 克，砂仁 3 克，半夏 10 克，党参 30 克，白术 10 克，茯苓 15 克，炙甘草 3 克，生姜 3 片，大枣 5 枚。

二诊：服药 7 剂，诸症平平，未有进退，补气补血，归芍六君子汤 7 剂。

党参 30 克，半夏 10 克，白术 10 克，陈皮 7 克，茯苓 15 克，当归 7 克，白芍 7 克，炙甘草 3 克，生姜 3 片，大枣 5 枚。

三诊：又 7 剂服完，开始思食也，精神好转。窃思：夫百病治疗，均必须明辨一个脏腑偏盛偏衰；目今，查找不出脏腑偏盛偏衰情况；归芍六君子汤，理则理也，未必能全治。虚则虚，不是单独一个虚字认定。补而不碍邪，祛邪不正。仲景千金生姜甘草汤加味如下，20～30 剂。

生姜 30 克，人参 3 克，大枣 5 枚，炙甘草 3 克，半枝莲 30 克，白花蛇舌草 30 克。

此后不复来诊。从旁获悉，复经过西医大院，治疗无效，于前月病逝。

病案 5 肺癌，化疗后全然不思食

李××，男，40 岁，新阳乡荷塘村人。

肺癌，化疗后全然不思食，转请中医药调理。

诊脉沉，弱小难及，舌体淡胖无苔。病已经西医大院认定……不需要再认定，但求生命有所延缓是目的。脉沉弱小难及，癌病虽不是一个虚字能概括，但此情此况，血气已经虚极，舌淡，既是血虚，又应当认定为脾阳衰败至极，脾阳根于肾阳，淡而且胖，肾阳亦衰惫；无苔，毫无生机之泥土不长草。脾胃为气血生化之源，生命需要从外界摄入物质以支撑。处方有效无效固不敢言定，处方用药，能不违其理，医者内心则不存在愧疚，景岳六味回阳饮，组合如下。

党参 30 克，附子 15 克，熟地黄 20 克，炮姜 7 克，当归 7 克，炙甘草 3 克。

二诊：上方服 7 剂，患者言精神似乎略有好转。观其舌淡胖全然无改变，知病无甚起色。再揣前方脾肾阳虚而气血衰败，面面周到，更无热渴躁烦等不良反应。嘱：前方续服之。

尔后获悉，病者复转省市诸大医院治疗，均未获有效。

54　其他病类

病案 1　魄不归舍，多梦纷纭

罗××，女，30 岁，本院职工。

不忒夜睡多梦纷纭，日间或打盹午休片刻亦梦魂颠倒。某以养心汤补心，数治不效。前车之鉴，既然养心安神不效，肺藏魄，或许为肺虚而魄不归舍，应当治肺。补肺之虚，金针可效。获赞许，乃取"大渊"穴，施纳子法，晨起五点过后行针补之。三次行针，得酣睡无梦。为巩固疗效，书予仲圣百合知母汤 7～10 剂。尔后情况良好，无论夜间白天入睡，不复梦魂颠倒也。

百合 30 克，知母 10 克。

附记：

（1）大渊穴：手太阴肺经经穴。位于手腕内侧第二横纹桡动脉旁（行针避开动脉）。本穴依五行属土，肺属金，土生金，故补肺取用之。

（2）纳子法：晨起寅时（3～5 点）属肺，（5～7 点）卯时属大肠。据《难经》"迎而夺之谓之泻，随而继之谓之补"。故补肺取 5 点以后。

病案 2　阳阴气盛，热扰心神，梦游狂越

文××，男，17 岁，石羊村人。

半夜三更，无端卧起，赤脚单衣，跳跃叫扰，胡言乱语，甚或开门外出，狂走一阵，复自行归寝。同室同学，被其闹醒，惶恐不安。在学校老师督促下，其母携来诊治。

观形体壮实，举止温文。据述学校体育运动比赛，短跑获第一名。日间生活，随众作息，有序不乱，知神志无病。进一步查询：善食，渴喜凉冷，大便见结硬。知为阳明火热气盛人也。夜卧起狂越，拟痰热扰心神治之，黄连温胆汤加减 3 剂。

黄连 5 克，茯神 15 克，半夏 10 克，枳实 10 克，陈皮 7 克，石菖蒲 3

克，竹茹 15 克，甘草 3 克，生姜 3 片。

二诊： 3 剂服后，不见有效。忆昔日医丹波元简治女儿梦游症夜半起舞一案，以生姜泻心汤治愈，其理原本胃肠邪热，胃虚水饮停蓄。胃不和则卧不安之理也。今此善食，渴饮喜冷，原阳明火热气盛，热扰心神，亦胃不和卧不安之理。治之清阳明火热，重镇熄风，仲圣风引汤加减，如下。

大黄 10 克，生石膏 30 克，桂枝 5 克，紫石英 15 克，龙齿 15 克，寒水石 15 克，僵蚕 10 克，川黄连 3 克，薄荷 10 克，甘草 3 克，厚朴 10 克，生姜 3 片。

三诊： 3 剂服后，夜睡安定也，无其他不良反应。润养心肺，凉血清热以善后。百合地黄汤、百合知母汤、百合滑石代赭石汤并用之，七、八、十剂。

百合 30 克，知母 10 克，生地黄 30 克，赭石 30 克，滑石 15 克。

随访，半年来，未出现梦游情况。

病案 3　病症杂乱，从肝脾拟治

钟××，女，67 岁，醴陵市人。

听诉：肌肤瘀块，发无定处；头皮痛掣，突然起止；左足大趾高骨后边疼痛，足踝关节、手腕关节屈伸强劲；右手食指指甲黑魇，缓慢加深；歌唱声咽（yè，悲哀得说不出话来），不咳嗽；善食，非时饥饿；肚腹胀满，嗳气则舒；大便不稀溏，亦非结硬，坠胀难下；小便有时热黄，前阴自觉或不自觉流出白物黏稠；睡眠欠佳，多梦纷纭。在他家打工谋生，整天劳作，无有停歇，虽说是尚能坚持，每感疲软乏力之甚……

诊脉弦，非数非迟，凭脉非寒非热，不可言虚，不可言实，无从分辨。听所述，乱七八糟，病症 20 种之多。思之：外感六淫，伤寒从六经界定，温病依卫气营血辨治，七情内伤及诸多杂病，从脏腑归结。该病外无寒热，内无渴饮及呕泻便秘，非伤寒、温病急病之类；不咳嗽，气息平，无心痛悸惕等，病不在心与肺；月经固是已停断，无五色带下，前阴间自觉或不自觉小有黏稠白物流出，非肾病崩漏之类。诸症杂乱，从何处归结治疗？！窃思：脾胃为后天之根本，气血生化之源，邪气之入，该因正气之虚，又万物土中生，万物土中灭，百病以调理肠胃为正法；肝主疏泄，久病病气沉积，肝疏泄功能最为重要，故从调肝脾拟治，柴胡疏肝散疏肝，合海藏神术散祛风除湿治之，组合如下。

柴胡 10 克，川芎 10 克，赤芍 10 克，枳壳 10 克，橘皮 10 克，香附 10

克，苍术 10 克，防风 10 克，甘草 3 克，生姜 3 片，大枣 5 枚。

二诊：半个月后，患者复来也。诉：前方已服 7 剂，肌肤瘀斑淡减，食指指甲黑魇退下也，手腕关节足踝关节僵痉转柔，头皮痛掣未起……唯唇口舌咽小觉干燥，但不欲多饮。知风邪湿气仍有，但津液有伤。治疗：续除风邪湿气兼以养阴生津治之，仿九味羌活汤立方意，组合如下，7 剂。

鲜生地黄 70 克，厚朴 10 克，苍术 10 克，防风 10 克，丝瓜络 30 克，甘草 3 克。

不复来诊。从第二次诊察，病愈过半，估量，应当不存在有逆转情况。

病案 4　伪装吃农药中毒

左××，男，35 岁，木华村左家老屋人。

其弟左某某以磕头大礼，请急速出诊。言兄长吃农药中毒。医者责无旁贷，急奔其家。

从病者卧室窗口过，即闻到一股浓烈农用毒药甲胺磷气味。及至卧室，见桌上散落很多农药，家人匍匐床边嚎啕，说什么下肢已僵硬也。怪哉，病者卧床闭目，一动不动，气息平，神色无有改变，诊脉至数不乱，本欲再揭掀眼睑，查看瞳孔，不意捏掀时有一股紧闭抗掀力。因此放弃强揭检查，估计瞳孔不会有散大或缩小改变。听家人叙述，卧床人与弟媳诸多方面意趣不恰，发生争吵。

诊断：吃农药自杀是虚假，非身病是心病。

理由：（1）甲胺磷为剧毒液体物，入胃吸收与酒一样快。据称事发已二三小时，如若真吃早已虚脱昏愦。

（2）目前卧床人神色不变，气息均匀，脉搏不乱，揭掀眼睑有很大抗揭检力。

（3）桌上撒下农药为虚张假象。

处置：（1）他家争吵事，医者不便细问。

（2）不可言吃农药是虚假，对他家庭争吵事态以及伪装吃毒人不利。

（3）伪装人神识清楚，为讲给伪装人听，大声言：打一针（2 毫升注射用水，不起任何作用），约 15 分钟可醒。如若硬是不醒，到人粪池取粪清水一匙灌下，千万灵验。（伪装者怕吃粪水）

针后 10 分钟，卧床人即呻吟一声，肢体自行挪动。嘱：晚餐煮稀粥一杯，并做好菜肴送床边（作为安抚剂也）。

图书在版编目（ＣＩＰ）数据

中医三摩地：百解比丘 60 年临床理法奥义 / 百解比丘著. -- 长沙 ：湖南科学技术出版社，2019.6

ISBN 978-7-5710-0081-3

Ⅰ．①中… Ⅱ．①百… Ⅲ．①中医临床－经验－中国－现代 Ⅳ．①R249.7

中国版本图书馆 CIP 数据核字(2019)第 009190 号

ZHONGYI SANMODI BAIJIE BIQIU 60 NIAN LINCHUANG LIFA AOYI
中医三摩地　——百解比丘 60 年临床理法奥义

著　　者：百解比丘
责任编辑：王跃军
出版发行：湖南科学技术出版社
社　　址：长沙市湘雅路 276 号
　　　　　http://www.hnstp.com
湖南科学技术出版社天猫旗舰店网址：
　　　　　http://hnkjcbs.tmall.com
邮购联系：本社直销科 0731-84375808
印　　刷：湖南省汇昌印务有限公司
　　　　　（印装质量问题请直接与本厂联系）
厂　　址：长沙市开福区东风路福乐巷 45 号
邮　　编：410003
版　　次：2019 年 6 月第 1 版
印　　次：2019 年 6 月第 1 次印刷
开　　本：710mm×1000mm　1/16
印　　张：31
字　　数：600000
书　　号：ISBN 978-7-5710-0081-3
定　　价：69.00 元